1 MONTH OF
FREE
READING

at

www.ForgottenBooks.com

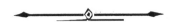

By purchasing this book you are
eligible for one month membership to
ForgottenBooks.com, giving you
unlimited access to our entire
collection of over 1,000,000 titles via
our web site and mobile apps.

To claim your free month visit:

www.forgottenbooks.com/free778217

ISBN 978-0-428-37938-4
PIBN 10778217

ANNALES DES MALADIES

DES

ORGANES GÉNITO-URINAIRES

ANNALES DES MALADIES

DES

ORGANES GÉNITO-URINAIRES

FONDÉES EN 1882

109710

PUBLIÉES SOUS LA DIRECTION DE MM.

F. GUYON | **LANCEREAUX**

Professeur de Clinique des maladies
des voies urinaires, Chirurgien de Necker,
Membre de l'Académie de médecine.

Professeur agrégé à la Faculté,
Médecin de la Pitié.
Membre de l'Académie de médecine.

AVEC LA COLLABORATION DE MM. LES DOCTEURS

BAZY, Chirurgien des hôpitaux.
BROCA, Chirurgien des hôpitaux.
CAMPENON, Professeur agrégé à la Faculté, Chirurgien des hôpitaux.
E. DESNOS, ancien interne des hôpitaux.
DUBUC, ancien interne des hôpitaux.
GUIARD, ancien interne des hôpitaux.
M. HACHE, Professeur de chirurgie à la Faculté française de médecine de Beyrouth
R. JAMIN, ancien interne des hôpitaux.
LE DENTU, Professeur de clinique chirurgicale à la Faculté, Chirurgien des
  hôpitaux, membre de l'Académie de Médecine.
A. MALHERBE, Professeur à l'École de plein exercice de Nantes.
E. MARTIN, ancien interne des hôpitaux, *Privat docent* à la Faculté de Genève.
CH. MONOD, Professeur agrégé à la Faculté, Chirurgien des hôpitaux.
E. MONOD, Chirurgien des hôpitaux de Bordeaux.
POLAILLON, Professeur agrégé à la Faculté, Chirurgien des hôpitaux, Membre
  de l'Académie de Médecine.
A. POUSSON, Professeur agrégé à la Faculté, Chirurgien des hôpitaux de Bordeaux
S. POZZI, Professeur agrégé à la Faculté, Chirurgien des hôpitaux.
J.-L. REVERDIN, Professeur à la Faculté de Genève.
ALB. ROBIN, Professeur agrégé à la Faculté, Médecin des hôpitaux, Membre
  de l'Académie de Médecine.
P. SEGOND, Professeur agrégé à la Faculté, Chirurgien des hôpitaux.
TAPRET, Médecin des hôpitaux.
TERRILLON, Professeur agrégé à la Faculté, Chirurgien des hôpitaux.
TUFFIER, Professeur à la Faculté, Chirurgien des hôpitaux.

Rédacteur en Chef : D⁵ E. DELEFOSSE

PARIS

RÉDACTION ET ADMINISTRATION

22, PLACE SAINT-GEORGES, 22

1890

ANNALES DES MALADIES

DES

ORGANES GÉNITO-URINAIRES

Janvier 1890.

MÉMOIRES ORIGINAUX

Hôpital Necker. — M. le professeur Guyon.

Traitement des prostatiques (1).

IV

Le traitement de la troisième période doit, lui aussi, être chirurgical. La rétention, vous le savez, est incomplète, mais la vessie, distendue au maximum, contient d'énormes quantités d'urine. En raison même de cet état anatomique, mais surtout par le fait des conditions générales dans lesquelles se présentent ces malades, vous avez et à bien peser les indications de l'intervention et à en régler très exactement l'application. La santé est gravement compromise. Sous l'influence combinée de l'artério-sclérose toujours très accusée dans ces cas et du fonctionnement imparfait de l'appareil digestif, la nutrition est profondément troublée.

Néanmoins la plûpart des malades ne se croient pas sé-

(1) Voir le numéro de décembre 1889.

rieusement atteints. Leur déchéance lentement progressive
ne se marque d'aucun de ces incidents qui forcent l'attention : ils n'ont même pas de fièvre, car ici encore l'évolution
du prostatisme se poursuit dans l'apyrexie la plus complète. Lorsque la situation impose assez de préoccupation
pour conduire à la demande de conseils, il n'est pas rare que
le diagnostic soit mal posé. La polyurie est l'accompagne-
ment obligé de semblable situation. Lorsqu'elle est signalée
ou reconnue, on pense au diabète : l'analyse est négative, il
n'y a pas de glycose et l'on se rassure. Les troubles dont
l'appareil digestif est le théâtre dévient encore l'attention à
son profit. L'excès dans la production et dans l'émission des
urines empêche en général de penser à la rétention. Et si la
palpation du ventre fait par hasard reconnaître une tumeur
considérable qui en occupe le centre, plonge dans l'excavation, atteint l'ombilic ou le dépasse, cette découverte qui
devrait avoir la valeur d'une révélation ajoute encore à
l'erreur. On croit à une lésion organique et cette hypothèse
paraît amplement justifiée par l'état général.

Vous serez donc toujours mal renseignés par le malade
et quelquefois provoqués à l'erreur par une fausse appréciation médicale.

Le diagnostic est cependant facile. La fréquence de la
miction, l'incontinence nocturne dans quelques cas, dans
tous la polyurie, les troubles digestifs et enfin la constatation
de la tumeur abdominale qui n'est autre que la vessie distendue l'imposent à tout chirurgien prévenu et attentif.

Bien grand est, vous le voyez, l'intérêt de ce complexus
pathologique que j'ai depuis longtemps fait connaître et
dont je résume les traits essentiels. Beaucoup plus intéressante encore est l'étude de son traitement. Malgré tout il
est possible d'obtenir une amélioration, elle peut être telle
qu'elle équivaut à une guérison. La vie à nouveau assurée
peut en effet se prolonger. Et ce n'est que par l'intervention
directe, c'est-à-dire par l'emploi méthodique du cathétérisme qu'il est possible d'arriver à semblable résultat.

Le traitement médical joue néanmoins un rôle essentiel et vous prévoyez quelles sont ses indications. Tout ce qui peut aider à la nutrition, réveiller l'appétit, solliciter le fonctionnement de l'appareil digestif, doit être mis en œuvre. Mais pour y arriver il ne faut pas oublier que la sécrétion salivaire est diminuée, qu'elle tend à l'acidité. Il ne faut donc pas compter sur l'insalivation et donner des aliments liquides ou demi-liquides. La viande crue en purée, les œufs, le lait, les jus de viande sont acceptés, supportés et digérés. L'eau de Vichy bue en petites proportions, largement employée en rince-bouche et en gargarismes, est un précieux auxiliaire. Les préparations aqueuses de quinquina, de colombo, de petites doses de sulfate de quinine, des boissons de facile digestion, telles que l'eau de Bussang, d'Évian, coupées d'eau-de-vie ou de vins de très bonne qualité, complètent la médication. Plus que jamais il convient d'agir sur la peau, mais les frictions sèches et le massage sont seuls de mise. Ces manœuvres doivent se faire pendant que le malade est au lit. On ne le lui fait cependant pas garder complètement ; le lever, un peu de grand air, sont nécessaires, à la seule mais expresse condition de se garantir des refroidissements. Nous sommes loin des prescriptions qui s'adressent directement à l'appareil urinaire. Ni les balsamiques, ni les modificateurs de l'urine, ni les antiseptiques ne peuvent trouver place en semblable situation. Ceux-ci semblent cependant spécialement indiqués, aussi en ai-je fait usage sous bien des formes. J'ai dû complètement y renoncer. L'antisepsie directe donne d'ailleurs des résultats absolument complets, puisque les malades pris en état aseptique demeurent en cette situation tant que le traitement est bien dirigé. Il est donc facile de se soumettre aux contre-indications qu'impose l'intolérance de l'appareil digestif.

L'application du traitement chirurgical est nécessairement entourée de danger. Trois choses peuvent le faire éclater : l'insuffisance rénale arrivée à un trop haut degré, l'évacuation brusquement et complètement effectuée ; l'antisepsie imparfaite. Dans la deuxième période, les fautes contre l'antisepsie peuvent ne pas être punies ou ne l'être que tardivement. Dans la troisième période, leurs conséquences sont immédiates et souvent désastreuses. De tous les états pathologiques de l'appareil urinaire celui dont nous étudions le traitement réalise au plus haut degré les conditions de réceptivité à l'invasion microbienne. Tout est préparé pour qu'elle soit effective. Les infractions au principe de l'évacuation lente et successive sont aussi très à redouter. Elles rendent encore plus funestes et plus prochains les effets de l'inoculation. Sous l'influence de l'évacuation rapide ou trop promptement complète, la congestion de tout l'appareil augmente subitement d'intensité ; des hémorrhagies cavitaires et interstitielles se produisent. Une hématurie abondante d'origine à la fois rénale et vésicale peut se manifester. Enfin, à lui seul l'excès de la congestion suffit à déterminer la mort par le rein. Ces deux espèces d'accidents peuvent être prévus et par cela même évités ; il est même possible de les combattre lorsqu'ils se produisent. Il n'en est pas ainsi de l'insuffisance rénale. Tous les prostatiques de la troisième période en présentent les signes ; il est donc aisé de la diagnostiquer. Mais la reconnaître ne suffit pas, il faudrait pouvoir la mesurer, et cette possibilité nous échappe. Cependant nous trouvons un critérium précieux, presque certain, dans le degré des troubles fonctionnels de l'appareil digestif et dans l'absence de toute réaction favorable du côté de la nutrition sous l'influence du traitement médical.

Ces malades viennent tardivement au chirurgien, ils ne gagneraient rien à de trop hâtives déterminations. Il nous est loisible de prendre quelques jours pour les préparer à subir notre intervention. Le traitement médical doit la précéder. Pour peu que son action se traduise par quelques effets favorables, nous pouvons bien augurer du traitement chirurgical. Au cas contraire, nous devons craindre de voir succomber nos malades alors même qu'ils sont maintenus dans l'état aseptique. L'intervention est périlleuse, elle peut précipiter le dénouement. Abandonnés à eux-mêmes, ces malades survivent quelque temps. Leur équilibre fort instable se maintient par de rigoureuses précautions. La situation du chirurgien est fort délicate, il doit examiner la question de l'abstention, elle se pose forcément. Je n'hésiterais pas à toujours la résoudre par l'affirmative si le degré de l'insuffisance rénale nous était très sûrement dévoilé. Malgré l'observation la plus méthodique et la plus attentive, il ne nous est permis d'arriver qu'à de grandes présomptions. Nous avons donc le droit de ne pas refuser d'agir. Nous ne serions blâmables que si nous n'avions pas su prévoir la gravité de notre détermination ; si nous n'avions pas pris soin de faire connaître à l'entourage l'incertitude des résultats.

L'évacuation lente et progressive est facile à réaliser. On choisit une sonde de moyen calibre, 14 à 16, on laisse couler sans déprimer l'hypogastre ; le malade est complètement couché la tête appuyée et peu relevée. Le jet est d'abord vif. C'est l'élasticité des tissus qui entre en jeu pour le produire. Bientôt il diminue et l'écoulement se fait presque en bavant. C'est le moment où il convient d'arrêter la déplétion. Elle est alors, en moyenne, du tiers du contenu. Il faut encore être attentif à la production d'un phénomène qui, lui aussi, commande de suspendre l'écoulement. Des douleurs assez vives surviennent quelquefois. Ce sont des coliques vésicales dues à des contractions partielles. Si l'arrêt de l'urine ne les calme pas immédiatement, on doit de suite remplacer par une solution borique tiède à 4 ou 5 p. 100, une partie de l'urine extraite. L'évacuation ne se fait bien que la seringue à la main. Il est en effet nécessaire de modifier, dès la première séance, le milieu vésical. Pour cela, dès que le degré voulu de déplétion est obtenu, la solution borique est mélangée à l'urine. On introduit une seringue entière et on laisse ressortir une quantité équivalente à celle que l'on vient d'introduire. Les se-

ringues se succèdent ainsi et l'on pourrait, s'il était nécessaire, arriver de la sorte à changer complètement le contenu
de la vessie sans l'avoir vidée. Cela ne devient nécessaire
que lorsque l'on surprend, au cours du traitement, la
moindre apparence de trouble dans l'urine. A titre préventif, je le répète, cette manœuvre est fort utile.

Très prochainement, le jour même si la répétition des
besoins d'uriner l'exige, le lendemain ou le surlendemain
au plus tard, le cathétérisme est renouvelé une seconde
fois le soir. Chacune des évacuations tend à devenir plus
complète, mais ce n'est qu'après quatre, cinq, six, huit
jours que l'on peut sans inconvénient arriver à la déplétion totale. Encore est-il prudent de ne pas laisser la vessie
tout à fait vide, 100 à 150 grammes de la solution borique
y sont chaque fois abandonnés. Pour ces vessies inertes, le
besoin de l'évacuation ne se fait guère sentir. Deux cathétérismes suffisent pour qu'aucun besoin ne se manifeste. On
profite de cette tolérance pendant un certain temps, mais
il faut avoir pour objectif d'empêcher la reproduction des
fortes tensions. La répétition des évacuations trois ou quatre
fois dans les vingt-quatre heures y suffit. On est dès lors arrivé au but, à ce qui constitue la guérison dans ces cas.
L'obligation du sondage est en effet définitive. Rien ne saurait prévaloir contre cette nécessité et rien ne saurait y
soustraire. Le dégoût a peu à peu cédé, l'appétit est revenu,
les digestions sont possibles, les forces se reconstituent. Ce
n'est qu'au prix de sondages proprement faits, de lavages
soigneux et répétés que cette situation sera maintenue et
affermie. Elle peut, sinon se perpétuer, du moins longtemps
durer.

Il n'est pas très rare que lorsque l'on abandonne le maniement de la sonde au malade ou à son entourage, des
fautes ne soient commises. Elles n'ont heureusement plus
la même gravité qu'au début du traitement. On en est de
suite averti par le trouble des urines et il faut s'empresser
d'y remédier. Le nitrate d'argent est alors indiqué. La so-

lution au 500° employée tous les deux jours en lavages peut suffire. S'il est nécessaire on y a recours journellement, sinon sous forme de lavages, du moins sous forme d'instillations. Cela permet de modifier l'urèthre postérieur, qui toujours participe aux contaminations de la vessie. La solution au 50° est alors utilisée et largement employée, une seringue entière de solution, soit 4 grammes, peut être abandonnée. C'est de cette même façon que l'on aurait à procéder au cours des premiers actes du traitement si l'on avait le malheur de faire suppurer l'urèthre postérieur ou la vessie. Mais pour peu que la suppuration soit accentuée, la sonde à demeure est alors nécessaire. Son avantage est de permettre de changer à volonté le milieu vésical. Elle n'est utile que si l'on multiplie les lavages. Lorsqu'il m'est arrivé d'y recourir, je les ai fait répéter nuit et jour toutes les deux heures. On ne peut la laisser ouverte, mais en abandonnant chaque fois 100 à 200 grammes de solution borique, on arrive à la modification nécessaire du milieu vésical. Ses inconvénients sont dans la multiplication même des soins, dans l'immobilisation infligée au malade; ils seraient dans des contaminations, si l'on n'enveloppait complètement la verge et la sonde, dans toute sa portion émergente, avec de la gaze iodoformée. Il est heureusement fort rare qu'on soit obligé d'y recourir et l'on doit rendre son usage aussi temporaire que possible. Mais il faut bien savoir que c'est le moyen de triompher le plus rapidement des effets de la contamination, lorsqu'elle n'a d'autre résultat que la suppuration de la vessie.

J'ai dit, en parlant de l'évacuation, ce qu'il convenait de faire pour maintenir le milieu vésical en état d'asepsie. Ce qu'il me reste à ajouter est relatif à la propreté du malade et à celle des instruments. A chaque cathétérisme, le gland, la face interne du prépuce et sa face externe, le méat, sont lavés avec une boule de coton hydrophile aseptique imprégnée de solution de sublimé au 1 000°. Le canal antérieur est largement injecté à l'acide borique avec la se-

ringne à anneau. La sonde est également soumise à une
large irrigation, et soigneusement lavée extérieurement
avec le coton hydrophile, c'est avec la solution borique que
se font ces nettoyages. Immédiatement après son usage,
l'instrument est de nouveau soumis aux mêmes ablutions
et plongé dans un vase fermé contenant une solution de sublimé au 1000°. Ce qui oblige à le laver à l'acide borique avant de l'introduire, c'est que le sublimé a bientôt
irrité et enflammé l'urèthre. Le canal qui était facile à parcourir résiste, il faut prendre un plus petit instrument ou
un instrument plus rigide; il peut même suppurer et les
difficultés d'introduction dues à l'uréthrite conduisent parfois à l'obligation momentanée de la sonde à demeure.
L'huile phéniquée au 15° fraîchement préparée, sert à
graisser la sonde. La seringue est, elle aussi, l'objet de
soins minutieux : elle est lavée à l'eau phéniquée en solution forte, le piston est enduit d'huile phéniquée, elle ne
sert qu'au malade, est enveloppée dans une gaze antiseptique.

Ces précautions assez simples sont certainement suffisantes : j'en ai fait bien des fois l'épreuve. Je ne veux pas
dire qu'elles réalisent tous les *desiderata* de l'antisepsie
chirurgicale de l'urèthre et de la vessie. Je sortirais de notre
sujet en discutant en ce moment cette question depuis
longtemps à l'étude dans mon service. Je me contenterai
d'une remarque au point de vue du trempage des sondes.
Les instruments en caoutchouc le supportent, les instruments en gomme sont rapidement altérés par le fait de
l'immersion. Il faut donc souvent les remplacer. Cela est facile dans la pratique privée où j'ai toujours vu pleinement
réussir les précautions que je viens d'énumérer. Ce résultat
est d'autant plus intéressant à relever, que les malades dont
nous nous occupons sont plus accessibles aux contaminations. Je vous ai dit et je dois répéter, que de tous les urinaires, ce sont ceux qui, au point de vue de la réceptivité,
tiennent, et de beaucoup, le premier rang.

V

Il nous reste à examiner ce que peut le traitement non sanglant, contre les accidents et les difficultés qui se présentent fréquemment chez les prostatiques.

Je viens d'être incidemment amené à dire ce qu'il convient de faire lorsque les difficultés de pénétration de la sonde résultent d'une uréthrite, j'ai conclu en faveur de la sonde à demeure. C'est en somme ce qui réussit le mieux lorsque le canal devient résistant. Le séjour prolongé dénoue bien plus sûrement les difficultés, que la dilatation temporaire à laquelle on est naturellement tenté de recourir.

C'est encore de la sonde à demeure qu'il faudrait faire usage au cas d'inflammation phlegmoneuse de la prostate, si le cathétérisme intermittent devenait douloureux ou difficile. Inutile d'ajouter que la formation du pus doit être surveillée et l'abcès ouvert s'il y a lieu.

Je n'ai pas à exposer maintenant le traitement de la cystite chez les prostatiques. Je l'ai fait longuement ailleurs, mais je vous dois quelques remarques. Si le traitement direct ne convient guère dans la première période, il est nécessairement indiqué dans la seconde et la troisième. Le cathétérisme évacuateur est certainement le moyen par excellence de traitement dans les cystites qui s'accompagnent de rétention incomplète. Il peut même, en soustrayant une petite quantité d'urine purulente, une quantité invraisemblablement minime, déterminer de très heureux effets. La régulière et complète évacuation des vessies enflammées est l'indication capitale. La physiologie pathologique, l'étude microbiologique, aussi bien que la clinique démontrent cette vérité ; elle s'affirme d'autant plus que l'on observe et que l'on pratique davantage. L'indication chirurgicale domine donc dans le traitement de la cystite des prostatiques. S'ensuit-il que pour y satisfaire il puisse être utile d'arriver à un acte opératoire ?

Je ne puis, pour ma part, répondre affirmativement. A l'heure actuelle je n'ai que deux fois encore trouvé nécessaire de recourir à d'autres moyens que ceux que la thérapeutique non sanglante met à notre disposition.

Les malades ont succombé, l'un trois jours après l'opération et l'autre au bout de peu de semaines. Tous deux avaient atteint 70 ans. J'avais dû chez le premier céder à un parti pris absolu, au refus de toute médication, à l'échec du traitement local, à des menaces réitérées de suicide ; chez le second l'état était aigu, l'agitation excessive. Chaque introduction de sonde obligeait à une lutte véritable, c'est en vain que l'on tentait de la laisser à demeure. Le résultat immédiat fut favorable chez ce dernier, les douleurs cessèrent, le calme fut obtenu et persista ; la morphine qui avait été inutilement employée à hautes doses avant l'ouverture et le drainage de la vessie le maintint facilement. La gravité prochaine de la situation chez le premier ne permit pas d'apprécier les effets de l'intervention.

En principe je suis, vous le savez, très nettement favorable à la cystotomie, j'ai défendu et je continue à défendre l'utilité de la thérapeutique opératoire dans ces cas, auxquels j'ai cru devoir donner l'appellation particulière de : cystites douloureuses, afin de bien marquer la nécessité d'obéir à des indications spéciales. Les prostatiques ne sont certes pas exempts de l'état douloureux. Mais l'observation démontre qu'il est dû, soit à des concrétions calculeuses phosphatiques, bien souvent méconnues, soit à l'imperfection du cathétérisme. Et cette imperfection peut dépendre d'un parcimonie maladroite dans ses répétitions, ou de fautes commises dans l'évacuation. J'ai insisté tout à l'heure encore sur la nécessité de vider complètement le bas-fond, d'extraire jusqu'aux dernières gouttes les dépôts qui s'y cantonnent. C'est un soin souvent négligé par les malades et quelquefois aussi par ceux qui dirigent leur traitement. Ce peut être aussi, et cela est fréquemment, une faute de thérapeutique. Il est des vessies que l'on exaspère

en y pratiquant quand même des lavages. C'est un point de
haute importance que la physiologie pathologique de la sensibilité de la vessie fait clairement comprendre et sur lequel
je ne cesse d'attirer l'attention. On ne saurait trop l'y fixer,
car rien n'exaspère l'état douloureux de la vessie, comme
la mise en jeu maladroite de sa sensibilité à la tension.

Nous comprenons facilement que l'élimination de toutes
ces causes, par l'application méthodique du traitement non
sanglant, permette de supprimer leurs effets, de faire cesser
l'état douloureux. La pratique en donne journellement la
preuve.

C'est parce qu'il en est ainsi, que je n'ai pas eu plus souvent recours à la cystotomie chez les prostatiques. Sans
doute, les échecs opératoires dont je viens de parler
plaident en faveur de l'abstention. Mais les bons résultats
du traitement non sanglant imposent encore plus l'obligation de s'y maintenir. Seules, des circonstances exceptionnelles peuvent conduire à se départir de cette réserve.

Dans les cas qui ne relèvent pas des influences que nous
venons de signaler, ne vous croyez pas arrivés à l'obligation de renoncer au traitement non opératoire avant d'avoir
utilisé le nitrate d'argent. Chez des prostatiques bien invé-
térés je lui ai dû de très beaux succès. Il faut, pour les
obtenir, savoir associer les instillations aux lavages et
n'arriver à ceux-ci que lorsque l'atténuation de la sensibilité à la tension le permet sans inconvénients. Si l'on ne
saisit pas les nuances qui gouvernent ces indications du
traitement local, on est exposé, non seulement à échouer,
mais à aggraver la situation. Les calmants fournissent à
ce traitement de précieux adjuvants; ils ne sauraient le
suppléer. On en obtient de bons effets en les employant
par la voie rectale ou sous-cutanée; leur introduction dans
la vessie ne nous a jamais donné que des résultats insuffisants. Le calme, quand il se produit, est ordinairement incomplet et toujours peu durable.

Les ressources de la thérapeutique non sanglante sont

donc fort grandes dans le traitement de la cystite des prostatiques ; si je m'en réfère à ma pratique j'ai même le droit de les déclarer suffisantes. Il ne faut cependant pas s'exagérer leur puissance. La cystite des prostatiques n'est pas de celles que l'on guérit complètement ni définitivement. Bien rares sont les cas où, chez les malades qui ont lieu d'être le plus satisfaits de leur état local et de leur état général, la vessie ne continue pas à quelque peu sécréter, rien de mieux constaté que la fréquence des rechutes. Leur nombre comme leur degré dépendent, il est vrai, de la régulière direction du traitement.

Je ne parle pas seulement des conditions relatives à la contamination de la vessie. La situation serait en vérité trop simple, si nous n'avions à nous préoccuper que du seul facteur infection. Malgré sa haute importance ce n'est que l'un des éléments pathogéniques auxquels nous avons affaire. Le prostatisme, nous le savons, est fils de l'artériosclérose. Anatomiquement caractérisé par elle, il s'affirme cliniquement par les troubles fonctionnels qui résultent des modifications imprimées à la nutrition de tout l'appareil urinaire. Aussi les lésions microbiennes qui se greffent sur des organes ainsi modifiés et qui bien que secondaires peuvent y jouer le rôle principal, sont-elles plutôt palliées que réellement écartées. Nous les rendons néanmoins inoffensives en combinant les ressources du traitement local et celles du traitement général, et cette préservation est durable. Serait-il possible d'arriver à mieux par des moyens plus radicaux ? Scientifiquement nous avons de bonnes raisons d'en douter, et pratiquement l'importance des résultats nous permet de penser que nous pouvons nous en tenir à la thérapeutique qui les assure.

Cette thérapeutique, tout en demeurant dans la direction indiquée par les notions d'ensemble que fournit l'étude du prostatisme, se modifiera quand il sera nécessaire dans les détails de ses applications. C'est ainsi, pour ne prendre qu'un exemple, que si, comme nous l'avons dit, il faut se garder d'envoyer aux eaux un prostatique chez lequel il n'y a que la congestion à combattre, nous pouvons les utiliser avec grand avantage chez celui qui, passé à l'état torpide, a les urines troublées par une sécrétion abondante. Or la torpidité, même dans les manifestations inflammatoires, devient de plus en plus l'état dans lequel s'observent les malades, à mesure qu'évolue le prostatisme.

Je m'arrêterai moins encore sur les indications qui résultent des lésions rénales. Nous savons que le prostatisme en comporte forcément l'existence. Ce que l'on appelle la néphrite interstitielle est l'un de ses apanages. Je ne puis donc avoir en vue que les complications qui surgissent lorsque l'inflammation entre en scène. C'est à l'état chronique que nous l'observons surtout, mais les poussées aiguës ne sont pas rares. Elles peuvent être dues à une infection venue par la voie de la circulation, mais elles ont presque toujours une origine vésicale. Aussi le degré de la cystite et celui de la néphrite sont-ils en général connexes et cela s'observe en particulier chez les prostatiques. En s'adressant à la vessie, on vient donc aussi directement que possible au secours des reins. L'observation m'en a donné si souvent la preuve, que j'ai depuis bien longtemps cessé de trouver dans les manifestations de l'état rénal un motif d'abstention. J'y vois au contraire l'indication d'agir. Dans l'espèce il faut plus que jamais bien vider la vessie, modifier son milieu par des lavages ou des instillations. Les influences qu'elle exerce sur l'appareil urinaire supérieur seront de la sorte réduites à leur minimum.

Il est des cas où une opération sanglante s'impose, et j'ai l'habitude d'y recourir sans hésiter. Mais ce n'est pas dans la catégorie d'urinaires dont nous nous occupons, c'est-à-dire chez les prostatiques, que j'ai rencontré cette indication. Chez eux le traitement local de la vessie sans opération, l'emploi des moyens médicamenteux, diététiques et révulsifs appropriés au degré et à l'espèce de la manifestation rénale, m'ont toujours paru suffisants.

La question des complications d'ordre mécanique doit nous retenir davantage. C'est en d'autres termes des difficultés dans l'introduction des instruments évacuateurs qu'il s'agit. Elles sont primitives ou secondaires, elles dépendent d'obstacles rencontrés dans l'urèthre, ou pendant la traversée de la prostate.

Chez les prostatiques les difficultés uréthrales n'existent que dans la région du bulbe. La grande extensibilité de la paroi inférieure, l'allongement qu'elle subit avec l'âge, permettent à l'extrémité des instruments de la déprimer, de s'y creuser en quelque sorte une loge où ils pénètrent et s'arrêtent. La partie du canal qui répond au bulbe se prête plus facilement que toute autre à ces déformations. Sa grande largeur, sa facile dépression ont même conduit les anatomistes à la description du cul-de-sac du bulbe. Si nous ajoutons que la portion membraneuse qui lui succède est résistante, que son entrée est un peu en relief et que c'est à ce moment que l'instrument doit changer de direction pour s'accommoder à la courbe fixe de l'urèthre, on comprendra que des arrêts puissent se produire dans cette région de l'urèthre.

C'est encore sur la paroi inférieure que la sonde vient buter en parcourant la portion prostatique. Que ce soit contre le relief d'un lobe latéral, ou à la base d'une saillie médiane, le contact s'établit sur cette paroi. C'est là que se creuseront les fausses routes si l'on se laisse aller à exercer une pression.

Presque toujours ce sont les premiers essais de cathétérisme, chez un malade surpris par une rétention aiguë, qui sont entravés par ces difficultés ; dans la plupart des cas l'instrument franchit bien le cul-de-sac du bulbe et n'est arrêté que dans la région prostatique. Elles peuvent être assez grandes pour arriver à craindre que le sondage soit impossible ; on y parvient cependant et, à mesure qu'on le répète. il devient plus simple ; bientôt le malade ou l'une des personnes de son entourage peut l'exécuter. Ces difficultés initiales sont presque invariablement l'apanage des prostatiques à la deuxième période: j'ai souvent été frappé de l'extrême facilité du cathétérisme et du peu de relief de la prostate dans les cas de grande distension. Des autopsies m'ont permis de montrer que la vessie a surtout subi les modifications que détermine l'athérome. Ses parois sont scléreuses, la couche musculaire disséminée, en quelque sorte dispersée, réduite à des faisceaux enserrés entre des fibres lamineuses ou entourés de graisse. Ce sont ces cas que je désigne sous la dénomination de : prostatisme vésical.

Dans ces deux catégories de sujets, des difficultés secondaires peuvent survenir, elles sont souvent uréthrales. Un canal qui se laissait très facilement parcourir par une sonde molle leur refuse le passage. Il faut lui substituer un instrument plus ferme; nombre de malades sont obligés de rechercher les plus résistants. Le passage des sondes peut en effet modifier la souplesse du canal en provoquant de l'uréthrite qui ne se manifeste pas toujours par de l'écoulement. Elle est plus interstitielle que muqueuse. Cet état, je le répète, peut créer des difficultés, mais il ne va pas jusqu'à faire obstacle.

Les difficultés secondaires que l'on rencontre dans la traversée de la prostate sont au contraire capables d'empêcher le cathétérisme. La situation serait fort critique si elle devait durer. Il n'en est rien heureusement, les faits le démontrent chaque jour. En procédant avec douceur et méthode, malades et chirurgien arrivent à bon port.

Le degré des difficultés, leur répétition, les accidents qui en résultent créent des indications différentes.

Un simple changement de sonde peut suffire. Examinez les instruments dont se servent les malades; leur défectuosité donne bien souvent l'explication des difficultés qu'ils éprouvent. Leur consistance, leur forme et leur volume doivent attirer l'attention, c'est surtout leur forme qui doit la retenir. La souplesse et la largeur du canal ne sont pas modifiées, il est seulement déformé dans sa partie la plus profonde. Aussi, devient-il parfois nécessaire de tourner un obstacle, mais il ne saurait jamais être question de résistance à vaincre. C'est à tort qu'on se laisse aller à recourir à des sondes trop minces, elles n'ont aucun avantage. Leur volume doit être moyen, 6 millimètres de diamètre environ. La rigidité est inutile. Les instruments en caoutchouc vulcanisé sont utilisables dans un grand nombre de cas, mais les sondes dites en gomme sont souvent nécessaires. Les premières sont conduites par le canal, elles doivent être entièrement cylindriques, à bout bien arrondi ; la forme béquille convient spécialement aux secondes. Quelques malades réussissent avec des coniques olivaires ; elles peuvent en effet passer, si elles sont très souples et si le cas est facile. Mais suivant la paroi inférieure comme tous les instruments droits, elles se présentent à l'obstacle par leur pointe et risqueront bien plus de l'accrocher que la béquille. Son extrémité libre évite la paroi inférieure au-dessus de laquelle elle s'élève et le contact avec l'obstacle se fait par l'intermédiaire de son talon, c'est-à-dire par une surface inclinée. En fait elle s'accommode à la forme pathologique du canal.

Les coudures doivent être plus ou moins accusées suivant les cas. Si l'arrêt est déterminé par une saillie médiane, on choisira une coudure dessinant un angle bien net sans aller jusqu'à l'angle droit ; on peut même être obligé de recourir à une double coudure. L'extrémité terminale de la sonde bicoudée s'élève sous l'influence d'une légère pression exercée sur l'obstacle, arrive à son sommet et le franchit. C'est en effet en passant par-dessus les saillies qui barrent l'entrée de la vessie que l'on y pénètre. Si l'on est arrêté par le relief d'un lobe latéral, on n'arrive à la vessie qu'en le contournant ; on entre pour ainsi dire par le côté. La saillie de la béquille n'a plus besoin d'être aussi marquée, mais son collet, c'est-à-dire la portion de sonde qui y fait suite, doit être souple pour l'aider à se dévier. Cette pénétration latérale s'effectue aussi, et même assez fréquemment, dans le cas d'obstacle médian. Il suffit de jeter les yeux sur les pièces anatomiques pour constater que presque toujours des gouttières suffisamment larges sont creusées à droite et à gauche. Pour contourner et même pour franchir, dans de semblables conditions, il faut, on le conçoit, beaucoup de douceur et quelques tâtonnements. Cela s'impose aussi bien aux malades qu'au chirurgien. Plus les instruments seront légèrement conduits, et mieux la pénétration s'effectuera. Mais douceur et tâtonnements peuvent ne pas aboutir. Il faut alors renoncer à contourner l'obstacle et se mettre en mesure de le franchir. Pour cela les mandrins sont nécessaires. Ce n'est qu'avec des instruments rigides, que des manœuvres précises sont possibles. Ce n'est plus le canal qui est chargé de conduire, c'est le chirurgien qui dirige.

Je ne puis répéter toute l'histoire du cathétérisme. Il suffit de rappeler que les mandrins dont on fait usage pour les prostatiques sont coudés ou courbés. Ceux-ci doivent avoir la forme des cathéters dits Béniqués ou celle que Gely a étudiée avec tant de soin. Je vous recommande la courbure qui répond à une circonférence de 10 à 11 centimètres de diamètre et dont la longueur égale le tiers de cette circonférence. Les mandrins coudés ressemblent aux sondes dites à béquille. Leur extrémité est relevée dans l'étendue de 2 centimètres environ à angle obtus. Vous savez que j'ai fait depuis longtemps ajouter aux mandrins une pièce mobile qui forme à la fois pavillon et bouchon conique. Une vis de pression permet de la fixer sur la tige, lorsque sa partie conique a été enfoncée dans l'extrémité libre de la sonde. Le mandrin fait, de la sorte, corps avec la tige qui ne peut à aucun moment se déplacer, venir faire saillie à travers un œil; le pavillon ou mieux la vis vous indique la direction de la courbure ou de la coudure pendant toute la durée de la manœuvre.

Avec les grandes courbures vous avez simplement à vous en référer aux règles du cathétérisme curviligne.

Copié en quelque sorte sur la courbe de la paroi supérieure, l'instrument y demeure appliqué, peut la suivre pendant toute la traversée et faire son entrée dans la vessie en laissant au-dessous de lui les saillies qu'il a naturellement franchies.

Avec le mandrin coudé, une petite manœuvre que vous voyez souvent utilisée dans nos salles est nécessaire. On adapte le mandrin à la sonde en conduisant sa partie coudée à quelques centimètres de l'extrémité de la sonde. On a eu soin de choisir une sonde béquille à coudure bien franche. On a dès lors une sonde bicoudée. La coudure formée par le mandrin maintenu à l'état fixe par la tige lorsqu'elle est placée peut être mobilisée et modifiée par son retrait. Il est facile de s'en rendre compte en faisant manœuvrer l'instrument avant de l'introduire. La sonde ainsi préparée est conduite jusqu'à l'obstacle en suivant les règles du cathétérisme curviligne. Elle ne doit pas appuyer sur la saillie à franchir, mais seulement l'affleurer; il faut en effet que son extrémité reste libre. Rien de plus facile que de reculer quelque peu pour se placer immédiatement en avant de la barrière que l'on va littéralement sauter. Pour y arriver il suffit d'attirer vivement l'extrémité du mandrin qui se dégage aisément de la sonde. Le premier coude est alors exagéré, le deuxième est porté en haut au-dessus de la saillie, au contact de la paroi supérieure. Un léger mouvement de propulsion de la sonde combiné avec le retrait du mandrin détermine la pénétration de l'instrument dans la vessie.

Il m'est facile de prouver que ces petits artifices suffisent à tirer d'embarras. Cette année, dans nos salles, nous n'avons eu recours à la ponction de la vessie qu'une seule fois pour obstacle prostatique; c'était dans un cas de cancer fort volumineux de la prostate. Le fait ne s'était pas produit depuis plusieurs années. Et cependant nos salles sont le rendez-vous des cas difficiles; nous recevons en particulier nombre de malades chez lesquels des essais de cathétérisme mal dirigés ont déterminé des fausses routes. Peut-être allez-vous conclure que ces résultats si en faveur du cathétérisme sont dus à l'expérience que j'ai pu acquérir dans un service spécial que je dirige depuis vingt-deux années. Vous seriez dans l'erreur.

C'est à mes élèves, à mes internes en particulier, qu'il faut en faire honneur. A mes internes revient naturellement le soin d'agir dans les cas d'urgence qui sont envoyés à l'hôpital entre les visites, avec plus ou moins de fausses routes. Et dans leur cours, surtout pendant la consultation si nombreuse où se fait le traitement externe, les autres élèves sont aussi appelés à agir. Aussi bien dans les premiers mois de l'année que lorsque les mois qui s'écoulent ont ajouté à leur expérience, mes élèves réussissent cependant les cathétérismes même lorsqu'ils sont difficiles. Qu'est-ce à dire, si ce n'est qu'il suffit pour bien faire cette opération d'être renseigné sur ses principes, de connaître ses règles, d'être au courant des ressources fournies par les divers instruments qu'il convient d'employer. C'est ma première préoccupation à chaque renouvellement d'année, et vous voyez qu'il m'est facile de transmettre ce que la pratique m'a permis d'apprendre.

Ce ne sont pas seulement les élèves, c'est l'infirmier chef de mon service, ce sont les malades eux-mêmes qui reçoivent l'instruction nécessaire. L'habileté des malades est à bon droit proverbiale, je dois reconnaître qu'ils m'ont appris plus d'une chose. Vous en voyez qui manient à merveille le mandrin et surtout les sondes métalliques courbes. Ils se servent souvent de sondes en étain. Elles ont eu longtemps une vogue que je vous engage à restreindre. Certes, les petits changements de courbure qu'on leur fait subir peuvent quelquefois avoir leur utilité. Le plus souvent cette instabilité dans la forme est un grave défaut. Mieux vaut l'argent, qui de tous les métaux employés offre les meilleures garanties de solidité et de propreté. Mais bien rares sont en définitive les cas où l'instrument métallique s'impose. Il est des malades qui le préfèrent, mais l'immense majorité peut se sonder avec les instruments en caoutchouc vulcanisé ou avec les sondes dites en gomme.

J'ai fait tout à l'heure allusion à la ponction de la vessie en disant combien peu nous y avons recours. C'est cependant un moyen excellent. Il m'est nécessairement arrivé d'en faire l'épreuve, qui toujours a été satisfaisante, cela m'arrivera peut-être encore. Je parle bien entendu de la ponction faite avec un fin trocart et par aspiration telle que mon savant collègue M. Dieulafoy nous a appris à la faire. C'est un des grands services que nous a rendus son ingénieuse méthode et je ne puis comprendre qu'on en méconnaisse la portée dans la chirurgie des voies urinaires. Dernièrement vous avez pu suivre un rétréci pris de rétention au cours d'une visite à l'Exposition. Il avait été inutilement soumis à des tentatives qui n'avaient déterminé d'autres résultats qu'un abondant écoulement de sang. Avec juste raison mes internes s'abstinrent de recommencer à agir par l'urèthre. Ils firent la ponction, et dès le lendemain le malade urinait seul. Il a été dilaté depuis et renvoyé guéri.

Le rétablissement spontané de la miction est la règle chez les rétrécis. Si les prostatiques ne peuvent qu'assez exceptionnellement y compter, il arrive du moins qu'après une ponction, c'est-à-dire après une évacuation complète, ils deviennent faciles à sonder. Je vous disais tout à l'heure que c'est presque toujours pendant les premières tentatives rendues nécessaires par une rétention aiguë que se produisent les difficultés, que souvent elles n'ont pas de lendemain. C'est qu'en effet le cathétérisme est beaucoup moins difficile lorsque le malade n'est plus sous l'influence de la distension aiguë. Cela tient et à la résistance que peut alors offrir la région membraneuse et à l'excès de volume que la congestion imprime à la prostate. La physiologie de la miction nous apprend que toujours le sphincter uréthral se contracte sous l'influence du besoin d'uriner. Portée à l'extrême par les incitations prolongées de la rétention aiguë, cette résistance physiologique peut devenir spasmodique et empêcher la pénétration de la sonde. La physiologie pathologique de la rétention démontre son pouvoir congestif. L'afflux sanguin se fait à la fois sur la prostate, la vessie et les reins. L'évacuation le fait rapidement diminuer et disparaître. Il est donc facile de comprendre que les difficultés du premier cathétérisme soient atténuées dès le deuxième et que tel malade que l'on n'avait pu sonder avant la ponction soit facilement cathétérisé à sa suite.

Aussi ne puis-je hésiter à la conseiller. Le cathétérisme ne doit pas être traumatique, il ne faut ni léser l'urèthre, ni aggraver ses blessures. Si vous deviez rencontrer trop de difficultés, si l'on vous adressait des malades soumis à de trop dures manœuvres, s'il vous arrive d'échouer dans vos tentatives, mieux vaudrait renoncer à la ponction que de s'exposer à des accidents souvent désastreux. Vous pouvez en toute sécurité la répéter s'il était nécessaire. C'est un fait dont j'ai eu l'évidente démonstration même avant l'antisepsie ; à plus forte raison pourriez-vous, en procédant suivant ses règles, avoir une entière sécurité.

Triompher des difficultés du moment ne saurait suffire. Il faut empêcher qu'elles se renouvellent ; l'avenir sans cela deviendrait précaire. Le traitement non sanglant nous le permet aussi et c'est par l'intermédiaire de la sonde à demeure que l'on y parvient.

Elle est tout d'abord indiquée lorsque les difficultés d'introduction entraînent des complications. C'est ainsi que, malgré de grandes précautions, certaines prostates deviennent saignantes au contact de la sonde. J'ai dernièrement traité un malade que j'avais autrefois lithotritié et qui devenu prostatique vidait sa vessie depuis deux ans avec la sonde. Le lobe moyen saillant était facilement rencontré, cela suffisait pour déterminer de fortes hématuries. Je plaçai une sonde à demeure et ne pus en débarrasser définitivement le malade qu'au bout de trois semaines. Les essais de cathétérisme furent jusque-là accompagnés de perte de sang. Mais à partir de ce moment la sonde fut introduite

dans les meilleures conditions sans saignement et sans
difficultés. Je sais que la situation est restée absolument
bonne.

Les fausses routes exigent aussi le port de la sonde, c'est
le moyen de donner aux plaies de l'urèthre le temps de se
cicatriser. Je vous fais souvent remarquer que les prostatiques auxquels on fait des fausses routes n'ont pas de
fièvre. C'est qu'en effet ils n'urinent pas. L'étude des conditions dans lesquelles se produit la fièvre à la suite de
l'uréthrotomie a depuis longtemps démontré que c'était à
l'occasion des mictions, après l'enlèvement de la sonde, que
l'on voyait presque invariablement survenir les accès. Ce
n'est donc pas dans le milieu uréthral que se trouvent les
agents capables de provoquer l'élévation de la température ;
tout démontre qu'ils sont contenus dans l'urine. Aussi
l'antisepsie du milieu vésical s'impose-t-elle surtout, l'observation clinique fait chaque jour constater son importance
particulière.

C'est pour cela sans doute que la sonde à demeure aide
souvent à faire cesser l'état fébrile chez les prostatiques qui
ne vident pas leur vessie. J'ai déjà insisté sur l'utilité de
l'enveloppement antiseptique de la verge et de la sonde
dans la gaze iodoformée, sur la nécessité des lavages répétés
et je vous ai dit qu'il fallait plus encore compter sur l'action
lavante que sur la puissance antiseptique du liquide. Aussi
l'acide borique en solution à 4 ou 5 p. 100 est-il suffisant
même dans ces cas où l'infection est évidemment faite.

La sonde à demeure enfin rétablit la perméabilité du
canal. Lorsque les difficultés d'introduction se répètent ou
s'aggravent, c'est à ce moyen qu'il faut sans hésitation
recourir. On la fait porter ou la nuit seulement ou pendant
quelques jours de suite, suivant les circonstances, et l'on
retrouve non seulement la possibilité de sonder, mais on le
fait dans les conditions les plus simples, les plus faciles.
Nombre de faits fournissent la preuve de ces bons effets du
port de la sonde. J'ai pour ma part observé plusieurs ma-

lades chez lesquels une opération sanglante me paraissait indiquée afin de favoriser par la résection de l'obstacle l'introduction des instruments. La sonde à demeure a cependant suffi ; les résultats prochains de même que les résultats éloignés ne m'ont rien laissé à désirer. Rien n'est plus facile d'ailleurs que de revenir, en cas de récidive, à l'emploi d'un moyen aussi simple.

Alors qu'un traitement chirurgical s'impose chez les prostatiques, c'est-à-dire dans la seconde et la troisième période, la méthode non sanglante peut donc répondre aux indications qui se présentent.

Elle permet de vider la vessie, d'en assurer l'évacuation vraiment complète, toujours nécessaire même lorsque la vessie ne suppure pas ; absolument indispensable lorsque son milieu est et demeure infecté. Elle assure, lorsqu'elle est employée par le chirurgien, l'asepsie complète et peut réaliser l'antisepsie dans le cas où l'infection est faite. Souvent, il est vrai, le résultat est imparfait au point de vue microbiologique, il est néanmoins sûr au point de vue clinique, à moins de lésions trop avancées de l'appareil urinaire supérieur.

Le maintien des organes urinaires à l'état aseptique et l'utilisation de l'antisepsie à titre préservatif ou curatif, donnent aux applications de la méthode non sanglante une efficacité toute particulière. Ce serait faire une erreur bizarre que de penser que les opérations sanglantes seules en bénéficient. Ici comme ailleurs l'action qu'exerce le chirurgien est entièrement différente, suivant que l'on emploie ou que l'on néglige les moyens qui garantissent de l'infection, qui permettent de lutter contre ses effets.

Puisqu'il en est ainsi, on pourrait conclure que le traitement non sanglant est par cela même destiné à faire aussi largement que possible place à l'intervention opératoire. On se demande en effet ce que deviennent ces vessies que le chirurgien a soigneusement préservées de la contamination, lorsque le maniement de la sonde est confié au ma-

lade ou à son entourage. A cela les faits ont de tout temps
répondu. Les infractions les plus graves à la simple propreté sont atténuées ou corrigées par l'évacuation elle-
même. Ce qui détermine les accidents, c'est plus encore la
négligence apportée dans l'évacuation suffisamment répétée,
réellement complète, que l'absence de précautions contre
les contaminations.

Les chirurgiens ne sauraient être surpris de ces constatations, ils les font chaque jour pour toutes les cavités sup-
purantes. L'absence d'absorption physiologique de la vessie
les résorptions toujours faibles de l'état pathologique ne
lui donnent pas de privilège spécial. S'y fier serait condamner les uretères et les reins à d'inévitables contaminations. Il faut donc, avant tout et quand même, se préoccuper
du vidage exact et du lavage soigneux. Cela sera toujours
obtenu si l'on se donne la peine de convaincre les intéressés
et, lorsqu'on le voudra bien, on obtiendra par surcroît l'application suffisante des précautions antiseptiques.

Pour que l'intervention sanglante affranchisse les malades
de ces sujétions, il faudrait qu'elle réalisât la cure radicale
au point de vue anatomique et fonctionnel. Que la voie de-
vînt libre et la contractilité suffisante pour obtenir non
seulement l'évacuation spontanée de l'urine, mais pour
assurer l'évacuation complète, l'absence de stagnation dans
le bas-fond. Ce sont là, les faits le démontrent, les conditions essentielles du traitement des prostatiques. C'est par
elles que leur santé est préservée et maintenue. Elles sont
tellement indispensables qu'il ne peut suffire de les retrouver pendant un temps plus ou moins long, il faut qu'elles
soient pour toujours et chaque jour assurées. L'étude des
nombreuses observations publiées nous dira si l'opération
dite radicale donne toutes ces garanties. C'est sur le terrain
des résultats thérapeutiques que doit se faire la comparaison,
s'établir le parallèle.

Il en est autrement pour les infirmités chirurgicales que
l'on crée en fistulisant l'hypogastre ou le périnée, en faisant

une cystostomie ou en établissant un drainage. Ces opérations ne sauraient à notre avis être à aucun point de vue opposées à l'emploi méthodique de la méthode non sanglante. Personne ne pourra supposer par exemple que, dans la pratique habituelle, l'emploi réel de l'antisepsie soit ainsi assuré et perpétué en dehors de l'acte opératoire. Ce ne seront jamais que des expédients. Les chirurgiens sont sans doute obligés de s'y résigner dans certaines circonstances ; en principe l'utilité de ce genre d'intervention n'est pas contestable. Mais dans l'espèce nous croyons pour notre part et nous avons cherché à démontrer que, lorsque l'on emploie soigneusement toutes les ressources du cathétérisme, lorsque l'on recourt à propos à la ponction capillaire avec aspiration, on arrive toujours à s'en passer. L'état douloureux resterait donc seul à l'actif de ces opérations. J'ai déjà eu l'occasion de dire que chez les prostatiques, les conditions qui obligent à y recourir ne se rencontrent que fort exceptionnellement.

L'électrolyse dans les rétrécissements de l'urèthre,

Par M. le Dr H. MONAT, de Rio-de-Janeiro (1).

III

ACTION DU COURANT

Ce n'est pas en brûlant, comme le galvano-cautère, que l'instrument électrolytique détruit un rétrécissement, c'est *surtout* par action chimique que le courant agit.

Je dis *surtout* parce que c'est son action la plus appréciable immédiatement : mais il réveille aussi une réaction vitale, en vertu de laquelle se fait la résorption de la cicatrice, qui empêche la dilatation de l'urèthre au passage de l'urine.

(1) Voir les numéros d'octobre et novembre 1889.

Nous avons vu que M. Newmann cherche surtout à mettre en jeu cette action vitale et qu'il évite la décomposition chimique, en employant les courants faibles.

Quelque minime que puisse être la résorption après chaque séance, elle n'échappe pas à ceux qui font l'électrolyse ; d'après mon opinion les deux actions se complètent : sonder un opéré après une dilatation électrolytique ; je l'ai fait à mes débuts ; l'urèthre admet un n° 20, par exemple ; quatre, cinq, huit jours après un 22 pénétrera souvent plus facilement encore, sans que l'on puisse attribuer ce complément de dilatation au passage de l'urine ou à la chute de l'eschare. A défaut de preuve il suffit de se rappeler les résultats que l'on obtient dans le traitement des tumeurs, des fibromes de la matrice et l'éléphantiasis notamment, pour que l'on ne puisse rejeter la résorption, dont je ne voudrais cependant pas exagérer l'efficacité, d'autant plus que j'ai toujours cherché à faire agir la décomposition chimique.

Dans le but de contrôler les effets de l'action vitale, j'ai fait deux séries d'expériences, que je n'ai pas pu compléter et que j'espère pouvoir recommencer sous peu.

Sur un groupe de malades j'appliquais le courant en cherchant à exclure l'action chimique, tout en agissant directement sur le rétrécissement : pour ce, je me servais d'un bout d'éponge, imbibée de sel marin, que je fixais à l'extrémité d'une sonde, parcourue par un fil conducteur.

Sur un autre groupe de malades j'appliquais l'électrode, non dans l'urèthre, mais sur la peau au niveau du rétrécissement. L'électrode négative était appliquée comme à l'ordinaire : j'agissais donc comme dans les fibromes de la matrice, à travers la paroi abdominale ou comme quand on touche à peine le col sans y pénétrer. Les résultats que j'ai obtenus ne me permettent pour le moment de tirer aucune conclusion : si je devais me prononcer cependant, je dirais qu'ils ont été négatifs.

Les résultats que j'ai obtenus dans l'éléphantiasis et les fibromes de la matrice, sans faire une seule implantation dans l'épaisseur des tissus, ne me permettent pas d'exclure l'action vitale; d'ailleurs, presque tous les malades accusent, après les premières séances, des sensations qu'ils n'avaient jamais éprouvées, et ces sensations coïncident avec la réduction du tissu pathologique. Comment se fait-elle? Nous n'en savons rien pour le moment: nous connaissons à peine l'action chimique, locale.

Quand on fait l'électolyse à l'eau on voit un dégagement de bulles d'oxygène au pôle positif et d'hydrogène au négatif.

Appliquez les électrodes métalliques sur un morceau de viande ou implantez des aiguilles en communication avec une pile sur une jambe éléphantiasique; fermez le courant : un bouillonnement se fait à chaque surface touchée par les électrodes : vous le rendrez plus net en augmentant l'intensité du courant ou en versant une goutte d'eau acidulée ou salée à la surface sur laquelle vous agissez.

A mesure que le bouillonnement augmente, les tiges métalliques se creusent un sillon; examinez l'électrode positive, si elle n'est pas de platine ou d'or, vous la verrez couverte d'une couche qui indique qu'elle a été attaquée par les liquides qui se sont formés à son contact.

Le papier de tournesol démontre une réaction acide ou alcaline, selon que l'on touche les surfaces sur lesquelles a agi le cathode ou l'anode : on avait déjà depuis longtemps reconnu que les eschares qui se forment à la peau, sous l'action du courant, ont tous les caractères de celles qui se forment sous l'action d'un acide ou d'un alcali caustiques, selon le pôle.

Ce qui a lieu après une cautérisation chimique se produit aussi sous l'influence du courant électrique : la cautérisation sera l'effet immédiat du courant des substances qui se forment. C'est la comparaison des cicatrices résultant des cautérisations chimiques qui a fait croire que l'eschare produite au pôle positif donnera lieu à la formation d'une cicatrice dure, rétractile; que celle qui succédera à l'eschare négative sera molle, souple, non rétractile, d'où, comme corollaire, son indication dans le traitement des rétrécissements, pour remplacer les tissus qui ne jouissaient plus de leur propriétés physiologiques.

C'est donc une cautérisation, ce que fait l'électrolyse, puisque nous appelons brûlure, cautérisation, l'action destructive du calorique ou des corps chimiques dans les tissus vivants.

Cautérisation chimique ou ignée, potentielle ou actuelle, voilà les termes dont nous nous servons, vu que le processus vital, le résultat final sont les mêmes : que l'acide sulfurique ou le fer rouge agisse sur les tissus, la destruction est la même et se fait par le même mécanisme.

Il y a des chirurgiens qui, tout en faisant l'électrolyse, oublient ces petits détails.

J'en ai eu, il n'y a pas longtemps encore, une preuve dans un article publié dans la *Gazette des hôpitaux* : l'auteur croit encore qu'un courant produit par 20 éléments Gaiffe chauffe le stylet Mallez et cherche à établir une distinction entre cette cautérisation et *son* électrolyse.

Je préfère reproduire un passage de cet article :

« Lorsque M. Gaujot appliqua l'électrolyse sur le malade dont parle M. Delorme, on ne connaissait que le procédé de Mallez et Tripier, qui opéraient sur toute la circonférence du rétrécissement au moyen d'olives métalliques. Notre savant confrère employa, selon M. Delorme, vingt éléments d'une pile à courant continu de Gaiffe.

Le malade eut des accidents, ce dont nous ne sommes pas étonnés, le patient étant déjà dans un état déplorable, et sachant qu'*un courant de cette intensité peut produire une vraie cautérisation.*

« Avec *notre* procédé d'électrolyse linéaire, nous employons seulement dix éléments, en moyenne, et, au lieu de laisser le pôle négatif en contact avec le rétrécissement pendant trois quarts d'heure, nous traçons *à froid* (c'est l'auteur lui-même qui souligne le terme, pour bien faire saisir la différence) un sillon linéaire dans la substance du rétrécissement. »

L'auteur n'a peut-être pas bien saisi certains petits détails : le courant, quelque intense qu'il pût être, ne pourrait jamais chauffer le stylet Mallez ; question de tension et de résistance : il suffit d'ailleurs de regarder l'instrument Mallez, de voir qu'il ressemble bien peu au galvano-cautère.

Malheureusement on objecte trop souvent encore cette cautérisation ignée, quand on veut prouver que l'électrolyse ne peut être une méthode bénigne et que la récidive doit se faire rapidement en plaçant le malade dans de plus mauvaises conditions qu'avant l'opération.

CURE RADICALE DES RÉTRÉCISSEMENTS

La cicatrice qui se forme après le détachement de l'eschare positive est dure et rétractile ; l'autre est molle, souple, n'est pas sujette à retrait, dit la théorie.

C'est le point capital, j'y reviens.

Si cela est vrai, la cure radicale des rétrécissements est un problème résolu ; nous n'avons qu'à chercher le moyen pratique d'attaquer tout le tissu cicatriciel, rétractile, cause de l'atrésie, de le détruire totalement, et le remplacer par une cicatrice qui rétablira les fonctions physiologiques des parois du canal.

On ne rétablira pas l'élasticité des parois uréthrales, mais la souplesse et l'extensibilité d'où la dilatabilité du canal ; de plus, comme la cicatrice n'a plus de tendance au retrait comme la cicatrice, suite de la blennorrhagie ou d'un trauma, la dilatabilité sera maintenue, c'est-à-dire cliniquement on aura obtenu la cure radicale.

J'y ai cru pendant quelque temps.

Lorsque j'étudiais l'électrolyse j'ai vu à la policlinique de Rio des malades qui avaient été soumis aux courants continus pour des kératites, etc., j'en ai vu portant des eschares sur les paupières, les joues, etc., qui n'ont pas été suivies de retrait ultérieur. Ces eschares étaient superficielles, c'est vrai, mais les régions que j'indique sont trés rétractiles généralement du fait des cicatrices.

Les femmes chez lesquelles j'ai appliqué les courants pour des fibromes de la matrice n'ont pas présenté ultérieurement de symptômes de rétrécissement, quoique j'aie agi *dans* le canal utérin pendant de longs mois avec de forts courants.

Un jour un de mes aides laissa une électrode négative tomber dans le vagin d'une femme que je traitais par l'électricité d'un fibrome de la matrice : il se fit une eschare profonde dans la paroi postérieure : j'ai craint une fistule recto-vaginale ; pas de cicatrice ultérieure dénonçant la rétraction.

On m'a souvent objecté que ces cicatrices pourraient bien être superficielles. Voici un cas d'eschare comprenant toute l'épaisseur de la muqueuse : j'ai opéré une dame à Rio qui portait un fibrome sous-muqueux ; à la douzième séance la muqueuse était si bien fendue que j'ai pu à l'aide du doigt décoller la tumeur et l'extraire à l'aide d'une pince Museux.

J'ai revu cette dame à Paris, 19, rue de Passy, au mois d'août, un an après ; elle ne présentait aucun symptôme dénonçant un travail de retrait, de rétrécissement de canal.

On pourra, il est vrai, m'objecter que la dilatation pathologique du canal aura compensé le retrait consécutif à la cicatrice.

En tout cas ce sont des faits que je mentionne sans vouloir plaider la cause de l'électrolyse.

En les consignant à l'Académie de Rio je disais : Si les cicatrices, que j'ai pu observer dans les paupières, dans la joue, dans le vagin et dans l'utérus, ne se sont pas rétractées, n'ai-je pas le droit de dire qu'il en est de même pour l'urèthre ?

A quoi l'on me ripostait que je n'avais pas attendu assez longtemps pour voir la rétraction se faire.

Mais une cicatrice se rétracte si rapidement que le chirurgien devant une brûlure s'en préoccupe depuis le premier jour du traitement.

Tout le monde connaît des exemples de cicatrices rétractiles ayant déformé les membres et le tronc avant guérison complète de la plaie. J'en connais beaucoup malheureusement.

Voici un exemple d'atrésie de l'urèthre à laquelle j'ai assisté.

Un jour, mon infirmier, dans le service de l'hôpital de la Société portugaise de bienfaisance, que je dirigeais, me présente une seringue qu'il croyait avoir remplie de solution de nitrate d'argent, pour une instillation que je devais faire à un blennorrhagique ; je me suis aperçu de l'erreur après en avoir injecté cinq ou six gouttes : le pauvre jeune homme, après que les symptômes inflammatoires ont cessé, avait tout l'urèthre antérieur uniformément rétréci.

Je fus consulté par un malade qui portait une cicatrice annulaire autour de l'anus ; j'ai eu de la peine à la franchir avec mon doigt : il n'y avait pas deux mois qu'il avait été opéré d'un paquet d'hémorrhoïdes, par un chirurgien qui ayant tout saisi entre les mors d'une pince, enleva la tumeur au thermo-cautère. Le malade, en guérissant de la plaie opératoire, accusait déjà les symptômes de l'atrésie.

Mais revenons à l'urèthre : quand on dilate un rétrécissement, on conseille au malade de se sonder souvent et on lui indique des délais très rapprochés, ce qui prouve que l'on craint la rétraction à très courte échéance et avec raison.

S'il en est ainsi pour la rétraction, si elle se fait si rapiment, n'ai-je pas le droit de dire qu'une eschare n'a pas été suivie de rétraction, si six mois, un an après, le. processus ne se montre pas ? Mais malgré tous les raisonnements, malgré toutes les discussions sur la nature des cicatrices électrolytiques, on ne présente guère de statistiques, on ne présente pas des opérés guéris radicalement.

L'objection cependant serait de nature à ne pas permettre la discussion si nous connaissions bien l'anatomie pathologique des rétrécissements; nous avons sous ce rapport beaucoup à faire, avouons-le.

Savons-nous, en opérant, si nous agissons sur le tissu qui s'oppose à la dilatation de l'urèthre?

Savons-nous jusqu'à quelle épaisseur nous l'avons détruit quand nous l'avons touché? En supposant même que nous en détruisions une couche assez profonde, les couches sous-jacentes, qui n'auront pas été attaquées, suffiront pour reproduire la restriction de calibre.

L'instrument Maisonneuve sectionne sur une paroi, la supérieure généralement; les divulseurs rompent les tissus qui résistent le moins; les électrolyseurs agissent sur une paroi qui peut ne pas être malade, au hasard, ou attaquent moins profondément les tissus qui résisteront davantage.

Peut-on dans ces conditions juger de la valeur de ces méthodes? L'électrolyse a virtuellement résolu le problème, ou en a la prétention : les statistiques manquent, c'est vrai ; nous devons reprendre la question et vérifier si ce que nous dit la théorie est vrai, si la cicatrice négative a les propriétés qu'on lui donne.

Ce fait reconnu, on ne doit pas hésiter à attaquer une longue section du canal, de façon à détruire le plus profondément possible, et sur toute son étendue, le tissu pathologique rétractile, tout comme on le ferait pour extirper une induration, une traînée, un ganglion au voisinage d'une tumeur maligne.

Une conclusion peut déjà être tirée : la théorie démontre que l'électrolyse linéaire sera toujours insuffisante, ne donnera jamais que des résultats palliatifs. L'électrolyse linéaire ne guérira jamais un rétrécissement.

(A suivre.)

Recherches sur l'asepsie dans le cathétérisme,

Par M. J. ALBARRAN

Interne médaille d'or des hôpitaux.

Depuis deux ans nous poursuivons, mon maître M. le professeur Guyon et moi, des recherches générales sur l'antisepsie de l'appareil urinaire que nous nous proposons de faire connaître dans une publication plus étendue. Aujourd'hui je veux exposer simplement quelques détails sur un point de pratique journalière.

L'infection de l'appareil urinaire peut être spontanée ou accidentelle.

L'*infection spontanée* est rare : on peut en distinguer deux variétés : *ascendante* lorsque débutant par l'urèthre et la vessie elle s'étend ensuite aux portions supérieures de l'appareil ; *descendante* lorsque les voies urinaires ne sont envahies que consécutivement à l'infection du sang. Chez la femme l'infection ascendante spontanée n'est pas rare, chez l'homme elle n'existe guère en dehors de la blennorrhagie ou de la tuberculose. Quant à l'infection descendante, elle prend presque toujours sa source dans l'urine préalablement infectée par le cathétérisme.

L'infection *accidentelle* par les instruments chirurgicaux comprend l'immense majorité des cas d'infection urinaire, et le simple cathétérisme en est presque toujours la cause.

Les instruments conduisent jusque dans la vessie les microbes dont ils sont chargés ; ils les portent directement dans sa cavité et c'est ainsi que les micro-organismes cultivant dans l'urine constituent un milieu infecté. Peut-être les instruments refoulent-ils aussi les microbes que l'urèthre pourrait contenir ? Lorsque le cathétérisme ou l'opération que l'on pratique doit produire un traumatisme, le danger d'infection est plus grand, car on favorise le développe-

ment des micro-organismes introduits. On sait en effet
que, en dehors de la rétention d'urine (dont le rôle a été si
bien mis en lumière par M. Guyon), le traumatisme est la
cause qui favorise le mieux le développement des bactéries.

Ceci nous démontre l'importance capitale qu'il faut accorder à la désinfection des instruments et nous enseigne qu'il
faut redoubler de précautions lorsque par la nature de l'opération nous sommes exposés à produire une solution de
continuité.

La mort des urinaires est presque toujours due à l'infection, et nous venons de voir combien l'infection instrumentale est chose fréquente : alors même que la mort n'en est
pas la conséquence immédiate, l'infection est chose grave,
et rien n'est si difficile que de la guérir. L'antisepsie règne
en maîtresse dans la chirurgie générale, elle doit gouverner
au même titre dans la chirurgie des voies urinaires. La
contamination doit y être évitée aussi bien pour le simple
sondage que pour l'opération sanglante.

L'étude de l'antisepsie urinaire doit comprendre les
moyens d'éviter l'infection : *asepsie*, et, une fois l'infection
développée, les méthodes employées pour la guérir : *antisepsie ;* nous nous bornons aujourd'hui à la première partie
de cette étude.

Asepsie des instruments du chirurgien et du malade.

INSTRUMENTS

Nous nous servons en chirurgie urinaire d'instruments
en métal, en caoutchouc et en gomme.

Pour les *instruments métalliques* je me bornerai à dire
qu'ils doivent être rendus aseptiques en suivant les règles
de l'antisepsie chirurgicale ordinaire. Conservés dans des
boîtes métalliques fermées, ces instruments sont mis à
l'étuve à 150° pendant une demi-heure : ensuite ils peuvent
ou non être plongés dans une solution antiseptique. Quand

on ne possède pas d'étuve, on peut se contenter de plonger les instruments pendant quelques heures dans une solution d'acide phénique au 5 p. 100.

Les sondes en caoutchouc rouge dites de Nélaton résistent assez bien aux hautes températures : elles ont en outre l'avantage de pouvoir être plongées dans des solutions antiseptiques, le sublimé au millième par exemple, sans se détériorer. Il est donc facile de les avoir aseptiques.

La désinfection pratique des instruments en gomme, et ce sont ceux dont l'usage est le plus habituel, est plus difficile à réaliser. M. H. Delagenière a décrit récemment la méthode qu'il a employée dans le service de M. Terrier. Les sondes, classées par numéros, sont placées dans des tubes de verre bouchés à la ouate : les tubes étant disposés dans une boite à compartiments sont portés trois jours de suite à l'étuve à 100°. Lorsqu'on veut sonder un malade, la boite est apportée et, grâce au classement des tubes, on trouve facilement l'instrument désiré.

Le procédé de stérilisation discontinue de Delagenière est excellent pour un service d'hôpital où l'on n'a à traiter que quelques malades urinaires; mais il a le grave inconvénient du temps nécessaire pour la stérilisation, trois jours, ce qui le rend impraticable dans les services spéciaux et dans les consultations externes des maladies des voies urinaires, car il faudrait un très grand nombre d'instruments. Nous ne croyons pas non plus que ce procédé puisse entrer, sauf des exceptions, dans la pratique courante de la ville : enfin il serait impossible à appliquer par les malades qui doivent se sonder eux-mêmes.

Nous avons essayé d'autres procédés de *stérilisation rapide* des instruments en gomme.

Dans un hôpital on peut employer, suivant les ressources dont on dispose, plusieurs procédés que nous allons exposer sommairement. Une fois pour toutes nous dirons ici qu'avant d'admettre que tel ou tel procédé produit ou non la désinfection des sondes, nous avons pratiqué plusieurs

essais. Les sondes en expérience ont été choisies parmi les
sondes bougie ou les sondes à béquille à petit calibre qui
sont les plus difficiles à nettoyer. Avant la stérilisation,
les instruments étaient rendus septiques par plusieurs
moyens : 1° en sondant des malades à urines purulentes ;
2° en les plongeant pendant une ou deux heures dans les
bocaux contenant des urines septiques ; 3° en injectant dans
leur intérieur des cultures sur bouillon de la bactérie pyogène ou du staphylococcus aureus. Parfois même nous
nous sommes servis de vieilles sondes, servant habituellement à sonder les cadavres lorsqu'on s'essaye à faire la lithotritie.

Un procédé quelconque de ceux qui vont être exposés
n'est déclaré bon que lorsque des sondes ainsi préparées
sont rendues aseptiques : la preuve s'obtient en faisant des
cultures avec des fragments de ces sondes plongés dans du
bouillon peptone mis à l'étuve à 33°. La vérification des
bouillons est faite 24 et 72 heures après.

1° *Stérilisation par l'acide sulfureux.* — Depuis longtemps
M. le professeur Guyon se sert, pour la stérilisation des
éponges, d'un appareil très simple construit sur ses indications, dans lequel l'acide sulfureux s'obtient par l'action
de l'acide chlorhydrique sur le bisulfite de soude. Cet appareil est formé par une cage rectangulaire au fond de laquelle
existe un récipient qui contient le bisulfite : un tube par
lequel on verse l'acide chlorhydrique fait communiquer ce
récipient avec l'extérieur; au-dessus du récipient existe
une grille en bois qui reçoit les éponges. Nous avons utilisé
cet appareil pour la stérilisation des sondes et nous nous
sommes assuré par les cultures bactériologiques que trois
heures de séjour dans l'appareil suffisent pour stériliser des
sondes infectées.

Ce procédé présente le grand avantage de pouvoir être
employé un très grand nombre de fois sans que les sondes,
quelle que soit leur variété, gomme, gutta-percha ou caoutchouc, éprouvent une altération quelconque. Il va sans

dire qu'on ne peut employer l'acide sulfureux pour les instruments métalliques.

2° *Stérilisation à l'autoclave.* — Lorsqu'on possède un autoclave, il est fort commode de stériliser les sondes dans cet appareil. Il suffit de laisser les instruments dans l'appareil pendant vingt minutes à 120° pour que la stérilisation soit parfaite. Par ce procédé les sondes en gomme peuvent être stérilisées un grand nombre de fois sans se détériorer.

3° *Stérilisation à l'étuve sèche.* — En portant les sondes à une température de 150° pendant une demi-heure à l'étuve sèche, on obtient une stérilisation parfaite. Ce procédé est applicable aux sondes métalliques et aux sondes de Nélaton ; souvent même je l'ai employé pour les sondes en gomme lorsqu'il fallait recueillir des urines aseptiques dans la vessie ; mais lorsque ces dernières sondes ont été ainsi chauffées à plusieurs reprises, le vernis qui les recouvre se fendille et l'instrument est perdu. Ce n'est donc pas là une méthode qui puisse être couramment employée pour les sondes en gomme.

Un moyen très simple d'éviter les inconvénients de la stérilisation par la chaleur consiste à introduire les sondes dans des tubes en verre bouchés à la ouate, on peut ensuite stérilisation, mais ce procédé, qui a l'avantage de conserver assez bien les instruments, n'est pas sûr. Parfois nous avons vu les bouillons cultiver lorsqu'on les ensemençait avec des fragments de sondes ainsi préparés ; cela se voit surtout avec les sondes et bougies de petit calibre.

Le procédé de l'ébullition n'est donc pas à l'abri de la critique, mais il est bon de le connaître comme méthode de nécessité dans certains cas, à la campagne par exemple. Je répète que, souvent, les sondes sont stériles lorsqu'on les a plongées pendant une demi-heure dans l'eau bouillante. La stérilisation est sûre si les instruments sont bouillis trois jours de suite et lorsque dans l'intervalle ils sont gardés dans des récipients stérilisés.

5° *Stérilisation par l'alcool et le sublimé.* — On lave l'intérieur de la sonde en injectant de l'alcool à 70°, ensuite on fait une injection de sublimé à 1 pour 1 000, et l'instrument est laissé pendant une heure dans le bain de sublimé. Les instruments ainsi préparés sont stériles, mais les sondes en gomme perdent peu à peu leur brillant et leur surface devient rugueuse. Ces inconvénients sont en partie, mais non complètement, évités en employant une solution de sublimé à 1 p. 1000 *sans addition d'alcool.*

6° *Alcool, sublimé, ébullition.* — On injecte dans l'intérieur de la sonde de l'alcool à 70° puis du sublimé à 1 p. 1 000 comme précédemment ; ensuite on fait bouillir pendant 20 minutes l'instrument plongeant bien dans l'eau.

Ce procédé est bon.

CONSERVATION DES INSTRUMENTS ASEPTIQUES

Par un quelconque de ces procédés les instruments sont rendus aseptiques, mais il faut les conserver dans cet état jusqu'au moment de leur emploi. On peut à cet effet garder les sondes dans des boîtes fermées entre deux couches d'ouate stérilisée, ou encore dans des tubes de verre stériles et les en retirer au fur et à mesure des besoins. Cela serait d'une minutie incommode et mieux vaudrait plonger les sondes dans un liquide contenu dans un vase plat, comme on le fait pour les instruments ordinaires des opérations chirurgicales.

Lorsqu'on plonge les sondes en gomme dans une solution aqueuse antiseptique (sublimé, bi-iodure, acide phénique, créoline, naphtol camphré, salol émulsionné après solution dans l'huile d'aniline) sa surface devient bientôt rugueuse et avant cela la sonde se ternit et perd en grande partie sa consistance ferme.

Convaincu de l'utilité de posséder des sondes qui résistent dans les solutions antiseptiques, nous avons prié M. Vergne de faire de nouveaux essais de fabrication.

D'abord nous avons essayé des sondes faites avec du crin de Florence recouvert de gutta-percha laminée; d'autres avaient extérieurement une couche de gutta-percha et de caoutchouc. Ces sondes présentent des qualités excellentes, mais leur prix de revient est trop considérable pour être couramment employées.

M. Vergne a fait pour nous des sondes, des bougies et des explorateurs à boule dont la trame est en soie et qui sont recouvertes par le vernis mentionné ci-dessus. Ces instruments, dont le prix ne diffère guère de celui des sondes ordinaires, résistent admirablement à la chaleur à 150° à l'étuve sèche : on peut les faire bouillir sans inconvénient et, plongés dans une solution de sublimé pendant huit jours, ils conservent toutes leurs qualités. Ces nouvelles sondes présentent donc toutes les conditions requises pour être rapidement rendues aseptiques et facilement conservées dans cet état.

EMPLOI PRATIQUE DE L'ANTISEPSIE DES SONDES. — Possédant les nouvelles sondes dont nous venons de parler et connaissant les méthodes d'antisepsie décrites, nous allons dire comment on peut s'installer pour faire l'antisepsie à l'hôpital, à la consultation particulière et chez le malades.

A. A L'HÔPITAL. — Voici l'installation adoptée dans le

service des voies urinaires de M. le professeur Guyon à Necker.

De grandes boîtes de fer étamé divisées en compartiments contiennent les différentes variétés de sondes, explorateurs, etc. Ces boîtes ont un couvercle mobile et servent pour la stérilisation à l'acide sulfureux ou à l'étuve suivant qu'elles sont découvertes ou munies de leur couvercle. Tous les matins l'infirmier fait la toilette antiseptique de ses mains et retire de cette boîte les instruments stériles ; ceux-ci sont plongés dans une solution de sublimé à 1 p. 1000 (sans alcool). A cet effet nous avons dans le chariot de visite et dans la salle de consultation de grands plateaux en fonte émaillée de porcelaine ; ces plateaux sont divisés en 8 compartiments par des lames de verre et chaque compartiment contient une variété de sondes, d'explorateurs ou de bougies.

Lorsqu'on veut se servir des instruments, on les prend directement dans le plateau et, avant de les introduire dans l'urèthre, on les trempe dans de l'huile ou de la glycérine phéniquées au quinzième. Toutes les sondes qui ont servi sont essuyées avec une compresse antiseptique au sublimé et placées immédiatement dans un grand bocal qui contient du sublimé au millième. Après la visite on injecte dans l'intérieur de ces sondes de l'alcool à 70°, puis du sublimé ; elles plongent dans ce dernier liquide pendant une heure et sont de nouveau gardées dans la boîte stérile en fer étamé jusqu'au lendemain. Une fois par semaine on stérilise par l'acide sulfureux ou à l'étuve sèche les sondes qui ont servi à plusieurs reprises.

Quant aux sondes qui n'ont pas servi pendant la visite il suffit simplement de les retirer des plateaux qui contiennent du sublimé et de les garder dans la boîte en fer stérile. Un certain nombre de ces sondes restent toujours dans les plateaux ; elles sont destinées aux besoins de la journée et de la contre-visite de l'interne.

Certains malades atteints de rétention chronique doivent

se sonder eux-mêmes lorsqu'ils quittent l'hôpital, il est nécessaire de leur apprendre à se sonder et de leur dire l'importance des soins antiseptiques. Pour eux nous avons fait
construire de longs tubes en verre contenus dans une
armure de fer-blanc. Le bouchon de ces tubes est en verre
lui aussi, et terminé à son extrémité inférieure par une
pointe effilée qui est introduite dans la lumière de la sonde :
il suffit de retirer le bouchon pour que la sonde sorte du
tube sans qu'on ait eu à la toucher. Ce système de tubes et
de bouchon est dû à M. Tuffier : nous avons modifié le bouchon en le faisant creux à l'intérieur et en pratiquant un
petit orifice latéral sur la portion conique du bouchon qui
ne pénètre pas dans l'intérieur de la sonde. Cette disposition
a pour but de permettre l'entrée du liquide dans l'intérieur
de la sonde, car nous avons vérifié que lorsqu'on introduit
la pointe du bouchon dans la sonde avant de la plonger dans
le liquide, l'air étant emprisonné dans la lumière de l'instrument, le liquide ne pouvait mouiller sa surface interne.

Les sondes destinées à ces malades sont stérilisées comme
les autres, puis elles sont plongées en permanence dans
une solution de sublimé ou de bi-iodure contenue dans le
tube en verre : tous les matins on change le liquide et on
fait une injection d'alcool et de sublimé dans l'intérieur de
ces sondes. Chez lui, le malade prendra les mêmes précautions et se lavera les mains avant de se servir de sa sonde.
A l'hôpital il ne pourrait se laver les mains avec commodité,
mais il a sur la planchette de son lit des compresses bouil-
lies au sublimé enveloppées dans du taffetas gommé, qui
lui servent à s'essuyer les mains et à nettoyer l'extérieur
de sa sonde lorsqu'il s'en est servi.

B. ANTISEPSIE A LA CONSULTATION PARTICULIÈRE. — Il est
facile d'avoir chez soi des plateaux étamés à compartiments
analogues à ceux dont nous nous servons à l'hôpital. Les
sondes sont rendues aseptiques par l'alcool et le sublimé
en y ajoutant si l'on veut l'ébullition, comme il a été dit plus
haut : on les place dans le plateau où elles plongent dans

le sublimé ou le bi-iodure, et lorsqu'elles ont servi, elles sont essuyées, puis injectées à l'alcool et au sublimé avant d'être replacées dans le plateau. Une demi-heure avant la consultation, le plateau est rempli de liquide antiseptique et, la consultation finie, on le vide et on le munit de son couvercle. Au besoin les nouvelles sondes en gutta-percha peuvent plonger pendant plusieurs jours de suite sans être altérées.

C. Chez les malades. — Pour les sondages en ville on peut avoir un étui en cuir contenant deux tubes en verre remplis de sublimé et bouchés à l'émeri, ou encore par un pas de vis analogue à celui des tubes qui contiennent des drains en caoutchouc. Dans l'un de ces tubes on met les instruments préparés aseptiques; l'autre est destiné à recevoir ceux qui ont déjà servi.

Antisepsie dans les injections. — Il faut dévisser une des seringues dont nous nous servons habituellement pour avoir idée de la saleté de cet instrument. Il est nécessaire de le remplacer ou de le modifier, convaincu que nous sommes de l'utilité des lavages de la vessie avec la sonde.

Pour la consultation de Necker, nous avons installé de grands laveurs formés par un récipient qu'on peut aisément, par un contrepoids, placer à des hauteurs différentes : un tube en caoutchouc communique avec le récipient et se termine par une canule en verre qui s'adapte aux sondes : une pince à pression spéciale est placée près de la canule et permet de laisser passer une plus ou moins grande quantité de liquide.

Ce système, très commode à la consultation, ne peut être utilisé que là. Pour les malades de la salle et pour la ville, M. Guyon a fait construire par M. Collin de nouvelles seringues en verre dont on comprend les avantages : le seul inconvénient de ces seringues est que le cuir du piston touche le liquide; mais on peut stériliser le cuir et se servir d'huile phéniquée au 10° pour le graisser.

Nous avons essayé pour les lavages de la vessie des laveurs

de différents modèles sans en obtenir de résultats satisfaisants : la seringue a toujours l'avantage d'une pression graduée par le chirurgien suivant la contractilité de la vessie au moment de l'injection.

ANTISEPSIE DU CHIRURGIEN

Comme pour toute opération chirurgicale il ne suffit pas de posséder des instruments aseptiques, il faut encore que le chirurgien prenne toutes les précautions recommandées par l'antisepsie. Ce sera chose facile si l'on est bien convaincu de ce que nous disions en commençant : rien n'est facile comme d'infecter les voies urinaires, et rien n'est moins aisé que de guérir une infection déjà établie. Je n'insiste pas sur les précautions à prendre : je dirai seulement que d'après Fürbringer, et d'après les quelques essais que j'ai faits au laboratoire, le meilleur mode de désinfection des mains consiste à se laver avec la brosse et le savon, ensuite on passera ses mains à l'alcool à 70° et au sublimé au millième. Si en suivant ce procédé on a soin de bien brosser ses ongles, les pellicules de l'épiderme périunguéal ne cultivent pas dans la gélatine ni dans le bouillon.

ANTISEPSIE DU MALADE

Lorsqu'on fait une opération chirurgicale, on a soin de bien laver la région dans laquelle on doit opérer, on la rend aseptique et souvent on fait pendant ou après l'opération des lavages antiseptiques pour détruire les micro-organismes qui peuvent se trouver sur la plaie.

En voies urinaires on peut antisepsiser le chemin que les instruments doivent parcourir et, pour se mettre en garde contre toute éventualité, rendre les urines moins faciles à infecter.

Le lavage soigneux du gland, du prépuce et du *méat* est indispensable. Il sera fait au savon et, après le savonnage, avec la solution de sublimé au 1000°.

Urèthre. — Le lavage de l'*urèthre* est toujours utile, mais il n'a pas à beaucoup près l'importance du lavage de la vessie. La seringue suffit pour effectuer le lavage de l'urèthre : placée dans le méat, à canal ouvert elle envoie le liquide dans tout l'urèthre antérieur et permet de laver à grande eau. En fermant le canal, il est facile de faire pénétrer pro-fondément le liquide en donnant ce que M. Bertholl a judi-cieusement appelé un lavement de vessie : cette manœuvre n'a aucune utilité au point de vue de l'antisepsie. Si l'urèthre postérieur suppure, il est utile de faire uriner le malade avant de le sonder, mais la miction ne lave jamais complè-tement l'urèthre et on introduit inévitablement une certaine quantité de pus dans la vessie. Dans ces cas, la contamina-tion s'effectue le plus souvent d'elle-même, spontanément : aussi le chirurgien doit surtout en tenir compte pour ap-porter au nettoyage de la vessie et à la modification du milieu vésical un soin tout particulièrement scrupuleux. Lorsqu'il a effectué à l'aide de la sonde et de liquides ap-propriés cette épuration, il lave encore le canal à grand courant en retirant l'instrument.

Lorsque le canal ne suppure pas, la solution d'acide bori-que à 4 ou 5 p. 100 suffit pour assurer l'asepsie. Lorsqu'il suppure, on peut faire usage du sublimé à 1 pour 5 000, ou du nitrate d'argent à 1 pour 500. Mais, je le répète, c'est surtout à la vessie que doivent être adressés les lavages mo-dificateurs. Les malades qui offrent les conditions les plus accentuées de réceptivité microbienne sont maintenus à l'état aseptique si l'on prend, pour prévenir l'infection du milieu vésical, les précautions qu'il nous reste à indiquer.

Vessie. — Si les urines sont aseptiques, les lavages avec la solution d'acide borique à 4 ou 5 p. 100 faits avec des instruments bien propres assureront la permanence de l'état aseptique.

Lorsqu'on croit avoir introduit des micro-organismes dans la vessie, il faut laver largement avec l'acide borique, ensuite on fait un lavage au nitrate d'argent au 500°, et on laisse dans la vessie 20 ou 30 grammes de ce dernier liquide. Le malade n'éprouve aucune douleur et on évite ainsi l'infection, même lorsqu'on se sert de sondes douteuses. Nous employons ce procédé à Necker depuis plusieurs mois et, depuis, nous avons toujours vu les prostatiques à urines limpides sortir aseptiques, même après 30 ou 40 sondages. Nous n'insistons pas sur les avantages de cette méthode dans la lithotritie et dans l'uréthrotomie : ils sont considérables.

Dans le même but de rendre les urines moins facilement cultivables, nous avons essayé de donner à l'intérieur des médicaments qui s'éliminent par les reins. Nous n'avons pas obtenu de résultalts parfaits. Le salol, à la dose de 2 ou 3 grammes par jour sous forme de capsules de Lacroix (salol soluble), ou à l'état insoluble, est assez bien supporté : les urines contiennent en quantité de l'acide salicylique et du phénilsulfate de soude : ces urines sont encore capables de servir de milieu de culture à la bactérie pyogène, mais ce microbe ne s'y développe pas très bien.

Quant à l'acide borique et au borate de soude pris à l'intérieur, ils ne modifient en rien le pouvoir cultivant de l'urine.

REVUE CLINIQUE

Note sur un procédé destiné à assurer l'asepsie des seringues à injections vésicales,

par M. le docteur E. DESNOS,
ancien interne des hôpitaux.

La nécessité d'une antisepsie rigoureuse dans les opérations qui ont pour sièges l'urèthre et la vessie n'est plus à démontrer. L'asepsie des instruments du cathétérisme est

aujourd'hui facilement réalisable : elle s'obtient, pour les
instruments métalliques, par les mêmes moyens que pour les
autres instruments, par le séjour à l'étuve ou par l'ébullition, de préférence au flambage. Quant aux sondes molles,
il est également facile de les stériliser : les progrès de la fabrication ont mis entre nos mains des instruments qui sont
susceptibles de séjourner longtemps dans un milieu liquide
antiseptique. Plus pratique encore est le moyen qui consiste à les enfermer dans des tubes de verre, fermés d'un
bout à la lampe, de l'autre par un tampon d'ouate, et à les
faire séjourner dans une étuve à 100° ou dans de l'eau
bouillante, pendant une demi-heure environ.

Ces précautions ne suffisent pas, il faut prendre garde
d'introduire dans la vessie des germes qui resteraient déposés contre les parois des instruments injecteurs. Ceux-ci
sont de plusieurs ordres. Un système de siphon est facilement maintenu aseptique, mais le chirurgien, en pratiquant
une injection vésicale, doit être à même de modifier,
d'augmenter, de diminuer à tout moment la puissance du
jet, la quantité du liquide introduit, et cela instantanément, toutes précautions minutieuses qu'un appareil auto-
matique ne permet pas d'observer.

L'appareil injecteur doit être dans la main du chirurgien.
Une poire de caoutchouc, munie d'un embout de verre ou
de métal, présente de bonnes conditions d'asepsie. Mais
il est presque impossible de remplir complètement cet instrument, et les quelques bulles d'air qu'on ne peut chasser
risquent de s'engager dans la vessie. De plus, par la pression qu'il exerce, le chirurgien est obligé de surmonter à
la fois la résistance de l'instrument élastique et celle des
parois vésicales ; le degré de résistance de la vessie ne lui
est donc pas transmis intégralement ; or, cette notion est
des plus importantes. Enfin le remplissage de ces instruments est lent ; ils sont donc peu pratiques quand on a
des lavages copieux ou prolongés à pratiquer.

La seringue ordinaire présente de grands avantages :

facile à manier, facile à remplir, elle se prête aux manœuvres multiples qu'exige la chirurgie des voies urinaires ; enfin et surtout elle renseigne toujours exactement sur le degré de tension de la vessie et sur la réaction du muscle vésical. Mais il est difficile de maintenir aseptique un tel instrument : pour bien fonctionner, le piston a besoin d'être recouvert ou plutôt imbibé d'une substance grasse qui tôt ou tard finit par s'altérer, par fermenter et contient certainement une grande quantité de germes : une parcelle détachée du piston, et portée dans un milieu de culture approprié, en fournit bientôt une démonstration évidente. Cette graisse est, à chaque course du piston, étalée sur les parois du corps de pompe et le liquide à introduire dans la vessie est ainsi placé dans un milieu septique.

C'est à ces défauts qu'on devait s'attaquer, et la solution du problème nous paraît des plus simples ; il faut se mettre dans des conditions telles que la substance lubrifiante soit, et surtout qu'elle se maintienne aseptique. Il suffit d'avoir, pour chaque seringue, un piston de rechange qui soit constamment maintenu dans un milieu aseptique, dont on ne le retire qu'au moment de s'en servir. A cet effet, nous avons prié M. Aubry d'apporter à la construction des seringues ordinaires une légère modification : à l'union de la tige motrice du piston et du piston lui-même existe un pas de vis qui permet un démontage facile ; à chaque instrument correspondent deux pistons : un qui fonctionne dans le corps de pompe ; l'autre, mis en réserve, plonge constamment dans un bain d'huile phéniquée à 6 p. 100.

Chaque jour, ou toutes les fois qu'on veut se servir de cette seringue, le piston est retiré et dévissé : les parties métalliques sont soigneusement et antiseptiquement nettoyées, et de plus, si possible, placées dans une étuve ou dans de l'eau bouillante. Puis on retire du bain d'huile phéniquée le piston qui y séjourne depuis 24 heures ; on le visse à la tige et on l'introduit dans le corps de pompe. Immédiatement, l'autre piston est essuyé et immergé dans l'huile phéniquée. Celle-ci doit être fréquemment renouvelée ou portée à une haute température.

De telles précautions permettent de conserver aseptique une seringue pendant un temps suffisamment long, pendant la durée d'une opération ou d'un service d'hôpital. Remarquons d'ailleurs que les liquides qu'on y introduit sont presque toujours antiseptiques, et que c'est dans l'intervalle du fonctionnement de l'instrument que le piston risque de se charger de matières septiques. L'expérience que nous faisons de cet instrument nous convainc chaque jour qu'une antisepsie rigoureuse peut être réalisée dans ces conditions.

REVUE DES JOURNAUX

PRESSE FRANÇAISE

1° LYMPHATIQUES DES ORGANES GÉNITAUX DE LA FEMME, par M. le docteur POIRIER (*Progrès médical*, 23 *novembre*, etc., 1889). — M. le docteur Poirier donne les résultats qu'il a obtenus en injectant les lymphatiques des organes génitaux de plus de 300 cadavres de femmes. Ce travail très important fait la lumière sur certains points; il est divisé en deux chapitres : 1° vaisseaux lymphatiques du vagin, et 2° vaisseaux lymphatiques de l'utérus.

Il démontre que les vaisseaux lymphatiques du vagin sont extrêmement nombreux, qu'ils naissent des deux tuniques qui composent la paroi de ce conduit et sont ainsi disposés en deux couches ou réseaux : le réseau muqueux et le réseau musculaire. Le réseau de la muqueuse est d'une extrême finesse, à tel point que le mercure injecté a l'air de former une couche continue à la surface de la muqueuse dans l'épithélium. Les mailles du réseau de la tunique musculaire sont beaucoup plus grandes et formées par des lymphatiques plus gros. Les deux réseaux communiquent entre eux. Les lymphatiques de la portion vulvaire du vagin se rendent au groupe interne des ganglions inguinaux. Ceux nés du tiers moyen du vagin se rendent isolément dans le ganglion le plus inférieur du plexus iliaque. Les lymphatiques nés du tiers supérieur du vagin s'unissent aux vaisseaux lymphatiques émanés du col utérin et vont se rendre avec ceux-ci aux ganglions du plexus iliaque. Dans leur ensemble, les lymphatiques vaginaux sont des lymphatiques pelviens et se rendent dans des ganglions pelviens. M. Poirier insiste sur ce fait que les lymphatiques nés de la partie moyenne du vagin donnent naissance de chaque côté à deux vaisseaux, qui suivant le trajet de l'artère vaginale, se rendent à un ou deux ganglions situés sur les côtés du rectum, dans les angles du bouquet artériel que forment la vaginale, l'ombilicale et la honteuse interne. La connaissance de cette disposition a une certaine importance : elle conduit à chercher par le toucher rectal l'adénite qui complique les inflammations du vagin, et elle fait comprendre la fréquence et le pourquoi de l'ouverture de certaines collections purulentes dans la cavité du rectum.

Les vaisseaux lymphatiques de l'utérus naissent de la couche muqueuse et de la couche musculeuse; l'auteur ajoute une troisième source, le péritoine utérin. Les lymphatiques utérins, tant superficiels que profonds, s'anastomosent entre eux dans toutes les parties de l'organe. M. Poirier signale un point très important : c'est que le péritoine qui recouvre l'utérus et la trompe présente, dans sa couche profonde, un réseau très riche de capillaires lymphatiques en communication avec les lymphatiques profonds de l'organe. On sait l'importance de ce réseau pour le retentissement des inflammations de l'utérus du côté de la séreuse qui enveloppe son corps. D'excellentes planches anatomiques complètent ce travail.

2° DES RÉTRÉCISSEMENTS DE L'URÈTHRE. — TRAITEMENT PAR L'ÉLEC-TROLYSE, par M. le docteur BOISSEAU DU ROCHER (*Gazette médicale de Paris*, 9 nov.) — M. Boisseau fait connaître un procédé d'électrolyse qu'il emploie avec succès contre les rétrécissements tributaires de l'uréthrotomie interne. La partie principale, essentielle, de ce nouvel électrolyseur est une olive de forme spéciale, représentant deux cônes soudés par leur base, l'un à la partie antérieure de l'instrument, très allongé, l'autre en arrière beaucoup plus court. Ce double cône est de plus creusé de cannelures longitudinales profondes.

Pour que l'électrolyse des rétrécissements réussisse, deux conditions doivent être remplies : d'abord, que l'électrolyse ne porte autant que possible que sur le tissu même du rétrécissement, en respectant les parties saines voisines ; en second lieu, que les points de contact, les points d'action de l'électrolyseur soient assez limités pour que l'excitateur ne présente pas de surface inactive. L'auteur pense avoir obtenu les résultats cherchés par la forme de l'olive. Dans certains cas, avec de très faibles intensités de courant, il a obtenu en quelques séances le ramollissement de rétrécissements très durs.

3° Des effets des cantharides ingérées en nature, par le docteur FABRE (de Commentry) (*Gazette médicale de Paris*, 16 nov. 1889). — M. le docteur Fabre cite une observation assez rare d'injection de cantharides en nature. Un domestique de 29 ans ingère à 7 heures du matin la valeur d'une cuillerée à café de cantharides pulvérisées, un quart d'heure après avoir mangé sa soupe ; — à 4 heures du soir, heure à laquelle il est examiné, les envies d'uriner sont continues : démangeaison à l'extrémité de la verge, douleurs après la miction. Pas d'érections. Urines rouges, sanglantes ; pas de nausées ni de vomissements, pouls à 68. Anxiété du patient, extrême.

Le malade est guéri 7 jours après.

De cette observation, l'auteur tire les réflexions suivantes :

I. — Si les cantharides ne semblent pas avoir produit d'effet local sur les premières voies digestives, n'est-ce pas tout simplement parce qu'elles avaient été avalées après l'ingestion d'une assiette de soupe ? L'estomac, se trouvant à demi rempli, n'a pu subir l'action directement irritante des cantharides et la poudre n'a agi qu'après absorption sur l'ensemble de l'organisme, et spécialement sur les reins et la vessie.

II. — C'est donc à l'absorption, au passage dans le sang de ces cantharides que sont dues et l'hématurie notable et la cystite que j'ai constatées.

III. — A l'encontre des observations publiées jusqu'à ce jour et des théories émises et soutenues dans nos ouvrages classiques, on n'a pu, dans le fait que je viens de relater, constater le moindre priapisme, ni même la moindre érection durant la période de quatre jours au bout desquels les accidents aigus de cet empoisonnement étaient disparus.

Dʳ DELEFOSSE.

REVUE DES SOCIÉTÉS SAVANTES

Iᵒ Société de chirurgie.

OBLITÉRATION DES FISTULES RÉNALES, par le docteur TUFFIER (*Séance du* 20 *nov.* 1889). — M. Tuffier présente à la Société un malade, ayant subi autrefois la néphrotomie et ayant conservé une fistule rénale, qu'il est parvenu à oblitérer par le procédé suivant :

On commence par faire une incision lombaire à deux travers de doigt en avant de l'ancienne cicatrice fistuleuse ; on tombe ainsi sur le rein et on l'isole, sauf au niveau de son adhérence à la fistule. Le trajet fistuleux est ensuite extirpé, le rein avivé tout autour et la plaie rénale réunie par des fils de catgut profonds et par des points superficiels. Le rein est alors abandonné dans l'abdomen et les parois musculo-cutanées sont suturées.

Cette opération a donné à M. Tuffier deux succès dans les deux cas où il l'a employée.

IIᵉ Société médicale des hôpitaux.

ANTISEPSIE DES ORGANES URINAIRES PAR LA MÉDICATION INTERNE, par le docteur F. DREYFOUS (*Séance du* 22 *nov.* 1889). — Cette communication a, dit son auteur, un double but : 1° un but théorique, qui est de poser les bases de l'antisepsie des organes urinaires par la médication interne ; 2° un but pratique, qui est de démontrer l'efficacité du salol dans une maladie infectieuse par excellence, la blennorrhagie.

Au point de vue théorique, un antiseptique des voies urinaires doit répondre aux conditions suivantes : être peu soluble, n'avoir pas d'action toxique, n'être ni un antithermique, ni un antiseptique général, ni un antiseptique intestinal, et réserver toute son action pour les organes urinaires. Or, il résulte des expériences de Nencki, de Sahli, de Lépine, que le salol se dédouble dans l'intestin en acide phénique et en acide salicylique, qui tous deux passent dans l'urine, le premier à l'état de phénylsulfate, le second en nature; Sahli a montré en outre que l'urine des sujets ayant ingéré du salol est devenue aseptique et que ce médicament, pris par la bouche, agit sur le rein, la vessie et l'urèthre d'une façon bien plus complète et bien plus intime qu'aucune injection antiseptique par la voie externe. Comme, d'autre part, le salol est admirablement supporté, même à dose élevée, et n'a aucune action toxique, qu'il est insoluble, il représente bien un antiseptique local des voies urinaires, comme le naphtol représente par excellence l'antiseptique de l'intestin.

Au point de vue pratique, le salol a été administré à la dose quotidienne de 5, 6 ou 8 grammes, soit seul, soit associé aux balsamiques, à sept malades atteints de blennorrhagie. Chez tous, il y a eu une amélioration considérable de l'écoulement; et, dans un cas récent, datant de quatre jours, la guérison définitive a été obtenue en trois jours. L'action favorable non douteuse, exercée par le salol sur l'écoulement blennorrhagique, paraît due à l'asepsie et peut-être à l'antisepsie de l'urine. Il y a ordinairement avantage à donner les balsamiques en même temps que le salol pour accélérer la guérison.

M. Dreyfous conclut de ses observations que le salol pourrait être administré par les chirurgiens avant toute opération devant être pratiquée sur les voies urinaires, l'urine ainsi rendue aseptique pouvant alors se trouver impunément au contact des plaies uréthro-vésicales. Pour l'auteur, l'asepsie et l'antisepsie des organes urinaires, pratiquée par la médication interne qu'il indique, présente une supériorité réelle sur l'antisepsie chirurgicale ou externe.

M. CHANTEMESSE demande à M. Dreyfous si, d'après lui, le

salol agit dans ces cas en nature ou bien par les produits de sa décomposition dans l'organisme?

M. DREYFOUS a rappelé tout à l'heure que le salol, sous l'influence du suc pancréatique, se décompose en acide salicylique et en acide phénique. Ce dernier est éliminé à l'état de phénylsulfate de soude, et on ne peut dire si ce sel est, ou non, un antiseptique. Il est donc possible que le salol n'agisse que par l'autre produit de sa décomposition, à savoir l'acide salicylique. Mais, on sait que celui-ci n'est pas facilement toléré par l'estomac des malades, tandis que le salol est parfaitement supporté, même à fortes doses. Il est donc indiqué d'y avoir recours, ne fût-ce que parce que c'est un excellent moyen de faire passer, à doses élevées et sans danger d'intolérance, l'acide salicylique dans les reins.

III° Société de biologie.

BALANO-POSTHITE BACTÉRIENNE, par MM. BATAILLE et BERDAL (*Séance du 30 novembre* 1889). — Cette balano-posthite contagieuse se caractérise :

1° *Cliniquement :* par des érosions spéciales, de coloration rouge vif, à contours en forme d'arceaux dont la convexité regarde le méat ; elles sont limitées par un mince liséré blanchâtre, très friable, un peu soulevé et retroussé en dehors. Ce bourrelet s'étend excentriquement, son bord externe gagnant peu à peu l'épithélium sain, tandis que son bord interne mortifié s'élimine, si bien que, plus il s'étend, plus le rayon de l'ulcération grandit. Par sa marche extensive circinée, par son bourrelet, cette balano-posthite peut être comparée à certaines affections parasitaires circinées de la peau. Les lésions s'avancent toujours de la couronne du gland vers le méat.

2° *Expérimentalement :* par ses propriétés contagieuses et inoculables. Ces auteurs ont en effet réussi à reproduire en série, par l'inoculation du pus avec la lancette, les érosions de la balano-posthite qu'ils décrivent. Pour que la muqueuse sur laquelle on porte le pus soit contagionnée, il faut la gratter au préalable et détruire son épithélium. Une prochaine communication donnera les résultats fournis par les cultures du pus et par les inoculations de ces cultures et fixera les caractères de l'agent pathogène.

En résumé, à côté des inflammations banales, simplement irritatives, de la muqueuse balano-préputiale, il existe une balano-posthite virulente, contagieuse et spécifique, constituant une entité morbide nettement définie et qui doit prendre place parmi les affections vénériennes proprement dites.

IV° Société anatomique.

1° EPITHÉLIOMA DU REIN ; GÉNÉRALISATION, par M. J. BARRIÉ, interne provisoire (*Séance du 22 novembre 1889*). — Les pièces présentées à la Société par M. Barrié proviennent d'un homme de 46 ans, entré à l'hôpital à la dernière période de la cachexie, et qui semble avoir été atteint primitivement d'un épithélioma du rein droit. Consécutivement, le cancer s'était généralisé et avait envahi le foie, les deux poumons, l'épididyme droit et le rein gauche. Dans ces derniers organes, les altérations néoplasiques étaient peu avancées. Il est à noter que la capsule surrénale droite était restée absolument saine.

Malgré une hématurie (la seule) survenue trois mois avant la mort et ayant duré deux jours, le diagnostic était particulièrement difficile dans ce cas, dit M. Barrié, en raison de : 1° l'absence complète d'engorgement ganglionnaire superficiel ; 2° la localisation épididymaire qui, d'abord attribuée au cancer, le fut ensuite à la tuberculose à cause de sa longue durée (18 mois) et surtout de la coexistence de symptômes pulmonaires ; 3° enfin l'impossibilité d'une palpation profonde qu'empêchaient les contractions des muscles droits et l'état de cachexie du malade, lequel ne permettrait pas l'examen sous le chloroforme.

2° LYMPHADÉNOME DU TESTICULE, par le docteur C. WALTHER, chef de clinique chirurgicale (*Même séance*). — Homme de 38 ans, très vigoureux, sans antécédents. Début, il y a un an environ, par une petite tumeur dure, indolente, du volume d'un pois, à la face externe du testicule gauche. Cette tumeur grossit lentement et régulièrement et envahit en six mois tout le testicule, qui devient alors pesant et gênant ; pas d'épanchement vaginal. Un traitement anti-syphilitique ne donne aucun résultat.

A l'entrée du malade à l'hôpital (5 octobre), la tumeur a le volume d'une pomme, arrondie, régulière, de consistance élastique et souple, partout égale, sans bosselures à la surface. En arrière, l'épididyme semble indemne. Cordon spermatique paraissant plus gros en raison de l'augmentation de volume des vaisseaux ; canal déférent normal. Pas de ganglions iliaques, ni inguinaux, ni axillaires. Rien à la prostate. Testicule droit sain.

Castration le 7 octobre par une incision antérieure : ligature du cordon en trois faisceaux au catgut ; sutures sans drainage. Ablation des fils le 6e jour ; réunion complète. L'opéré, revu au bout de quelques semaines, ne présente aucune trace de récidive sur le cordon, aucune tuméfaction des ganglions iliaques.

L'examen de la pièce montre que le néoplasme est bien développé dans le testicule lui-même ; la tunique albuginée est encore intacte et l'épididyme est indépendant de la tumeur. A la coupe, le tissu est homogène, gris jaunâtre, sans noyau d'induration, sans formation de cavités.

L'analyse micrographique de la tumeur prouve nettement qu'il s'agit d'un lymphadénome du testicule, le tissu fibreux qui entoure les tubes ayant laissé la place à du tissu adénoïde.

3° ABCÈS PÉRINÉPHRÉTIQUE D'ORIGINE TRAUMATIQUE, par le docteur E. TISON (*Séance du 29 novembre* 1889). — Un homme de 45 ans fait une chute de la hauteur d'un étage et, à la suite de cet accident, se plaint surtout de souffrir beaucoup du côté droit et d'uriner du sang à la fin de la miction. Ces deux symptômes s'accentuent pendant une semaine environ, et au bout de ce temps la fièvre survient (38°,5). En même temps, la pression dans la région du foie devient très douloureuse et l'hypocondre droit semble empâté. Pendant deux mois, cet état persiste ; les hématuries, d'abord intermittentes, deviennent continues, mais le sang apparaît surtout à la fin de la miction, parfois en très grande abondance ; douleurs vésicales extrêmement violentes, se propageant au bout de la verge et dans tout le bassin, et s'accompagnant de ténesme et quelquefois de défaillances. L'état général s'aggrave ; le malade dépérit rapidement : il existe de l'incontinence de l'urine et des matières fécales, alternant avec des crises de rétention, dues à des caillots sanguins dans la

vessie. Bientôt l'urine devient tout à fait purulente. Enfin, le
malade succombe dans un état de cachexie extrême quatre
mois après sa chute.

A l'autopsie, après avoir ouvert l'abdomen et fait une large
incision du côté droit, on voit s'écouler une grande quantité
de pus peu épais, mais extrêmement fétide. Au-dessous de ce
foyer purulent apparaît le muscle psoas iliaque, gangrené
dans toute sa hauteur jusqu'au-dessous de l'arcade crurale.
Toute la région de l'hypocondre droit, la fosse iliaque et le
rein offrent l'aspect d'une vaste caverne pulmonaire, dont les
travées seraient formées par les débris plus ou moins sphacélés
du psoas, de l'uretère et des vaisseaux. Le rein droit présente
une capsule très épaisse sur sa face antérieure et est en partie
détruit et remplacé par des cavités purulentes. La vessie, à parois hypertrophiées (2 centimètres) et dures, est également
pleine de pus.

M. Tison pense qu'on doit attribuer ces lésions, qui ne rappellent en rien celles de la tuberculose ni du cancer, à un vaste
abcès déterminé par la contusion avec épanchement sanguin
qui a suivi la chute.

V° Société d'anatomie et de physiologie de Bordeaux.

1° KYSTE SPERMATIQUE DE L'ÉPIDIDYME, par le docteur PRINCE-
TEAU (*Séance du 22 juillet* 1889). — M. Princeteau montre, à la
Société, du sperme recueilli dans la tête de l'épididyme d'un
malade, qui, à la suite d'un coup sur le testicule droit, avait
ressenti de vives douleurs dans la région et y avait découvert
dans la suite une petite tumeur ronde, roulant sous le doigt.
Un médecin, ayant ponctionné cette tumeur, n'en put extraire,
paraît-il, aucun liquide ; mais, quelques jours après, il se déve-
loppait une orchite traumatique. La tumeur se reforma de
nouveau, et alors M. Demons se décida à une intervention radicale. On trouva le kyste rempli de spermatozoïdes grands et
vigoureux, comme on put s'en convaincre par l'examen micrographique immédiat. Enfin, l'on put, en pressant sur la queue
de l'épididyme, voir sourdre d'un pertuis un liquide jaune et
filant qui refluait dans la poche kystique.

2° SPERMATOZOÏDES DANS LE SPERME D'UN CASTRÉ, par le docteur PRINCETEAU (*Même séance*). — L'autre échantillon de sperme, présenté à la Société par M. Princeteau, provient d'un jeune homme qui a subi la castration pour deux testicules tuberculeux, dont on ne retrouve plus aucune trace à la palpation. Néanmoins, ce jeune homme éprouve des érections fréquentes, pratique le coït et éjacule un sperme contenant des spermatozoïdes, dont le présentateur montre des préparations. Il se propose d'ailleurs de ne pas perdre de vue le malade et il en reparlera à l'occasion.

VI° Société anatomo-clinique de Lille.

TAILLE SUS-PUBIENNE POUR CALCULS PHOSPHATIQUES ANCIENS ENCHATONNÉS DANS UNE CAVITÉ PRÉVÉSICALE; MORT PAR ÉRYSIPÈLE, par M. BALLENGHIEN, interne des hôpitaux. — Un homme de 68 ans avait subi en 1878 la taille périnéale qui l'avait débarrassé de plusieurs gros calculs. A la suite de cette opération, disparition des symptômes calculeux pendant 7 ans; mais, depuis 1885, des hématuries caractéristiques et d'autres signes non douteux permettaient d'affirmer l'existence de nouvelles pierres. En effet, la sonde métallique, dès son entrée dans la vessie, produit des cliquetis de tous côtés. Malgré l'état général grave (frissons violents, fétidité des urines qui sont glaireuses, purulentes et sanguinolentes et qui contiennent une forte proportion d'albumine), M. Duret pratique la taille hypogastrique. Après bien des péripéties que relate l'observation, le chirurgien parvient à extraire successivement huit calculs, du volume d'une noisette, friables, blanc jaunâtre, les uns irréguliers, les autres pyramidaux et à facettes; tous étaient situés au voisinage du col, dans une logette diverticulaire, constituant une sorte d'avant-vessie. — Le 4° jour, les lèvres de la plaie deviennent grisâtres et la peau avoisinante est rouge et œdémateuse, surtout à gauche. Le lendemain, la température s'élève, un érysipèle se déclare et le malade succombe huit jours après l'opération.

A l'autopsie, on ne constate ni péritonite ni infiltration d'urine. Le rein gauche, flasque, presque double de volume, se décortiquant facilement, présentait une couche corticale très

réduite de volume et visiblement anémiée : dans l'un des calices, on trouve plusieurs petits graviers. L'uretère gauche,
légèrement dilaté, était rempli d'une boue blanchâtre, mélange
de pus, d'urine et de poussière phosphatique ; congestionné et
épaissi dans son tiers inférieur, il atteignait à ce niveau le volume de l'iliaque primitive et était sillonné de nombreuses et
volumineuses varicosités. Un calcul cylindrique, long de 8 millimètres, obstruait en partie ce conduit vers son embouchure
vésicale. Le rein droit, réduit de moitié, semblait supprimé
depuis longtemps au point de vue fonctionnel : il n'existait plus
la moindre trace de substance rénale, et l'organe n'était représenté que par sa capsule, légérement épaissie et blanchâtre,
servant d'enveloppe à un magma crayeux semblable à du mastic de vitrier. L'uretère droit, aminci et friable, s'était déchiré
pendant l'autopsie.

La cavité de la vessie aurait à peine admis un œuf de pigeon ;
ses parois mesuraient plus d'un centimètre d'épaisseur. La
saillie intra-vésicale de la prostate était énorme. Quant à la
pochette, située en avant de la vessie et qui avait servi de réceptacle aux calculs, elle était formée par la portion prostatique de l'urèthre anormalement dilatée ; elle atteignait le volume d'une noix. L'auteur de l'observation attribue la formation
de ce sinus à la dilatation du col vésical, produite par l'ancienne taille périnéale ; puis, il justifie l'intervention chirurgicale de son maître, M. Duret, dans ce mauvais cas. L'état des
reins suffit à expliquer le dénouement fatal, qu'est venu hâter
l'érysipèle. Celui-ci ne semble pas avoir eu pour origine la plaie
hypogastrique qui était convenablement drainée et pansée antiseptiquement. Il faudrait plutôt incriminer les excoriations,
incessamment souillées d'urine, qu'avaient produites les fils
maintenant la sonde à demeure.

VII° Académie de médecine de Bruxelles.

POLYPES DE L'URÈTHRE CHEZ L'HOMME, par M. MOREAU (de Char-
leroi) (*Séance du 28 septembre* 1889). — M. Tirifahy fait un rapport sur le cas rare de masse polypeuse vraie, observée par
M. Moreau dans l'urèthre d'un jeune garçon de 16 mois atteint
d'hypospadias. Le canal s'ouvrait à la racine des bourses par

un orifice donnant passage à une tumeur congénitale rouge sombre, de la forme et du volume d'une mûre. Cette petite masse était supportée par un pédicule cylindrique, large de 4 millimètres et long de 25. A la naissance de l'enfant, la tumeur n'avait que le volume d'un petit pois et son accroissement s'était effectué suivant une progression égale et continue. La miction ne semblait pas gênée et, seule, la traction sur cette excroissance déterminait de la douleur.

Le néoplasme, enlevé à l'aide de l'arrachement par torsion, fut examiné micrographiquement par le professeur Firket (de Liège), qui le trouva composé : 1° d'un axe central de fibres lisses dont les faisceaux, serrés dans le pédicule, s'épanouissent en divergeant dans le renflement terminal; 2° d'une atmosphère de tissu conjonctif ou fibreux enveloppant cet axe de fibres musculaires et dans laquelle se trouvent répandus des vaisseaux sanguins nombreux, télangiectasiques par places, de la sérosité, des leucocytes et même des troncs nerveux; 3° d'une couche d'épithélium, variable d'épaisseur, revêtant le tout. C'était en somme la structure d'un polype authentique du canal uréthral.

M. Moreau admet que, dans ce cas, la tumeur a pu être la cause de l'hypospadias, la présence du polype pendant la vie embryonnaire ayant tenu éloigné le bord inférieur de chaque moitié du canal et ayant empêché la soudure.

VIII° Société de médecine de Londres.

1° TRAITEMENT DES SYMPTÔMES VÉSICAUX DE L'ATAXIE LOCOMOTRICE PAR LA SEMI-SUSPENSION, par M. H. FENWICK (*Séance du 25 novembre 1889*). — Un ataxique, âgé de 40 ans, souffrait beaucoup, il y a quelques mois, d'un catarrhe vésical avec distension de la vessie. M. Fenwick dit qu'il lui a conseillé de se suspendre par les bras à une porte, soir et matin, pendant une minute. A partir de ce moment, le catarrhe vésical se serait considérablement amélioré, et actuellement la plupart des symptômes du tabes seraient disparu.

M. HARRISON a observé un cas dans lequel les symptômes vésicaux du tabes dorsal ont complètement disparu après une quinzaine de séances de suspension par la tête.

2° Traitement des rétrécissements de l'urèthre par l'électrolyse, par M. Bruce Clarke (*Séance du 1er décembre* 1889). — L'auteur lit un travail basé sur cinquante observations de rétrécissements traités par l'électrolyse. Les résultats ont, en somme, été favorables ; mais le temps qui s'est écoulé depuis l'électrolyse n'est pas assez long pour permettre des conclusions définitives ; deux malades cependant, opérés il y a quatre ans, sont restés guéris, bien qu'ils n'aient jamais pratiqué la dilatation depuis ce moment jusqu'à l'heure actuelle. Le pôle négatif du courant galvanique produit une accélération du métabolisme des tissus avec ramollissement de la portion du canal qui touche l'électrode. M. Bruce Clarke emploie un courant de 5 à 10 milliampères et l'applique au moyen d'une électrode métallique avec bougie conductrice ; le pôle positif est relié à une électrode de grandes dimensions placée sur la peau. On laisse passer le courant jusqu'à ce que l'électrode traverse le rétrécissement, ce qui arrive au bout de 5 à 30 minutes ; parfois, on ne réussit pas, et il faut alors attendre quelques jours avant de recommencer.

Le malade doit garder le lit après la première séance. On peut électrolyser à nouveau après deux ou trois semaines de repos. Les accidents (perforation dans le rectum, hémorrhagie, etc.) ne se produisent guère que quand on procède sans précautions.

Dans le cours de son travail, M. Bruce Clarke a présenté quelques réflexions sur l'origine des rétrécissements : il est d'avis qu'au début le rétrécissement est essentiellement spasmodique et que plus tard les fibres musculaires deviennent de plus en plus rigides. Le spasme de l'urèthre est souvent causé par une petite érosion de la muqueuse analogue à la fissure anale ; l'électrolyse ou l'uréthrotomie interne pratiquée à ce moment pourraient empêcher le développement subséquent du rétrécissement organique.

M. R. Harrison a peu d'expérience de l'électrolyse et préfère la dilatation avec irrigation du canal. Le courant galvanique, d'après M. Harrison, produirait parfois une aggravation des symptômes.

M. H. Fenwick dit que l'électrolyse n'est pas sans dangers et ne constitue pas un traitement radical : elle est surtout applicable aux rétrécissements profonds avec contraction spasmodique du canal. Dr Robert Jamin.

INDEX BIBLIOGRAPHIQUE

1889

Addison (Mal d'). — *Maladie avec atrophie des capsules surrénales et présence dans les corps d'Hyghmore des testicules de capsules surrénales accessoires*, par Roth. (*Corresp. Blatt f. schweizer Aerzte*, p. 147, 1er mars.) — *Nouveau réactif (solution d'iodure de potassium iodée) pour la recherche de l'albumine dans l'urine*, par Cohen. (*Nederl. tijdsch, v. Geneeskunde*, n° 24, 1888.)

Blennorrhagie. — *De la blennorrhagie chronique et de son traitement*, par Ducastel. (*Gaz. des hóp.*, 23 mai.) — *Le pouls et le cœur des blennorrhagiques*, par Arnozan et Cheminade. (*Journ. de méd. Bordeaux*, 4 août.) — *Pathogénie des complications de la blennorrhagie*, par Patris de Bor. (*Thèse de Paris*, 13 juin.) — *De l'orchite blennorrhagique et de son traitement par le coton iodé*, par Larrieu. (*Thèse de Bordeaux*, n° 40.) — *Importance étiologique de la gonorrhée pour quelques maladies des femmes*, par Cullingworth. (*Brit. med. Journ.*, 20 juillet.) — *Des moyens de prévenir la diffusion de la blennorrhagie chronique et de ses complications chez la femme*, par H. Meyer. (*Corresp. Blatt. f. schw. Aerzte*, 15 avril et 1er mai.) — *De la gonorrhée tubaire*, par Schmitt. (*Arch. für Gyn.*, XXXV, 1.) — *Traitement de la gonorrhée et de la cystite gonorrhéique*, par Palmer. (*Journ. of cutan. dis.*, août.) — *Sur le traitement de l'uréthrite chronique par les bougies médicamenteuses*, par Szadek. (*Arch. f. Dermal.*, XXI, 2.)

Fistule. — *Fistule vésico-utéro-cervicale*, par Enostrom. (*Finska läkar. handlingar*, XXXI, n° 5.) — *Trois cas de fistule vésico-vaginale*, par Gaffney. (*Boston med. journ.*, 28 mars, p. 309.) — *Fistule vésico-vaginale*, par Richelot. (*Union médicale*, 7 juillet.) — *163 cas de fistule vésico-utérine, etc.*, par Neugebauer. (*Arch. für Gyn.*, XXXIV, 3.) — *Relation de 165 cas de fistule vésico-utérine*, par Neugebauer. (*Ibid.*, XXXV, 2.)

Génitaux (Org.). — *Tumeurs malignes des ganglions inguinaux secondaires à l'épithélioma du pénis*, par Taylor. (*Journ. of cutan. dis.*, juillet.) — *Un cas du ganglion pénien suivi de traumatisme des corps caverneux, (induration plastique)*, par Rona. (*Monats. f. prakt. Dermat.*, VIII, 409.) — *Quelques complications de la balano-posthite simple*, par Mannino. (*Giorn. ital. d. mal. vener.*, XXIV, 2.) — *Vulve : Anatomie*, par E. Wertheimer; *histologie et développement*, par F. Tourneux et G. Hermann; *pathologie* par L. H. Petit. (*Dict. encyclop. des sc. méd.*, 5° série, t. III.) — *Sur l'imperforation de l'hymen*, par Barnetche. (*Thèse de Paris*, 25 juillet.) — *Note sur les prolapsus génitaux*, par Duplay et Chaput. (*Arch. gén. de méd.*, juin.) — *Sur une forme particulière de perversion du sens génital chez la femme*, par Laker. (*Arch. für Gyn.*, XXXIV, p. 2.) — *Observations d'organes sexuels rudimentaires, femme*, par Floshmann. (*Deut. med. Woch.*, n° 4.) — *Myxo-sarcome primitif de la vulve*, par Taylor. (*Ann. de gynéc.*, juin.)

Prostate. — *Prostate (pathologie)*, par E. Desnos. (*Dict. encyclop. des sc. méd.*, 3° série, t. XXVII.) — *Hypertrophie de la prostate. Rétention d'urine. Fausses routes multiples. Possibilité de l'extirpation des lobes laté-*

raux hypertrophiés, par DELAGÉNIÈRE. (*Soc. anal.*, p. 243.) — *Extirpation de la prostate pour les tumeurs malignes*, par STEIN. (*18e Cong. chir. allem.*, avril.) — *Prostatectomie sus-pubienne*, par BROWNE. (*Clin. soc. of London*, 10 mai.) — *Hypertrophie considérable du lobe moyen de la prostate, excision, mort*, par ARBUTHNOT LANE. (*Lancet*, 27 avril.)

Rein. — *Rapports du rein et son exploration chirurgicale*, par RÉCAMIER. (*Thèse de Paris*, 22 mai.) — *Note sur l'exploration de l'uretère par le toucher vaginal et le toucher rectal*, par PLICQUE. (*Progrès méd.*, 30 mars.) — *Sur une auto-intoxication d'origine rénale, avec élévation de la température et dyspnée*, par LÉPINE. (*Acad. des sc.*, 13 mai, et *Rev. de médec.*, juin.) — *Ectopie congénitale des deux reins*, par POTHERAT et MORDRET. (*Soc. anal.*, p. 124.) — *Note sur un cas d'anomalie des vaisseaux et du canal excréteur du rein*, par SÉBILEAU et MODIANO. (*Ibid.*, p. 178.) — *Rein double en fer à cheval*, par THIERCELIN. (*Ibid.*, p. 193.) — *Absence du rein gauche; utérus et vagin rudimentaires*, par PAUL BEZANÇON. (*Ibid.*, p. 347.) — *Pyélo-néphrite suppurée consécutive à l'oblitération d'un uretère par une cicatrice résultant d'un abcès pelvien*, par LEROY BROWN. (*New-York med. Record*, p. 285, 16 mars.) — *Tuberculose du rein droit et de l'uretère correspondant. Imperméabilité de l'uretère*, par A. BONNEAU. (*Soc. anal.*, p. 262.) — *Les premiers signes de la néphrite interstitielle*, par BOUVERET. (*Province méd.*, 18 mai.) — *Uréthro-pyélite ancienne*, par PILLIET. (*Ibid.*, p. 379.) — *Néphrite dans la toux convulsive*, par MIRCOLI. (*Gaz. d'Ospit.*, n° 4.) — *Considérations générales sur les maladies des reins. Essai de pathogénie générale des néphrites*, par BROUSSE. (*Gaz. hebd. de Montpellier*, n° 16, 1888.) — *De la maladie de Bright, de la cryesthésie brightique*, par DUNAC. (*Thèse de Paris*, 27 juillet.) — *Leçons sur la maladie de Bright*, par SANNDBY. (In-8°, *Bristol*.) — *De la maladie de Bright et de son traitement*, par HENRY. (*Med. News*, 4 mai.) — *Du mal de Bright chronique et de ses rapports avec la folie*, par CHRISTIAN. (*Journ. of Amer. Assoc.*, p. 897, 23 mars.) — *Anurie guérie par l'ablation d'un calcul engagé dans l'uretère*, par KIRKHAM. (*Lancet*, 16 mars.) — *Calculs volumineux du rein expulsés spontanément par un vieillard atteint de cystite chronique*, par MOSSÉ et GUIBERT. (*Gaz. hebd. Montpellier*, n° 17.) — *Hydronéphrose et atrophie rénale résultant de troubles de la miction*, par EDES. (*Amer. med. Assoc.*, 25 juin.) — *Double hydronéphrose congénitale, autopsie*, par BARRS. (*Lancet*, 18 mai.) — *Suture des uretères*, par TUFFIER. (*Soc. anal.*, p. 182.) — *Incisions de l'uretère*, par TUFFIER. (*Ibid.*, p. 93.) — *Hydronéphrose du rein droit consécutive à la compression de l'uretère par un ostéo-sarcome du bassin*, par F. DE GRANDMAISON. (*Ibid.*, p. 351.) — *Observation d'hydronéphrose, opération*, par BRANFOOT. (*Brit. med. Journ.*, 19 janv.) — *Néphrorraphie*, par KHOLODENKO. (*Thèse de Paris*, 26 juill.) — *Néphrorraphie dans la région lombaire gauche pour un rein flottant, hypertrophié et très douloureux*, par TERRILLON. (*Bull. Acad. de méd.*, 9 avril.) — *Néphrorraphie pour rein flottant, guérison*, par KEEN. (*Med. News*, 20 avril.) — *De la néphrorraphie*, par HEYDENREICH. (*Semaine médic.*, 10 juillet.) — *Néphrorraphie expérimentale*, par TUFFIER. (*Soc. anat.*, p. 70.) — *Division de la capsule du rein pour la guérison de la néphralgie*, par MAC LANE TIFFANY. (*Amer. surg. Assoc.*, 15 mai.) — *Observation de chirurgie rénale*, par BARKER. (*Lancet*, 2 mars.) — *Observation d'anurie calculeuse, suivie de quelques remarques sur les procédés de diagnostic et de thérapeutique chirurgicale mis actuellement à la disposition du praticien en pareil cas*, par POUSSON. (*Journ. de méd. Bordeaux*, 19 mai.) — *Néphrotomie*, par DUHRUBIL. (*Gaz. hebd. Montpellier*, n° 1.) — *Deux cas de néphrotomie par blessure opératoire du bassinet et pour pyonéphrose*, par SCHMIDT. (*18e Cong. chir. allem.*, avril.) — *Néphrectomie pour hydropyonéphrose*, par AUDRY. (*Lyon* *méd.*, 21 juillet.) — *Néphrectomie pour cancer du rein droit, guérison*, par HOMANS. (*Amer. surg. Assoc.*, 16 mai.) — *Tumeur du rein*, par DE SAINT-GERMAIN. (*Soc. anat.*, p. 132.) — *Artério-sclérose et néphrite interstitielle ancienne. Adénomes du rein et de l'intestin*, par GIRODE. (*Ibid.*, p. 65.) — *Rein calculeux, néphrectomie*, par VIGNEROT. (*Ibid.*, p. 358.) — *Troisième cas d'adénome de la capsule surrénale*, par A. PILLIET. (*Ibid.*, p. 422.) — *Deux cas de kyste du tronc adipeux du rein*, par RIVALTA. (*Arch. per le sc. med.*, n° 1.) — *Note sur la dégénérescence graisseuse de la capsule surrénale*, par LETULLE. (*Soc. anat.* p. 264.) — *Sclérose et adénome de la capsule surrénale*, par A. PILLIET. (*Ibid.*, p. 199.)

Testicule. — *Des phénomènes de division des cellules séminales primitives chez la rana temporaria*, par BERTACCHINI. (*La Rassegna di scienze mediche*, mars.) — *Dilatation sur le trajet des cônes efférents du testicule*, par POIRIER. (*Soc. anat.*, p. 338.) — *Sur les effets produits sur l'homme par l'injection sous-cutanée du liquide obtenu par écrasement des testicules d'animaux*, par BROWN-SÉQUARD. (*Lancet*, 20 juillet.) — *Hydrocèle*, par P. RECLUS. (*Dict. encycl. des sc. méd.*, 4e série, t. XIV.) — *Du traitement des vaginalites, hydrocèles, pachyvaginalites*, par OZENNE. (*Gaz. des hôpit.*, 22 juin.) — *Une cause non décrite d'insuccès de la cure radicale de l'hydrocèle par l'injection*, par NANCREDE. (*Med. News.* 18 mai.) — *Cure radicale de l'hydrocèle simple par les injections d'acide phénique pur*, par LABAT et LAMBERT. (*Thèse de Paris*, 24 juillet.) — *De l'emploi de la cocaïne dans le traitement de l'hydrocèle par la teinture d'iode*, par SPILLMANN. (*Ibid.*, 27 juillet.) — *Guérison d'une hydrocèle par injection d'alcool sans réaction inflammatoire*, par PRUVOST. (*Concours médic.*, 27 juillet.) — *Traitement radical de l'hydrocèle*, par MONOT. (*Brazil med.*, janvier.) — *De l'ectopie testiculaire en retour*, par CENSIER. (*Thèse de Paris*, 10 juillet.) — *Maladie kystique du testicule. Castration. Récidive ganglionnaire et viscérale deux ans et quatre mois après l'opération*, par JACQUES L. REVERDIN et ALBERT MAYOR. (*Bull. méd. Suisse romande*, IX, 87, févr.) — *Kyste du cordon à parois calcinées*, par M. ROCUX. (*Soc. anat.*, p. 347.) — *Traitement de l'hydrocèle par l'incision de la vaginale et par un nouveau procédé*, par MAC NUTT. (*Med. News*, 18 août.) — *Ouverture d'hydrocèles dans la cavité péritonéale*, par J. DANDÉ. (*Montpellier méd.*, p. 314, avril.) — *Castration pour hydrocèle communiquant avec une hématocèle scrotale, survenue pendant un effort*, par BERTHOLD ELOTHMANN. (*Berlin. klin. Woch.* n° 28, p. 563, 9 juillet.) — *Hydro-hématocèle par rupture des tuniques vaginale et fibreuse*, par NICAISE. (*Revue de chir.*, n° 8, p. 213.) — *De l'hydrocèle et de son traitement, injections irritantes et cure radicale ou incisions antiseptiques*, par RECLUS. (*Gaz. des hôp.*, 7 août.) — *De la névralgie testiculaire*, par CARMOUZE. (*Thèse de Bordeaux.*) — *Orchi-épididymite par effort*, par PELLIER.) *Union médicale, 6 septembre.*) — *Plaie contuse du scrotum produite par écrasement. Hernie complète des deux testicules. Réduction. Guérison*, par AURIOL. (*Bull. de la Soc. de chir.*, XIV, p. 361-362.) — *De l'épididymite et de l'orchite simple, tuberculeuse et syphilitique*, par LANDI (*Raccoglit. med.*, n° 10.) — *Traitement du testicule tuberculeux*, par VILLENEUVE. (*Marseille médical*, 30 juillet.) — *Tuberculose primitive du testicule. Ablation. Guérison*, par SPADARO. (*Gaz. di Ospit.*, n° 52.) — *Sarcome du testicule, castration*, par DESPRÉS. (*Gaz. des hôp.*, 22 nov.) — *Étude médico-philosophique sur les pertes séminales involontaires. Spermatorrhée*, par POUILLET. (*Paris.*)

Urée. — *Dosage de l'urée dans le sang et les muscles*, par GRÉHANT et QUINQUAUD. (*Acad. des sc.*, 27 mai.)

Urémie. — *De l'urémie digestive*, par SIROT. (*Thèse de Paris*, 25 juillet.) — *Urémie cérébrale simulant une lésion en foyer*, par DUNIN. (*Berl. klin.*

Woch., 18 février.) — *Deux cas d'urémie avec hyperthermie*, par BOUVERET. (*Lyon méd.*, 19 mai.)

Urèthre. — *La bulbite uréthrale,* par DAUNIC. (*Thèse de Paris,* 24 juillet.) — *Les microbes des écoulements de l'urèthre*, par STRAUS. (*Union médicale,* 2 mai.) — *Rétrécissement spasmodique de l'urèthre causé par une fissure anale*, par BANGS. (*N.-York med. Record.*, 26 janvier.) — *Des accès de fièvre survenant comme complication de certains rétrécissements de l'urèthre*, par DUBUC. (*Union médicale*, 28 mars.) — *Rétrécissement de l'urèthre, échec de la dilatation lente et de la dilatation rapide, électrolyse linéaire*, par FORT. (*Gaz. des hôp.*, 14 mai.) — *Rétrécissement de l'urèthre. Pyélo-néphrite ascendante*, par WILLEMIN. (*Soc: anat.*, p. 183.) *Bactériologie*, par CORNIL. (*Ibid.* p. 184.) — *Des raisons qui empêchent le traitement des rétrécissements par l'électrolyse de réussir dans toutes les mains*, par MEIER. (*Internat. Journ. of surgery*, oct. 1888, n° 4, p. 202.) — *Pronostic du rétrécissement organique de l'urèthre*, par FENWICK. (*Journ. of cutan. dis.*, nov.) — *Mort subite après incision d'un rétrécissement de l'urèthre*, par BELFIELD. (*Journ. of americ. med. Assoc.* 3 déc. 1887.) — *Rétrécissement de l'urèthre compliqué; guérison par l'électrolyse linéaire se maintenant depuis 6 mois*, par FORT. (*Gaz. des hôp.* 30 oct.) — *Rétrécissement de l'urèthre compliqué d'accidents généraux graves par suite d'insuffisance rénale temporaire*, par DUBUC. (*Union médicale,* 14 juillet.) — *Le traitement rationnel des rétrécissements de l'urèthre,* par HARVEY GIRDNER. (*Med. News,* 11 juillet.) — *Du cathétérisme rétrograde,* par TILLAUX. (*Bull. de la Soc. de chir.*, XIV, 157-164.) — *De l'antisepsie de l'urèthre et de la vessie; son application au traitement des rétrécissements uréthraux*, par LAVAUX. (*Arch. gén. de méd.*, nov.) — *Corps étranger introduit dans l'urèthre; perforation de la cloison recto-vésicale; uréthrotomie externe; guérison*, par LIGNORI. (*Incurabili,* n° 8.) — *Nævi polypoïdes du méal urinaire chez la femme*, par JONDEAU. (*Thèse de Paris*, 8 nov.) — *Rupture traumatique de l'urèthre; uréthrotomie externe sans résultat; taille hypogastrique; cathétérisme rétrograde; guérison*, par VIGOT. (*Gaz. des hôp.,* 8 sept.) — *Rupture de l'urèthre; cathétérisme rétrograde; guérison*, par DESOUIN. (*Bull. Soc. méd. Anvers,* août.) — *Caroncule de l'urèthre,* par CASTLE. (*N.-York med. Journ.*, p. 266, 17 mars.) — *Cause et traitement de l'uréthrocèle*, par EMMET. (*Americ. gyn. Soc.*, 18 sept.) — *De la caroncule uréthrale ; prolapsus*, par PERRY. (*N.-York med. Journ.*, 3 mars.) — *Portion pelvienne des uretères chez la femme*, par PANTALONI. (*Thèse de Paris*, 8 nov.)

OUVRAGES REÇUS

Spéculum à glissières, par le Dr DELBASTAILLE, de Liège.

Relation d'un cas de tumeur de la vessie, par le Dr NICOLICH, premier médecin-chirurgien de l'hôpital civil de Trieste.

Du traitement de la névralgie sciatique par les eaux minérales de Dax, par le Dr LARAUZA.

Le Rédacteur en chef, Gérant : Dr DELEFOSSE.

Paris. — Typ. G. Chamerot, 19, rue des Saints-Pères. — 5319

ANNALES DES MALADIES

DES

ORGANES GÉNITO-URINAIRES

Février 1890.

MÉMOIRES ORIGINAUX

De la Mégaloscopie,

Par M. le Dʳ Boisseau du Rocher

MÉGALOSCOPIE VÉSICALE

AVANT-PROPOS

En publiant cette étude, j'ai poursuivi un double but: d'abord, au point de vue médical, démontrer qu'il est facile aujourd'hui de voir les cavités internes dans leur totalité. La facilité et l'importance d'un semblable examen s'étant imposées même aux esprits les plus hostiles, je n'insisterai pas.

Par contre, il était utile de démontrer que les travaux qui avaient permis d'atteindre ce résultat étaient bien des travaux français, quoi qu'en puissent dire les étrangers et, en particulier, les Allemands. En second lieu, au point de vue purement optique, c'est-à-dire à un point de vue purement scientifique, j'ai cru qu'il devenait urgent de réclamer

pour la France la priorité du système optique qui permettait
d'atteindre un résultat aussi complet. Quoiqu'il soit regrettable qu'une semblable démonstration ait besoin d'être faite,
j'espère que l'intérêt commun aura raison de bien des pré-
jugés, toujours fâcheux en matière scientifique.

CHAPITRE PREMIER

HISTORIQUE

Avant d'aborder l'étude de l'endoscopie, d'entrer dans le
détail des instruments que j'ai fait construire pour l'examen
des cavités du corps, et qui sont aujourd'hui entrés dans la
pratique médicale, je crois indispensable de dire quelques
mots de l'historique de la question. Il devient en effet utile
de revendiquer pour la France l'idée et la réalisation de
l'endoscopie, Prussiens, Autrichiens, Anglais, etc., revendi-
quant, chacun de leur côté, la priorité de ce mode d'investi-
gation. Nous avons trop l'habitude, en France, de n'accepter
les travaux faits par nous qu'alors qu'ils ont été sanctionnés
par l'étranger, sans nous apercevoir que de semblables
errements n'ont d'autre résultat que de nous amoindrir. Je
crois donc qu'il est temps de prouver que la France est la
première en date.

Quand j'eus résolu de m'occuper de l'endoscopie, je m'en-
quis avec soin des recherches qui avaient été faites, et c'est
le résultat de cette enquête que je tiens à consigner ici
avant toutes choses.

L'idée d'examiner les cavités par la vision directe remonte à une date parfaitement déterminée. C'est *Nélaton*
qui fit les premières tentatives, restées d'ailleurs à l'état
d'ébauche, à cause de l'insuffisance de la partie optique et
de l'éclairage. Il n'existait pas de système optique pouvant
permettre de voir une surface de muqueuse un peu étendue,
la sonde étant trop longue, et surtout son calibre intérieur

étant trop petit pour laisser passer une image du diamètre nécessaire. Ces essais furent donc rapidement abandonnés. Plus tard *Miot* et *Fonssagrives* tentèrent de voir par transparence des tissus. Ils pensèrent qu'en introduisant dans l'estomac, par exemple, une source lumineuse de grande intensité, ou en rendant les tissus transparents au moyen du courant faradique, il serait possible de voir les lésions de la muqueuse à travers les téguments. Cette idée n'était qu'une pure utopie, par la raison que les tissus pathologiques étant devenus transparents au même titre que les tissus sains, il serait devenu impossible de rien discerner.

Enfin *Desormaux* revint à l'idée de Nélaton, de voir au moyen de la vision directe, et construisit l'endoscope décrit aujourd'hui dans tous les traités classiques. Là encore nous nous heurtons au même désidératum qui avait fait avorter les tentatives de Nélaton : l'insuffisance du champ de l'instrument. L'endoscope de Desormaux, qui n'avait d'ailleurs été construit que pour la vessie, la construction devenant tout à fait impossible pour l'estomac, ne permettait encore de voir qu'une très petite portion de muqueuse à la fois ; l'examen devenait long, difficile et imparfait, puisqu'il était impossible, non seulement d'avoir une vue d'ensemble de la cavité, mais encore de voir dans sa totalité une lésion d'une certaine étendue.

Telles sont les étapes principales que parcourut l'endoscopie avant d'arriver à l'instrumentation actuelle réellement pratique dont je vais parler.

Je suis obligé maintenant d'aborder une question que je voudrais n'avoir pas à traiter : cette question n'est autre que la priorité des instruments allemands sur les instruments français, sur les miens.

Avant de faire construire l'endoscope dont je venais de terminer les plans, j'étudiai soigneusement les instruments qu'un constructeur de Vienne, Leiter, avait montrés à Paris et que nous connaissons sous le nom d'endoscope de *Nitze et Leiter ;* c'étaient les derniers en date. J'acquis bien vite la

certitude qu'eux aussi péchaient par l'insuffisance du
système optique. Je voulus cependant être fixé sur le
système qui avait été employé, et je fis venir de Vienne
l'opuscule que Leiter venait de publier (1). Cet opuscule, outre la description mécanique, contenait heureusement une description optique très circonstanciée, avec
planches explicatives. Je transcris du reste textuellement,
de façon qu'aucune objection ne soit possible.

« Les lentilles LI, LI', LI'' du système figure 56 (2) se complètent par la loupe qui se trouve dans l'entonnoir, en un
instrument d'optique dans le genre des longues-vues, dont
les lentilles fig. 56 forment l'objectif, et la loupe l'oculaire ;
cet arrangement sert, comme c'est connu, pour l'observation d'une vision étendue. Si pourtant, l'on veut un champ
de vision plus petit, en agrandissement, on peut enlever les
lentilles objectives, et en mettre d'autres à la place. La
mise au point de la loupe se fait au moyen de la vis *y* qui se
trouve près de l'entonnoir. »

L'instrument que Leiter nous décrit ainsi n'est, en effet,
comme il le dit lui-même, autre chose qu'une longue-vue ;
il n'a rien de bien neuf. Dans tous les cas, il ne faut pas être
bien grand clerc pour reconnaître que le système optique
que j'ai décrit à l'Académie des sciences ne ressemble en
rien à celui-là. Je reviendrai d'ailleurs tout à l'heure sur la
question optique, que je traiterai en son lieu et place. Pour
l'instant, je me contenterai de dire à M. Leiter que nos deux
systèmes optiques se ressemblent autant qu'une *longue-vue*
ressemble à un *microscope*.

Cela n'empêche pas que Leiter, ayant, depuis un an, réussi
à faire connaître à Paris un endoscope tout autre que celui
qu'il avait décrit en 1880, s'est imaginé que son nouvel instrument était identique au mien, et prétend maintenant

(1) *Electro-endoskopische Instrument, von Leiter*, Wien 1880. W. Brau-
muller et Sohn.
(2) *Ibid.*, p. 34.

que je l'ai copié (1) ! Quoique le docteur Desnos, dans le Traité des maladies des voies urinaires qu'il vient de publier sous l'inspiration du professeur Guyon, fasse complètement justice de cette accusation, je crois utile de préciser davantage, et de fixer une fois pour toutes cette question de priorité. Ce nouvel endoscope de Leiter, que le docteur Desnos appelle en effet *endoscope de Nitze, construit par Leiter, récemment modifié,* est assez répandu à Paris, pour que j'aie pu l'examiner à loisir. Je dois dire à Leiter que la transformation qu'il a fait subir à l'endoscope de 1880 ne lui donne pas encore toute satisfaction ; il le sait déjà, d'ailleurs...

L'endoscope modifié de Leiter pèche toujours par le champ, qui reste médiocre et insuffisant.

Le mien, au contraire, a un champ considérable qui permet d'avoir une *vue d'ensemble* de la muqueuse vésicale, autant qu'il est possible de l'exiger.

Je suis donc vraiment étonné, en somme, qu'un parallèle puisse être fait, et que la question de priorité puisse exister, puisque, en réalité, les instruments ne se ressemblent en rien, ni comme instrumentation, ni surtout comme optique, ce qui est capital.

J'estime, en conséquence, qu'il est temps de revendiquer pour nous, sans nier pour cela la valeur des efforts faits à l'étranger, tout ce qui nous est dû, c'est-à-dire la priorité de l'idée, dont nous sommes redevables à Nélaton, et la réalisation aussi complète que possible et pratique de cette idée.

CHAPITRE II

DU BUT DE L'ENDOSCOPIE

Il convient avant tout de réfuter une opinion que l'on a cherché à accréditer, et à exploiter contre l'endoscopie.

(1) En 1880, c'est-à-dire à peu près à l'époque où je me suis occupé moi-

Pour être impartial, je dois dire aussi que des fabricants ou des constructeurs, trop enthousiastes, ont célébré les bienfaits de l'endoscopie sur un mode dithyrambique que l'on a raison de proscrire de nos habitudes médicales. On peut voir dans la vessie, a-t-on dit. Plus de maladies de vessie ! Si l'on avait pensé que l'on pouvait voir dans l'estomac, on aurait volontiers ajouté : Plus de maladie d'estomac ! Outre que l'endoscopie n'a jamais eu la prétention d'être un remède, il est bien certain qu'on ne peut pas avoir un seul instant la pensée de s'en servir pour toutes les vessies malades, pour tous les estomacs malades, etc. Ce qu'il importe de préciser dès maintenant, c'est que l'endoscopie ne doit être employée que dans des cas bien déterminés, je pourrais même dire au même titre que l'ophtalmoscopie. Aujourd'hui que l'ophtalmoscope est entré dans la pratique médicale usuelle, personne n'aura jamais l'idée de s'en servir pour faire un diagnostic parfaitement net et fixé d'avance; personne non plus n'aura l'idée bizarre de nier son importance. Il en est de même pour l'endoscopie : il y a des diagnostics dont l'évidence s'impose, et pour lesquels il est absolument inutile d'avoir recours à l'examen direct optique. Par contre, il est des cas nombreux où un doute peut subsister, des cas aussi où un diagnostic est impossible. J'ai par exemple été appelé à examiner des vessies hémorrhagiques pour lesquelles le diagnostic : tumeur, semblait probable, sinon tout à fait certain, et une opération à peu près décidée. L'examen endoscopique m'ayant démontré qu'il ne s'agissait que d'une vessie variqueuse, l'opération fut abandonnée ; les malades, soignés en conséquence, sont aujourd'hui guéris. Tels aussi les malades qui ne présentaient que des phénomènes de cystite, et chez lesquels l'examen endoscopique m'a montré des tumeurs de trop petit volume pour être trouvées par tout autre procédé d'exploration. Je crois

même de la question endoscopique. Leiter ne se servait pas encore de la lampe à incandescence, qu'il n'a connu que beaucoup plus tard ; alors que je l'employais depuis longtemps déjà.

donc pouvoir dire, et je crois être d'accord avec tous ceux qui ont étudié sérieusement cette question, que l'examen endoscopique s'impose toutes les fois qu'un diagnostic est douteux, ou simplement difficile, toutes les fois qu'une erreur est jugée possible. Et j'ajouterai que c'est souvent le seul moyen de diagnostic que nous ayons à notre disposition.

En résumé, la mégaloscopie est un moyen de diagnostic, parfois seulement de contrôle, qui permet une précision de diagnostic mathématique, et auquel tout médecin consciencieux doit aujourd'hui faire appel.

Tel n'est pas d'ailleurs le but unique de la mégaloscopie. Étant donné que l'on pouvait voir, dans leur ensemble, les cavités, il était logique de penser qu'il deviendrait possible de pratiquer diverses opérations. N'ayant à parler aujourd'hui que de la vessie, je ne citerai pour l'instant que l'extraction des corps étrangers, et le cathétérisme des uretères, qui est très facile, au moins chez la femme; enfin la dilatation des uretères soit par des moyens mécaniques, soit par l'électrolyse. Je n'insisterai pas sur l'importance de ces opérations, ce travail n'étant que la description des instruments que j'ai fait construire. Les procédés employés trouveront d'ailleurs naturellement leur place dans le chapitre qui traitera de la technique de la mégaloscopie.

CHAPITRE III

TECHNIQUE DE LA MÉGALOSCOPIE

Dans le cours de la description qui va suivre, il me sera impossible de laisser dans l'ombre un certain nombre de points qui auraient bien plus avantageusement trouvé leur place dans un chapitre spécial, mais que je ne puis cependant pas séparer de la description mécanique. Tel par exemple le lavage de la cavité que l'on veut examiner.

D'autres points, au contraire, ne peuvent être disc
qu'après la description du système optique, telle par ex
ple la façon dont l'examen mégaloscopique doit être c
duit pour être rapide et complet. Pour éviter les répétiti d
je serai donc obligé de renvoyer le lecteur au chapitre
qui traite de la partie optique. Sa mémoire suppléera a
facilement à l'insuffisance des détails mécaniques qu e
vais traiter maintenant aussi complètement que possi

Le mégaloscope vésical (fig. 1) est constitué essentie
ment par deux parties complètement indépendantes l'
de l'autre :

1° Par une sonde coudée S, portant à son extrémité
sicale une lanterne qui contient une lampe à incandescer

2° Par un système optique spécial mobile A.

Sonde. — La sonde est, comme je viens de le dire,
sonde coudée faite sur le modèle des sondes coudées d
usage courant, c'est-à-dire que le coude est mesuré par
angle de 133° ou, pour employer les termes plus commu
ment en usage en médecine, fait sur un diamètre
13 centimètres.

La partie antérieure, dont une ouverture L, est ferm
par un verre, se visse sur la partie inférieure pour p
mettre de fixer la lampe à incandescence sur ses conta
C'est la lanterne L de l'instrument.

Immédiatement au-dessous est une ouverture el
tique O, pratiquée dans le coude même de l'instrume
pour le passage de la partie optique, le système opti
venant faire saillie (fig. 2 et fig. 7) à l'extérieur après l'
troduction de la sonde S dans la vessie.

Dans le reste de son étendue, la sonde est droite, et a
longueur de 25 centimètres (1).

À l'autre extrémité est fixée une rondelle de matière i

(1) Je montrerai tout à l'heure que le système optique est tel, que la
gueur de la sonde est indifférente. Le cystoscope de Leiter était beau
trop court au commencement de 1889. Ce n'est que tout dernièrement
a réussi à donner une longueur plus convenable à ses instruments.

———

lante, d'ébonite, sur laquelle se trouvent les contacts BB′
pour les fils de la pile qui doit alimenter la lampe à incandescence.

Sur cette rondelle, se voit aussi en D un bouton dont le
but est d'indiquer de quel côté est tourné le coude de l'instrument dans la vessie. L'on peut, de cette façon, facilement se rendre compte, avec le doigt, et tout en faisant
l'examen, de la position qu'occupe une lésion quelconque
de la muqueuse vésicale, une tumeur, etc. Cela m'a paru
préférable au moyen, indiqué par Nitze, d'injecter dans le
liquide une bulle d'air qui surnage, et que l'on peut facilement trouver, en variant la position du cystoscope.

Sur la face inférieure de la partie droite de la sonde
courent deux tubes parallèles *cc, c′c′*, calibrés intérieurement
sur le n° 6 de la filière. Ces deux tubes s'ouvrent immédiatement derrière la fenétre O, derrière la partie optique. A
l'autre extrémité ils sont chacun terminés par un robinet
RR : enfin un mandrin *mm′*, pour chacun d'eux, les ferme
pour faciliter le glissement sur la muqueuse uréthrale. Ces
petits tubes ont deux usages différents : ils servent d'abord
de conducteurs pour les cathéters *uretéraux*. Rien n'est
plus simple, étant donné que l'on voit l'orifice des uretères, et que l'on voit aussi l'extrémité du cathéter, que de
conduire celui-ci, et de l'engager dans l'uretère. Il suffit
ensuite de le pousser par le bout extérieur pour le faire
pénétrer de la longueur voulue. Enfin ces petites sondes
étant accolées et indépendantes, on a toute facilité pour
faire le cathétérisme des deux uretères sans qu'il soit
besoin de retirer l'instrument ou de dégager le premier
cathéter. Elles permettent encore de pratiquer sur la vessie
diverses opérations : extraction de corps étrangers, etc.

Un autre usage plus important encore de ces deux sondes
est le lavage de la vessie. Elles constituent en effet une
sonde à double courant au moyen de laquelle on peut,
sinon faire un lavage complet et rapide, du moins entretenir
la limpidité du liquide ; leur usage est précieux surtout

dans les vessies qui saignent facilement : j'y reviendrai d'ailleurs dans quelques instants.

Enfin un mandrin M, qui s'introduit à frottement doux dans la sonde, ferme complètement l'orifice, la fenêtre O.

Il complète, de la sorte, le coude de l'instrument, dont il épouse la forme et la courbure ; il facilite l'introduction de la sonde dans la vessie, et évite toute déchirure, tout désordre dans le canal. La sonde étant introduite, le mandrin est retiré ; et il est remplacé par la partie optique *mobile* A dont il va être parlé. L'objectif, qui vient alors faire saillie à l'extérieur, comme on le voit fig. 2, en P, se trouve au milieu même du liquide.

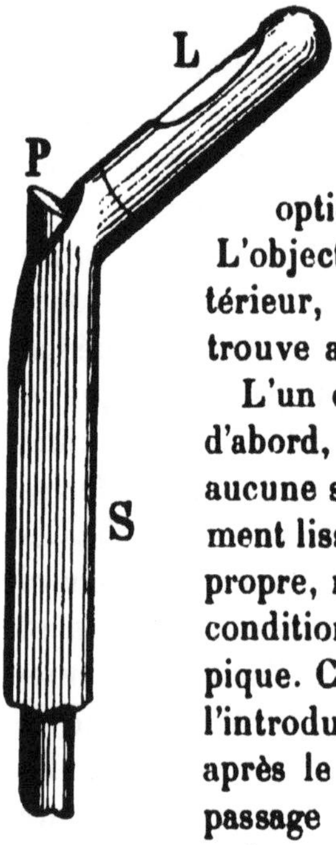

L'un des avantages de cette disposition est, d'abord, d'avoir une sonde qui ne présente aucune saillie pour l'introduction, et parfaitement lisse ; ensuite d'avoir un objectif toujours propre, net de toute souillure, ce qui est une condition *sine qua non* de l'examen endoscopique. Cet objectif ne s'introduisant qu'après l'introduction de la sonde dans la vessie, et après le lavage, ne peut être sali pendant le passage dans le canal de l'urèthre. On peut enfin pratiquer le lavage avec la sonde même, comme il sera dit tout à l'heure.

Fig. 2.

Le calibre de la sonde était une difficulté de construction sérieuse à résoudre à cause de la multiplicité des organes qui la composent. Voici les mesures que j'ai adoptées. La lanterne et le coude sont calibrés sur le n° 21 de la filière, ce qui constitue une sonde d'un diamètre assez peu considérable pour que l'introduction de cette partie soit facile. Le reste de la sonde étant augmenté des deux tubes pour cathéters et lavage, subit par ce fait une augmentation de volume. Mais cette augmentation de volume, qui correspond

au n° 27 de la filière, ne portant que sur la partie rectiligne de la sonde, ne modifie en rien les facilités d'introduction, l'extrémité de la sonde, la lanterne tout entière étant
du n° 21, et le coude lui-même étant *conique* sur une
grande longueur.

J'ai fait néanmoins construire une sonde de volume beaucoup plus restreint dont on peut se servir pour des cas
spéciaux, et lorsqu'on n'a pas à redouter les hémorrhagies.

Cette sonde, dont la partie antérieure est représentée fig. 3,
est calibrée d'un bout à l'autre sur le n° 21 de la filière. Les

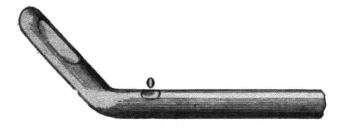

Fig. 3.

deux tubes pour cathéters ont donc été supprimés. Elle
présente encore les particularités suivantes : la fenêtre, au
lieu d'être située dans le coude de l'instrument, est pratiquée sur le côté de la sonde, en arrière de la lanterne
en O.

Les autres dispositions sont celles précédemment décrites ; c'est-à-dire *possibilité d'effectuer le lavage de la vessie
au moyen de la sonde elle-même, et certitude d'avoir un
objectif toujours net de toute souillure, cet objectif ne venant
faire saillie dans le liquide qu'après l'introduction de l'instrument dans la vessie.*

Partie optique. — J'ai dit qu'elle était mobile. On la voit
en A fig. 4, constituée par deux parties, soudées l'une à
l'autre : l'une de petit calibre, à l'extrémité de laquelle est fixé
l'objectif, l'autre plus grosse ayant la forme d'une lunette

avec un tirant T. Cette lunette porte un oculaire mobile qui
permet d'obtenir des grossissements différents. Il n'est pas
indifférent en effet de pouvoir examiner une lésion soit dans
sa grandeur naturelle, soit avec un grossissement. L'oculaire n° 2 constitue à proprement parler une loupe.

L'opération se conduit donc de la façon suivante. L'on
introduit d'abord la sonde munie de son mandrin ; première
opération qui n'est autre chose en réalité que le cathétérisme avec une sonde coudée. On retire alors le mandrin
et l'on procède au lavage de la vessie, de la même façon
qu'avec une sonde ordinaire ; et quand l'eau ressort limpide
on introduit dans la sonde la partie optique. Si la quantité
de liquide qui doit rester dans la vessie, pour étaler la
muqueuse, n'était pas suffisante, il serait toujours facile de
la compléter, et, si l'on a fait usage de la sonde pour cathétérisme, de se servir à cet effet de l'un des petits tubes qui
sont disposés sous la sonde.

La façon dont l'examen lui-même doit être conduit, sera
décrite au chapitre qui traite de l'optique. Comme cette
question ne peut être traitée qu'après la description du
système optique, je suis obligé de renvoyer à ce chapitre,
à la suite duquel elle trouve naturellement sa place.

Lavage. — L'on doit établir comme règle générale absolue
d'éviter avec soin de faire supporter à une vessie malade de
trop fortes pressions, qui détermineraient une intolérance
immédiate, et rendraient l'examen douloureux, et parfois
même difficile.

Un lavage trop brusque provoque souvent des hémorrhagies, surtout dans les cas de tumeurs, qui teintent le liquide
en rouge, et empêchent de rien discerner. Quoiqu'il soit
facile de remédier à ce contretemps avec l'instrument lui-
même, et sans le retirer, puisque l'on peut faire un second
lavage en sortant la partie optique seule, il n'en est pas
moins vrai qu'il est nécessaire de faire l'opération préalable
du lavage avec la plus grande prudence, et de ne laisser
dans la vessie que la quantité d'eau strictement nécessaire

pour bien étaler la muqueuse devant le champ de l'instrument, et sans lui faire supporter de pression.

Les instruments que j'ai décrits permettent d'ailleurs d'obtenir une précision mathématique à cet égard. Il est toujours facile en effet, et même préférable, de ne laisser, après lavage, qu'une quantité de liquide minima, et d'introduire ensuite par la sonde même, ou par l'un des cathéters, la quantité de liquide nécessaire. Il devient de la sorte très facile de saisir le moment précis où une nouvelle poussée de liquide exercerait une pression inutile.

Une question intéressante trouve ici naturellement sa place : l'examen des vessies hémorrhagiques. En effet, si j'ai dit qu'il était indispensable que le liquide fût clair, il ne s'ensuit pas qu'il devienne impossible d'examiner une vessie hémorrhagique.

Il existe un très grand nombre de maladies de vessie dans lesquelles l'un des symptômes prédominants est l'hématurie, et c'est précisément dans ce cas que l'endoscopie devient nécessaire.

Il suffit alors de saisir le moment favorable à l'examen, les hématuries étant toujours intermittentes. En opérant avec prudence, et en temps opportun, l'on n'a aucun contretemps à redouter. Ceci d'ailleurs n'est pas une simple vue de l'esprit ; c'est le résultat d'expériences réitérées.

Du reste, le double conducteur pour cathéters a encore cet avantage, au point de vue de l'examen, de pouvoir servir de sonde à double courant, pour le cas où un peu de sang viendrait gêner la vision. Il permet d'établir un double courant dans la vessie, et, par conséquent, de conserver au liquide sa limpidité.

Ceci a une importance capitale dans certains cas, dans le cas, par exemple, où il s'agit de savoir si l'hémorrhagie se fait dans les reins ou dans la vessie. Chez les malades de cette catégorie, il est important de pouvoir faire l'examen endoscopique pendant l'hémorrhagie. La chose est possible en établissant un double courant liquide continu à l'aide de ce double conducteur. En opérant de la sorte, on peut voir le sang sourdre des uretères, ou de l'un quelconque des uretères.

CHAPITRE IV

OPTIQUE

Je n'ai pas l'intention de donner la description détaillée du système optique de ces instruments, parce que cette description ne serait qu'une répétition de ce que j'ai dit à l'Académie des sciences ; je suis entré, à cette époque, dans des détails suffisants pour qu'il soit inutile d'y revenir. Les seuls détails qu'il me resterait à donner aujourd'hui, seraient des détails de fabrication intéressants pour les constructeurs seuls. Ce travail ne devant être lu que des médecins, je ne m'appesantirai donc que sur la partie réellement pratique. Il me suffira par conséquent de donner le tracé des rayons lumineux, en regard du tracé optique des instruments de Nitze et Leiter, pour qu'on puisse comparer d'abord, et contrôler les résultats acquis, et pour bien montrer surtout quel est le champ du mégaloscope, c'est-à-dire quelle étendue de muqueuse il est possible d'examiner d'un seul coup. La façon dont l'opération doit être conduite pour faire un examen rapide et complet en découlera tout naturellement (1).

Un point qu'il est important de fixer tout d'abord, pour répondre à certaines objections qui m'ont été faites maintes fois : L'estomac est trop loin... C'est impossible... Avec le système optique que j'ai adopté, tel que je l'ai construit, *on peut voir à n'importe quelle distance*. J'ajouterai même que la longueur de l'œsophage est assez minime pour que l'objection tombe d'elle-même. *La question de distance*

(1) La partie optique a été construite par M. Pellin (maison Jules Duboscq). Je suis heureux de pouvoir le remercier du concours qu'il a toujours bien voulu me prêter en toute occasion.

n'existe pas. Pour fixer les idées à ce sujet, j'ajouterai que la distance maxima de l'œil à la paroi stomacale est d'environ 60 centimètres, et qu'il serait tout aussi facile de construire un instrument permettant de voir à 1 mètre, à 2 mètres... à *n* mètres. Ces notions, qu'il était utile de connaître, complètent d'ailleurs ce que je disais en commençant cette étude, des prétentions de M. Leiter. On ne se figure pas bien son système de *longue-vue* ayant une longueur semblable, les conditions restant les mêmes, c'est-à-dire l'objectif étant placé tout près de l'objet à examiner, et l'oculaire étant toujours fixé à *n* mètres de l'objectif.

J'aborde maintenant la question purement technique de l'*optique* ; c'est d'ailleurs la plus intéressante au point de vue médical, celle dont l'étude est le plus utile.

Pour qu'aucune objection ne soit possible, pour qu'aucun reproche de partialité ou de parti pris ne puisse m'être adressé, je prendrai le tracé optique que Nitze donne page 95 dans la très belle étude de cystoscopie qu'il a publiée à Berlin (1). Cette planche nous montre le bec de l'instrument dans quatre positions différentes, avec le tracé du cône optique limitant la surface de muqueuse visible pour chacun d'eux (2). Pour plus de précision, et aussi pour que la figure soit suffisamment claire, et sans être surchargée par le tracé de mes instruments je supprimerai la partie qui représente le bec de l'endoscope, que je remplacerai par une lentille L, et je ne garderai que l'un des cônes A, par exemple (fig. 4). Le tracé de Nitze nous fait voir que l'angle limite sous lequel se fait la vision est un angle de 45°, et que la surface visible de la muqueuse vésicale ne correspond pas même au quart de la surface totale de la vessie, celle-ci étant, non une simple ligne courbe, comme le représente la figure, mais une surface sphérique, concave ; pour être

(1) Ce travail m'a été envoyé gracieusement par le docteur Nitze. Je suis heureux de pouvoir rendre hommage à sa courtoisie.

(2) J'ai pris le tracé de l'endoscope de Leiter, il est identique à celui de Nitze. En reproduisant le tracé donné par Nitze, aucune erreur n'est donc possible.

complet, le tracé optique devrait donc être reproduit autant
de fois en avant et en arrière du plan de la figure, ce qui
indique autant de positions différentes de l'instrument.

Par contre, le tracé optique du premier instrument que j'ai
décrit, celui que j'ai fait disposer pour le cathétérisme, et le
lavage de la vessie, nous donne la construction représentée
par les rayons LR" LR''' qui sont les rayons limites du cône

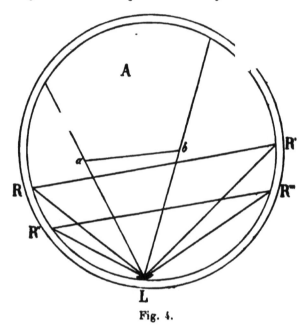

Fig. 4.

visible. Il nous montre que ce cône est mesuré par un angle
de 120°, lequel donne à ce cône une base dont la surface
est égale à peu près *aux deux tiers* de la muqueuse vésicale.

D'autre part, le tracé du second instrument nous donne
les rayons LR LR', qui limitent un cône de 100°, lequel
permet de voir, comme l'indique la figure, *la moitié de la
vessie d'un seul coup* (1).

Cela nous conduit à cette conclusion que pour voir, avec

(1) Le champ n'est pas aussi considérable dans cet instrument, quoique
système optique soit identique dans l'un et l'autre. Cela tient à la n3
prisme qui est en avant dans le second instrument.

l'endoscope de Nitze et Leiter, la ligne courbe qui représente la vessie, dans la figure de Nitze, il est nécessaire de placer l'endoscope dans quatre positions différentes, comme l'indique la figure ; que la vessie étant un organe creux, plus ou moins sphérique, il devient indispensable de joindre à ces mouvements de rotation de l'instrument, des mouvements de bascule, et des mouvements de latéralité, et encore la partie postérieure de la vessie, dans beaucoup de cas, chez l'homme, par exemple, reste-t-elle invisible ! C'est pour ce motif, du reste, que M. Leiter a fait un autre endoscope qui permet de voir la partie postérieure de la vessie, mais qui, celui-là, ne permet pas de voir les parties situées en avant, ni sur les côtés : c'est-à-dire que deux instruments, avec le système de Leiter, deviennent nécessaires pour voir *par parcelles* les différents points de la muqueuse vésicale.

Tout au contraire, mon mégaloscope pour cathétérisme ayant un champ beaucoup plus vaste, permet de voir d'un seul coup tout le bas-fond de la vessie, la paroi postérieure, une grande partie de la paroi supérieure, et une étendue égale sur les côtés, fig. 7. Dès lors, un simple mouvement de rotation suffit pour montrer les quelques centimètres restants de la muqueuse, et sans qu'un seul point puisse échapper à l'examen, même entre les mains de l'opérateur le plus inexpérimenté. Que si l'on se sert du second instrument, un simple mouvement de rotation d'un demi-tour permet de voir la vessie en deux fois, et dans les mêmes conditions que je viens d'énumérer.

Une autre construction géométrique (fig. 5) met encore mieux en lumière les particularités du système optique que je crois être le premier à avoir fait connaître. Cette construction est d'ailleurs curieuse non seulement au point de vue de l'optique pure, mais encore au point de vue médical, parce qu'elle nous renseigne exactement sur les difficultés qu'il fallait surmonter pour obtenir *une vue d'ensemble des organes creux.*

Soit L une lentille représentant l'objectif de l'instrument.

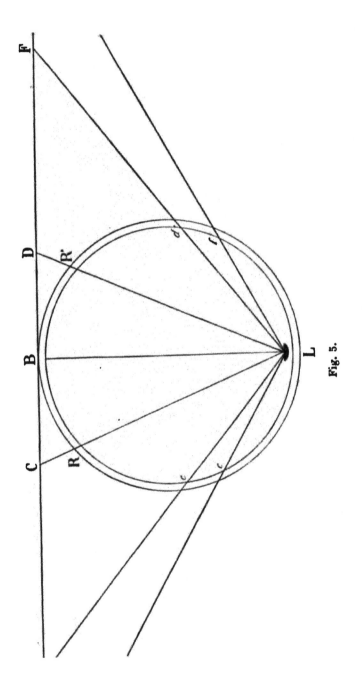

Fig. 5.

Si maintenant nous prenons comme exemple la vessie, soit LB la ligne droite qui mesure la distance de la lentille à la paroi vésicale opposée, cette distance étant prise de 6 centimètres. Si nous traçons les deux rayons LR, LR' qui limitent le cône visible avec l'endoscope de Nitze et de Leiter, nous trouvons un angle de 45°; l'intersection de ces deux rayons avec la paroi vésicale RR' donne une surface visible de 45 millimètres à peu près, en supposant la vessie régulièrement sphérique. C'est d'ailleurs aussi approximativement l'étendue que l'on verrait en ligne droite CD, ou, si l'on veut, la muqueuse étant étalée. L'erreur algébrique commise dans ce cas particulier est trop minime pour qu'il en soit tenu compte.

Si maintenant nous traçons les cônes visibles de mes mégaloscopes, cônes de 100° et de 120°, nous trouvons, sur la même figure, que les surfaces planes visibles EF, GH, mesurent dans l'un 15 centimètres, dans l'autre 22 centimètres. Il y a donc une différence de champ avec l'endoscope de Leiter, de 11 centimètres dans le premier cas, de 18 centimètres dans le second cas.

Enfin l'intersection des rayons extrêmes des cônes visibles avec la vessie se fait en c d, e f, ce qui permet de voir, comme je l'ai dit, plus des deux tiers de la muqueuse vésicale d'un seul coup. En effet, la superficie totale de la muqueuse supposée régulière, et figurée par un cercle fait avec un diamètre de 6 centimètres (fig. 5), est de 18 centimètres, et la surface visible dans ces conditions, l'objectif étant maintenu par exemple au niveau du col de la vessie, est de 12 centimètres à peu près.

Et pourtant le tracé précédent nous a montré que la base du cône optique visible en ligne droite est de 22 centimètres !

Ceci nous conduit à cette conclusion pratique, que pour avoir un champ suffisamment étendu dans un organe creux, il était absolument nécessaire d'avoir un système optique ayant un champ — ce mot étant pris dans le sens mathé-

matique — considérable ; que tous les systèmes qui ont été
construits pour augmenter le cône visible de quelques degrés
devaient ne donner que des résultats incomplets, par ce
seul fait qu'il s'agit de voir non une surface plane, mais
une surface sphérique ; qu'enfin mon mégaloscope est le
seul, jusqu'à présent, qui puisse donner ce qu'on a toujours
réclamé de ces instruments, c'est-à-dire une *vue d'ensemble*
de l'organe.

Dans tout le cours de cette étude, j'ai toujours envisagé
le cas le plus favorable à l'examen endoscopique au moyen
des instruments de Nitze et Leiter. En effet, j'ai toujours
supposé que dans une vessie régulièrement sphérique, et
ayant par exemple un diamètre de 6 centimètres, l'objectif se trouvait placé tout contre la paroi de la vessie
opposée à celle qui était en regard de l'objectif. Ce raisonnement, qui est à peu près exact si l'on se sert de l'endoscope
qui voit par le coude, ne l'est plus du tout si l'on fait l'examen avec celui qui voit par le côté, au moins quand il s'agit
de l'homme.

En effet, chez l'homme il est impossible, comme chez la
femme, de faire basculer l'endoscope de façon suffisante,
et, dans la majorité des cas, l'objectif se trouve forcément
placé au centre de la vessie, c'est-à-dire à une distance
maxima de la paroi vésicale de 3 centimètres. Or, à cette
distance, qui est la plus habituelle, l'endoscope de Leiter
ne donne plus qu'une surface visible de 2 centimètres et demi,
représentée (fig. 4) par la ligne droite *a b*, c'est-à-dire pas
même le diamètre d'une pièce de 5 francs, champ tout à
fait insuffisant qui rend l'examen illusoire, ou tout au moins
très imparfait.

Le mien, au contraire, à une distance moindre de l'objectif, à 2 centimètres et demi (fig. 4) donne encore un champ
de 6 centimètres et demi représenté par la ligne droite RR'.
C'est un champ, en résumé, variant dans des limites
extrêmes qui donnent toujours une moyenne sensiblement
égale à plus de la moitié de la vessie. Ce même tracé nous

montre aussi que, quel que soit le volume de la vessie, l'on voit toujours avec le mégaloscope qui voit par le coude une surface maxima R″R‴ correspondant au moins aux deux tiers de la surface totale de la muqueuse vésicale, tandis qu'avec l'endoscope analogue de Leiter, cette surface visible est variable avec un maximum de 5 centimètres.

On me faisait dernièrement une remarque qui n'est en réalité qu'un trompe-l'œil, mais dont je suis obligé cependant de parler, parce qu'elle a pu en imposer à des esprits non prévenus de l'erreur commise en ce cas. On me disait qu'avec l'endoscope de Leiter, on voyait une surface de 12 centimètres. Cette erreur, plus apparente que réelle, vient de ce qu'on oubliait de dire que l'on comptait en centimètres carrés. Pour faire la description aussi claire que possible, j'ai dû représenter la surface visible à la distance de 6 centimètres, par une ligne courbe de 4 centimètres et demi de longueur pour l'endoscope de Nitze et Leiter, de 12 centimètres pour le mien. Comme il s'agit de la base d'un cône, non d'une simple ligne, si l'on divise la surface de la base de ce cône en centimètres carrés, on trouve en effet 12 centimètres carrés dans les cas les plus favorables, exceptionnels, mais 4 à 5 centimètres carrés dans les cas les plus fréquents pour l'endoscope de Leiter.

Avec le mégaloscope on trouve alors de la même façon une surface calculée égale à 100 centimètres carrés et 150 centimètres carrés, ce qui revient à dire que la surface visible calculée en centimètres carrés, en tenant compte de l'éloignement variable de l'objectif à la muqueuse, est en moyenne 16 fois plus grande pour le mégaloscope que pour l'endoscope de Leiter.

Ce qui précède nous conduit naturellement à compléter ce que j'ai dit chapitre III du manuel opératoire ; à dire, en un mot, comment doit être fait l'examen mégaloscopique.

Devant l'objectif viscéral du mégaloscope qui voit par le coude se trouve un prisme par réfraction dont l'usage est de dévier les rayons lumineux et, par conséquent, de déplacer le champ de l'instrument.

Ce prisme a donc pour but, entre autres choses, de permettre de voir la partie inférieure, le bas-fond de la vessie, sans qu'il soit besoin de faire basculer l'instrument, et de lui imprimer les mouvements excentriques qui sont nécessaires avec l'endoscope de M. Leiter. Il suffit donc de maintenir l'instrument à peu près horizontal (fig. 6) pour avoir un champ qui s'étend alors depuis la partie inférieure du col jusqu'à un point situé en haut et en arrière, à peu près à 5 ou 6 centimètres de la partie supérieure du col. Il est dès lors facile de voir qu'un simple mouvement de rotation d'un demi-cercle, comme je l'ai dit, permet de compléter l'examen. Quelques secondes suffisent pour trouver une lésion, si elle existe.

Le même raisonnement conduit aux mêmes conclusions pratiques pour le rectum et pour l'estomac.

La description des instruments que j'ai fait construire pour ces deux organes fera d'ailleurs l'objet d'une étude spéciale, qui sera publiée ultérieurement.

CHAPITRE V

ÉCLAIRAGE. — PILE

La pile que j'ai fait faire pour l'éclairage n'aura pas besoin d'une longue description. C'est à peu de chose près celle que j'ai fait construire par M. Chardin pour la galvanocaustique ; et celle-ci est trop connue aujourd'hui pour que j'aie besoin d'y insister longuement (1). Je me contenterai donc de rappeler en quelques mots le principe sur lequel je l'ai fait faire. *C'est une pile à circulation et à ascension du liquide par pression d'air.* Les auges sont séparées en deux compar-

(1) Elle a, du reste, servi de modèle à un grand nombre de constructeurs, comme j'ai pu m'en convaincre en parcourant l'Exposition.

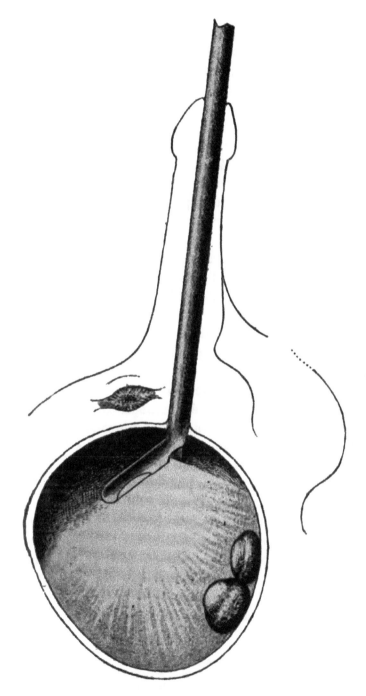

Fig. 6.

timents par une cloison horizontale ; un tube plongeant
dans le compartiment inférieur les fait communiquer, et
permet au liquide de monter et de baigner les zincs et les
charbons, par la pression de l'air insufflé dans le réservoir
inférieur.

L'insufflation de l'air se fait soit au moyen d'une pompe
à air, soit, plus commodément, au moyen d'une simple
poire en caoutchouc. Un robinet fixé sur la prise d'air permet à l'air comprimé de s'échapper au dehors, et au liquide
de retomber dans son réservoir. La pile est donc toujours
prête à fonctionner.

J'ai dû cependant y apporter quelques modifications sur
lesquelles il est nécessaire d'insister.

Deux conditions nouvelles en effet devaient être réalisées
pour l'éclairage des cavités :

1° Avoir une intensité lumineuse très considérable ;

2° Que la lumière fournie par la lampe à incandescence
fût absolument fixe.

Les différents essais que je tentai, me firent constater
que, pour obtenir une intensité lumineuse suffisante, sans
développer trop de chaleur, une lampe à incandescence d'à
peu près 12 volts (1), et d'au moins 6 à 8 dixièmes d'ampère
était indispensable ; c'est-à-dire que huit éléments au bichromate de soude devenaient nécessaires. Je fis alors
réduire les auges autant que possible, tout en leur conservant encore une capacité suffisante pour fournir un courant
constant pendant à peu près trois heures, et j'adoptai pour
les éléments la disposition circulaire, connue d'ailleurs,
avec un seul zinc au milieu. Chaque auge ainsi constituée
me donne un courant d'à peu près 1,5 ampère, soit sensiblement 12 ampères pour les huit éléments, qui sont ample-

---

(1) Ces lampes étant très difficiles à construire sur un type unique et
absolument exact, et devenant à l'usage plus résistantes, j'ai dû adopter le
chiffre de 12 volts, bien que le voltage de la pile soit un peu supérieur. Le
rhéostat et l'ampèremètre fixés sur la pile permettent d'ailleurs de régler le
courant sans qu'il y ait danger de brûler la lampe.

ment suffisants pour me fournir un courant absolument constant de 8 dixièmes d'ampère.

Dans ces conditions, et la lampe n'étant pas visible dans la cavité dont on fait l'examen, j'ai dû, pour connaître l'intensité lumineuse développée, et aussi pour ne pas brûler la lampe, établir sur la pile même un rhéostat et un ampèremètre qui sert de contrôle. La fig. 7 fait d'ailleurs voir

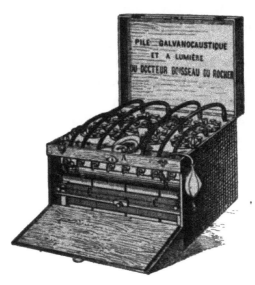

Fig. 7.

cette disposition mieux que ne le ferait une description. Un détail de l'ampèremètre est le suivant. Les ampèremètres les plus usuels ont comme organe essentiel une aiguille aimantée, qui se détériore rapidement, surtout dans nos vitrines qui contiennent toujours une foule d'instruments d'acier. Ces sortes d'ampèremètres sont donc rapidement hors d'usage. J'ai dû alors adopter un ampèremètre ne contenant aucune pièce aimantée, et, parmi ceux-ci, celui de Desruelles m'a donné tonte satisfaction. Je l'ai fait graduer à un ampère, avec divisions par centièmes. Il est donc très sensible, et permet de déceler la moindre irrégularité de l'intensité lumineuse.

Le rhéostat *c c* est un rhéostat à résistance variable qui n'a pas besoin d'autre description.

Le réglage se fait de la façon suivante avec la plus grande facilité : il peut être confié à l'aide le plus inexpérimenté. Il faut d'abord voir, avant l'introduction du mégaloscope dans la vessie, à quel chiffre de l'ampèremètre correspond l'intensité lumineuse maxima de la lampe ; éteindre la lampe pour l'introduction ; puis, au moyen du rhéostat, conduire l'aiguille de l'ampèremètre et la maintenir sur le chiffre précédemment trouvé. Si le liquide de la pile n'est pas à peu près hors d'usage, elle s'y maintient seule, et sans qu'il soit besoin de surveillance.

Cette disposition, qui est d'un maniement très simple, permet d'obtenir une lumière dont l'intensité connue est absolument constante.

OBSERVATIONS

Pour faire cette étude aussi complète que possible, je crois utile de donner quelques observations, sinon entières, du moins dans ce qu'elles ont de plus intéressant au point de vue purement technique, au point de vue de l'examen. Du reste le tracé graphique des lésions, que j'ai pris immédiatement, que j'ai passé ensuite à l'aquarelle pour faciliter la reproduction, et pour que cette reproduction fût aussi exacte que possible, donnera une idée bien plus nette de la précision que fournit au diagnostic l'examen mégaloscopique.

I. — La planche 1 est une reproduction d'une vessie variqueuse hémorrhagique. L'instrument qui m'a servi est celui qui voit par le côté de la sonde, celui *qui a le moins de champ*. Il s'agissait d'une malade pour laquelle M. Péan m'avait fait appeler afin de fixer le diagnostic qui restait douteux, mais chez laquelle néanmoins le diagnostic le plus probable, à peu près certain, était *tumeur*(1). L'examen mégaloscopique ne nous montra pas trace de tumeur, mais, par contre, nous fit voir des vaisseaux variqueux, saillants. Les plus fines ramifications formaient, aux extrémités des plus gros vaisseaux, de véritables pinceaux hémorrhagiques. Un raclage fut fait par M. Péan, et la malade est aujourd'hui guérie.

II. — Une seconde observation non moins instructive, sinon comme diagnostic, du moins au point de vue optique, a trait à un homme chez lequel le diagnostic était le suivant : Deux calculs non adhérents, ayant une grosseur approximative de 4 centimètres chacun. L'examen, fait sous le chloroforme, immédiatement avant la lithotritie, me fit voir trois calculs flottant dans le liquide (pl. II) dont deux avaient effectivement le volume indiqué ; le troisième, de

(1) Cette observation est datée du mois de mai 1889.

volume plus petit, 2 centimètres à peu près, était passé inaperçu.

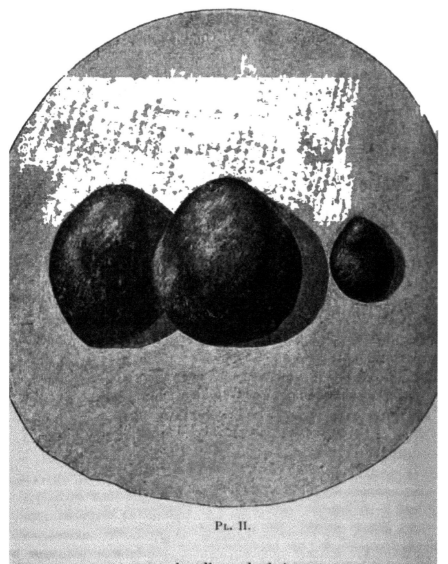

PL. II.

Le volume, l'étendue d'un calcul, d'une tumeur ou d'une lésion quelconque est facile à apprécier du premier coup d'œil, le système optique étant disposé de façon à donner l'image observée de même grandeur que l'objet qui l'a fournie. Les deux dessins ci-contre reproduisent donc les lésions observées en grandeur naturelle, telles que les a fait voir l'examen mégaloscopique.

Dans ce cas encore, l'examen fut fait avec la même sonde mégaloscopique que pour l'observation I.

Rétrécissement de l'urèthre. — Opération de Le Fort. — Chute de la bougie conductrice dans la vessie. — Uréthrotomie interne. — Extraction du corps étranger à l'aide d'un brise-pierre explorateur. — Guérison.

Par MM. A. Malherbe   et   A. Voyer

Professeur à l'École de médecine de Nantes.   Interne à l'Hôtel-Dieu.

Nous avons rapporté ici même (voy. *Annales des maladies des voies urinaires*, août 1887) une série d'observations relatives au traitement des rétrécissements de l'urèthre à l'aide des bougies métalliques cylindro-coniques vissées sur une bougie conductrice, méthode imaginée par le professeur Le Fort. Cette méthode, que nous avons adoptée depuis une dizaine d'années en lui faisant subir quelques légères modifications, ne saurait, comme nous l'avons montré (*loc. cit.* p. 173 et suiv. n° d'août), remplacer l'uréthrotomie interne dans tous les cas ; M. Le Fort a sans doute exagéré quelque peu en attribuant à sa méthode une telle puissance ; il n'en est pas moins vrai que, dans les cas faciles, elle abrège le traitement, et que, dans les cas moyens, elle soustrait le malade aux ennuis et aux dangers de l'uréthrotomie interne, dangers peu considérables quand l'opération est bien faite et le malade docile, mais incontestables cependant.

Jamais, jusqu'à cette année, nous n'avions eu d'accident sérieux imputables à l'opération de Le Fort, à part quelques

accès de fièvre dont aucun ne fut bien sérieux. Cependant
nous avons conscience d'avoir quelquefois outrepassé les
indications de l'opération de Le Fort et de l'avoir employée
parfois ou essayée dans des cas qui réclamaient manifestement l'uréthrotomie interne. Nous venons rapporter aujour-
d'hui un fait dans lequel la bougie conductrice s'est dévissée
et est restée dans la vessie. Cet accident est facile à éviter
si l'on vérifie soigneusement le pas de vis de la bougie, et
nous ne ferions que le signaler en passant si l'uréthrotomie
interne que nous avons dû faire ensuite, et les manœuvres
que nous avons dû employer pour extraire cette bougie, ne
présentaient un certain intérêt. Voici d'abord l'observation
dont la plus grande partie a été recueillie par M. Voyer,
mon interne :

M. T..., bourrelier, âgé de 54 ans, a eu jadis une certaine
situation qu'il a malheureusement perdue. Depuis de longues
années déjà, il vit d'un travail manuel. C'est un homme de
taille moyenne, assez bien conservé comme visage, ayant
probablement abusé un peu de l'alcool, bien qu'il le nie.
Vers la fin de février 1888, il se présente à mon dispensaire
et se plaint de ne pouvoir uriner. Il n'a pas d'hypertrophie
prostatique ; mais l'explorateur à boule est arrêté vers la
fin de la portion spongieuse, et là se trouve un rétrécissement qui n'admet qu'une bougie n° 6 filière Charrière. Les
antécédents génito-urinaires de T... sont des plus obscurs ;
il nie toute chaudepisse, alléguant à l'appui de cette néga-
tion qu'il s'est marié à 22 ans. Néanmoins on ne trouve
aucun accident pouvant faire admettre un rétrécissement
traumatique. Il y a eu une chute de cheval en 1872, c'est-à-
dire huit ou dix ans avant l'apparition des premiers symptômes, mais cette chute de cheval n'aurait été suivie ni d'hématurie, ni d'aucun trouble immédiat de la miction. Ce
n'est qu'en 1881 que les besoins d'uriner commencèrent à
se montrer fréquents et impérieux aussi bien le jour que
la nuit. Depuis lors, l'émission des urines continua d'être

de plus en plus difficile. Souvent les urines étaient troubles
et contenaient des flocons blanchâtres. Jamais il n'a eu de
rétention complète. Depuis quelques années, il a pris diverses
tisanes et des drogues de plusieurs espèces. Mais il ne paraît
pas qu'on ait songé à explorer son canal ou qu'il s'y soit
prêté si on le lui a proposé.

Le canal admet donc au moment du premier examen une
bougie n° 6. Le malade ne voulant pas cesser ses occupations, nous l'engageons à revenir au dispensaire se faire
traiter par la méthode Le Fort, nous proposant d'employer
l'uréthrotomie interne si la dilatation mécanique restait
infructueuse.

Le 1ᵉʳ *mars*, le malade revient au dispensaire, et nous lui
passons sans trop de peine le cathéter Le Fort n° 12, vissé
sur une assez grosse bougie armée dont la douille est un
peu plus volumineuse que l'extrémité du cathéter. Au retour,
le cathéter est fortement serré par le canal qui est très contractile ou élastique ; au niveau du rétrécissement, nous
percevons une petite secousse indiquant que le pas de vis
dérape, et nous retirons le cathéter sans bougie, à la grande
stupéfaction du malade qui suivait attentivement les phases
de l'opération. Quoique peu satisfait nous-même du résultat, nous rassurons le patient et lui donnons un billet pour
entrer dès le lendemain à l'Hôtel-Dieu dans notre service.

Le 2 *mars*, le malade arrive à l'Hôtel-Dieu ; il n'a nullement souffert, il marche sans difficulté. Il est à jeun et prêt
à subir l'uréthrotomie interne. Cette opération est pratiquée
sous le chloroforme sans difficulté. Deux rétrécissements
sont incisés, l'un pénien, peu important, l'autre vers la fin
de la région spongieuse. Ce dernier est assez coriace. Après
incision faite avec la lame pouvant passer dans le n° 26 de
filière, nous laissons à demeure une sonde à bout coupé
n° 17, et nous pratiquons un lavage de la vessie à l'acide
phénique.

Le lavage est renouvelé le soir (acide borique à 4 p. 100).

Pendant l'opération on n'a perçu aucun contact pouvant
révéler la présence du corps étranger. Pas de frisson consécutif, température axillaire vespérale 38°,1.

3 *mars*, 2ᵉ *jour*. — Deux lavages vésicaux par la sonde
que nous avons jugé à propos de laisser à demeure pendant
deux jours au lieu d'un. Le malade prend aussi quotidienne-
ment 4 capsules de santal. Dans l'après-midi, vers 3 heures,
léger frisson suivi d'une élévation de la température
axillaire (39°,4). Les urines contiennent un dépôt muco-
purulent et une assez forte quantité d'albumine. Le malade
sent quelques picotements à l'anus ; c'est là tout ce qui
révèle la présence d'un corps étranger.

4 *mars*, 3ᵉ *jour*. — On lave la vessie, on retire la sonde
à demeure. Le soir, M. Voyer, interne du service, introduit
avec les plus grandes précautions une sonde en caoutchouc
rouge (n° 19), et fait un second lavage de la vessie. Température : matin 36°,5 ; soir. 37°,8.

5 *mars*, 4ᵉ *jour*. — Le malade se lève, il pisse très bien ;
il souffre toujours un peu la nuit dans le voisinage de
l'anus. Pour combattre l'albuminurie, nous le mettons au
régime lacté ; les injections sont continuées matin et soir ;
l'état général et l'appétit sont excellents. Température :
matin 37°,3 ; soir 37°,8.

6 *mars*, 5ᵉ *jour*. — Légère incontinence d'urine se produisant surtout quand le malade est au lit. Douleurs à la
fin du lavage. La vessie admet environ 80 grammes d'urine,
elle est très sensible à la distension et son intolérance se
manifeste subitement par une sensation éprouvée par le
malade qui fait signe de cesser l'injection. Dans la soirée,
légère élévation de température : le matin, 37°, 2 ; le soir,
38°,5.

Les jours suivants, 7, 8 et 9 mars, même état ; la température vespérale ne dépasse pas 37°,7. Les urines sont toujours albumineuses et purulentes ; l'état général est très bon
et le malade impatient d'être débarrassé.

Le 10 mars, 9ᵉ jour après l'uréthrotomie, nous procédons à l'extraction du corps étranger. Le malade étant anesthésié et mis dans la position de la lithotritie, un petit brise-pierre explorateur à mors plats et sans pas de vis, modèle Collin, est introduit dans la vessie. Les mors étant écartés le bec en haut, sont rapprochés et ne prennent rien. Pareille manœuvre est répétée tout doucement avec le bec en bas, la branche mâle étant appuyée contre le col de la vessie.

En rapprochant les mors, on sent qu'ils ne peuvent venir au contact; ils sont séparés par un corps interposé faisant 2 à 3 millimètres de diamètre et assez mou. Nous appliquons les mors aussi exactement que possible l'un contre l'autre, et retournant leur bec en haut, nous retirons doucement l'instrument qui ramène sans grande difficulté la bougie repliée deux fois sur elle-même et prise par deux de ses circulaires à la fois. La bougie est absolument intacte; elle ne présente ni incrustations ni usure; on dirait qu'elle sort de son étui. Écoulement de sang très modéré; lavage de la vessie. Dans l'après-midi, la température qui était le matin à 37°,2, s'élève sans frisson à 39°,2. On pratique un second lavage de la vessie; les premières parties du liquide sont teintées de sang; le reste est parfaitement limpide; l'incontinence a disparu.

21 mars, 2° jour après l'extraction du corps étranger. État excellent, pas de fièvre; cependant les urines sont toujours purulentes et albumineuses. Nous cessons les lavages, et le santal administré jusqu'alors est remplacé par la térébenthine. Le soir, vers 7 heures, frisson suivi de fièvre et accompagné de douleurs lombaires.

Le 12 matin, 3° jour, la température est à 38°,8; le soir, elle est revenue à la normale 37°,4.

Le 13 mars, 4° jour après l'extraction du corps étranger. Le malade sort après s'être passé lui-même·facilement une bougie n° 19. Nous lui recommandons de ne pas négliger son canal, et de revenir au dispensaire à la moindre difficulté pour uriner. Il doit continuer à se sonder régulière-

ment au moins une fois par semaine. Nous l'avons revu
cinq à six mois plus tard en assez bon état.

Cette observation nous présente donc les particularités
suivantes : 1° un rétrécissement ancien ayant entraîné une
mauvaise émission de l'urine et sans doute une altération
assez notable de ce liquide depuis trois ou quatre ans ; 2° un
accident opératoire dû à l'insuffisance du pas de vis de la
bougie conductrice ; 3° une uréthrotomie interne suivie de
sonde à demeure pendant deux jours et de lavages quoti-
diens de la vessie pendant sept autres jours ; enfin l'extraction du corps étranger.

Nous devons insister un moment sur quelques-uns des
points que nous venons d'énumérer. Nous n'hésitons pas à
considérer le rétrécissement comme de nature blennorrhagique parce que les antécédents traumatiques du malade
sont insuffisants pour l'expliquer, et ensuite parce que ce
rétrécissement n'a point eu l'allure si particulière des rétrécissements traumatiques : rapidité dans la formation de la
stricture, résistance au traitement, disposition irrégulière
de la portion rétrécie, etc. Chez notre malade, nous avions
au contraire la disposition classique du rétrécissement
blennorrhagique, la coexistence de deux strictures, l'une
pénienne, l'autre vers la fin de la portion spongieuse. Donc
nous mettons le rétrécissement sur le compte d'une blennorrhagie *oubliée* par le malade.

Nous avons dit que le choix de l'opération de Le Fort
avait été déterminé par la volonté du malade qui ne con-
sentait pas à quitter son travail pour se soumettre à l'uréthrotomie interne. Quant à l'accident de l'opération, il est
évidemment imputable à un défaut d'attention dans le choix
de la bougie dont le pas de vis était un peu trop large pour
certains de nos cathéters.

L'accident une fois produit, comment devions-nous agir
pour extraire le corps étranger ?

Trois voies permettent d'arriver dans la vessie pour en
extraire un corps étranger ou un calcul : 1° la voie sus-pu-

bienne qui ne pouvait être choisie dans notre cas puisque
la taille hypogastrique aurait laissé subsister le rétrécissement et qu'il eût fallu une seconde opération pour guérir
complètement le malade ; 2° la voie périnéale ; 3° la voie
naturelle, c'est-à-dire l'urèthre élargi par une uréthrotomie
interne préalable. Nous avons hésité entre ces deux méthodes qui nous paraissaient offrir toutes les deux des
avantages et présenter l'une et l'autre des inconvénients.
La voie périnéale nous permettait de débarrasser le malade
de son rétrécissement par l'uréthrotomie externe et d'enlever séance tenante le corps étranger après avoir dilaté le
col de la vessie. L'opération était donc radicale du premier
coup. Mais chez un malade atteint d'un rétrécissement
ancien, ayant des reins suspects, nous hésitions à faire un
traumatisme qui n'aurait peut-être pas été sans dangers ; de
plus, nous avions eu quelques érysipèles dans le service,
et la région périnéale est difficile à maintenir dans un état
d'antisepsie parfaite vu la nécessité des mictions et des garde-
robes. D'un autre côté, l'extraction du corps étranger par
les voies naturelles avait cet inconvénient qu'elle nous for-
çait à rester l'arme au bras pendant huit à dix jours au
moins, car il eût peut-être été dangereux d'introduire un
brise-pierre sitôt après la section du canal. Que deviendrait
le corps étranger pendant cette période d'attente ? S'in-
crusterait-il ? Déterminerait-il des complications rénales ?
Après quelques hésitations nous nous décidâmes à faire
l'uréthrotomie interne, et à tenter l'extraction de la bougie
par les voies naturelles. Il nous sembla qu'un objet aussi
souple et aussi peu irritant serait toléré sans trop de peine
par le réservoir urinaire ; dans le fait, l'observation a
montré qu'à part quelques picotements à l'anus et un peu
d'incontinence d'urine, le corps étranger était bien supporté.

Le désir de laver facilement la vessie sans faire passer
la sonde sur une plaie trop fraîche nous conduisit à laisser
la sonde à demeure pendant 48 heures au lieu de 24,

comme nous en avons l'habitude et comme nous le voyions faire à notre maître le professeur Guyon pendant notre internat à Necker. Une fois la sonde retirée, des lavages à l'acide borique furent pratiqués matin et soir. Il est bon d'insister un peu sur ce fait que, 47 heures après l'uréthrotomie interne, nous avons pu passer dans le canal des sondes en caoutchouc rouge sans provoquer le moindre saignement. Peut-être est-ce à ces lavages que nous avons dû de retrouver la bougie absolument vierge d'incrustations car l'urine du malade contenait une bonne proportion de muco-pus. Rappelons que tous les jours nous avons constaté la présence d'une quantité notable d'albumine. Nous étions donc fondé à suspecter les reins, et il est probable que les quelques ascensions de la température que nous avons observées étaient dues à des poussées de congestion rénale.

L'extraction de la bougie n'a présenté aucune difficulté, et nous n'insisterons pas sur le manuel opératoire qui a été des plus simples.

Exstrophie de la vessie. — Opération en une séance. Guérison,

par M. Louis Thomas

Professeur de clinique chirurgicale à l'École de médecine de Tours.

Il est actuellement admis que, dans le traitement de l'exstrophie de la vessie, la reconstitution du réservoir urinaire par la méthode autoplastique ne peut être obtenue que par des opérations successives. Ce serait là la condition du succès, et tenter la restauration complète en une seule séance opératoire serait courir au-devant d'un échec. Ce principe général posé par le professeur Le Fort n'a pas été modifié par l'introduction de la méthode antiseptique. Dans un mémoire récent sur le traitement chirurgical de l'exstrophie de la vessie, Pousson admet bien que, grâce à l'antisepsie, qui éloigne du champ opératoire les chances d'infection, on peut tenter de reconstituer la vessie en une seule opération, mais il approuve la prudence du chirurgien qui ménage, au voisinage de l'ouverture des uretères, des orifices qui assureront l'écoulement de l'urine ; ces orifices seront oblitérés plus tard. Ces retouches ultérieures ne doivent pas, dit-il, être considérées comme de véritables actes opératoires. C'est jouer sur les mots. L'occlusion d'un orifice, si petit qu'il soit, nécessite un avivement et une suture, c'est-à-dire un acte opératoire plus ou moins compliqué et dont l'exécution ne peut avoir lieu qu'un certain temps après l'opération première. Enfin, chacun sait que la difficulté de l'occlusion d'une fistule urinaire n'est pas toujours proportionnée à ses dimensions, que les plus étroites sont parfois très rebelles, et qu'il faut assez fréquemment s'y reprendre à plusieurs fois pour en obtenir la fermeture. En publiant l'observation suivante je me propose de démontrer que, contrairement à cette opinion, la guérison complète de l'exstrophie de la vessie peut être obtenue en une seule séance, qu'il n'est pas nécessaire de ménager des orifices au voisinage de l'embouchure des uretères pour prévenir l'infiltration de l'urine et que cette complication n'est pas la conséquence inévitable de l'occlusion hermétique de la vessie, à laquelle on peut procéder d'emblée et avec succès.

Au mois de novembre dernier, mon ancien élève et ami le docteur Bretheau, de Valençay (Indre), m'adresse dans mon service de l'hôpital de Tours un enfant de 2 ans du sexe masculin atteint d'exstrophie de la vessie.

La paroi postérieure de la vessie forme au-dessus du pubis une tumeur arrondie mesurant environ 4 centimètres dans tous les sens et faisant, au-dessus du plan de la paroi abdominale, une saillie d'à peu près 1 centimètre au repos, plus prononcée pendant les efforts et les cris de l'enfant. La surface en est rosée ; à sa partie inférieure on

observe deux tubercules coniques au sommet desquels sont
placés les orifices des uretères. La verge épispade est aplatie
de haut en bas, creusée d'un sillon uréthral et relevée au-
devant de la vessie. Le gland est relativement volumineux
et au-dessous de lui le prépuce est saillant et bien développé. Les testicules absents du scrotum occupent les régions inguinales. La peau qui entoure la tumeur vésicale
est saine, sans excoriations ni rougeur. L'enfant est vigoureux, bien portant. Dans ces conditions, j'estime qu'il n'y a
pas lieu d'attendre pour l'opérer qu'il ait atteint un âge
plus avancé. Mais ici se présente une difficulté d'un autre
ordre : la commune dans laquelle habitent les parents indi-
gents de cet enfant a consenti à faire les frais d'un séjour
d'un mois à l'hôpital, mais, me dit mon confrère, il ne faut
pas compter sur un nouveau crédit dans l'avenir si une
opération complémentaire est nécessaire. Je me décide donc
à tenter l'opération en une seule séance et je procède de la
façon suivante :

L'enfant anesthésié, dans un premier temps le prépuce
est séparé du gland par une incision curviligne passant
dans le sillon balano-préputial, puis deux incisions recti-
lignes, mesurant 1 centimètre, tracées de chaque côté du
sillon uréthral, le libèrent latéralement. Une incision médiane, suffisante pour livrer passage au gland, permet alors
de ramener, au-devant de la vessie, le prépuce, qui en recouvre environ le tiers inférieur.

Dans un second temps je taille au-dessus de la vessie un
lambeau abdominal à base inférieure qui, rabattu de bas en
haut, doit concourir à former, avec le prépuce, la paroi antérieure de la vessie. La base de ce lambeau comprend environ le tiers supérieur de la tumeur vésicale. Son sommet
est taillé en cœur pour s'adapter exactement au prépuce
qui, étalé au-devant de la vessie présente un bord supérieur convexe. Ce lambeau abdominal, limité latéralement
par deux incisions verticales, atteint supérieurement le voisinage de l'ombilic. Il est disséqué de bas en haut en con-

servant le tissu cellulaire sous-cutané et en rasant l'aponévrose. Au niveau de la base demi-circulaire, la dissection
est poursuivie jusqu'à un demi-centimètre de la muqueuse
vésicale. Rabattu, il arrive aisément au contact du bord
libre du prépuce.

Je pratique alors deux incisions commençant au niveau
de la base de ce lambeau et [circonscrivant de chaque côté
la muqueuse vésicale jusqu'au niveau du sillon préputial.
Des deux extrémités de ces deux incisions courbes partent
deux incisions horizontales dirigées vers les régions inguinales. Ainsi se trouvent circonscrits deux lambeaux latéraux
à base externe, dont la dissection est poursuivie de dedans
en dehors jusqu'à ce qu'ils puissent arriver, par glissement,
au contact sur la ligne médiane.

J'incise alors le bord libre du prépuce dans toute son
étendue, et je le dédouble en séparant, par la dissection,
ses feuillets muqueux et cutané dans une étendue d'un
centimètre ; puis je procède à la suture de ces différents
lambeaux avec des fils très fins de catgut.

J'unis d'abord, pas des points de suture placés à 3 millimètres de distance les uns des autres, le lambeau abdominal
avec le feuillet muqueux du prépuce, de façon à fermer la
cavité vésicale en avant. Cette réunion a lieu par l'adossement des lambeaux, c'est une suture de Lembert, avec cette
différence que ce sont des surfaces saignantes et non des
séreuses qui sont adossées. Les fils cheminent dans l'épaisseur des lambeaux sans les traverser et sans pénétrer par
conséquent dans la cavité vésicale. Leur trajet a 1 ou 2 centimètres de longueur. La vessie ainsi fermée en avant, je la
ferme sur les parties latérales par une suture analogue.
Pour cela j'unis la surface cruentée du lambeau abdominal médian, en haut, du feuillet muqueux du prépuce, en
bas, avec le tissu cellulaire qui entoure la vessie et qui a
été mis à nu par la dissection des lambeaux latéraux, pour
le moment renversés en dehors et libres. Les points de suture sont très rapprochés et l'occlusion de la cavité vésicale

est complète sur toute sa périphérie, excepté au niveau du sillon uréthral. Comme pour la suture précédente, les fils cheminent dans l'épaisseur du tissu cellulaire du lambeau médian, des surfaces d'avivement latérales et du tissu sous-muqueux du prépuce sans pénétrer dans la cavité de la vessie.

Les lambeaux latéraux sont alors rabattus sur la face cruentée du lambeau médian et amenés au contact sur la ligne médiane où je les réunis par une suture à points séparés, très rapprochés les uns des autres, pratiquée avec de la soie phéniquée fine.

Le bord inférieur de ces lambeaux est ensuite réuni au bord du feuillet cutané du prépuce par plusieurs points de suture. D'autres points de suture unissent le bord supérieur des lambeaux latéraux avec le tissu cellulaire du lambeau médian sous-jacent et assurent encore leur coaptation.

Après ces nombreux points de suture, la réunion est absolument parfaite, et il ne reste plus d'autre surface saignante que la plaie d'emprunt du lambeau médian. Cette plaie est partiellement réunie, et ses dimensions sont réduites à 1 centimètre carré.

Une sonde de caoutchouc rouge n° 8 est introduite dans la gouttière uréthrale jusque dans la vessie et laissée à demeure. Cette opération, pendant laquelle l'antisepsie la plus rigoureuse a été observée, a duré une heure et demie.

La plaie et le champ opératoire sont saupoudrés de poudre de Championnière, recouverts d'une gaze pliée en plusieurs doubles, enduite de vaseline boriquée et de ouate de tourbe. Le tout est maintenu par un double spica, pratiqué avec une bande de mousseline imbibée de solution boriquée.

Les suites de cette opération furent extrèmement simples. L'urine s'écoula en totalité par la gouttière uréthrale, soit par la sonde, soit sur ses côtés. Le pansement fut renouvelé le quatrième jour, les fils furent enlevés successivement du huitième au douzième jour, et à la fin du mois l'enfant quittait l'hôpital guéri, avec une vessie complètement reconstituée.

Le procédé que j'ai mis en pratique n'est autre que le procédé autoplastique à double plan de lambeaux, auquel j'ai apporté quelques modifications pour obtenir une reconstitution immédiate et une occlusion hermétique de la vessie. Ces modifications ont consisté dans le dédoublement du prépuce, l'union de son feuillet muqueux avec le plan autoplastique profond et de son feuillet cutané avec le plan autoplastique superficiel, la réunion latérale du lambeau médian et du feuillet muqueux du prépuce avec la surface d'avivement entourant la muqueuse vésicale, de telle sorte que la cavité nouvellement formée ne communiquait avec l'extérieur que par le sillon uréthral, la suture à points séparés et très rapprochés cheminant dans l'épaisseur des lambeaux sans les traverser comme dans la suture de Lembert ou la réunion des fistules vésico-vaginales.

C'est grâce à ces additions au procédé autoplastique à double plan, unies à une antisepsie rigoureuse, que j'ai pu résoudre le problème réputé insoluble de la reconstitution en une seule séance opératoire d'une vessie exstrophiée.

REVUE CRITIQUE

Nos connaissances actuelles sur les lésions des reins dans les maladies infectieuses,

Par M. le professeur RIBBERT (de Bonn). (1)

Les lésions rénales au cours des maladies infectieuses sont bien connues : les unes ne sont qu'un épiphénomène, mais d'autres sont immédiatement importantes et augmentent les dangers de mort que court le patient. Ces lésions

(1) Ueber unsere jetsigen Kenntnisse von der Erkrankung der Nieren bei Infectionskrankheiten (Deutsche med. Woch., 1880, n° 39, p. 805).

sont produites, soit par l'action directe des microbes loca-
lisés dans le rein, soit sous l'influence de modifications nutritives générales créées par la fièvre, par les substances
délétères que produisent les micro-organismes. C'est surtout du premier de ces processus que s'occupe Ribbert.

Il va sans dire que les microbes contenus dans le sang
existent dans les vaisseaux du rein. On a voulu aller plus loin
et soutenir qu'ils passent dans l'urine, qu'ils sont éliminés
par le rein, le parenchyme dépurateur par excellence.
Mais Neumann a fait voir en 1888 (*Berl. kl. Woch.*, n°° 7 à 9)
que la présence des microbes dans l'urine est loin d'être
fréquente : il ne l'a constatée que 6 fois sur 23 fièvres typhoïdes ; des recherches infructueuses ont été faites par
Seitz, par Neumann au cours de la pneumonie ; de même
dans la scarlatine, l'érysipèle, le phlegmon. Pourtant une
ostéomyélite a fourni un résultat positif. Ces exceptions ne
s'expliquent-elles donc pas par une lésion de la substance
rénale et de ses vaisseaux ? L'expérimentation peut fournir
une réponse à cette question, et c'est ce qu'a entrepris Wys-
sokowitsch (*Zeitschr. f. Hygiene*, t. I, fasc. 1). Or cet auteur
n'a vu les bacilles dans l'urine que lorsqu'il y avait des altérations du rein appréciables à l'œil nu. Schweizer, il est
vrai (*Virch. Arch.*, t. CX, p. 255), est arrivé, avec le bacille
de l'ozène, à des constatations un peu différentes ; mais lui
aussi pense que ces lésions microscopiques des glomérules
sont indispensables pour que les bactéries passent dans
l'urine avec quelque abondance. Mais Ribbert ne croit
même pas qu'il en soit toujours ainsi, et en 1884 (*Deutsche
med. Woch.*, p. 682) il avait vu que le staphylococcus aureus, injecté dans le sang, peut fort bien être excrété par le
rein normal ; et cette migration n'est pas activée par la ligature temporaire (pendant une heure et demie) de l'artère
rénale. Boccardi (*Riforma med.*, 1888, n° 131) a vu de même
que la bactéridie charbonneuse ne franchit pas le rein sous
l'influence des modifications provoquées par cette ligature
temporaire.

D'autre part, il est certain que des lésions rénales peuvent parfaitement exister sans que l'urine contienne de microbes : Neumann l'a prouvé pour la scarlatine.

Dans la pyohémie, les abcès rénaux sont d'une grande fréquence, en petits foyers qui convergent vers les papilles, parallèles aux vaisseaux et aux canalicules urinifères. Dans ces abcès on trouve les microbes pyogènes. Au reste, l'expérimentation démontre cet arrêt fréquent des microbes pyogènes dans le rein. Le fait est évident surtout pour le staphylocoque; la tendance est moindre pour le streptocoque.

Nous savons aujourd'hui, par les travaux de Bergkammer (*Virch. Arch.*, t. CII), de Hauser (*Deutsches Arch. f. klin. med.*, t. XII), de Durand-Fardel (*Arch. de physiol.*, t. VII), que les microbes de la tuberculose sont apportés par le sang dans la tuberculose du rein. De même, les bacilles de la morve font naître dans le rein de petits nodules, histologiquement fort analogues aux tubercules.

Dans l'infection charbonneuse expérimentale, la bactéridie est d'une grande abondance dans les capillaires glomérulaires. Chez l'homme, elle y est moins abondante, mais elle y a été vue par Marchand (*Virchow's Arch.*, t. CIX, p. 861) : par Rosenblatt (*Ibid.*, t. CXV, p. 384), par Eppinger (*Wien. med. Woch.*, 1888, nᵒˢ 37 et 38).

Dans la diphthérie, les néphrites sont très fréquentes; et cependant la constatation des microbes dans le rein est inconstante. Fürbringer (*Virch. Arch.*, t. XCI) n'a pu arriver à un résultat positif; Löffler (*Mitth. d. Reichs Ges. Amtes*, t. II) a trouvé dans les vaisseaux du rein des colonies du streptocoque pyogène. Divers auteurs se sont livrés à des recherches, souvent contradictoires,

La scarlatine s'accompagne très souvent d'une infection du rein par un streptocoque vu par Crooke (*Fortschr. der med.*, 1885, nᵒ 20), par Babes (*Wien. med. Presse*, 1887, nᵒ 10). Ce dernier auteur a d'abord pensé que ce streptocoque diffère des autres, et est spécifique de la scarlatine.

Les cocci de l'érysipèle atteignent eux aussi volontiers le rein ; ils y ont été trouvés par Emmerich dans ses expériences sur l'antagonisme du charbon et de l'érysipèle (*Fortschr. der med.*, 1887, p. 653), et chez l'homme Guarnieri les a vus et cultivés (*Acad. de méd. de Rome*, 1886, n° 6).

La constatation du pneumocoque dans les vaisseaux du rein a été faite par Senger (*Arch. f. exp. Path. und Pharmak.*, t. XX, p. 389), par Nauwerck. Pour la fièvre typhoïde, les examens de Klebs et Koch, de Gaffky, ne laissent aucun doute : le microbe existe dans les capillaires, mais jamais dans les tubes urinifères.

Metschnikoff (*Virch. Arch.*, t. CIX p. 176) et Puschkareff (*Ibid.*, t. CXIII, p. 421) ne parlent pas des spirilles dans le rein, quoiqu'ils aient examiné cet organe au microscope au cours du typhus à rechutes. Mais Kannenberg (*Zeitschr. f. klin. Med.*, t. I) les a vues dans l'urine chez un malade atteint de néphrite hémorrhagique : cette observation est probante. Les foyers d'actinomycose dans le rein sont signalés par Birch Hirchfeld.

Parmi les maladies purement expérimentales ou réservées aux animaux, les microbes ont été vus dans le rein par Koch dans la septicémie de la souris, dans la pyohémie du lapin, par Lydtin et Schottelius, par Pampoukis dans le rouget du porc, etc.

Dans toutes ces maladies, les microbes ne se bornent souvent pas à habiter le sang qui circule dans le rein, ce qui est constant, mais ils s'arrêtent dans les capillaires et y prolifèrent : l'étude anatomique de la circulation rénale explique bien pourquoi le rein est un des sièges de prédilection de ces localisations. Lorsque l'arrêt se prolonge, des modifications plus ou moins accentuées, en foyers purulents ou simplement en tissu de granulation, suivant la nature du micro-organisme causal. C'est différent des lésions diffuses, épithéliales ou conjonctives, que l'on observe dans le choléra, la diphthérie, la scarlatine ; or, dans ces dernières infections, la recherche des microbes est souvent infructueuse, toujours même dans le choléra. Dans le premier cas les lésions sont sûrement provoquées directement par les microbes; dans le second, il n'en est pas de même. Il semble qu'il faille alors invoquer l'action de produits toxiques qui se sont formés au niveau du foyer morbide primitif, mais il reste à se demander s'il ne faut pas attribuer un rôle aux microbes, inconstants dans ces conditions, ou bien si au contraire les ptomaïnes ne peuvent pas suffire à tout expliquer. Cette dernière hypothèse irait fort bien s'il n'y avait que des lésions épithéliales; mais il existe certainement parfois des lésions interstitielles, diffuses, inflammatoires. Nous savons, par les expériences de Grawitz, qu'une ptomaïne, la cadavérine, est capable, après stérilisation, de faire suppurer le tissu conjonctif, mais nous ne sommes pas en droit de conclure de là que les ptomaïnes diffusées par le sang dans l'organisme entier peuvent agir de même. D'autre part, pourquoi y a-t-il tantôt des lésions épithéliales dégénératives, tantôt des lésions conjonctives, inflammatoires? Ribbert pense que les deux modes d'action s'associent. Les dégénérations épithéliales sont bien dues à l'intoxication générale, mais l'inflammation interstitielle, qui n'est pas rare dans la scarlatine (où elle peut aboutir à l'atrophie cirrhotique), dans la diphthérie, dans la rougeole et qui, d'ailleurs, n'est que rarement uniforme, relève de l'action directe de micro-organismes, de streptocoques la plupart du temps.　　　　　　　　　　　　　　　　A. Broca.

REVUE DES JOURNAUX

PRESSE FRANÇAISE

1° Pyonéphroses et fistules rénales; diagnostic et traitement, par le docteur Tuffier (*Semaine médicale*, 18 décembre 1889).

— Après avoir formulé ses préférences en faveur de la néphrotomie comme traitement de choix de la pyonéphrose, l'auteur
s'occupe de l'infirmité gênante et dangereuse qui, dans 60 pour 100
des cas, succède à cette opération, la *fistule rénale*. Certes, en
pareille circonstance, il faut parfois se résoudre à l'extirpation
du rein ; mais cette néphrectomie secondaire donne encore une
mortalité de 10 pour 100, et, de plus, si par malheur l'autre
rein est ou devient malade, l'opéré ne survit pas longtemps à
cette intervention. Aussi, M. Tuffier croit-il qu'avant d'en arriver à une détermination aussi sérieuse il convient d'épuiser
toute la gamme des procédés anaplastiques, Mais, pour cela, il
faut un diagnostic complet auquel on ne peut parvenir sans
résoudre les trois problèmes suivants : 1° La fistule est-elle purulente ou urinaire ? 2° Dans ce dernier cas, l'uretère est-il perméable ? 3° Quel est l'état de l'autre rein ?

La réponse à la première question est facile, grâce à un examen attentif des caractères physiques du liquide et à son analyse chimique ; l'exploration du trajet fistuleux par un stylet
ou même par le doigt peut également démontrer l'origine intra-
rénale de la fistule.

Quant à la perméabilité de l'uretère, elle est mise en évidence
par le passage dans la vessie des liquides colorés injectés par
l'orifice cutané. L'état de ce conduit est reconnu grâce aux
commémoratifs et par son palper à travers le vagin, le rectum
et l'abdomen. La perméabilité se rétablit du reste parfois sous
l'influence de la néphrotomie et de l'antisepsie rénale, et une
irrigation continue bien conduite arrive à l'augmenter dans certains cas.

Enfin, l'état du rein du côté opposé est mieux élucidé par
l'observation clinique que par les nombreux appareils destinés
à recueillir l'urine d'un seul uretère. Des urines tantôt troubles
et purulentes, tantôt claires et limpides, celles-ci coïncidant
avec des douleurs rénales, l'élévation de la température, l'aggravation de l'état général et l'augmentation de volume du rein
malade, indiquent nettement l'unilatéralité des lésions : les
conditions inverses (trouble *permanent* de l'urine, gonflement
de l'autre rein, mauvais état général persistant malgré la néphrotomie) plaident en faveur de la bilatéralité.

Ces données étant obtenues, si la fistule est urinaire et l'uretère imperméable, la néphrectomie secondaire s'impose. Toutefois, si l'autre rein est altéré et, par suite, insuffisant, il faut respecter le rein fistuleux dans l'espoir qu'il aidera son congénère à maintenir l'équilibre physiologique. En ce cas, on se contente de pallier les inconvénients de la fistule par des appareils appropriés.

Si l'uretère est resté perméable et non altéré, on peut chercher à obtenir la cicatrisation de la fistule par des injections irritantes et des cautérisations. Mais, comme ces moyens échouent la plupart du temps, une autre intervention est préconisée par M. Tuffier : c'est l'avivement et la suture du rein et de la paroi après extirpation de la fistule. (Voir pour la description des trois temps de ce procédé le compte rendu de la séance du 20 novembre 1889 de la Société de chirurgie dans le précédent numéro (janvier 1890) des *Annales*.)

Les fistules purulentes conduisent en général à des clapiers qui occupent les deux extrémités du rein : le curage et l'extirpation de leurs épaisses parois fibreuses peuvent suffire à leur guérison.

A l'appui de son dire, M. Tuffier cite succinctement plusieurs cas personnels où cette manière de procéder a été suivie d'un plein succès.

2° RUPTURE TRAUMATIQUE COMPLÈTE DE L'URÈTHRE (CAS GRAVE) ; URÉTHROTOMIE EXTERNE ; GUÉRISON EN UN MOIS, par le docteur P. COULSON, ancien interne des hôpitaux (*Gaz. des hôp.*, 19, 26 et 28 nov. 1889). — L'auteur trace d'abord un historique rapide de la question des interventions dans les cas de rupture traumatique de l'urèthre et conclut à la nécessité de l'uréthrotomie externe d'emblée. Puis, il relate son intéressante observation, dont les divers incidents sont extrêmement curieux à lire dans tous leurs détails circonstanciés. Ici, l'uréthrotomie externe n'a pas été extemporanée, mais pratiquée seulement vingt heures après l'accident. Malgré l'étendue des dégâts, la rétention et l'infiltration d'urine dans la plaie ne se sont en effet montrées que le lendemain ; au début, la rupture complète, quoique probable, n'était donc pas absolument évidente. L'urèthre avait été non seulement rompu, mais écrasé dans toute son épaisseur sous les arceaux de l'ogive pubienne, et, grâce à une ingénieuse remarque, M. Coulhon a pu s'assurer que la perte de substance présentait une longueur de 5 centimètres au moins. La recherche du bout postérieur fut particulièrement laborieuse en raison du volume de la tumeur sanguine et de la profondeur où devaient s'exécuter les manœuvres ; néanmoins, sa découverte ne fut pas extrèmement longue. La sonde à demeure, enlevée le 9e jour pendant quelques heures, fut replacée parce qu'il ne sortait pas une goutte d'urine par le méat ; olle fut définitivement supprimée le 15e jour pour faire disparaître les complications inflammatoires survenues. Quoi qu'il en soit, l'opéré était complètement guéri au bout d'un mois et urinait avec un jet aussi volumineux que vigoureux. La guérison s'est maintenue grâce au passage intermittent de cathéters Béniqué.

3° SUR UNE COMPLICATION VÉSICALE RARE DE LA VULVITE DES PETITES FILLES, par le docteur BERGER (*Annales de la policlinique de Bordeaux*, n° 1, 1889). — Contrairement à l'opinion de Bouchut, la leucorrhée chez les petites filles peut ne pas rester limitée à la vulve et envahir secondairement la première moitié du vagin. Outre cette vulvo-vaginite, on rencontre.en outre quelquefois des adénites inguinales et même de la cystite. C'est cette dernière extension de la vulvite catarrhale des fillettes à tempérament scrofuleux que l'auteur a observée chez une enfant de 6 ans. Dans ce cas, les urines étaient troubles et ammoniacales, elles présentaient un dépôt filant et glaireux très abondant. La vulve offrait tous les caractères du catarrhe. En dehors de la cystite calculeuse, l'inflammation de la muqueuse vésicale est très rare chez les enfants,'dit l'auteur ; aussi, le cas qu'il signale présente-t-il un réel intérêt, autant pour sa rareté que pour son mode de production, indiqué d'ailleurs autrefois par Holmes.

4° CORPS ÉTRANGER DE L'URÈTHRE (ÉPINGLE A CHEVEUX CHEZ L'HOMME), par le professeur GUYON (*Journ. de méd. et de chir. pratiques*, novembre 1889). — Cette variété de corps étranger (épingle à cheveux), qu'on rencontre plus ordinairement dans la vessie de la femme, a cependant été extraite dernièrement par M. Guyon, de l'urèthre d'un jeune homme qui se l'était introduite trois jours auparavant. Le malade se plaignait seulement de quelques difficultés de la miction, mais non de rétention. Les objets ou les calculs arrêtés dans le canal empêchent rarement la miction, en raison de l'extensibilité de la paroi uréthrale, laquelle permet même dans ces conditions aux instruments de passer à côté du corps étranger.

Pour l'extraction, l'endoscope pourrait rendre des services, si on l'avait à sa disposition, en ce sens qu'il permettrait de voir les deux pointes de l'épingle qui se présentent ordinairement en avant. Ou bien, on pourrait chercher à saisir directement celles-ci, mais on courrait le risque de labourer l'urèthre dans toute sa longueur. Aussi est-il préférable de pratiquer l'extraction par incision, d'autant plus que celle-ci peut être très petite et guérit très rapidement. Il suffit même quelquefois de perforer la paroi avec l'une des branches de l'épingle pour arriver à faire passer l'autre par le même orifice; c'est ce que l'on fait assez souvent chez la femme. Dans le cas particulier, cette manœuvre ne fut pas possible, les deux pointes ayant déjà pénétré dans la muqueuse. Une très courte incision permit l'extraction : puis une sonde à demeure fut placée pendant quelques jours jusqu'à cicatrisation de la plaie.

5° TUMEUR DE LA VESSIE, par le professeur GUYON (*Idem*). — Dans une récente leçon clinique, M. Guyon a présenté les pièces anatomo-pathologiques d'un malade opéré deux fois par lui d'un épithélioma de la vessie. La première fois, au moment de l'opération, il était littéralement mourant d'hémorrhagies : il guérit vite, et sa santé se maintint satisfaisante pendant dix-huit mois. Au bout de ce temps, il revint à l'hôpital avec des signes non douteux de récidive et fut opéré une seconde fois avec le même succès, car il resta guéri encore près d'un an. C'est alors seulement qu'il fut pris de nouveaux phénomènes, à la suite desquels il succomba. A l'autopsie, on trouva un énorme caillot, organisé à la manière d'un caillot d'anévrysme et qui avait entraîné les accidents ayant déterminé la mort; mais il n'y avait pas trace de propagation du néoplasme, ni dans les ganglions ni ailleurs, bien qu'il s'agît d'un épithélioma très caractérisé et sessile. Les reins étaient en outre atteints de néphrite interstitielle.

Ce fait prouve une fois de plus que le cancer de la vessie n'a aucune tendance à la propagation et ne se généralise pas. Malheureusement, la récidive est presque constante si la base de la tumeur est large, beaucoup moins fréquente si elle est pédiculisée, ce qui est rare.

En comparant cette tumeur aux autres épithéliomas, on peut cependant la considérer comme se présentant dans des conditions favorables, puisque, dans le cancer de la vessie, les ganglions ne sont jamais atteints, circonstance qu'explique suffisamment l'absence de glandes et de vaisseaux lymphatiques dans la muqueuse vésicale. Cette disposition anatomique est d'ailleurs bien en rapport avec les fonctions de l'organe qui est destiné à isoler les matières excrémentitielles.

6° SIPHON-LAVEUR DE LA VESSIE, par le docteur E. SPEHL (*Journal de médecine de Bruxelles*, 20 novembre 1889). — Cet appareil, imaginé par M. Spehl, se compose de trois tubes, réunis en forme de triangle et munis chacun à sa partie moyenne d'un robinet. A l'angle supérieur aboutit un tube de caoutchouc en communication avec le récipient élevé contenant la solution de lavage. A l'angle inféro-postérieur s'adapte la sonde (gomme, caoutchouc ou métal), et enfin on fixe à l'angle inféro-antérieur un autre tube de caoutchouc, assez long pour conduire le liquide sortant de la vessie dans un vase placé par terre : ce dernier tube constitue la longue branche du siphon. Par une très simple manœuvre des trois robinets, qu'on ferme alternativement, l'appareil fonctionne sans qu'il soit besoin de lui imprimer aucun mouvement. L'entrée du liquide dans la vessie et sa sortie, sa quantité et sa pression sont facilement réglées au gré de l'opérateur, toujours par le jeu des robinets. L'appareil peut aussi, de la même façon, fonctionner comme aspirateur de façon à déboucher la sonde au cas où elle viendrait à être obstruée.

L'auteur énumère longuement, en terminant son article, les nombreux avantages qu'il attribue son appareil et répond aux objections qui lui ont été faites.

Dr R. JAMIN.

_____

7° DU TRAITEMENT CHIRURGICAL DES TUMEURS DE LA VESSIE, par M. le docteur BAZY (*la Médecine moderne*, n° 3). — Après avoir rappelé ses travaux antérieurs sur ce sujet, l'auteur publie deux observations ayant pour but de démontrer que la résection partielle ou totale de la vessie peut être étendue à la zone des uretères. La première observation se résume ainsi : début par phénomènes de cystite, hématuries profuses, douleurs vives, rétention incomplète, tumeur au voisinage du col à droite, taille hypogastrique; diagnostic vérifié, ablation au bistouri, cautérisation, guérison. Le malade est opéré le 19 février 1889. On trouve deux tumeurs : l'une du volume d'une petite noix située à droite et en arrière du col, en chou-fleur, avec une base d'implantation un peu plus étroite que la tumeur elle-même ; l'autre tout à fait à droite du col et contre lui et de la grosseur d'une très grosse noisette. Les deux tumeurs sont molles, et si elles rappellent comme aspect le papillome de la vessie, elles rappellent aussi franchement un épithélioma. Le 14 mars, fermeture d'un orifice fistuleux, le malade va de mieux en mieux. La deuxième observation relate une tumeur de la vessie, avec rétention incomplète ; pas de sensation nette au cathétérisme ni au toucher ; taille hypogastrique ; petit épithélioma siégeant au voisinage du trigone du côté droit, ablation au bistouri ; suture immédiate ; pneumonie intercurrente : guérison. A 3 centimètres à droite du col et à l'union du bas-fond et de la paroi latérale, une surface d'un centimètre et demi de diamètre environ, grisâtre et comme recouverte de débris nécrosés, est aperçue ; elle est circonscrite par une incision avec le bistouri et la pince. Suture au catgut après attouchement au sublimé. Opération le 29 avril : rentrée du malade dans son pays le 12 juin. M. Bazy termine son travail en mettant en relief les points suivants : L'hématurie au début de la miction et la rétention complète sont des signes de tumeur siégeant au voisinage du col; et on peut les regarder comme deux signes de premier ordre, si l'examen rectal fait constater l'état sain de la vessie. La méthode d'exérèse qu'il préconise est une méthode non dangereuse, pouvant être appliquée aux tumeurs de la vessie, quel que soit le point d'implantation du néoplasme, qu'il occupe la région extra-uretérale ou la région urétérale.

8° TÉRATOME DU SCROTUM, par M. le docteur LE DENTU (la Médecine moderne, n° 1). — Le 19 octobre 1887, M. Le Dentu opérait un jeune homme de 18 ans d'une tumeur volumineuse dans la partie droite du scrotum qu'il diagnostiqua un tératome pour les diverses raisons suivantes : tumeur de 18 centimètres sur 15 de large, recouverte par des téguments sains, non adhérents, de vascularisation normale : consistance très inégale, très dure dans certains points, franchement fluctuante dans d'autres; siège à droite; nullement transparente : le testicule, déformé, aplati, paraît être délimité assez nettement, pas de ganglions dans le ventre. L'opération fut très simple. L'examen histologique des parties enlevées fut fait par le docteur Albarran. Il montre une tumeur accolée au testicule, mais qui en est indépendante. La glande séminale elle-même est saine : elle fonctionne normalement. Dans la tumeur on trouve : des glandes muqueuses, des glandes sébacées, des poils, des vaisseaux, des nerfs à myéline et sans myéline, des muscles lisses. On trouve encore des tissus ; conjonctif (reticulé, lâche, fibreux, etc.), cartilagineux et osseux, plus des masses épithéliales irrégulières qui ressemblent beaucoup à un épithélioma carcinoïde et enfin des kystes. Conformément à la régle posée par Verneuil, la tumeur est indépendante du testicule dont elle se trouve séparée par une coque fibreuse. M. Le Dentu pense que la tumeur s'était développée entre la vaginale et l'albuginée.

9° Sur une nouvelle variété de balanite, par le docteur Cordier (*Lyon médical*, n° 1, 1890). — Sous cette dénomination, le docteur Cordier s'occupe d'une balanite de cause externe provoquée par le pansement des diverses ulcérations de la verge avec la pommade ou la poudre de calomel chez les malades qui font usage à l'intérieur, soit d'iodure de potassium, soit d'autres préparations iodurées.

L'association de ces deux médications, soit toutes les deux externes, soit l'une des deux interne, produit l'effet d'un large vésicatoire et même celui d'un caustique.

L'auteur rapporte plusieurs observations excessivement intéressantes à ce sujet. Dans la première, il s'agit d'un jeune homme, soigné pour des ulcérations tertiaires à la verge, avec du calomel, par erreur de diagnostic avec des chancres simples, et auquel il fit prendre de l'iodure de potassium. Au contact de l'urine contenant de ce sel, le calomel se transforma en un sel iodo-mercureux vraiment caustique, qui amena une tuméfaction énorme de la verge, avec production de liquide séro-purulent et douleurs atroces.

Dans un autre cas, un homme de 60 ans prenait par jour 0gr.50 d'iodure de sodium pour une affection cardiaque. Une poussée d'herpès sur le gland, au voisinage du méat, s'étant produite, on la traita par la poudre de calomel : ce traitement amena une inflammation plus intense qui céda à des lavages d'eau boriquée.

Un jeune homme atteint de chancres se pansait avec de la poudre de calomel : il eut l'idée de prendre un sirop dépuratif à l'iodure de potassium ; dès le lendemain, puis les jours suivants, douleurs très vives, tuméfaction considérable, du prépuce.

En résumé, dans tous les cas les symptômes sont à peu près identiques : la douleur est vive, beaucoup plus que dans la balanite ordinaire ; la sécrétion a paru plus abondante et plus séreuse. Le prépuce est toujours œdémateux, et quand on peut découvrir le gland il apparaît recouvert d'un enduit pultacé qui dans les cas les plus graves masque de véritables ulcérations. Il suffit de 0gr.50 d'iodure absorbé pour amener ces accidents. Mais il y a une condition à peu près indispensable pour la réalisation de cette balanite, c'est la longueur du prépuce, amenant le séjour de l'urine qui est portée au contact de la couronne du gland.

10e DEUX CAS D'ÉPITHÉLIOMA DU PÉNIS, par M. le docteur LANCIAL (*Journal des sciences médicales* de Lille, 27 déc. 1889). — La première observation se rapporte à un homme de 35 ans, fileur, qui est atteint d'un épithélioma du pénis à marche lente, sans envahissement ganglionnaire. L'amputation fut faite au thermo-cautère par M. le professeur Duret, avec les modifications suivantes au procédé de Demarquay. Les corps caverneux furent coupés non transversalement mais obliquement, de dehors en dedans et d'arrière en avant, de façon à reconstituer une sorte de gland, puis ils furent séparés sur la ligne médiane dans une étendue de 1 cent. et demi à 2. C'est entre eux et au centre même de leur surface de section que le chirurgien amena l'urèthre fendu en deux parties latérales suivant la méthode de Demarquay. On obtint ainsi un méat central. Pour le conserver, les deux parties latérales qui résultaient de la section verticale du canal furent suturées à la gaine fibreuse des corps caverneux après les avoir rabattues en avant et au-dessus d'eux. L'amputation fut faite au niveau du pénis.

Dans la deuxième observation, il s'agit d'un ouvrier de 55 ans, atteint d'un cancroïde de la verge, du volume du poing : la masse cancéreuse s'arrête à 1 cent. et demi dans la racine de la verge et présente à sa limite postéro-inférieure un bourrelet proéminent, une sorte de crête dont la hauteur égale 1 centimètre environ. M. le professeur Duret fait, le 6 décembre, l'amputation en cinq temps, suivant la méthode indiquée plus haut.

1er temps, incision des parties molles en arrière et dégagement de l'urèthre.

2e temps, incision de la peau en avant et ligature des artères et de la veine dorsale du pénis.

3e temps, section des corps caverneux, avec le thermo-cautère, température du rouge sombre.

4e temps, section de l'urèthre à 1 centimètre en avant de la section des corps caverneux.

5e temps, suture de l'urèthre aux corps caverneux. On fixe au moyen de fils de soie fins les lambeaux de l'urèthre au milieu des corps caverneux.

Le 20 décembre, la plaie de la verge est cicatrisée, mais le malade meurt ce jour-là de pneumonie.

L'examen histologique de la tumeur a révélé l'existence d'un épithélioma papillomateux à globes épidermiques ; ces derniers très rares. M. le docteur Lancial fait suivre ces deux observations de réflexions sur la cause étiologique du mal : il montre que, dans un des cas, le phimosis si souvent incriminé n'existait pas. Le néoplasme se montre d'abord dans le sillon balano-préputial, ce qui explique pourquoi, chez ce malade, les lésions s'étaient étendues aux corps caverneux et jusqu'aux parois de l'urèthre, ce qui est rare : le cancroïde localisé au fourreau de la verge se propageant plutôt en surface sans atteindre la profondeur de l'organe.

11e PLUSIEURS CAS DE NÉPHRITE SANS ALBUMINE, par M. le docteur BILLAUX (*Journal des sciences médicales* de Lille, 20 décembre 1889). — Dans ce travail, M. Billaux résume quelques faits qui démontrent à l'évidence que l'albumine n'est qu'un symptôme souvent intermittent, et par conséquent inconstant, du mal de Bright. Les conclusions en sont les suivantes :

1° L'albumine dans les néphrites chroniques n'est qu'un symptôme et, comme tout symptôme, elle peut manquer constamment ou temporairement.

2° L'inconstance de l'albumine dans le mal de Bright est un fait important pour le diagnostic et doit engager le praticien à ne pas se contenter d'une seule analyse.

3° L'albumine paraît surtout manquer fréquemment pendant les accès urémiques.

4° Certains ulcères de l'estomac et du duodénum ne sont que des accidents d'artério-sclérose due au mal de Bright. Il importe, dans les hémorrhagies du tube digestif, de rechercher la néphrite chronique.

12° Des uréthrites chroniques blennorrhagiques, par M. le docteur Bazy (*Progrès médical*, 4 et 11 janv. 1890). — Dans ce travail l'auteur développe une opinion très importante, que j'ai d'ailleurs exprimée et étudiée moi-même depuis vingt ans : à savoir, que l'uréthrite profonde ou postérieure se rencontre plus fréquemment qu'il n'a été admis jusqu'à présent. La différence cependant qui existe entre l'opinion de M. le docteur Bazy et la mienne, c'est que je crois que l'uréthrite postérieure, que je désigne plutôt sous le nom de prostatite chronique, est bien plus fréquente que l'uréthrite antérieure, dans les cas où existe le symptôme d'écoulement appelé goutte militaire vulgairement ; mon excellent confrère demande simplement à faire une place plus large à l'uréthrite postérieure (1). M. le docteur Bazy regarde comme étant sûrement atteints d'uréthrite postérieure les malades possédant au moment de la consultation une uréthrite rebelle et ayant eu, pendant ou depuis la ou les blennorrhagies, des envies fréquentes d'uriner soit en commençant soit en finissant d'uriner, ou une orchite ; il pense, en outre, que toutes les fois qu'une blennorrhée résiste aux moyens rationnels dirigés sur l'urèthre antérieur et à une hygiène rigou-

(1) Dans les comptes rendus, la tradition au journal est de reproduire les idées de l'auteur sans commentaires ; je demande pardon au lecteur de cette

reuse, on peut être certain que l'urèthre postérieur est pris.
Il faut donc chercher, ajoute-t-il, plus qu'on n'a paru le faire
en pratique, si en présence d'une uréthrite chronique, l'urèthre
postérieur est sain ou non, chercher les moindres manifestations de cette uréthrite postérieure. L'influence des diathèses
sur la persistance et la ténacité du mal est secondaire. Comme
traitement, hygiène rigoureuse, instillations argentiques à
doses plus ou moins élevées dans l'urèthre postérieur ou dilatation par les bougies : éviter surtout l'alcool dans le régime.

13° TECHNIQUE DU CATHÉTÉRISME DE L'URÈTHRE, par M. le professeur GUYON (*Bulletin médical*, 18 déc. 1889). — M. le professeur
Guyon, dans cette leçon faite à l'hôpital Necker, étudie d'abord
les principes du cathétérisme, puis le cathétérisme avec les
différents instruments, puis enfin les règles de cette opération.

Il existe trois principes auxquels il est nécessaire d'obéir,
dans cette opération du cathétérisme. Le premier, le plus important, c'est que le cathétérisme doit être pratiqué comme le
toucher en général : car c'est un toucher profond fait à l'aide
d'un instrument ; l'opération doit être un recueil de sensations.
Le deuxième principe c'est que l'opérateur doit toujours savoir
dans quelle région de l'urèthre se trouve l'extrémité de l'instrument ; il est très important de reconnaître l'urèthre antérieur de l'urèthre postérieur. Le troisième principe, c'est que
les deux mains doivent participer au cathétérisme: on se sert
rarement convenablement de la main gauche et c'est un grand
tort, car cette dernière prépare la voie par la façon dont elle
agit sur la verge, par la manière dont elle dispose l'urèthre.
Si la main droite doit toujours ne développer aucune espèce de
force, la main gauche peut mettre en œuvre une certaine
énergie.

En ce qui concerne les instruments employés, M. Guyon
commence par les instruments souples ; il résume sa pensée
sur la manière de les introduire en parodiant un vers connu :
« Glissez, n'appuyez pas. » La main gauche peut être très
utile en ce cas, en tirant fortement sur la verge. La manœuvre
n'est plus la même quand l'instrument est coudé ou courbe
et métallique. Généralement il faut suivre la paroi supérieure
du canal, qui est la paroi chirurgicale. Avec un instrument

coudé, cependant, il vaut mieux placer l'instrument en travers, dans le sens transversal de l'urèthre, de manière à augmenter la tension de la paroi inférieure du canal et à effacer ainsi le cul-de-sac du bulbe. L'entrée de la portion membraneuse sera ainsi facilitée et il suffira pour y pénétrer de faire décrire au bec un arc de cercle : il faut en même temps avec la main gauche tirer sur la verge et la coucher sur l'abdomen.

L'abaissement de l'instrument pour pénétrer dans la portion musculeuse doit être fait aussi bien avec la main droite qu'avec la main gauche, c'est une manœuvre subordonnée à la possibilité d'avancer, à la constatation de la réalité de l'engagement dans l'entrée de l'urèthre profond.

Le cathétérisme doit être divisé en trois temps : le premier temps aura pour but de parcourir l'urèthre antérieur, le deuxième d'entrer dans l'urèthre postérieur, le troisième de parcourir l'urèthre postérieur. On reconnaît que l'on est à la fin du premier temps par la résistance de la portion membraneuse et la sensibilité que l'on développe. Le deuxième temps est accompli quand la sonde est sentie libre et pouvant être abaissée : une sensation absolue de liberté fait connaître que l'on est dans la vessie. M. Guyon termine sa leçon en insistant beaucoup sur la nécessité de se servir des deux mains dans le cathétérisme.

Dr DELEFOSSE.

REVUE D'UROLOGIE

I. SUR LA RECHERCHE DE L'ALBUMINE PAR L'ACIDE CHLORHYDRIQUE, par M. LIEBERMANN. — Les matières albuminoïdes traitées dans l'acide chlorhydrique concentré prennent une coloration d'un bleu violet.

Cette réaction permet de retrouver l'albumine de l'œuf en solution dans l'urine à 1 p. 1 000. On fait bouillir 10 cc. de cette

urine, on y ajoute une petite goutte d'acide acétique, on fait
bouillir de nouveau ; on ajoute cinq fois autant d'alcool à 96° ;
on filtre sur un petit filtre ; on lave à quatre reprises avec de
l'alcool chaud, puis avec de l'alcool froid ; on verse avec précaution le long des parois du tube de l'acide chlorhydrique
concentré ; il se produit alors une coloration du plus beau bleu,
la réaction réussit avec 5 cc. d'urine.

Cette réaction a lieu avec les albuminates alcalins, la caséine, la vitelline, la fibrine, la syntonine, la globuline, l'albumine végétale, la fibrine végétale, la légumine. Elle manque
avec l'hémoglobine, la chondrine et la kératine, elle a manqué
avec la mucine de l'urine du cheval (*Centralblatt für med. Wissenschaften* et *Rev. sc. méd.*, 1888, 444).

II. Sur la recherche de l'hémoglobine dissoute dans l'urine,
par Rosenthal. — Rosenthal remarque que l'analyse spectrale
du sang contenu dans l'urine ne donne que des renseignements
insuffisants, il préfère les procédés chimiques de Heller (par la
soude) et de Struve (par le tannin). Il indique une modification
de ce dernier procédé qui permet de reconnaître dans un litre
d'urine, même albumineuse, la présence de 0^{gr},25 de sang. On
précipite le fer de l'hémoglobine par le tannin comme dans le
procédé de Struve. On filtre, lave, dessèche et calcine le précipité dans la coupelle de platine, puis on le reprend par l'acide
chlorhydrique et l'eau. L'addition de quelques gouttes d'un
mélange de ferro et de ferricyanure de potassium donne la colo-
tion du bleu de Prusse. C'est une sorte de combinaison des procédés de Heller et de Struve (*Archiv. für path. Anat. und Physiol.*, Band 103. Heft 3, 516 et *Rev. sc. méd.*, XXXI, 1888, 443).

III. Ptyaline et ferment lactique dans l'urine humaine, par
M. Holovtschiner. — L'auteur se demande ce que deviennent
les ferments digestifs de la salive et de l'estomac, lorsqu'ils ne
sont pas entièrement détruits dans le travail, soit de la saccha-
rification, soit de la peptonisation ; il constate qu'ils sont ré-
sorbés dans le sang, et qu'ils sont éliminés en nature par les
urines.

Pour la ptyaline, il ajoute à l'urine de l'amidon et une solution iodée ; si l'urine ne contient pas de ptyaline, l'amidon n'est pas saccharifié et la réaction violette apparaît ; si l'urine contient de la ptyaline, l'amidon se transforme en sucre, que la réaction de Moores-Heller ou tout autre réactif permet de reconnaître, il constate que dans l'urine de la nuit, c'est-à-dire dans l'intervalle des repas, de la ptyaline est absorbée et par suite éliminée en grande quantité dans l'urine. En effet, on y trouve, après l'épreuve précédente, beaucoup de sucre et l'amidon a disparu. Au moment de la digestion au contraire, la ptyaline étant utilisée il s'en élimine très peu dans les urines. Dans les cas de catarrhe stomacal, ce serait au contraire pendant la période digestive que l'élimination de la ptyaline dans les urines atteindrait son maximum.

Pour le ferment lactique, Holowtschiner emploie un procédé analogue.

Il ajoute à l'urine une certaine quantité de lait et voit si la précipitation de la caséine s'effectue, il reconnaît que l'urine contient toujours ce ferment (*lab ferment*, ferment de la présure) et que le maximum d'élimination se produit six heures après les repas ; le minimum d'une à deux heures après l'alimentation (*Arch. fur path. Anat. und Physiol.*, Band 104, Heft 1, 12 et *Rev. sc. méd.*, XXXI, 1888, 439).

IV. VARIATIONS DE LA SÉCRÉTION URINAIRE PENDANT LA NUIT, par POSNER. — Posner a déterminé la densité de l'urine recueillie chez plusieurs personnes à différents stades du repos de la nuit, pour savoir si la densité et la concentration élevées de l'urine du matin est due à une résorption d'eau, par la surface vésicale, pendant le séjour prolongé de l'urine. Il a résolu cette question négativement. L'urine de la première partie de la nuit est plus concentrée que celle des heures qui précèdent le lever. Le haut degré de concentration de l'urine de la nuit est dû à l'influence du sommeil qui ralentit la sécrétion rénale. La stratification de l'urine dans la vessie, en couches de densité inégale, observée par Edlefsen, pour l'urine du matin, provient de ce que l'urine sécrétée en dernier lieu le matin est plus légère que celle qui se trouve déjà dans la vessie et monte au-dessus de cette dernière (*Arch. für Physiologie*, 1887, 389 et *Rev. sc. méd.*, 1888, 439).

V. Albumine dans l'urine normale, par M. Posner. — Posner
mentionne les divers travaux entrepris sur cette question. Mais
il accuse les diverses méthodes de recherches employées de
n'être pas assez précises. D'après lui, tous les précipités obtenus renferment un corps voisin de la mucine et qui est sans
doute celui que Béchamp a désigné sous le nom de néphrozy-
mase. Mais on y trouve encore, mêlée à de nombreux autres
corps variables, suivant le procédé de précipitation employé,
une substance que l'on ne peut isoler et étudier, et que l'on
ne peut connaître que par ses réactions. Ce corps est insoluble
dans l'acide nitrique, soluble dans l'acide acétique et la lessive
de potasse, précipitable dans sa solution acétique par le ferrocyanure de potassium, les acides nitrique, métaphosphorique,
picrique, l'iodure double de mercure et de potasse (Tanret),
qui, après l'ébullition dans la solution de potasse colore en
violet le sulfate de cuivre, et l'acide sulfurique dans une solution d'acétate de fer, qui enfin dans une solution d'acide formique réduit le chlorure d'or en donnant lieu à une couleur
rouge allant jusqu'au pourpre. Il pense que ce corps est une
albumine du sérum.

Il semble donc que dans l'urine normale il y a au moins
deux principes : l'un albumineux qui proviendrait du sang,
l'autre mucineux qui proviendrait de la destruction de l'épithélium rénal (*Archiv für pathol. Anat. und Physiol.*, Band 104,
Heft 3, 497 et *Revue de méd.*, XXXI, 1888, 565).

VI. Les chlorures de l'urine dans les affections stomacales,
par M. Gluzinski. — Chez les malades atteints d'affections de
l'estomac, on observe une diminution des chlorures de l'urine
dans les circonstances suivantes :

1° Quand une trop faible quantité de chlorures est introduite
dans l'organisme (inanition, vomissements répétés immédiatement après le repas);

2° Quand, malgré l'introduction de chlorures en quantité
suffisante, leur absorption est défectueuse (gastrectasies considérables dues à un rétrécissement cancéreux du pylore);

3° Dans les cas de sécrétion exagérée du suc gastrique,
mais seulement quand l'acide chlorhydrique sécrété en excès
est vomi ou bien extrait fréquemment par aspiration artifi-

cielle, ou encore que la muqueuse est devenue incapable de le résorber, ce qui arrive dans les dilatations stomacales considérables, soit simples, soit consécutives à des cicatrices.

Toutes choses égales d'ailleurs, quand, dans une dilatation stomacale très marquée, on observe, soit une diminution considérable, soit une disparition complète des chlorures de l'urine, il y plutôt lieu de penser à une affection bénigne compliquée d'hypersécrétion d'acide chlorhydrique qu'à un néoplasme (*Berl. klin. Wochenschrift*, 1887, 983 et *Rev. sc. méd.*, XXXI, 1888, 552).

VII. SUR L'ALBUMINURIE PHYSIOLOGIQUE, par LEUBE. — Il est bien peu d'urines, même entièrement normales, qui ne renferment pas d'albumine en très petite quantité. L'absence complète ne se rencontre guère que dans l'enfance. Pour constater facilement cette albuminurie physiologique, il est nécessaire de concentrer l'urine.

Leube fait cette concentration dans l'air raréfié; le point d'ébullition n'atteint alors que 35° et l'albumine ne se coagule pas.

La quantité maximum d'albumine physiologique est de 1 p. 1000. Noorden dit même avoir trouvé jusqu'à 4 p. 1000. D'une façon générale, tonte albumine constatée par les réactifs sans concentration est suspecte.

Dans l'urine, ainsi concentrée, on trouve un grand nombre de cristaux divers : notamment des cylindres finement granulés, brunâtres, constitués par l'acide urique, mais il est exceptionnel d'y rencontrer de véritables cylindres hyalins. La présence de cylindres hyalins a donc une grande valeur pour conclure à un état pathologique du rein, mais leur absence n'a pas une valeur négative correspondante. Ils peuvent, en effet, manquer dans les néphrites interstitielles.

Indépendamment de la quantité d'albumine et des cylindres hyalins, quelques symptômes concomitants ont une grande valeur pour différencier les albuminuries physiologiques et pathologiques.

L'hypertrophie du cœur est souvent tardive dans les néphrites chroniques et insidieuses, mais elle peut être très précoce dans les néphrites aiguës. Avant de la constater, on

trouve souvent des modifications sphygmographiques du pouls,
qui constituent un des meilleurs signes de début. Par suite de
l'augmentation de tensions dans l'aorte, l'ascension de retour
est peu marquée sur la ligne sphygmographique, tandis que
l'ascension d'élasticité l'est beaucoup. Il faut encore mentionner
l'examen ophtalmoscopique (*Zeitschrift für Klin. Medicin*,
XIII, I et *Rev. sc. méd.*, XXXI, 1888, 565).

VIII. DE L'INFLUENCE DES MALADIES INTERCURRENTES A PEPTONURIE
SUR LE DIABÈTE SUCRÉ, par M. A. THORION. — La diminution ou
même la suppression de la sécrétion du glucose qui paraissent
se produire sous l'influence de certaines maladies, telles que:
scarlatine, pneumonie, etc., sont, la plupart du temps, sinon
toujours, factices et tiennent à l'apparition des peptones dans
les urines, peptones dont la présence nuit à la précision de la
liqueur de Fehling. Avant d'affirmer qu'une urine traitée par
la liqueur de Fehling ne renferme pas de glucose, surtout dans
un cas de pneumonie ou de scarlatine intercurrente, on devra
abandonner le tube d'essai pendant plusieurs heures; une
réaction, négative d'abord, donnera après ce temps un résultat
positif, pourvu que la quantité de glucose soit environ deux
fois aussi forte que celle de la peptone contenue dans l'urine,
ce qui est d'ailleurs le cas de beaucoup le plus fréquent. Il est
facile, s'il y a doute, d'éliminer au préalable les peptones par
l'acide chlorhydrique et le phospho-tungstate de soude: le liquide filtré, alcalinisé par la potasse, sera soumis, sans cause
d'erreur cette fois, à l'action de la liqueur de Fehling.

Il vaut mieux ne pas utiliser l'action de la potasse et du
sous-nitrate de bismuth, du réactif Sachsse ou de Knapp, qui
tous pourraient donner naissance, sous l'influence de la potasse, à un sulfure métallique noir, d'aspect identique à celui
du métal réduit par le glucose *Revue médicale de l'Est*, et
Revue sc. méd., XXXI, 1888, 573.

INDEX BIBLIOGRAPHIQUE

Urinaires (Voies). — *Leçons sur quelques affections des organes génito-urinaires*, par BERKELEY HILL. (*Lancet*, 29 juin.) — *Traitement de l'incontinence nocturne d'urine par les courants induits*, par PICARD. (*Soc. de méd. prat.*, 23 mai.) — *Nouvelle opération pour la guérison de l'incontinence d'urine*, par GERSUNY. (*Cent. f. Chir.*, 22 juin.) *Suppression de l'urine durant douze jours par compression des uretères. Autopsie*, par J. FARLOW. (*Boston med. Journ.*, 4 avril, p. 330.) — *Traitement de quelques fistules urinaires chez l'homme, reins, uretères, vessie*, par VERCHÈRE. (*Gaz. des hôp.*, 8 juin.) — *Valeur diagnostique de la miction fréquente*, par STUROIS. (*Med. News*, 8 sept.) — *De la douleur dans les affections des voies urinaires et de son traitement*, par DUBUT. (*Thèse de Bordeaux.*) — *Quelques points relatifs à la chirurgie des voies urinaires*, par HARRISON, janv., p. 57.)

Urine. — *Des alcaloïdes de l'urine*, par GODET. (*Thèse de Paris*, 12 juin.) — *Erreurs auxquelles expose le dosage direct de la potasse dans l'urine, sous forme de bitartrate de potasse*, par A. ROBIN. (*Soc. de biologie*, 18 mai.) — *Influence du phosphate de soude sur l'excrétion d'acide urique*, par HAIG. (*Royal med. and chir. Soc.*, 28 mai.) — *Sur la détermination quantitative de l'acide urique*, par SALKOWSKI. (*Archiv. f. path. Anat.*, Heft 3.) — *Une nouvelle méthode pour déterminer approximativement l'albumine dans l'urine*, par A. CHRISTENSEN. (*Ibid.*, CXV, Heft 1.) — *Analyse quantitative de l'urée de l'urine humaine au moyen de l'acide phosphorique*, par E. PFLÜGER et L. BLEIBTREU. (*Archiv f. die gesammte Phys.* XLIV, p. 78.) — *Remarques sur la comparaison et la critique des trois méthodes d'analyse de l'urée précédemment exposées*, par E. PFLÜGER et L. BLEIBTREU. (*Ibid.*, XLIV, p. 113.) — *Analyse de l'urée par la méthode de Bunsen dans son application à l'urine humaine*, par E. PFLÜGER et L. BLEIBTREU. (*Ibid.*, XLIV, p. 36.) — *Analyse quantitative de l'urée par ébullition dans un alcali caustique*, par E. PFLÜGER et L. BLEIBTREU. (*Ibid.*, XLV, p. 57.) — *Formation et présence de rouge d'indigo (indirubine) dans l'urine*, par ROSIN. (*Cent. f. klin. Med.*, 20 juillet.) — *Sur l'excrétion diurne et nocturne d'urine*, par WILSON. (*Lancet*, 29 juin.) — *Composition moyenne de l'urine normale*, par YVON et BERLIOZ. (*Rev. de méd.*, sept.) — *Les protéides de l'urine; comparaison des méthodes de recherche de l'albumine*, par NOVY. (*Med. News*, 15 sept.) — *Nouvel acide de l'urine se colorant en brun par les alcalis; alcaptonurie*, par KIRK. (*Journ. of anat. and phys.*, oct.) — *Les chlorures de l'urine*, par TEDESCHI. (*Incurabili*, n° 8.) — *La question des ferments existant dans l'urine*, par MYA et BELFANTI. (*Gaz. d. ospit.*, n° 59.) — *De la diazoréaction de l'urine*, par ANCHISI. (*Gaz. d. ospit.*, n° 79.) — *Observations sur le dosage de l'azote total dans les urines*, par OECHSNER DE CONINCK. (*Soc. biologie*, 9 juin.) — *Recherches sur les urines tabétiques*, par LIVON et ALEZAIS. (*Marseille médical*, 30 avril et 30 mai, pages 193 et 263.) — *De l'élimination des sulfo-acides de l'urine ; rapports avec l'acide sulfurique combiné et l'acide sulfurique préformé*,

par Nicolais. (*Riv. clin. e terap.*, sept.) — *Sur un second cas d'urine filante
d'origine bactérienne*, par J. Melle. (*La Riforma medica*, 30 et 31 août.) —
Dissolution des concrétions uratiques, par Posner et Goldenberg. (*Zeit. f.
klin. Med.*, XIII, p. 580.) — *Expériences relatives à l'influence du café sur
l'excrétion de l'urée urinaire*, par Dumont. (*Rev. sc. méd. de Louvain*, juin.)
— *Influence des nerfs vagues sur la sécrétion urinaire*, par Arthaud et
Butte. (*Soc. biologie*, 5 mai.)

Vessie. — *Les névralgies vésicales*, par Hartmann. (*Gaz. des hôp.*,
20 juillet.) — *Traitement de certaines affections chroniques de la vessie par
le raclage et l'écouvillonnage*, par Bazy. (*Semaine méd.*, 26 juin.) — *De l'endoscopie dans les tumeurs de la vessie*, par Southam. (*Lancet*, 13 avril.) —
De l'irrigation de la vessie avec la cystoscopie, par Cruise. (*Lancet*, 23 fév.)
— *Ulcération tuberculeuse de la vessie; détails cliniques peu usuels*, par
Philip. (*Americ. Journ. of med. sc.*, juillet.) — *Un cas de tuberculose de la
vessie*, par Malaspina. (*Gaz. d. ospit.*, n° 10.) — *Sur l'accroissement des
polypes de la vessie*, par Tschistowitsch. (*Archiv f. pathol. Anat.*, CXV,
Heft 2.) — *Sarcome de la vessie; incontinence d'urine; taille périnéale et
sus-pubienne; dix-huit mois sans récidive*, par Whitehead. (*Lancet*, 23 fév.)
— *Observations de pathologie chirurgicale des organes génito-urinaires
(néphrectomie, néphrolithotomie. Lithotritie rapide et complète des calculs
de la vessie)*, par Tédenat. (*Montpellier médical*, 16 janvier.) — *De la formation des calculs*, par Posner. (*Zeit. f. klin. Med.* XVI, 1 et 2.) — *Extraction des corps étrangers de la vessie chez la femme par la dilatation de
l'urèthre*, par Boulays. (*Thèse Montpellier*, n° 27.) — *Des lithotriteurs et de
leur usage*, par Picard. (*Progrès médical*, 13 avril.) — *Calcul vésical par
corps étranger; lithotripsie, guérison*, par Zappala. (*Progresso med.*,
15 juillet.) — *Calcul volumineux et dur; enfant de 13 ans; litholapaxie*,
par Walsham. (*Lancet*, 8 juin.) — *Calcul formé autour d'un corps étranger;
taille sus-pubienne*, par Adams. (*Lancet*, 22 juin.) — *Taille vaginale chez
une femme enceinte de six mois et demi; suture immédiate de la plaie; guérison; accouchement à terme*, par Jacobson. (*Lancet*, 30 mars.) — *Fétu de
paille retiré de la vessie par la taille hypogastrique*, par Picard et Bou-
langer. (*Soc. de méd. prat.*, 20 juin.) — *De la cystotomie sus-pubienne
dans un cas d'hypertrophie prostatique sénile*, par T. Richardson. (*New-
York med. Record.*, p. 267, 9 mars.) — *Sur la taille hypogastrique par le
procédé d'Annaudale*, par Gayraud. (*Gaz. hebd. de Montpellier*, n° 34, 1888.)
— *Taille sus-pubienne pour l'ablation d'un cathéter*, par Wood. (*Journ. of
cutan. dis.*, juin.) — *Cystotomie sus-pubienne pour tumeur de la vessie*, par
Anderson. (*Clin. Soc. of London*, 10 mai.) — *Blessures de la vessie pendant
la laparotomie; relevé de 67 cas*, par Reeves Jackson. (*Americ. med. Assoc.*,
26 juin.)

Le Rédacteur en Chef, Gérant : Dr DELEFOSSE

Paris. — Typ. G. Chamerot, 19, rue des Saints-Pères. — 25486.

ANNALES DES MALADIES

DES

ORGANES GÉNITO-URINAIRES

Mars 1890.

MÉMOIRES ORIGINAUX

Note sur l'anatomie et la physiologie pathologiques de la rétention d'urine,

Par M. le professeur F. GUYON

L'accumulation de l'urine dans la vessie détermine dans tout l'appareil urinaire des lésions qui modifient ses fonctions et le rendent accessible à des influences auxquelles il peut, dans d'autres conditions, rester indifférent. Dans une précédente note, nous avons montré à quel point la rétention favorise l'invasion microbienne. Nous désirons aujourd'hui indiquer ses effets immédiats et éloignés, rechercher le mécanisme de leur production.

La clinique nous a fourni, depuis longtemps, des renseignements très significatifs. Nous les avons contrôlés et complétés par une série d'expériences faites avec le concours de M. Albarran.

Quelles que soient ses causes, sa forme et sa durée, la rétention évolue à l'état aseptique et sans fièvre. Ce n'est

qu'après une intervention septique ou chez des sujets préalablement infectés que la fièvre survient. L'étude des rétentions chroniques incomplètes nous a servi à établir ces faits
importants. Chez les sujets dont l'urine ne contient pas de
micro-organismes et ne cultive pas, il n'y a aucune élévation de température. Chez ceux qui présentent des conditions contraires, nous avons observé la fièvre ; elle n'a
cessé que par l'évacuation répétée ou continue.

L'expérimentation ne permet d'étudier que la rétention
aiguë, mais elle est confirmative. Seuls les animaux dont nous
avons infecté la vessie avant de lier la verge ont eu une
température élevée. Lorsque la fièvre est survenue, sans
qu'une injection septique ait été pratiquée, nous avons constaté la présence d'organismes pathogènes. Lorsque la ligature a été levée à temps, la fièvre s'est éteinte et l'animal
est revenu à la santé.

Chez l'homme, toute rétention s'accompagne de polyurie.
Cela s'observe surtout dans les rétentions incomplètes avec
distension, mais aussi dans les rétentions aiguës sans lésions
rénales, par exemple chez de jeunes sujets atteints d'abcès
chauds de la prostate. La polyurie s'établit ou s'exagère,
sous la seule influence de la réplétion de la vessie. Chez les
animaux, nous avons vérifié le fait en faisant à la vessie
des ponctions successives.

La congestion de tout l'appareil urinaire est encore une
des conséquences de la rétention. Chez l'homme, dans les
rétentions aiguës quelque peu prolongées, l'urine est souvent colorée en brun ou en rouge. Dans les rétentions
chroniques avec distension, l'évacuation complète et rapide
provoque presque infailliblement une hématurie. Il est possible de constater, dans les rétentions complètes aiguës,
l'augmentation congestive de la prostate et du rein. Le volume de ces organes, tout d'abord accru, diminue sous l'action répétée du cathétérisme. Dans certains cas où la rétention est productrice d'hématurie, l'évacuation seule
permet de s'en rendre maître.

Chez les animaux, nous avons pu déterminer la congestion de la vessie, des reins, des bassinets, des uretères et de la prostate. La vessie et les reins sont surtout modifiés. Il y a non seulement stase dans les vaisseaux, mais des hémorrhagies interstitielles et cavitaires se produisent. La couche musculaire de la vessie est dissociée par l'épanchement sanguin, son épithélium soulevé se détache par places, ce qui permet à l'absorption de s'exercer; les vaisseaux gorgés de sang dessinent des réseaux d'une merveilleuse richesse, de grandes plaques ecchymotiques complètent la teinte écarlate de la surface interne, l'urine est mélangée de sang. Les reins sont augmentés d'un sixième environ et présentent d'importantes modifications de texture. La congestion aboutit à l'hémorrhagie, le sang extravasé se répand entre les tubes et pénètre dans leur intérieur, ce qui détermine la chute mécanique de l'épithélium. On trouve dans les urines des cylindres épithéliaux ou hématiques. Dans les rétentions de longue durée, on observe une ectasie avec aplatissement et état granuleux de l'épithélium des canalicules du rein. Ses fonctions sont troublées.

Déjà nous avons vu la polyurie accompagner la rétention et se manifester surtout dans les rétentions incomplètes. Lorsque la vessie subit sans aucune détente une tension excessive, nous avons constaté chez les animaux l'amoindrissement de la sécrétion. Chez eux encore les analyses démontrent la diminution de l'urée. Le taux est surtout abaissé dans l'urine des uretères, c'est-à-dire dans l'urine sécrétée la dernière.

Le rein est, de plus, directement menacé. A l'état normal le courant uretéro-rénal le protège. Il l'isole de la vessie, grâce à sa continuité ét aux renforcements que lui imprime la contraction de la couche musculaire des uretères. Cette irrigation préservatrice est amoindrie, puis supprimée lorsque la rétention se prolonge. La différence de composition chimique des urines de l'uretère et de la vessie le montre déjà. Dans l'hématurie vésicale que détermine la rétention aiguë l'urine des uretères reste limpide, alors que celle de la vessie est fortement colorée. L'urine de la vessie ne reflue donc pas dans les uretères. Lorsque la stase est établie, l'ascension de particules inertes ou des micro-organismes devient néanmoins possible dans ce milieu mort où les courants normaux de l'uretère et de la vessie sont suspendus. Au lieu d'être rejetés à l'extérieur ou de demeurer cantonnés dans la vessie, ils atteignent le rein. La poudre de charbon et les microbes introduits dans la vessie distendue remontent jusqu'à lui. Les particules inertes n'arrivent que tardivement et en très petite quantité dans le bassinet sans le dépasser, les micro-organismes envahissent avec rapidité et en nombre considérable l'appareil rénal tout entier.

La stase de l'urine est d'autant plus complète, que la contractilité de la vessie et des uretères est bientôt abolie par la distension. Nos expériences montrent que la vessie perd la première son pouvoir contractile; l'uretère subit bientôt le même sort. Lorsque la rétention ne date que de vingt-quatre heures, la contractilité uretérale peut être récupérée par la simple évacuation d'une partie du contenu de la vessie ou par l'électrisation. Elle reparaît ensuite dans la vessie elle-même. Si la rétention a été prolongée, rien ne la fait renaître.

Ce phénomène est en effet sous la dépendance immédiate de la tension intra-vésicale et subordonné à son degré. Il est facile de se rendre compte qu'il en est de même pour la polyurie et la congestion; les lésions anatomiques et les troubles physiologiques sont en rapport direct avec l'intensité et le degré de la tension. Tout le démontre, aussi bien dans l'état aigu provoqué par l'expérimentation que dans les cas chroniques que l'observation permet de suivre.

C'est donc sous l'influence d'un mécanisme identique que se produisent les lésions et les troubles fonctionnels consécutifs à la rétention. La tension, qui d'abord est seulement vésicale, devient uretérale et rénale. Lorsque la vessie a été remplie au maximum, les uretères, les bassinets et les canalicules rénaux eux-mêmes font à leur tour réservoir, ils donnent place à l'urine, qui continue à être sécrétée, mais ne reçoivent pas le trop-plein de la vessie. Nos expériences prouvent qu'il n'y a pas reflux dans la rétention aiguë. Cela est d'accord avec une constatation anatomique déjà faite par Hallé dans les cas chroniques; cet auteur a montré que la portion vésicale des uretères ne participe pas à la dilatation énorme qu'ils subissent au delà de la vessie.

Des actes très distincts se succèdent dans la rétention. La vessie entre d'abord en scène, elle n'y reste seule que si la tension n'est ni exagérée ni prolongée. Aussi les conséquences prochaines et éloignées de la retenue de l'urine seront-elles fort différentes, selon que l'on interviendra alors que la vessie souffre seule ou que l'appareil urinaire supérieur est atteint et mis en état de réceptivité.

Ponction vésicale hypogastrique avec sonde sus-pubienne à demeure, et lavages antiseptiques de la vessie, dans deux cas de prostate infranchissable.

Par M. le docteur FERNAND LALESQUE,

Ancien interne des hôpitaux de Paris, lauréat de la Société de biologie
(Prix Godard 1882.)

OBSERVATION I

Hypertrophie de la prostate. Fausse route. — Bellegarde (François), âgé de 70 ans, né à Onesse, dans le département des Landes, entrait au petit hôpital de la Teste-de-Buch, le 26 octobre 1884, à 11 heures du matin. D'une santé robuste, exerçant le pénible métier de gardeur de brebis, exposé aux intempéries de toutes les saisons, il ne se souvient pas d'avoir jamais été malade. A peine si depuis deux ou trois mois il avait remarqué une certaine fréquence nocturne des urines, avec lenteur dans l'émission : phénomènes dont il ne s'était d'ailleurs nullement troublé.

Le vendredi 24 octobre, venu à Arcachon, en compagnie de quelques camarades, il se livra à des libations par trop copieuses. Si bien que, rentré à la Teste, le soir vers 9 heures, en état complet d'ivresse, il n'a pas gardé le souvenir de cette première partie de la nuit, mais se rappelle avoir éprouvé un impérieux besoin d'uriner, et fait une première tentative de miction vers 3 heures du matin, tentative infructueuse.

Tourmenté par un incessant besoin, le malade fit appeler un médecin, dès le samedi matin. Notre confrère aurait fait, sans succès, plusieurs essais de cathétérisme, qui s'accompagnèrent d'écoulement de sang par l'urèthre. De nouvelles tentatives furent réitérées dans la journée du samedi et dans la matinée du dimanche, toutes infructueuses, toutes de plus en plus douloureuses, et toutes suivies d'une recrudescence de l'écoulement sanguin. Pas une goutte d'urine n'avait été évacuée, malgré un grand bain tiède prolongé ; malgré, ou plutôt à cause de l'observation scrupuleuse, par le malade, des conseils de son entourage : boire beaucoup de tisane de chiendent, ce qui ne devait pas manquer de faire vider la vessie spontanément !

C'est donc dans ce triste état local que le malade fut porté à l'hôpital, dont le médecin en chef, le docteur Jules Lalesque, mon père, fit, dans l'après-midi, deux essais de cathétérisme. Les résultats en furent aussi négatifs, au point de vue de l'écoulement des urines, et aussi fâcheux au point de vue local.

A 6 heures du soir je vois le malade. Son état est le suivant : Depuis 48 heures, ou peu s'en faut, le malade n'a pas rendu une seule goutte d'urine, et il a beaucoup bu. La vessie, très fortement distendue, dessinant dans la région hypogastrique une tumeur globuleuse, fluctuante, douloureuse à la palpation, est saillante de l'arcade pubienne à l'ombilic. La verge en demi-érection, souillée de sang coagulé, laisse couler par le méat quelques bavures sanglantes. Le rectum, libre de matières fécales, permet à l'indicateur de toucher une prostate hypertrophiée, dans des limites ordinaires, mais surtout très douloureuse à la pression.

L'état général est mauvais : prostration, pouls petit, serré, rapide à 120 pulsations par minute, facies grippé, respiration haute, peau sèche. Tous ces symptômes, rapprochés de quelques frissons erratiques ressentis par le malade depuis 3 heures de l'après-midi, font penser à un commencement d'intoxication urineuse.

L'indication était très nette. Il fallait évacuer la vessie, et sans tarder. Faire de nouvelles tentatives de cathétérisme était inutile. Cependant, comme dans les manœuvres précédentes, on avait fait usage de sondes de petit calibre, droites, je cédai aux sollicitations de l'entourage, et fis un essai à l'aide d'une sonde à béquille d'un plus fort calibre. Mais à peine mon instrument, conduit avec toute la douceur et toute la lenteur désirables, exigées par la situation, atteignait-il la prostate, que la douleur devint très vive, et que du sang s'écoula.

Aussitôt je pratique la ponction hypogastrique, sur la ligne médiane, à 2 centimètres au-dessus de l'arcade pubienne, à l'aide d'un trocart droit ordinaire, dont la canule mesure 4 centimètres et 1 millimètre de longueur. D'emblée je pénètre dans la vessie, et lorsque je retire le trocart de sa gaine, il s'échappe un flot d'urine, sous forte pression, projeté au loin. Puis au moment voulu (voir plus loin) j'introduis par la canule une sonde en gomme, glissant à frottement doux, calibre 17, d'une filière graduée par tiers de millimètre. Dès qu'elle est parvenue dans la vessie, je retire la canule et laisse couler l'urine par la sonde. L'évacuation se fait alors d'une façon continue pen-

dant quelques instants, avec jet faible, un peu plus faible
que celui qui se serait produit, si la sonde avait été introduite par le canal de l'urèthre.

La quantité d'urine ainsi évacuée n'a malheureusement
pas été appréciée.

L'écoulement venant à s'arrêter, j'injectai dans la vessie
le contenu d'une seringue à hydrocèle, soit 160 grammes
d'une solution tiède d'acide borique à 30 p. 1000, sans distendre sensiblement le réservoir urinaire, et sans diminuer
le soulagement relatif éprouvé par le malade. .

Applications de collodion sur le pourtour de la plaie
cutanée, et sur une assez large étendue du bas-ventre, qui
avant l'opération avait été soigneusement approprié. Fixation de la sonde à l'aide de liens en coton, insérés sur elle
aussi près que possible de l'abdomen, disposés en rayons
divergents, et fixés par une nouvelle couche de collodion.
Enveloppement de la verge par un linge boriqué.

La sonde est bouchée à l'aide d'un fausset, avec recommandation à l'infirmier de le retirer toutes les deux heures
pour laisser couler l'urine.

29 *octobre*. — L'état est satisfaisant : fièvre presque
disparue entièrement dans les vingt-quatre premières
heures qui suivirent l'opération. Retour de l'appétit, du
sommeil. Le malade se lève une partie de l'après-midi,
dans un fauteuil.

Trois fois par vingt-quatre heures, depuis le lendemain
matin de l'intervention, on pousse dans la vessie une certaine quantité de la solution boriquée. Grâce à cette précaution, la première urine rendue, quoique louche, n'a
absolument aucune odeur ammoniacale, L'écoulement
sanguin par l'urèthre a cessé, et le malade affirmant avec
obstination avoir rendu un petit jet d'urine par le canal,
je fais une prudente tentative de cathétérisme. Mais à peine
la sonde est-elle introduite, que quelques gouttes de sang
réapparaissent, je n'insiste pas.

6 *novembre*. — Dixième jour de la ponction, je change

la sonde, sans aucune difficulté, et sans aucune douleur. Elle n'est pas incrustée de sels calcaires, une sonde d'égal calibre est introduite.

11 *novembre*. — Le malade urine par l'urèthre. Pendant les premiers moments de la miction, l'urine sort à la fois par la sonde et par l'urèthre, puis seulement par l'urèthre. Si, au début de la miction, on a soin de ne pas enlever le fausset de la sonde, l'urine sort plus abondante par le canal, mais quelques gouttes viennent sourdre, à l'orifice cutané, le long de la sonde.

13 *novembre*. — L'écoulement de l'urine se fait sans difficultés et presque entièrement par l'urèthre. Je me décide à retirer la sonde sus-pubienne, et à oblitérer l'orifice cutané par plusieurs couches successives de collodion, en recommandant au malade d'assurer cette occlusion par l'apposition de deux ou trois doigts, au moment d'uriner.
. Huit jours après, le trajet hypogastrique était fermé, et le malade continuait à uriner sans difficultés par le canal. La guérison ne s'est pas démentie depuis lors. Mon opéré, aujourd'hui âgé de 75 ans, employé à garder les vaches d'une des laiteries de la ville, n'éprouve qu'un peu de lenteur de la miction. Quant à savoir, par le toucher rectal ou par le cathétérisme, dans quel état se trouvent sa prostate et son urèthre, c'est chose impossible. Au souvenir des souffrances endurées, Bellegarde se refuse absolument à tout examen, déclarant que si, de nouveau, il lui devenait impossible d'uriner, il ne se laisserait rien introduire dans l'urèthre, et me demanderait à nouveau de lui « trouer le ventre ».

OBSERVATION II

Cancer de la prostate. Fausse route. — Gravean (Jean), 68 ans, marin, entré à l'hôpital de la Teste-de-Buch, le 16 avril 1886. Malade depuis déjà plus de six mois, très amaigri, sans forces, a uriné plusieurs fois du sang, présente une teinte jaune paille caractéristique. Du reste, le toucher rectal ne laisse aucun doute sur l'envahissement de la prostate par une tumeur cancéreuse d'un certain volume.

Dans les derniers temps de l'existence du malade, la difficulté de la miction alla s'accentuant, et exigea l'emploi de la sonde. Pendant près d'un mois, le cathétérisme fut mis en pratique, mais devenait de jour en jour plus difficile. Si bien que le 24 juillet, la miction étant impossible, la sonde ne pouvant plus passer par l'urèthre, à raison du volume de la tumeur, et d'une fausse route datant de trois jours, je pratiquai la ponction sus-pubienne, avec le même trocart et dans les mêmes conditions que pour l'opéré de l'observation I.

Notons que l'état cachectique était à son apogée, la faiblesse extrême, et que le malade avait une phlegmatia double des membres inférieurs.

Le soulagement apporté par mon intervention fut réel. Aucun accident ne se produisit du côté des voies urinaires, jusqu'au jour où le malade fut emporté par son carcinome, le 2 août au soir, c'est-à-dire huit jours après l'opération.

I

En publiant les deux faits dont la relation précède, mon intention n'est point d'essayer la réhabilitation de la ponction avec canule à demeure, au détriment de la ponction capillaire aspiratrice. Ce serait aller à l'encontre de tous les faits connus et classiques. Du moins ressortira-t-il de cette étude, que l'ancien procédé, avec certaines modifications techniques, et avec le secours de la méthode antiseptique, est peut-être moins à dédaigner qu'autrefois.

Malgré tout, la ponction avec instrument à demeure, quel que soit d'ailleurs cet instrument, ne saurait en aucun cas être le procédé de choix. Seules des circonstances de milieu ne m'ont pas permis d'employer la méthode évacuatrice par les ponctions capillaires et aspiratrices succes-

sives. Lorsque je vis mon premier malade, ce fut d'une façon tout à fait fortuite. L'indication de vider sa vessie
s'imposait immédiate. Je n'avais sous la main rien de l'instrumentation voulue pour la mise en œuvre d'une ponction
capillaire, et je ne pouvais, à raison de la distance et de mes
occupations, m'astreindre à revenir deux fois par 24 heures,
répéter les ponctions évacuatrices.

Le temps pressait. Je n'hésitai donc pas à recourir à
l'ancien procédé classique de la ponction sus-pubienne,
me souvenant de cette parole de mon maître le professeur
Guyon : « Cette opération, malgré ses dangers, a servi à la
guérison d'une certaine proportion de malades. »

En ce qui concerne le malade de la deuxième observation, il ne pouvait être question que d'une intervention
palliative, dont le succès ne donnerait qu'un sursis de quelques jours. Encouragé par un premier résultat heureux,
j'étais désireux de remettre en pratique la même méthode,
avec les mêmes modifications, afin d'en mieux apprécier la
valeur.

De la sorte, il m'a été possible, pour les deux cas qui
me sont personnels, de constater l'innocuité de la ponction
hypogastrique avec instrument évacuateur à demeure.

Quels sont donc les dangers de cette méthode sus-
pubienne ? Comment et dans quelles limites peut-on les
pallier ou les éviter ?

L'épanchement d'urine dans le péritoine est un accident
mortel. La chute dans la séreuse abdominale de quelques
gouttes d'urine altérée, ayant subi la décomposition ammoniacale, suffit pour déterminer une péritonite fatale. C'est
là le principal danger de la ponction hypogastrique avec
canule.

Cet accident survient lorsque l'instrument laissé à demeure se déplace et quitte la vessie, soit à raison de sa
brièveté, soit à raison d'une pénétration opératoire insuffisante, soit que la vessie pendant sa déplétion glisse le long
de la canule et l'abandonne. Il est à remarquer que cet ac-

cident, relevé deux fois dans la statistique du docteur Pouliot (*Ponction vésicale hypogastrique*, thèse de Paris 1868),
est survenu alors que l'instrument laissé à demeure était
rigide, métallique. On pourra l'éviter, croyons-nous. Pour
cela, à l'ancienne canule, corps rigide, d'une longueur et
d'une pénétration incertaines, il faut substituer une sonde
en gomme. Poussée assez avant dans la vessie, elle s'y re-
plie, comme j'ai pu le constater sur celles retirées de la vessie de mes opérés, après quelque temps de séjour. Il est
donc bien peu probable que, dans ces conditions, la sonde
puisse être expulsée du réservoir urinaire, et que les chances
de son arrachement ne soient pas diminuées.

Cette substitution doit avoir lieu, non quelques jours
après la ponction, mais au moment même de l'opération.
C'est la ligne de conduite adoptée chez mes deux opérés.
Voici comment j'ai procédé : après avoir pénétré dans la
vessie, j'ai, tout en retirant le trocart, fortement enfoncé
la canule; puis, dès que l'urine a commencé de s'écouler en
bavant, j'ai fait basculer la canule, de façon à relever son
extrémité interne ou vésicale, pendant que son extrémité
externe ou cutanée sus-pubienne s'abaissait. La canule
s'est donc trouvée au-dessus du niveau de l'urine, et non
seulement il ne s'est plus écoulé de liquide venant de la
vessie, mais, de plus, les quelques gouttes restées dans la
canule se sont égouttées par l'orifice externe. Puis, maintenant la canule dans cette position déclive, j'ai introduit
la sonde jusqu'à la moitié de sa longueur, et alors seulement j'ai retiré la canule. N'est-ce pas le moyen d'éviter la
chute dans le péritoine des quelques gouttes d'urine qui
pourraient, ou glisser de l'intérieur de la canule, ou sourdre
par la plaie vésicale au moment du retrait de l'instrument?

L'épanchement d'urine dans le péritoine peut se produire par un autre mécanisme : l'urine, au lieu de faire
issue par la lumière de la canule, s'infiltre le long de ses
parois. C'est là son mode de production le plus fréquent.
En effet, la statistique déjà invoquée du docteur Pouliot

donne, sur 22 cas de ponction sus-pubienne dans les affections de la prostate, 12 guérisons et 9 morts, dont 8 par infiltration, qui au point de vue du mécanisme de l'origine de l'infiltration se décomposent ainsi qu'il suit : 2 par arrachement de la canule, et 5 par infiltration le long de l'instrument laissé à demeure.

Il semble que là encore l'emploi de la sonde doive pallier ce danger. Voici comment s'exprime à ce sujet le docteur Pouliot : « Les inconvénients qu'on pourrait trouver à son usage seraient de ne pas remplir la plaie aussi exactement que le peut la canule (Velpeau, Fleury, de Clermont, etc.), et de ne pas présenter un canal suffisant pour satisfaire assez tôt les contractions vésicales. Ces griefs seraient d'une grande importance. Avant de les examiner, voyons si les craintes qu'ils inspirent sont fondées sur l'observation : pas une issue funeste n'est signalée dans les différents recueils, et je n'en connais qu'une seule que m'a fait connaître M. le professeur Gosselin. » Puis l'auteur signale deux observations personnelles heureuses, par l'emploi de la sonde. A ces faits je puis joindre les deux qui me concernent, et dans lesquelles il ne se fit pas le moindre écoulement le long des parois de l'instrument laissé à demeure : une sonde en gomme.

La substitution de la sonde à la canule semble donc un progrès réel. Sa substitution immédiate présente, outre les avantages précités, celui de ralentir l'écoulement de l'urine. Toujours, lorsqu'on a recours à la ponction hypogastrique dans les cas de prostate infranchissable, on a épuisé les ressources ordinaires de la thérapeutique instrumentale par l'urèthre. Il y a réplétion exagérée du réservoir urinaire. La pression y est telle que, dès l'arrivée de la canule et le retrait du trocart, l'urine jaillit et abaisse très rapidement cette pression intra-vésicale. La mise de la sonde ralentit très sensiblement l'évacuation, et place l'opéré dans de bonnes conditions, en le mettant à l'abri des hémorrhagies consécutives à une déplétion trop complète et trop ra-

pide. D'ailleurs la quantité d'urine, à laquelle la canule
donne issue, est très amplement suffisante pour amener le
soulagement immédiat du malade.

II

Longtemps la blessure du péritoine a été considérée
comme un accident grave, pouvant résulter de la ponction
sus-pubienne.

Aujourd'hui, nous savons que rien de semblable n'est à
craindre, que la vessie distendue, saillante au-dessus de
l'arcade du pubis, se présente, au moins dans les deux
tiers inférieurs de son globe, dépourvue du revêtement péritonéal. Au surplus, la ponction, faite dans des conditions
rigoureuses d'antisepsie, rendra plus négligeable la lésion
si limitée du péritoine.

On a encore signalé, comme complications, l'inflammation
du tissu cellulaire de la paroi abdominale, l'inflammation de
la vessie, parfois même des accidents gangreneux. Ces complications s'observaient plus particulièrement à l'époque où
le chirurgien faisait usage d'instruments rigides, mal appropriés. De telle sorte, que si l'emploi de la sonde en
gomme n'avait pas trouvé son indication dans la ponction
hypogastrique, il faudrait là se conformer aux lois formulées
par le professeur Guyon, lois relatives à l'usage des instruments laissés à demeure dans la vessie : « A moins de circonstances exceptionnelles, vous ne laisserez pas à demeure
d'instruments métalliques. Si vous y étiez obligés, ce séjour
ne devrait être que temporaire, 24 heures au plus ; mais
vous devez tout faire pour éviter semblable obligation.
C'est aux instruments en gomme ou en caoutchouc qu'il
convient de recourir. » Les sondes plus souples, d'une
adaptation de courbure plus aisée, ne compriment pas fortement, et à longue échéance, toujours le même point du
tissu cellulaire ou de la muqueuse. Elles exposent en conséquence beaucoup moins à l'inflammation ou à la mortification des tissus.

L'emploi de la méthode antiseptique doit surtout mettre à l'abri de ces accidents purulents ou gangreneux. Si, autrefois, les instruments employés étaient mal appropriés, ils avaient surtout le tort énorme de n'avoir pas subi la désinfection, alors inconnue. On évitera presque toujours les complications en se conformant aux lois de l'antisepsie : toilette du malade, désinfection des instruments, antisepsie de la plaie. Dans la ponction sus-pubienne, cette indication capitale est remplie par le *lavage de la vessie.*

Cette manœuvre, toujours pratiquée par l'urèthre avec ou sans sonde (procédé Vandenabeele-Lavaux), n'avait jamais été pratiquée par la voie sus-pubienne, d'après mon excellent ami le docteur Verchère. Il est l'auteur de la première observation publiée, de lavage vésical après ponction hypogastrique (*Union médicale,* 1888, n° 135). La lecture de son intéressante observation, et des judicieuses remarques qui l'accompagnent, m'a décidé à publier mes deux faits, antérieurs de quelques années. Non point que je veuille revendiquer une priorité quelconque, mais uniquement dans le but de fournir des documents pour servir à l'étude de la méthode étudiée en ce moment.

Le lavage de la vessie, pratiqué de la sorte, présente-t-il des inconvénients ? Que doit-on craindre ? « Est-ce d'injecter dans le tissu cellulaire la solution boriquée ? dit Verchère. Si on a soin d'enfoncer profondément *la canule* du trocart, dès qu'on est sûr qu'elle est dans la vessie, ce que l'on constate aisément par l'issue de l'urine, ce danger n'est pas à craindre. » J'ajoute qu'avec la sonde à demeure, ce danger est bien moins à redouter encore.

J'ai pratiqué dans les deux cas le lavage avec une solution tiède d'acide borique à 30 p. 1 000. Après chaque miction, on poussait dans la vessie une quantité de liquide antiseptique un peu supérieure à celle de l'urine émise. On laissait séjourner la solution quelques minutes dans la vessie, pour lui donner ensuite un libre écoulement. La manœuvre était répétée quatre fois dans les 24 heures, les premiers jours de l'opération. A chaque séance, on faisait passer dans la vessie, par plusieurs injections successives, la valeur d'un litre de la solution boriquée. Trouble au commencement de la séance, le liquide ressortait de plus en plus clair à la fin. J'avais donc la certitude de ne pas laisser stagner d'urine dans le bas-fond de la vessie. D'ailleurs, j'avais bien soin de terminer chaque séance de lavage en laissant séjourner dans le réservoir urinaire 50 à 60 grammes du liquide antiseptique, et cela, jusqu'à la miction suivante.

On pourrait modifier la technique du lavage, en retirant par aspiration le liquide injecté : manœuvre qui serait aussi facile avec une sonde, qu'elle l'a été avec la canule capillaire. dont s'est servi Verchère.

III

Quant aux autres objections adressées à la ponction hypogastrique, il n'y a guère lieu que de les citer pour mémoire. La difficulté de l'écoulement a pu présenter à Velpeau une contre-indication. Lorsque la vessie, fortement et longtemps distendue, a perdu sa contractilité, l'issue de l'urine peut être difficile. Une légère pression continue pourra y remédier, comme aussi l'injection d'une certaine quantité de liquide qui relèverait la pression intra-vésicale. L'aspiration directe lèvera toutes les difficultés.

La possibilité d'une fistule persistante ne saurait guère être prise en considération. Car, bien au contraire, la tendance très marquée à la cicatrisation du canal vésico-cutané est souvent une gêne.

Conclusion

En somme, je crois pouvoir tirer des faits qui précèdent et de leur discussion, les conclusions suivantes : la ponction hypogastrique peut donner des résultats autrement favorables que par le passé, si à la canule à demeure on substitue une sonde en gomme ou en caoutchouc, et si on met en œuvre, dans toute sa rigueur, la méthode antiseptique pré- et post-opératoire. Je n'hésite pas à leur attribuer l'absence de toute complication chez mes deux opérés.

L'électrolyse dans les rétrécissements de l'urèthre,

Par M. le Dʳ H. MONAT, de Rio-de-Janeiro (1).

IV

L'ÉLECTROLYSE LINÉAIRE

Les plus dévoués défenseurs de l'électrolyse n'ont pas fait preuve de conviction, en accusant l'instrument Mallez-Tripier d'agir sur une trop large surface, de produire une cicatrice cylindrique ou annulaire, d'où la reproduction de l'atrésie.

De fait, s'ils eussent été convaincus de la non-rétractilité de la cicatrice définitive, ils n'auraient pas cherché à en réduire les dimensions, à la rendre linéaire; ils n'auraient vu aucun inconvénient dans l'attaque de tout le segment rétréci du canal, puisque le résultat final devrait être le rétablissement des fonctions physiologiques des parois, l'extensibilité, malgré la modification histologique produite.

Le malade serait donc radicalement guéri, malgré l'empreinte de la cure; tous les symptômes qui avaient constitué sa maladie, qui l'avaient porté à réclamer les ressources de l'art auraient cessé définitivement. Il se trouverait dans les conditions de celui qui porte un cal de fracture. Le chirurgien n'aurait pas obtenu la *restitutio ad integrum*, anatomique, mais aurait rétabli les fonctions physiologiques de l'organe.

(1) Voir les numéros d'octobre, novembre 1889 et janvier 1890.

L'électrolyse linéaire est donc une contradiction fla-
grante avec la théorie de la non-rétractibilité cicatricielle.   .

Mais ce n'est pas tout : ceux qui la font n'ont jamais
pensé à isoler les deux côtés de l'arc de platine pour en
laisser agir le bord seul ; ils n'ont pas remarqué que chaque
face de l'arc ayant 2 millimètres de large, en continnité
avec le bord convexe, l'eschare produite n'est plus linéaire,
mais a une largeur de 5 millimètres, sans compter que
l'action électrolytique ne se fait pas sur la surface touchée
seulement, mais qu'elle s'étend à quelques millimètres au
delà.

Tous ceux qui ont fait des implantations d'aiguilles électrolytiques ont pu voir qu'autour de chaque piqûre il y a
une zone circulaire, qui indique bien clairement que l'action
électrolytique ne se borne pas aux dimensions de l'électrode.

J'ai pu constater ce fait bien des fois, même sur des
tissus dont la résistance est énorme, comme il arrive, par
exemple, dans l'éléphantiasis.

Plus encore : la forme de la lame de platine, en arc, fait
une saillie qui représente le diamètre d'une sonde 18,20
ou 22, saillie qui la fera arrêter à l'atrésie.

Si l'on fait alors agir le courant, la lame électrolytique
se trouvera en contact avec la muqueuse saine, *en deçà* du
rétrécissement ; ce n'est qu'à mesure que celui-ci se détruit
que la lame s'y insinuera ; or, comme le tissu inodulaire
résiste à la décomposition électrolytique, beaucoup plus
que la muqueuse saine, il s'ensuit que lorsque la lame aura
pénétré et fait une eschare *dans* le segment rétréci, une
autre eschare beaucoup plus longue et beaucoup plus profonde aura été faite *en deçà ;* de même, lorsque la partie la
plus saillante de la lame occupera le rétrécissement, sa
portion antérieure agira sur la muqueuse *au delà* de l'a-
trésie.

On aura donc une eschare totale, qui mesurera la longueur

et demie de la lame, plus la portion correspondante au rétrécissement et large de deux fois la largeur de la lame, plus le bord, ce qui fait une eschare de 5 à 7 millimètres de large, sur 4 centimètres de long, au minimum, en supposant un rétrécissement annulaire, très court, sans compter que l'action n'est pas bornée aux dimensions de l'électrode. Si nous ne perdons pas de vue les diamètres de l'urèthre, on s'étonne que l'on ait pu continuer à appeler cela électrolyse linéaire.

Une autre singulière contradiction des défenseurs de la méthode est celle-ci : après avoir réduit les dimensions de la surface électrolytique, ils invoquent le grand avantage, suivant eux, de pouvoir employer les courants de faible intensité, sans remarquer que le même nombre de milliampères agissant sur une surface restreinte est plus intense que s'il agissait sur une plus grande surface ; on le conçoit aisément : c'est la même quantité concentrée dans un cas, répartie dans l'autre ; donc, plus intense en un point donné dans le premier cas, moins intense dans le second. Mais il n'est pas étonnant que l'on tombe dans ces contradictions, quand on en commet de plus importantes encore.

Il me suffit de citer celle-ci par exemple : après avoir soutenu la non-rétractibilité de la cicatrice électrolytique, on complète le traitement par les Béniqués et l'on recommande à l'opéré de continuer à se sonder.

Tout ce que je viens de dire prouve que l'électrolyse linéaire est un contresens, et que la théorie désigne les instruments à grande surface électrolytique : ceux-ci seuls peuvent être rationnellement employés ; si la théorie est fausse, ce sont encore ces instruments qui doivent être préférés, puisqu'on évite d'agir trop profondément, de produire, par conséquent, des cicatrices trop rétractiles.

De plus, agir sur une seule paroi, comme il arrive quand on se sert de l'instrument Jardin, c'est éviter la cause à combattre, le tissu qui doit être détruit ; c'est donc conserver la cause virtuelle du mal et donner toutes chances à la

récidive ; en agissant sur la paroi supérieure on ne peut
même pas invoquer le danger de blesser le bulbe, de dépasser l'épaisseur de l'urèthre, d'ouvrir des veines profondes, etc.

Il n'y a pas de *paroi chirurgicale* quand on fait l'électrolyse, à moins qu'on n'ait précisé le siège de la cicatrice primitive.

SUITES IMMÉDIATES DE L'ÉLECTROLYSE

Quand on se sert de courants de faible intensité, le malade n'accuse qu'une légère ardeur après l'opération et qui
se renouvellera aux premières mictions ; si au contraire le
courant est fort, le malade accuse des sensations assez dés-
agréables pendant quelques heures et, à chaque miction,
pendant deux ou trois jours, pour exiger l'emploi d'agents
thérapeutiques qui les calment.

C'est ce que l'on remarque aussi au moment de l'opération : on peut agir sans provoquer de douleur ou en les
provoquant, assez intenses pour que l'on soit obligé de co-
caïniser la muqueuse avant d'agir.

Mais il y a des cas exceptionnels : j'ai vu quelques malades, qui, malgré toute leur bonne volonté, ne pouvaient
supporter le courant le plus faible ; d'autres qui pendant
plusieurs jours accusaient des douleurs assez intenses.

D'ordinaire, les malades ne souffrent pas plus qu'après
un cathétérisme.

La fièvre suit rarement l'intervention, à moins d'une
cause qui vienne la provoquer ou d'une négligence des
règles d'asepsie.

Le lendemain ou le surlendemain de l'opération le malade accuse un suintement de pus qui cesse au bout de peu
de jours : il est rare que cet écoulement acquière une certaine abondance ou dépasse cinq jours.

Très rarement le malade est obligé de garder le lit, et
j'en ai vu même qui ont pu se livrer à des excès, qui n'ont
pas tardé à leur prouver leur imprudence.

J'ai opéré des malades dans les plus mauvaises conditions, sans enregistrer un seul accident : je me rappelle entre autres un cardiaque dont l'existence était un vrai martyre du fait de la dyspnée et des rétentions d'urine : son opération n'a pas été suivie du moindre accident. Je puis mentionner encore un tuberculeux, arrivé au dernier degré de cachexie, auquel la dilatation de l'urèthre a pu rendre moins cruelle sa longue agonie. Ce malade vécut encore deux mois.

Sous le point de vue des suites immédiates, l'électrolyse est on ne peut plus bénigne et n'exige aucun soin spécial ; c'est surtout ce grand avantage qui l'a fait préférer aux méthodes sanglantes ; cependant je dois dire que, après les dilatations immédiates, quand on s'est servi de courants un peu forts, il est assez fréquent de voir survenir des hémorrhagies quelques heures après l'opération, et des rétentions d'urine.

Je n'ai pas besoin de revenir sur le cathétérisme après la dilatation.

S'il est fait pour compléter le traitement, c'est un contre-sens inutile, puisque la lame a dû donner le maximum de dilatation ; s'il est recommandé au malade pour conserver le résultat obtenu, c'est une contradiction, puisque ceux qui défendent l'électrolyse prônent la non-rétractilité de la cicatrice et en font la base de la méthode.

J'en étais tellement convaincu il y a quelques années que je recommandais à mes] malades de ne jamais plus se sonder ou se laisser sonder.

Ils ont été bien obligés de ne pas suivre mon conseil, donné de si bonne foi.

RÉSULTATS DÉFINITIFS

J'ai pu revoir, ai-je dit, la moitié de mes 296 opérés de l'urèthre ; j'ai revu aussi 11 de mes opérés du rectum, ainsi que les deux femmes opérées de l'atrésie du vagin.

Celles-ci, peu de temps après, s'étaient adressées à d'autres

chirurgiens; la reprodution s'est faite chez elles très rapidement.

Quant aux opérés du rectum on sait le résultat.

Sur mes 296 opérés de l'urèthre, *deux conservaient leur
dilatation après quatre ans; un la conservait trois ans après
l'opération.*

Chez tous les autres la récidive a eu lieu, sans que je
puisse dire qu'à plus courte échéance que celle de la récidive après l'uréthrotomie ou même la divulsion.

Plusieurs de ces malades ont été opérés de nouveau par
moi, soit par la méthode électrolytique, soit par l'uréthrotomie. J'ai eu aussi à opérer plusieurs malades auxquels
d'autres chirurgiens avaient fait l'électrolyse.

Plusieurs de mes opérés se sont habitués à se sonder régulièrement et n'ont pas eu besoin d'être opérés de nouveau.

J'ai pu remarquer que chez les opérés par électrolyse la
reproduction du rétrécissement n'a pas aggravé la situation
du malade; je n'ai jamais pu vérifier que la cicatrice électrolytique ait offert plus de résistance à la section par la lame
Maisonneuve un an ou deux après, lors d'une seconde opération. Mes observations ne me permettent nullement de
dire que l'électrolyse ait le moindre avantage sur les autres
méthodes de dilatation, quant aux résultats définitifs.

Je compte cependant les trois guérisons dont j'ai parlé :
ces cas existent pour m'imposer une certaine réserve ; l'un
de ces malades a été opéré au moyen du stylet Mallez, les
deux autres avec la lame Jardin ; je laisse de côté le premier :
puis-je supposer que j'aie pu par un heureux hasard tomber
sur la cicatrice, cause de l'atrésie, que je l'ai détruite et que
ces cas exceptionnels confirment la théorie?

Je suis plus porté à croire à une erreur de diagnostic, tant
je suis en doute aujourd'hui sur la valeur de la méthode.

Ai-je besoin de me défendre d'avoir commis deux fois la
même erreur? Et du diagnostic d'un rétrécissement de l'urèthre, quoique quelques centaines de ces cas me soient passés par les mains?

Je n'attendrai pas qu'on me jette la première pierre et je passe à mon troisième cas de *guérison*.

Je m'étais servi du stylet Mallez, ai-je dit et j'y insiste, parce que je ne l'ai pas fait souvent (peut-être dix fois), et c'est un cas dont je suis bien sûr. C'était bien réellement un cas de rétrécissement opéré à Bruxelles par M. Sacré, puis à Paris par M. Le Fort, deux ans après.

Le malade rentrait à Rio dans un état pitoyable un an après la seconde opération, grâce à son incurie.

D'après les renseignements du malade, qui, soit dit, avait fait deux ou trois ans de médecine dans les deux villes européennes, les deux fois on lui avait fait la divulsion.

L'atrésie ne me permettait pas de passer une bougie au-dessus du n° 7, après plusieurs jours de cathétérisme. Ne pouvant pas aller au delà et le malade réclamant mon intervention pour le soulager des rétentions et de sa cystite, je résolus de faire l'opération Mallez : je fis cinq séances, et j'obtins avec des stylets gros une dilatation énorme. Je ne puis avoir aucun doute sur mon diagnostic ; quatre ans après mon traitement, ce malade vint me voir pour un abcès ; je voulus le sonder, il s'y opposa, me disant que son jet avait un peu diminué de calibre dans les premiers mois, mais que depuis il s'était maintenu.

J'insiste sur ce cas, sans que je croie à la guérison définitive ; je crois à peine que la grande dilatation, que j'ai faite, a pu à peine reculer l'échéance de la récidive : voilà mon opinion ; mais j'insiste sur ce cas parce que l'on pourrait le mettre en parallèle avec les opérés de M. Newmann, qui agit sur tout le segment, comme le faisait Mallez, et qui a obtenu des résultats qui plaident en faveur de la méthode. Je ne connais pas sa statistique, mais d'après des citations ce chirurgien aurait obtenu des résultats diamétralement opposés aux miens. M. Fragoso, de Rio, m'a souvent répété que la cure radicale est la règle et ne cite que de rares cas de récidive dans sa clientèle. C'est le seul chirurgien du Brésil qui puisse en dire autant.

y a eu à une certaine époque un vrai
lectrolyse, et comme j'ai été l'un des
per, comme j'ai eu à publier plusieurs
jet, j'ai pu me mettre au courant des
presque tous les confrères de Rio et
ne puis que répéter que tous ont été
ire que des études ultérieures viennent
atrice électrolytique met le malade à
et que de nouveaux instruments per-
guérison ; pour le moment nous ne
es deux faits capitaux : 1° la bénignité
es ; 2° le non-sens de l'électrolyse li-
contradiction avec la théorie sur la-

VUE CLINIQUE

---

ve à un épithéliome des voies
billaires,

Par M. A.-F. Guyon
Interne des hôpitaux.

é de 60 ans, chauffeur à la Compagnie
septembre 1889 à la Pitié, dans le ser-
x.
s été bonne ; atteint du typhus en Cri-
hite aiguë en 1885, il ne paraît pas
lents pathologiques. Mais vers le mois
mence à perdre l'appétit et s'aperçoit

en même temps que son ventre est ballonné. Bientôt apparaissent d'autres symptômes : amaigrissement, perte des forces, douleurs abdominales. Enfin, dans les premiers jours d'août, il est atteint d'un ictère qui débute par les conjonctives, envahit ensuite la face, et s'étend progressivement à tout le corps. Depuis quinze jours, les jambes sont un peu œdématiées, la douleur abdominale a augmenté. C'est dans ces conditions que le malade, ne pouvant plus travailler, entre à l'hôpital, envoyé par M. Brissaud avec le diagnostic d'épithéliome primitif de la vésicule biliaire.

Le 3 septembre, lendemain de son entrée, le malade est examiné par M. Lancereaux. C'est un homme déjà amaigri, présentant un ictère jaune foncé sur la peau, jaune verdâtre sur les conjonctives. Il se plaint de douleurs vives dans l'hypocondre droit, douleurs qui l'empêchent de dormir la nuit mais ne s'irradient pas vers le thorax ; il a un peu de hoquet depuis quatre jours, une dyspnée relativement légère, de la céphalée, une constipation opiniâtre. La langue est jaunâtre, saburrale ; le ventre est ballonné, régulièrement augmenté de volume et présente une certaine dilatation des veines sous-cutanées, surtout du côté droit. La percussion révèle un léger degré d'ascite. Au niveau de la région hépatique, la matité commence au ¦mamelon et déborde en bas les fausses côtes droites de deux ou trois travers de doigt. En ce point, à distance à peu près égale de la ligne médiane et de la ligne mammaire, il y a une saillie médiocrement accentuée, sans bosselures, de consistance ligneuse, et paraissant siéger sur le bord inférieur du foie.

Le cœur et les poumons sont normaux, sauf un peu de congestion de la base droite.

Les urines sont diminuées de quantité (400 grammes en 24 heures) ; leur couleur est brun verdâtre. Elles donnent avec l'acide azotique la réaction de Gmelin, mais ne contiennent ni sucre ni albumine.

A cause de la marche de la maladie, de la présence de

l'ictère, du siège et de la consistance de la tumeur hépatique, M. Lancereaux porte comme M. Brissaud le diagnostic d'épithéliome primitif de la vésicule biliaire et institue le traitement suivant : régime lacté, frictions laudanisées sur la région hépatique, frictions sur le reste du corps avec du baume de Fioraventi, lavement purgatif, pilule extrait thébaïque.

Pendant deux jours, la situation reste à peu près identique ; le malade paraît même éprouver quelque soulagement de ses douleurs, quand surgit une complication qui vient rendre plus imminente l'échéance fatale du pronostic ; la fonction urinaire, déjà très diminuée, est complètement suspendue. Il y a anurie absolue, empêchant de pratiquer par suite le dosage de l'urée négligé les deux premiers jours, et les phénomènes urémiques ne tardent pas à dominer la scène. Le 6 septembre, le malade n'ayant pas uriné depuis plus de 12 heures, la température ne dépassant pas 36°,2, on prescrit : caféine, 1gr,50, lavement purgatif, frictions généralisées.

Le 7 septembre, aucun changement n'est survenu.

Le 8, l'anurie persiste toujours, et le malade nous présente, à la visite du matin, une cuvette presque pleine d'un liquide noir verdâtre, qu'il a vomi depuis la veille au soir. Ces vomissements ont lieu tous les quarts d'heure environ, par petite quantité, et sans aucun effort, véritables vomissements par régurgitation.

Au microscope, on y trouve du pigment biliaire en abondance, des globules rouges, quelques globules graisseux, quelques cellules épithéliales. L'examen chimique y décèle de l'urée en grande quantité. Le malade a de l'hypothermie (35°,6), et paraît plus affaissé que les jours précédents. Bien qu'il ait eu un peu de délire pendant la nuit, il répond assez nettement aux questions qu'on lui pose. Le même traitement est continué : caféine 2gr,50, piqûres d'éther, glace. Une sonde introduite dans la vessie ne permet de retirer que quelques gouttes d'urine.

Le 9, l'anurie et les vomissements persistent toujours. Cinquante ventouses sèches sont appliquées dans la région rénale et le dos.

Le 10, le malade a eu une diarrhée abondante le matin, mais l'anurie n'a pas cessé ; les extrémités sont refroidies, la prostration augmente, la température est de 34°,6. Le malade meurt vers midi.

Autopsie, le 12 septembre.

A l'ouverture de l'abdomen, il s'échappe une assez grande quantité de liquide rougeâtre, limpide ; on ne constate pas d'adhérences entre les anses intestinales. La cavité abdominale est occupée dans sa partie médiane par une masse indurée, constituée d'une part par les ganglions hypertrophiés et dégénérés du petit épiploon, d'autre part par les ganglions mésentériques prévertébraux englobant l'aorte et la veine cave inférieure.

Le foie dépasse notablement les fausses côtes. Volumineux il pèse 2 500 grammes, et présente une coloration verdâtre généralisée ; toute la zone voisine de la vésicule biliaire est envahie par un tissu néoplasique blanchâtre, siégeant presque exclusivement sur le lobe carré. Les lobes droit et gauche ne présentent au contraire que quelques rares noyaux disséminés, atteignant à peine la grosseur d'une lentille.

La vésicule elle-même est rétractée ; lorsqu'on l'ouvre, on trouve ses parois épaissies, et, dans sa cavité, un liquide puriforme, épais et verdâtre. Elle ne contient pas de calculs.

La coupe montre que la néoplasie s'est propagée le long des voies biliaires, rayonnant dans le tissu hépatique voisin sous forme d'un semis de petites granulations. Toute la zone glandulaire, moulée sur les parois de la vésicule, forme une masse blanche et compacte, du volume d'une grosse amande.

Le pancréas est englobé dans la masse ganglionnaire dégénérée, mais il semble avoir subi surtout des lésions de compression.

Les reins pèsent 160 grammes chacun. Ils ont une coloration verdâtre ; la capsule se laisse facilement décortiquer.
A la coupe, on voit que l'imprégnation biliaire est étendue
à toute l'épaisseur du parenchyme, vert clair dans la région
corticale, vert foncé dans la région tubuleuse. Il n'y a
d'ailleurs aucune lésion apparente.

Les bassinets et les uretères présentent leur aspect habituel ; ils n'ont subi ni dilatation ni compression.

La rate est normale.

L'estomac contient des matières biliaires, mais sa muqueuse n'est pas altérée ; on ne voit pas d'infiltration néoplasique.

Les organes sus-diaphragmatiques ne présentent que
des lésions sans importance ; mais, comme les organes sous-
diaphragmatiques, ils sont imprégnés de [pigment biliaire.

Les poumons sont un peu emphysémateux par places,
un peu congestionnés aux bases ; après la coupe, la pression
fait sourdre des petites bronches un liquide abondant et
spumeux, d'une coloration jaune verdâtre intense.

Le cœur n'est pas dilaté ; ses orifices sont normaux. Le
ventricule droit est rempli par un caillot fibrineux jaune
verdâtre, teinte qui s'étend uniformément, dans les deux
cavités, au tissu sous-endocardique et au muscle lui-
même.

Examen microscopique (avec le concours de M. Pilliet).
— Des coupes ont été pratiquées sur différents organes, notamment le foie et les reins.

Foie. — Une coupe, faite au voisinage de la vésicule biliaire, c'est-à-dire en plein tissu néoplasique, montre que
l'on a affaire à un épithéliome alvéolaire, à cellules cylindriques. Le stroma, très développé, est formé de bandes
fibreuses épaisses.

Une autre coupe, faite dans la portion du foie respectée
par le néoplasme, permet de voir que toutes les cellules
hépatiques sont infiltrées de pigment biliaire, et ont subi,

pour la plupart, la dégénérescence granulo-graisseuse. On peut constater, en outre, un certain degré de cirrhose porte.

Reins. — Il y a un peu de sclérose péri-glomérulaire, et quelques noyaux épithéliomateux secondaires groupés autour des vaisseaux, surtout au voisinage de la voûte artérielle. Ce sont là néanmoins des lésions de peu d'importance, si on les compare à celles qu'a déterminées l'imprégnation biliaire.

Les glomérules sont encore relativement sains ; plusieurs présentent cependant un dépôt très net de pigment entre le bouquet vasculaire et la paroi.

Mais c'est dans les tubes contournés que la filtration a été le plus active, et c'est là que se montre le maximum des lésions. D'après le degré d'altération, on peut distinguer trois stades successifs : dans le premier, les cellules qui tapissent la paroi des canaux sont jaunâtres et tuméfiées, la lumière centrale est effacée ; dans le deuxième les cellules ne sont plus seulement tuméfiées et imprégnées de pigment, elles commencent déjà à se désagréger ; dans le troisième enfin, elles ont disparu, et les canaux sont obstrués par un exsudat jaune verdâtre qui se moule sur leurs parois.

Quant aux canaux excréteurs, plusieurs sont encore normaux ; plusieurs aussi contiennent des cylindres biliaires, analogues à ceux des tubes contournés.

En résumé, d'après la topographie des lésions engendrées par l'imprégnation biliaire, on voit que la principale surface filtrante du rein semble représentée ici, au moins pour les éléments solides de l'urine, par l'épithélium des tubes contournés et non par celui des glomérules. C'était d'ailleurs l'opinion de Bowmann, contraire à celle de Ludwig, mais confirmée expérimentalement par Heidenhain.

Cette observation, prise dans son ensemble, peut être présentée ainsi : anurie absolue survenant chez un malade atteint d'un épithéliome primitif de la vésicule ; mort par

urémie en quatre jours. Pendant la vie, aucun symptôme
ne permet d'affirmer l'existence d'une lésion spéciale du
rein ou de l'appareil excréteur de l'urine; après la mort,
l'examen macroscopique des organes ne donne pas plus de
renseignements. Mais le microscope montre que l'épithélium
des tubes contournés est presque partout altéré ou détruit,
et que les canaux sont obstrués en maints endroits par des
cylindres biliaires. Le mécanisme de l'anurie est donc ainsi
bien expliqué.

Si l'arrêt complet de la fonction urinaire est chose tout à
fait exceptionnelle, son ralentissement est chose commune
dans le cours d'une affection hépatique grave : cirrhose,
épithélioma, dégénérescence graisseuse, atrophie jaune
aiguë, etc. Qu'il survienne de plus, comme dans le cas présent, des vomissements verdâtres, des alternatives de diarrhée
et de constipation, des hémorrhagies, de la dyspnée, du
délire, de l'hypothermie, et l'on a sous les yeux le syndrome
connu sous le nom d'insuffisance hépatique.

M. Lancereaux a insisté depuis longtemps sur son importance, et il y est revenu récemment encore dans une leçon
publiée par l'*Union médicale*. Il fait remarquer les analogies qui existent entre ce tableau clinique et le tableau de
l'urémie, mais sans les confondre l'un avec l'autre. En réalité, le second n'est que la conséquence du premier. Les
fonctions du foie sont en effet aussi nombreuses qu'importantes, leur insuffisance entraînera donc des accidents
graves et complexes. L'insuffisance du rein, et par suite
l'urémie, n'est que l'un de ces accidents, le plus grave de
tous, il est vrai, car il achève l'empoisonnement.

Mais pour quelles raisons un foie insuffisant engendre-
t-il un rein insuffisant? Nous en connaissons au moins quelques-unes. On s'accorde aujourd'hui à reconnaître dans le
foie le principal centre producteur de l'urée. S'inspirant
des idées de Prévost et Dumas, de Bouchardat, de Mur-
chison, de Meissner, M. Brouardel a montré que les variations quantitatives de l'urée urinaire dépendent de l'état

d'intégrité ou d'altération des cellules hépatiques, et de la circulation plus ou moins active de la glande. Or la quantité des urines émises en vingt-quatre heures diminue parallèlement à la quantité d'urée sécrétée dans la même période, car l'urée est avant tout le diurétique physiologique, forçant l'eau à s'en aller par le rein (Bouchard).

Chaque fois que les cellules hépatiques seront altérées, il y aura donc moins d'urée fabriquée, et par conséquent moins d'urine excrétée. Il y aura plus, pour peu que l'uropoièse reste quelque temps entravée : toutes les matières albuminoïdes désassimilées, dont l'urée n'est que le dernier terme, s'accumuleront dans le sang et les tissus, et leucine, tyrosine, xanthine, hypoxantine, ne tarderont pas à passer dans les urines en forçant par effraction la barrière rénale. D'où lésion de l'épithélium tubulaire, non adapté normalement à l'élimination de ces corps, et insuffisance rénale imminente.

On comprend dès lors la valeur pronostique de la quantité d'urine et d'urée éliminée par un hépatique (Brouardel, A. Chauffard).

Chez notre malade, le taux de l'urée a sans doute baissé, bien que le dosage n'en ait pas été pratiqué en temps opportun. Mais ce n'a pas été le phénomène principal. D'après l'examen microscopique du rein, il faut surtout attribuer la diminution des urines, bientôt suivie d'anurie complète, à la rétention biliaire. C'est un des points intéressants de cette observation. L'insuffisance du rein a été précoce, et elle s'est montrée avant que l'insuffisance du foie ne fût absolue, puisque la bile était encore sécrétée en abondance. Cette rapidité d'évolution est évidemment due à l'obstruction primitive des gros canaux biliaires par le néoplasme développé à leurs dépens. La bile a passé en nature dans le sang, et ses éléments, sels et pigments, filtrant à travers le rein, ont déterminé peu à peu de telles altérations éphithéliales que le filtre est devenu imperméable. Il y a donc eu empoisonnement biliaire, premier stade de l'insuffisance

hépatique. Celle-ci n'aurait d'ailleurs pas tardé à se manifester plus complètement, car les cellules du foie étaient
toutes en voie de dégénérescence graisseuse. Voici en effet,
d'après M. Bouchard, qui a traité de main de maître tout ce
chapitre de pathologie générale, la filiation des accidents:
empoisonnement biliaire (cholémie); dégénérescence cellulaire, notamment altération des cellules hépatiques; atrophie
du foie et suppression de ses fonctions (acholie); altérations rénales de causes diverses aboutissant à l'insuffisance rénale; enfin auto-intoxication mixte par acholie et
par urémie.

Dans notre cas, l'acholie n'a pas eu le temps de se produire, parce que l'anurie a été complète, et a déterminé
rapidement l'apparition de l'urémie qui a emporté le malade.

Contribution à l'antisepsie urinaire,

Par M. le Dr Tuvux
Agrégé-chirurgien des hôpitaux.

Dans l'avant-dernier numéro de cette Revue, MM. Desnos
et Albarran ont publié une série de moyens destinés à obtenir l'asepsie des instruments de cathétérisme et de lavages
vésicaux. J'ai moi-même étudié cette question et je me
sers, en dehors des moyens de stérilisation par la chaleur,
de deux instruments qui m'ont rendu quelques services.

J'emploie depuis dix-huit mois les *tubes porte-sondes*,
dont M. Albarran a parlé en mon nom. Ces tubes, exclusivement en verre, permettent non seulement de conserver
les sondes en caoutchouc dans le sublimé au 1000° ou
l'acide borique, mais encore les sondes en gomme peuvent y être portées et maintenues à 100° dans la vaseline
liquide. La modification qui consiste dans le percement du
bouchon n'est pas indispensable, car on peut introduire la

sonde dans le tube; le liquide monte assez haut dans son intérieur, et on y pique alors la tige du bouchon.

Je me sers également pour les instillations d'un instrument qui me paraît réaliser absolument l'asepsie. On sait combien est difficile l'asepsie des seringues, et les meilleurs modèles ne sont pas encore parfaits. Cet instillateur que M. Collin a construit sur mes indications est basé sur le principe de la *seringue aseptique de Roux,* d'un usage courant dans tous les laboratoires de bactériologie et prinpalement surtout à l'institut Pasteur. Ce principe de l'instrument m'avait paru fort ingénieux; aussi l'ai-je de suite transformé et appliqué aux instillations. La grosse difficulté dans la construction d'une seringue, c'est de trouver une substance aseptique pour former le piston. Celle que nous employons supporte sans s'altérer et la température de 120° et l'eau phéniquée forte bouillante, elle est formée de moelle de sureau comprimée. L'instillateur se compose d'un corps exclusivement en verre, d'une armature et d'un ajutage en nickel vissé directement sur le corps en verre, et du piston qui glisse à frottement doux *sans l'interposition d'aucun corps gras.* C'est un instrument chirurgicalement et bactériologiquement aseptique. Au lieu de le conserver dans une boîte, il suffit, après l'avoir stérilisé, de le mettre dans un tube de verre stérilisé et fermé avec du coton pour être certain d'avoir un instrument incapable d'infecter ou la vessie ou le canal de l'urèthre.

REVUE DES JOURNAUX

PRESSE FRANÇAISE

1° NERFS SPERMATIQUES ET TESTICULES D'ATAXIQUES, par MM. BITOT et SABRAZÈS, internes des hôpitaux (*Journal de médecine de Bordeaux,* n° 27). — Les deux sujets qui ont été autopsiés ont donné

des résultats identiques au point de vue de l'examen microscopique. Il n'y avait pas de graves lésions nerveuses. Les testicules atrophiés des deux tabétiques non syphilitiques ont été
recueillis douze heures environ après la mort. Chacun d'eux pesait de 10 à 12 grammes.

Les coupes, après durcissement par l'alcool absolu et la
gomme, colorées, les unes par le picro-carmin, les autres par
l'éosine hématoxylique, offrent les particularités suivantes :

A un faible grossissement (obj. 2 de Verick), la plupart des
canalicules présentent un calibre normal ; quelques-uns toutefois paraissent dilatés, certains rétrécis, d'autres enfin défor-
més. Leurs parois sont notablement épaissies et l'on remarque
en quelques points une prolifération endocanaliculaire en épe-
ron du tissu conjonctif. Leur lumière est très apparente par
suite de la grande diminution du nombre des éléments cellulaires qui la rétrécissent normalement ; par places, cependant,
elle est oblitérée presque complètement par l'épithélium proli-
féré. Les espaces péricanaliculaires sont constitués par des bandes
assez épaisses de tissu conjonctif adulte dont les faisceaux on-
dulés et les cellules se sont laissé vivement colorer par le picro-
carmin et l'éosine hématoxylique.

A un fort grossissement (obj. 7 de Verick), on trouve, dans
les canalicules, un nombre d'éléments cellulaires relativement
très petit. Ceux-ci, au lieu d'être disposés par couches stratifiées
sur les parois des canalicules, sont pour ainsi dire desquam-
més et irrégulièrement éparpillés dans les tubes séminifères,
ne délimitant par conséquent plus la lumière étroite qu'ils cir-
conscrivent, à l'état physiologique, au centre du canal. Ces
éléments cellulaires granuleux, essentiellement polymorphes,
ont perdu leur régularité et leur homogénéité normales pour
devenir fusiformes, bifurqués, étoilés, etc.

Dans les espaces intercanaliculaires considérablement sclérosés, à côté des cellules allongées du tissu conjonctif, se trouvent d'autres cellules plus volumineuses, arrondies ou en grain
de blé, d'aspect légèrement granuleux, contenant, les unes un
seul gros noyau muni de plusieurs nucléoles, les autres deux
noyaux résultant d'une multiplication endogène.

2° REIN MOBILE ET NÉPHROPEXIE, par M. TUFFIER (Congrès de

rurgie, 1889). — Dans une série d'études expérimentales Tuffier a étudié la quantité de rein nécessaire à la vie et a montré l'utilité de conserver un fragment, même très faible, parenchyme rénal dans les interventions sur cette glande. st pourquoi avec MM. Guyon, Duret, Vaveufville, Guermon- z, Lucas-Championnière, Le Cuziat, l'auteur a tenu à défen- la fixation de l'organe dans les cas de rein mobile contre la phrectomie. Il a eu l'occasion d'observer 13 cas de rein flot- it, et n'a fait que 3 opérations, ce qui prouve que nombre déplacements ne sont pas justiciables de l'intervention chi- rgicale. On trouve en effet des néphroptoses absolument in- lentes et que l'examen méthodique du malade permettent ules de découvrir; elles ne nécessitent, bien entendu, aucun ailement.

Il en est d'autres chez lesquels le déplacement du rein est compagné de douleurs intercostales. On pourrait alors attri- ier les phénomènes douloureux à la luxation de la glande. Il ut soigneusement examiner la nature de ces douleurs, et voir elles sont calmées par la réduction de la glande, car elles uvent être en pure coïncidence et ne relever que d'une ané- ie ou d'une neurasthésie.

Les accidents névralgiques peuvent être sous la dépendance la néphroptose, et alors ils affectent, tantôt le type de dou- urs intercostales avec gastralgie, tantôt la forme d'abcès aigus mulant l'étranglement interne. Dans tous ces cas il faut d'a- rd avoir recours à un appareil prothétique qui maintienne rein réduit dans la fosse lombaire. Un bandage muni d'une lote, bandage analogue à celui que Dolbeau fit autrefois con- ruire pour la hernie ombilicale, remplit l'indication. Si les iénomènes d'entéroptose dominent, on y joint avec avantage ceinture de Glénard. Ce n'est que dans les cas où ces moyens it échoué, où le rein ne peut être contenu, que se pose la iestion d'intervention chirurgicale.

Il faut alors recourir à la néphropexie, et ce n'est que dans s cas où ce procédé aura échoué, cas que M. Tuffier n'a pas icore rencontré, et dans ceux où le rein sera irréductible, que néphrectomie posera ses indications.

Le manuel opératoire appliqué dans ces trois cas est le sui- int : incision lombaire parallèle au bord externe du carré lombaire. Dissection des divers plans jusqu'au rein qu'un aide maintient réduit dans sa loge. Dissociation pénible de la couche graisseuse, précautions de bien décoller la graisse à la partie supérieure avant de sectionner les parties fibreuses pour ménager la plèvre.

On aperçoit le tiers inférieur du rein que l'on traverse en plein milieu du parenchyme au moyen d'un gros catgut ou même d'un fil de soie; l'organe maintenu est décortiqué sur son bord convexe de sa capsule fibreuse propre sur toute l'étendue apparente et en dehors du fil passé, de façon que sa constriction ne coupe pas le parenchyme ainsi mis à nu. Passage d'un second fil à la queue du rein. La surface cruentée est ainsi mise au contact de la plaie lombaire et fixée par les deux fils aux aponévroses en bas, au périoste de la face externe de la douzième côte en haut. Cela fait, si le côlon est trop flottant, on le fixe de même. Réunion de la plaie en étage avec ou sans drain profond.

L'opéré doit rester plusieurs semaines dans le décubitus dorsal pour que le poids du rein ne faisse pas céder la cicatrice alors insuffisante. Les antiseptiques doivent être maniés prudemment, car les faits d'absorption grave sont fréquents.

Le résultat thérapeutique peut être jugé sur une de ces trois malades, car l'opération date d'une année. Il s'agissait d'une femme opérée pour un rein douloureux et incoercible. La néphrorrhaphie fut pratiquée, et la malade guérit ; quelques mois plus tard elle présente un kyste dermoïde de l'ovaire qui nécessite la laparotomie. On profite de l'ouverture de l'abdomen pour aller palper le rein que l'on trouve enchâssé dans la cicatrice fibreuse lombaire par son bord convexe, si bien qu'il est absolument impossible de provoquer aucun mouvement de la glande.

3° SUR LA SENSIBILITÉ DE L'URÈTHRE CHEZ L'HOMME, par M. le professeur GUYON (*Archives de physiologie*, octobre 1889). — Dans un premier paragraphe, M. Guyon établit que le siège principal et presque spécial de la sensibilité normale de l'urèthre est dans la portion membraneuse. Les sensations fournies et à la main du chirurgien et au malade par le passage d'une bougie à boule, dans le canal de l'urèthre, depuis le canal jusqu'à la vessie, prouvent que la sensibilité de l'urèthre est, à l'état normal, surtout prononcée dans un point de son parcours, et que ce point est la portion membraneuse. Cela est d'autant plus précieux à constater qu'en ce point, le canal change de direction et marque la limite entre l'urèthre antérieur et le postérieur. On sait ainsi toujours exactement où se trouve l'extrémité de l'instrument. Cette sensibilité spéciale de la région membraneuse peut être aussi démontrée soit par la pression de cette région sur le pubis par le doigt introduit dans le rectum, soit par la tension que provoque la pression d'une colonne de liquide, et enfin par l'insensibilité relative des autres parties du canal aux instillations argentiques, à des doses de 2, 3 et 4 p. 100.

Dans un deuxième paragraphe, le professeur de Necker recherche quelles sont les conditions physiologiques et pathologiques qui régissent ces manifestations. Ce qui ressort de plus important de la seconde partie de cette étude, c'est que la sensibilité est surtout sous la dépendance de la vessie et de certains états du système nerveux.

A l'état physiologique, la sensibilité vésicale réagit de la façon la plus évidente sur la sensibilité uréthrale; comme preuves : la réaction du besoin d'uriner sur la résistance de la pression membraneuse, la difficulté du sondage quand il y a existe une forte envie d'uriner, même chez ceux qui ont l'habitude de se sonder facilement. Il en est de même à l'état pathologique : le spasme de la portion membraneuse est d'autant plus habituel, d'autant plus prononcé, que la lésion vésicale est plus douloureuse et qu'elle sollicite plus fréquemment le besoin d'uriner. (Exemple : tuberculose vésicale.) Mais il peut exister une véritable hyperesthésie de la région membraneuse sans lésion vésicale. Deux catégories se partagent les malades atteints de cette affection : dans l'une doivent être rangés ceux qui sont atteints d'une lésion médullaire, dans l'autre ceux qui appartiennent à la grande tribu des neurasthéniques et que M. Guyon a désignés sous le nom de « faux urinaires »; désignation qui doit comprendre tous ceux qui sont tributaires d'une thérapeutique dirigée contre les lésions médullaires.

Dans les inflammations de l'urèthre, la sensibilité exagérée n'a pas d'effet appréciable, et dans les périodes subaiguës et chroniques, malgré l'inflammation de la muqueuse, la sensibilité de la portion membraneuse n'est en aucune façon modifiée.

Dᵣ DELEFOSSE.

PRESSE ANGLO-AMÉRICAINE

1° MANUEL OPÉRATOIRE DE LA NÉPHRECTOMIE, par le docteur LANGE, de New-York (*New-York med. Journ.*, 9 mars 1889). — Pour pratiquer l'ablation du rein, M. Lange commence par rabattre en avant à la manière d'un volet un lambeau qu'il obtient à l'aide de trois incisions : la première longeant la 11ᵉ côte, la deuxième parallèle à la crête iliaque, et la troisième, perpendiculaire aux deux autres et les rejoignant le long du bord externe de la masse sacro-lombaire. Ce chirurgien dit obtenir ainsi un espace considérable.

2° EXPLORATION CHIRURGICALE DU REIN, par le docteur W. ANDERSON (*Lancet*, 20 avril 1889). — L'auteur rapporte deux observations. Dans la première, il s'agit d'une jeune femme de 24 ans, chez laquelle on soupçonnait l'existence d'un calcul du rein droit. Cet organe fut mis à nu et l'on y pratiqua plusieurs ponctions exploratrices, mais sans arriver à y rien découvrir. Cette intervention ne fut suivie d'aucun accident; bien au contraire, les symptômes précédemment observés (douleurs paroxystiques, hématurie, affaiblissement progressif) disparurent définitivement et la malade, qui s'est mariée depuis, n'a jamais eu de récidive. Aussi M. Anderson conclut-il à la possibilité de simples phénomènes névralgiques dans ce cas, diagnostic qui paraît cependant assez difficile à concilier avec l'existence des hématuries qu'avait présentées cette jeune femme.

Le second cas est celui d'un jeune homme de 21 ans, qui se plaignait de douleurs aiguës intermittentes dans la région lombaire gauche, douleurs ayant débuté à la suite d'accidents rhumatismaux fébriles. Ici, il n'y avait pas eu d'hématuries, mais l'état général s'était progressivement aggravé. L'inspection et la palpation n'ayant fourni aucun renseignement, le parenchyme rénal fut incisé et le doigt introduit dans le bassinet ; celui-ci, non plus que les calices, ne présentait rien d'anormal. Malgré plusieurs hémorrhagies secondaires trés sérieuses, qui se produisirent les jours suivants, le malade se rétablit assez vite et resta plus d'un an sans souffrir de son rein. Au bout de ce temps, les douleurs reparurent, s'accompagnant de frissons et d'élévation de la température. Par une ponction capillaire aspiratrice, on retira du pus ; aussi le rein fut-il de nouveau largement incisé au niveau de l'ancienne cicatrice et cette néphrotomie donna issue à une énorme collection purulente. Après deux mois d'amélioration, une nouvelle évacuation de pus s'effectua spontanément par la plaie rénale et, quelque temps après, il s'établit à ce niveau une fistule urinaire. Enfin, au bout de deux ans après la première opération, en raison de la douleur persistante et de l'affaiblissement progressif du sujet, le rein fut une troisième fois exploré et trouvé très volumineux. La néphrectomie fut suivie d'une plein succés.

3° Prostatectomie par la voie hypogastrique, par le docteur Lane (*Lancet*, 27 avril 1889). — Un vieillard de 72 ans, atteint en même temps de bronchite chronique grave depuis quelques années, entre à l'hôpital se plaignant d'uriner de plus en plus difficilement. Par le toucher rectal, on constate une hypertrophie énorme de la prostate ; l'urine est rare et sanguinolente. Les hématuries augmentant, on ouvre la vessie par la région sus-pubienne et l'on voit qu'au niveau du bas-fond la prostate fait une saillie trés prononcée dans la cavité vésicale sous forme d'une masse globuleuse, volumineuse et dure, ayant à peu près les dimensions d'une mandarine. Son ablation à l'aide de l'écraseur ne détermine qu'une hémorrhagie insigniflante. La vessie est drainée au moyen d'une sonde molle fixée dans la plaie abdominale. La convalescence s'effectuait normalement, quand soudain, le huitième jour après l'opération, le malade succomba à des accidents broncho-pulmonaires.

4° Diagnostic des tumeurs et calculs de la vessie par le cystoscope, par le docteur Newell (*Boston med. and. surg. Journ.*, avril 1889). — Ce travail est un énergique plaidoyer en faveur du cystoscope, dont l'auteur se montre chaud partisan et qui lui a rendu, dit-il, de réels services dans quatre cas dont il relate les détails. M. Newel assure qu'il voit dans la vessie « comme si elle était ouverte et exposée en plein soleil » : il a même pu prendre des vues photographiques de cavités vésicales normales et pathologiques. Quant aux calculs, il ne doute pas un seul instant qu' « un chirurgien, possédant un cystoscope, songera jamais à les rechercher autrement qu'avec cet appareil ».

5° AFFECTIONS INFLAMMATOIRES DES VÉSICULES SÉMINALES, par le docteur JORDAN LLOYD (*Brit. med. Journ.*, 20 avril 1889). — L'auteur insiste tout d'abord sur la fréquence des lésions inflammatoires des vésicules séminales et de leurs conduits, qu'il compare à celles des trompes de Fallope chez la femme. Quelquefois primitives, ces inflammations sont cependant beaucoup plus souvent secondaires à une uréthrite. Alors, les conduits éjaculateurs sont parfois obstrués et les vésicules séminales consécutivement surdistendues. La terminaison par suppuration est exceptionnelle ; quand elle survient, il est préférable d'inciser par le périnée plutôt que par le rectum.

D'après M. Lloyd, les vésiculites reconnaissent comme cause habituelle la blennorrhagie, et elles s'accompagnent ordinairement d'épididymite. Néanmoins, on les confond très souvent en clinique avec les prostatites et les cystites du col. Aussi, si quelques symptômes semblent attirer l'attention du côté de ces organes, il est nécessaire de les explorer de suite par le rectum et la vessie ; c'est l'examen direct seul qui permettra de poser un diagnostic précis.

6° NOTE SUR 31 TAILLES SUS-PUBIENNES PRATIQUÉES PAR SIR HENRY THOMPSON, par le docteur HERRING (*Brit. med. Journ.*, 6 juillet 1889). — La plupart de ces 31 cas sont déjà connus des lecteurs des *Annales*, nous ne nous attarderons donc pas à les résumer à nouveau. Qu'il nous suffise de rappeler que le chirurgien anglais a suivi deux fois seulement l'ancienne méthode *de* cystotomie sus-pubienne et qu'il a opéré 29 malades (11 pour tumeurs de la vessie et 18 pour calculs) avec le procédé perfectionné théoriquement par Garson et pratiquement par Petersen (de Kiel).

7° LEÇONS SUR QUELQUES AFFECTIONS DES ORGANES GÉNITO-URI-
NAIRES, par M. BERKELEY HILL (*Brit. med. Journal*, 1889). — Ces
trois leçons, récemment faites au *Royal college of Surgeons*,
portent : 1° sur l'anatomie normale de l'urèthre, ses dimensions,
son calibre, sa dilatabilité suivant les régions, son examen endoscopique ; 2° sur les diverses variétés d'uréthrite, considérée
successivement au point de vue de l'anatomie pathologique,
des symptômes et du traitement, celui-ci ayant été pratiqué
avec succès principalement à l'aide de la dilatation, des bougies
fondantes, des injections astringentes, des instillations de nitrate d'argent, etc. ; 3° sur la prostatite chronique, qu'elle soit
consécutive à l'uréthrite ou qu'elle soit déterminée par le développement de tubercules dans cette glande.

8° DU CHOIX DE L'OPÉRATION POUR LES CALCULS VÉSICAUX, par le
docteur BRIGGS, de Nashville (*Medical Standard* de Chicago,
août 1889). — Les conclusions de ce mémoire, lu devant l'*Ame-
rican medical Association*, sont les suivantes :

La taille est l'opération de choix chez les jeunes garçons âgés
de moins de 16 ans ; après la puberté, c'est la lithrotritie. Chez les
vieillards, la mortalité est élevée, quel que soit le procédé employé ; cependant, le broiement doit être préféré, s'il est pratiqué par un chirurgien habile et expérimenté. Mais il faut
tenir compte des caractères physiques et chimiques de la pierre.
De volumineux calculs d'acide urique ou d'acide oxalique sont
difficiles à broyer ; dans ce cas, il vaut mieux faire la taille.
Les récidives sont plus rares après la litholapaxie. Le calibre et
la tolérance de l'urèthre sont des facteurs qui ne doivent pas
être négligés.

En somme, les indications de la taille sont les suivantes :
1° jeune âge du sujet ; 2° dureté et volume considérables du
calcul ; 3° enchatonnement du calcul ; 4° rigidité et flexuosité
de l'urèthre ; 5° hypertrophie de la prostate, accompagnée ou
non de fétidité des urines ; 6° tumeur de la vessie ; 7° cystite
chronique. — Celles de la lithotritie sont : 1° l'âge adulte du
sujet ; 2° le peu de dureté du calcul ; 3° la largeur, la souplesse
et la tolérance du canal. Quant à la taille hypogastrique, elle
doit être réservée aux calculs trop durs pour être broyés ou
trop volumineux pour passer par l'incision périnéale. Le raphé

est le lieu d'élection pour l'incision, et presque toujours l'opération médio-latérale est exempte de tout danger.

9° NÉPHROTOMIE ET TAILLE VÉSICALE DANS LA MÊME SÉANCE ET
CHEZ LE MÊME MALADE, par le docteur MAC-LANE TIFFANY (*Amer.
Journ. of med. sciences*, janvier 1890). — Il s'agit dans ce cas
d'un homme de 56 ans, sujet autrefois à des coliques néphrétiques, et qui était atteint à la fois de néphrite suppurée du
côté gauche et de calcul vésical, de nature phosphatique et de
moyen volume. Le rein droit était probablement sain, puisque,
par moments, sans doute quand l'uretère gauche s'oblitérait
temporairement, l'urine était claire et acide. M. Tiffany crut
devoir intervenir chirurgicalement dans la même séance contre
ces deux affections. Il incisa largement le rein et en évacua environ 30 à 40 grammes de pus ; puis il débarrassa la vessie de
son calcul à l'aide de la taille latérale ; il fut impossible de pratiquer avec un instrument souple le cathétérisme de l'uretère
du rein vers la vessie. Le malade guérit bien et rapidement de
cette double opération et, au bout de quatre semaines, il quittait l'hôpital en parfait état de santé.

M. Tiffany dit qu'il s'est décidé à opérer à la fois le rein et la
vessie, parce que, en incisant d'abord le rein seul et en ne touchant pas au calcul vésical, il laissait dans la vessie un foyer
de souffrance et de suppuration, dont l'urine purulente aurait
probablement remonté par l'uretère dilaté dans la plaie lombaire. D'autre part, en attaquant le calcul avant le rein, le pus
rénal descendant dans la cavité vésicale avait de grandes chances
de déterminer de la septicémie. S'il a pratiqué la taille plutôt
que la lithotritic qui était possible dans ce cas, c'est que la cystotomie lui permettait d'opérer plus rapidement, d'extraire sûrement tous les calculs, et surtout d'obtenir un repos absolu
de la vessie, grâce à un correct drainage, lequel évacuait à la
fois par le périnée le pus provenant de la muqueuse vésicale
enflammée et celui qui pouvait descendre du rein suppuré.

Dᵣ R. JAMIN.

PRESSE ALLEMANDE

1° TRAITEMENT DE LA BLENNORRHAGIE AIGUË, par M. FRIEDHEIM.
— Depuis longtemps à la clinique de Neisser on a adopté la
méthode du traitement précoce de la chaudepisse par les injections. Il est surtout important de déterminer quelle est la
meilleure substance à injecter. Aussi Friedheim passe-t-il en
revue les résultats obtenus par toute une série de substances, et
il conclut qu'aucune ne peut rivaliser avec la solution très faible
de nitrate d'argent à 1 ou 5 pour 1000. Les injections sont faites
dès le début, et on contrôle leur action au microscope. Lorsque
les gonocoques ont disparu, on complète la cure par des injections astringentes ou antiphlogistiques (sulfate de zinc, acide
borique, bismuth, salicylate de mercure, etc.). Ce traitement
peut être continué sans inconvénients quand il survient une
épididymite (*Zur Injektionsbehandlung der akuten Gonorrhoe*,
in *Arch. f. Derm. und Syph.*, 1889, fasc. 4; d'après *Centr. f.
Chir.*, 1890, n° 5, p. 91).

2° EXAMEN ET TRAITEMENT ENDOSCOPIQUE DANS LES MALADIES DE
L'URÈTHRE ET DE LA VESSIE, par M. E. BURCKHARDT. — L'auteur
donne les résultats de cinq ans de pratique. Il emploie pour
l'urèthre l'instrument de Grünfeld; pour la vessie celui de Nitze
ou celui de Grünfeld; ce dernier pour les cas où il veut faire de
la thérapeutique endoscopique. Rien de bien spécial comme
manuel opératoire. Les maladies passées en revue sont : les uréthrites chroniques antérieures et postérieures traitées, les unes
par les lavages au sublimé, les autres par les attouchements à
la teinture d'iode; la cystite blennorrhagique, soignée par les
lavages à l'acide borique ou au nitrate d'argent; les attouchements
à l'iode, ont été employés contre la prostatite et la prostator-
rhée; pour Burckhardt la spermatorrhée est due à une lésion
locale, prostatique, et il la traite par la cautérisation du veru-
montanum, la dilatation avec de grosses sondes et l'électrisation
avec des courants continus. Il combat l'hypertrophie prostatique par la dilatation avec de grosses sondes associées à la
cautérisation galvanique. Il a enlevé avec le serre-nœud des
polypes muqueux de l'urèthre (un nœud de catgut résultant

d'une uréthrorrhaphie), de la vessie (un morceau de sonde brisée) (*Endoskopische Befunde und endoskopische Therapie bei den
Krankheiten der Harnröhre und der Blase,* in *Beitr. zur klin. Chir.
von Bruns,* etc., t. V, d'après *Centr. f. Chir.*, 1890, n° 6, p. 108).

3° CATHÉTÉRISME DANS LA RÉTENTION D'URINE AVEC DISTENSION,
par M. J. ASSMUTH. — Il est connu depuis longtemps qu'il est
dangereux d'évacuer en une séance les vessies atteintes de distension en conséquence d'une rétention qui s'est installée peu
à peu. Mais l'auteur pense qu'il n'y a pas dans les ouvrages spéciaux d'indications suffisantes sur le degré d'évacuation qui est
permis. A son sens, il faut même autant que possible ne faire
d'évacuation que quand une rétention aiguë se greffe sur la
stagnation. Sauf cela, la stagnation sera combattue par le cathétérisme avec de gros instruments métalliques pleins, et peu
à peu les malades, prostatiques et paraplégiques par exemple,
se mettent à pisser tout seuls une urine claire. Si à cela il faut
joindre de l'évacuation, on la fera progressivement, et chaque
fois avec un lavage vésical (*Ueber die Gefahren der Katheteris-
mus bei gewissen Formen von Harnretention,* in *Saint-Petersb.
med. Woch.,* 1889, n° 1, d'après *Centr. f. Chir.* 1890, n° 6,
p. 110).

4° LITHOTRITIE A LA COCAÏNE, par M. FREUDENBERG. — La première moitié de ce travail est une revue des mémoires publiés
sur ce point; la seconde contient l'exposé des 13 observations personnelles de l'auteur. Il emploie la cocaïne à dose de
1 à 5 grammes : d'abord il a usé des faibles doses, puis il en
est venu aux fortes, et alors seulement a eu une anesthésie absolue. Il est surtout difficile de rendre l'aspiration complètement
indolente, car l'injection distend la tunique musculaire, et
contre cela la cocaïne ne peut pas grand'chose. La cocaïne n'a
échoué que deux fois, et alors il a fallu recourir au chloroforme. Il n'y a eu qu'une seule fois des accidents d'intoxication.

Le manuel conseillé par l'auteur est le suivant : évacuation
de la vessie; lavage à l'acide borique; injection de 40 à 45 centimètres cubes d'une solution de cocaïne (de 6 à 10 p. 100), mi-
partie dans la vessie, mi-partie dans la région prostatique; puis

anesthésie de l'urèthre antérieur (de 5 à 10 centimètres cubes de la solution). — Puis après 10 minutes d'attente injection de 150 à 200 grammes de solution boriquée dans la vessie. Alors l'opération est en général menée à bien en 15 à 25 minutes (*Ueber die Anwendung der Cocaïnanesthäsie bei Blasensteinzertrümmung*, in *Berl. klin. Woch.*, 1889, n°° 27-30, d'après *Centr. f. Chir.*, 1890, n° 6, p. 112).

5° Corps étranger de la vessie, par M. Köhler. — Une fille de service tomba, d'une échelle, sur une lampe allumée et se fit au périnée une plaie pour laquelle, au bout de huit jours, elle entra à l'hôpital. La sonde fit sentir dans la vessie des morceaux de verre qui, au nombre de quatorze, furent extraits. La malade mourut d'une cystite et d'une septicémie dont elle était déjà atteinte avant son admission. Ces fragments réunis forment un cylindre presque complet, et l'auteur admet que le verre de lampe a pénétré d'une pièce puis s'est brisé.

Contrairement à la règle posée par Guyon, les corps étrangers avaient ici leur grand diamètre longitudinal et non point transversal, d'où leur extraction faible (*Zur Kasuistik der Fremdkörper in der Blase*, in *Charité-Annalen*, t. XIV, p. 601, d'après *Centr. f. Chir.*, 1890, n° 6, p. 119).

6° Pathogénie des calculs urinaires, par M. Stern. — Tandis qu'Ultzmann et Ebstein admettent que la cause est diathésique, pour Maschka, Lenhe, etc., il faut invoquer avant tout des troubles de circulation locaux, par ralentissement du cours du sang et élévation de la tension sanguine, d'où passage plus aisé des principes salins. Or, dans des autopsies Stern a constaté des altérations de ce genre; il insiste en particulier sur le rôle des dégénérescences du myocarde. Il s'appuie sur les protocoles de 4000 autopsies de l'Institut anatomo-pathologique de Munich parmi lesquelles il relève 28 cas de pierres rénales, 8 de pierres vésicales et 2 de pierres à la fois rénales et vésicales (*Zur Pathogenese der Harnsteine*, Dissertation de Munich, 1889, d'après *Centr. f. Chir.*, 1890, n° 6, p. 111).

7° Hydronéphrose intermittente. Fistulisation du bassinet, par M. R. Köhler. — Sur un ataxique atteint de vives douleurs ab-

dominales, une tumeur fut constatée, dont la ponction donna
un liquide contenant de l'urée. C'était donc bien une hydronéphrose. Cette hydronéphose était intermittente. Laparotomie ; suture à la paroi du sac incisé. Il fut alors constaté
que l'uretère, abouché d'une façon anormale, se trouvait comprimé par le développement de la poche. Il est probable qu'il
ne s'agit pas seulement d'une anomalie congénitale, mais qu'il
faut tenir compte d'une mobilisation anormale du rein, d'où
une coudure de l'uretère. L'urine de ce rein est très aqueuse,
peu chargée d'urée. La néphrectomie secondaire est projetée
(*Intermittirende Hydronephrose. Anlegung einer Nierenbeckenfistel*,
in *Charité-Annalen*, 1889, t. XIV, p. 593).

8° HYDRONÉPHROSE, par M. A. MARTIN. — L'auteur a présenté à
la Société de gynécologie de Berlin (13 décembre 1879) une hydronéphrose provenant d'une femme de 22 ans, qui depuis plusieurs années souffrait d'un rein flottant douloureux, qu'elle
avait cependant bien supporté jusqu'au jour où elle devint enceinte. Alors le rein se développa rapidement en une tumeur
volumineuse qui ne tarda pas à menacer de gêne l'ascension et
le développement de l'utérus gravide. A. Martin résolut donc
d'enlever cette tumeur, ce qui ne fut pas très difficile. Opération par la voie abdominale. Le seul incident fut une issue
d'anses intestinales due à des vomissements qui ont eu lieu
pendant la chloroformisation. La guérison fut rapide. La cause
de cette hydronéphrose semble être dans la coudure de l'uretère due au déplacement de ce rein flottant (D'après *Centr. f.
Gynäk.*, 1890, n° 4, p. 67).

9° EXTIRPATION DES VÉSICULES SÉMINALES TUBERCULEUSES, par
M. EMMERICH ULLMANN. — En 1829, Dalmas parle d'une sémina-
lite chronique où l'on reconnaît sans peine la tuberculose.
Depuis, cette lésion a peu à peu été étudiée, surtout quand elle
est secondaire à la tuberculose pulmonaire, et l'on doit citer les
travaux de Reclus, et surtout de Guelliot. Elle peut aussi exister sans tuberculose pulmonaire, consécutivement à une tuberculose épididymaire propagée le long du canal déférent, ou à
une tuberculose prostatique. La tuberculose primitive est rare,
et surtout rarement diagnostiquée ; car rien ne nous met sur la

piste. Étant données les lacunes de nos connaissances symptomatiques, on conçoit que jusqu'à présent on n'ait guère parlé de thérapeutique chirurgicale. Ullmann publie aujourd'hui une opération intéressante à ce point de vue. Garçon de 17 ans, atteint de tuberculose épididymaire droite avec gonflement de la vésicule droite ; le 17 juin, castration ; le cordon est tuberculeux. Les lésions s'aggravant, Ullmann incise le périnée en demi-cercle, arrive à la prostate, libère le rectum et, faisant refouler la paroi rectale postérieure, atteint et extirpe la vésicule abaissée. L'opéré a guéri, malgré une hémorrhagie le soir de l'opération. Il lui reste une petite fistule (*Extirpation tuberkulöser Samenbläschen*, in *Centr. f. Chir.*, 1890, n° 8, p. 138).

10° DE L'AZOOSPERMIE, par M. CASPER. — Depuis quelques années on a étudié avec soin l'infécondité masculine, et quand un mariage est stérile on ne s'en tient plus à l'examen de la femme seule. Il y a deux groupes principaux de stérilité masculine. L'aspermatisme, ou absence de sperme, et l'azoospermie, ou absence de spermatozoïdes dans le sperme. M. Casper passe en revue les causes principales d'aspermatisme, mais surtout il parle de l'azoospermie, et là il donne une observation personnelle intéressante. Un homme de 32 ans, bien bâti, vint le consulter en février 1888. Mariage stérile, sans que rien pût être trouvé du côté de la femme. L'homme racontait avoir eu une chaudepisse, mais il ne se souvenait de rien qui rappelât la syphilis. Mais, quoiqu'il fût puissant, il avait un sperme absolument stérile, et d'autre part, en l'examinant, Casper lui trouva des lésions pharyngiennes d'aspect syphilitique. A la palpation, rien d'anormal n'existait dans les testicules. Mais le traitement spécifique fit revenir peu à peu dans le sperme des spermatozoïdes vivaces, et finalement la femme devint enceinte et accoucha d'un enfant qui présentait des marques indéniables de syphilis héréditaire. Casper pense que cette azoospermie a eu lieu bien que les testicules fussent normaux et il incrimine une altération générale due à la syphilis.

Mais à la séance de la Société de médecine interne (13 janvier 1890) où cette observation a été présentée, Furbringer a élevé quelques doutes sur l'intégrité de l'appareil séminal.

Dʳ A. BROCA.

SSE ITALIENNE

LE D'ONGUENT DU DOCTEUR P. TOMMASOLI
JRETHRALE D'UNGUENTI DEL DOTT. P. TO-
. PIETRO RAMAZZOTTI (*Giorn. ital. delle*
elle. 1889, fasc. III).

par Ramazzotti, se compose de trois
métallique, n° 18 Charrière, long de
ité uréthrale est légèrement incurvée,
même calibre que le corps de l'instru-
extrémité se trouvent trois trous pour
2° un mandrin, formé d'une tige gra-
e trait de la graduation corresponde i
être cube, et terminée par un piston de
nétallique se vissant à l'extrémité ou-
tant sur ses parties latérales deux an-
est perpendiculaire à celle de l'instru-
e sert de guide au mandrin, d'obturateur
i situation du bec quand le cathéter est

ment, on le démonte, et on introduit
i ouverte, au moyen d'une seringue de
d'une canule d'une longueur de 7 cen-
de porter l'onguent aussi loin que pos-

nstrument sont, d'après Ramazzotti: le
duction facile sans risque de blesser la

l gramme.	Iodure de potasse	5 grammes.
grammes.	Iode pur	1 à 3 grammes.
nes.	Lanoline	95 grammes.
nes.	Huile d'olive	5 grammes.

s mêmes formules que Tommasoli.
i lui ont été fournis par le nitrate d'a
la créoline à la dose de 1 à 3 p. 100.

2° LE GONOCOQUE DANS LA BLENNORRHAGIE CHEZ LA FEMME. — IL GONOCOCCO NELLE BLENNORRHAGIE MULIEBRI, par G. PESCIONE (*Riforma medica*, Marzo 1889).

Pour l'auteur, la localisation la plus fréquente de la blennorrhagie, chez la femme, est l'urèthre. En général, il trouve les gonocoques en grande quantité dans la blennorrhagie uréthrale et la bartholinite, tandis qu'ils n'existent qu'en petit nombre à la surface de la vulve et du vagin, probablement à cause de la plus grande résistance opposée par l'épithélium à ce niveau.

Passant aux observations faites sur 30 femmes non suspectes de blennorrhagie, l'auteur dit trouver chez 19 d'entre elles des gonocoques avec tous leurs caractères, libres dans le liquide du catarrhe chronique de l'utérus dont les prostituées sont en général atteintes. Il affirme que ces microbes se trouvent en permanence sur la muqueuse génitale des prostituées, en apparence saines, et qu'ils se développent au moment des règles. L'auteur confirme ainsi la théorie du microbisme latent.

Abordant la question du traitement, l'auteur conseille les injections chaudes de sublimé au 4000° pendant deux jours ; puis au sublimé il substitue la résorcine à 3 p. 100 avec 20 grammes de glycérine pour chaque 100 grammes de liquide. Les phénomènes aigus terminés, il emploie la solution d'acétate de plomb à 1 p. 100, ou le glycérolé de tannin avec l'eau de goudron.

3° CONTRIBUTION AU TRAITEMENT DE LA BLENNORRHAGIE PAR LE SUBLIMÉ CORROSIF. — CONTRIBUZIONE ALLA CURA DELLA BLENNORRAGIA COL SUBLIMATO CORROSIVO. L. SALAROLI (*Raccoglitore medico*, 13, 1889).

L'auteur conclut que le sublimé arrête les phénomènes inflammatoires dans l'uréthrite aiguë, et donne de bons résultats dans les cas chroniques. Il a été expérimenté sur 11 blennorrhagies uréthrales et 8 vaginales. La durée moyenne du traitement fut de 34 jours. Dans la période aiguë, le sublimé a parfois fait avorter l'affection.

Le seul inconvénient du traitement est la vive douleur provoquée par le sublimé en solution forte ; aussi l'auteur ajoute-t-il un peu de laudanum à ses solutions. Il préfère aux injections l'irrigation endo-uréthrale qui permet de faire passer sur la muqueuse malade une grande quantité de liquide médicamenteux. Les solutions doivent être toujours bien chaudes.

4° Sur certaines complications de la balano-posthite simple. Su talune complicazioni della balanopostite semplice, docteur E. Mannino (*Giornale ital. delle. malattie veneree e della pelle* fascic. II, 1889). — Après avoir donné vingt-quatre observations cliniques, dont neuf très détaillées, l'auteur classe ainsi les complications de la balano-posthite simple par ordre de fréquence :

1° Polyadénite inguinale ; 2° ulcérations de la muqueuse balano-préputiale simulant des chancres mous ; 3° ulcération à base indurée simulant le chancre infectant ; 4° induration circonscrite de la muqueuse préputiale ou du frein, surtout quand il y a phimosis, et ressemblant par sa forme et sa consistance à l'accident primitif de la syphilis.

1° *Polyadénite inguinale.* — Les ganglions sont peu ou point douloureux, et peuvent atteindre le volume d'une noisette ou d'une petite amande ; ils sont ordinairement libres et distincts les uns des autres ; parfois cependant ils se trouvent réunis grâce à l'irritation qui se produit dans tout le tissu péri-ganglionnaire. La suppuration est rare ; elle survient ordinairement dans les cas de périadénite, et en général quand la balanite est guérie. Il est possible que le *bubon d'emblée* tire son origine d'une balanite légère, rapidement guérie, et passant même inaperçue : conception rationnelle, en accord avec les données actuelles de la pathologie.

Quand il n'y a pas de phimosis, la balanite bien visible suffit à expliquer l'adénite. Il n'en est pas de même dans les cas de phimosis inflammatoire. Dans ces cas, le temps écoulé depuis le dernier coït, la sécrétion purulente abondante qui s'écoule du bord libre du prépuce, l'examen de cette sécrétion au point de vue de la recherche du bacille caractéristique de la balano-posthite, l'œdème du prépuce, la douleur plus ou moins considérable, feront penser à la balano-posthite simple. L'auteur ne prétend cependant pas exclure l'idée du syphilome initial qui peut être contemporain de la balano-posthite. Il veut seulement attirer l'attention sur l'existence de ganglions indurés consécutifs à la balano-posthite simple. La balanite guérie, l'adénite peut subsister quelque temps. L'auteur préconise dans les applications de teinture d'iode, et à l'intérieur, les iodures ; si la suppuration se produit, ...

chancres mous. — Ces ulcérations ne surviennent que plusieurs jours après le développement de la balano-posthite, surtout chez les sujets peu soigneux de leur personne. L'auteur retrouve dans le pus sécrété par ces ulcérations, tant la forme bacillaire considérée comme caractéristique de la balano-posthite simple, qu'une grande quantité de cocci, ce qui le porte à supposer que cette lésion peut être sous la dépendance de l'action combinée de ces diverses formes microbiennes.

Ordinairement ces ulcérations apparaissent au nombre de plusieurs en même temps, sur les points les plus enflammés de la muqueuse, et il en survient d'autres dans la suite. Ce sont d'abord des ulcérations circulaires absolument superficielles qui ne prennent que plus tard les caractères du chancre mou : bords taillés à pic, fond anfractueux et recouvert d'un enduit pultacé etc. ; elles sécrètent un pus abondant et ne sont pas très douloureuses. Quand il y a phimosis et que le malade n'est pas traité de suite, les ulcérations peuvent prendre le caractère phagédénique, perforer le prépuce, et le processus ulcéreux continue alors sur la peau de la verge. Le pus étalé sur une lamelle et coloré à la fuchsine laisse voir une grande quantité de cellules jeunes nucléées, avec beaucoup de bacilles et de très nombreux microcoques.

L'inoculation de ce pus sur le sujet qui l'a produit, donne naissance à une ulcération qui se développe sans période d'incubation, nouveau caractère permettant de confondre cette ulcération avec les chancres mous. Les principaux caractères permettant d'établir qu'on est en présence d'ulcérations dues à la balano-posthite sont : le développement de ces ulcérations plusieurs jours après l'existence de la balano-posthite ; le processus inflammatoire de la muqueuse balano-préputiale, accompagnant les ulcérations ; l'existence de plusieurs ulcérations dont le fond est surélevé par suite d'une prolifération des tissus découverts, et dont les bords figurent une collerette rose ; la présence enfin de ganglions inguinaux indurés d'un seul côté ou des deux à la fois. L'auteur a obtenu la guérison complète de ces ulcérations par des attouchements avec une solution de nitrate d'argent au 30ᵉ dans l'espace de deux à huit jours.

3ᵉ *Ulcération à base indurée simulant des chancres infectants.* — Cette complication succède toujours à la précédente : on observe alors, principalement sur la muqueuse préputiale, une ou plusieurs ulcérations rondes ou oblongues, à fond parfois creusé irrégulièrement, parfois aussi surélevé légèrement, à bords peu prononcés et à base indurée; peu ou point douloureuses, et sécrétant une petite quantité de pus jaunâtre. Ce pus, inoculé au même individu, reproduit un ulcère ayant tous les caractères du chancre mou, c'est-à-dire de l'ulcération primitive.

Les ganglions inguinaux sont ordinairement engorgés et durs. Ces ulcérations ont de la tendance à guérir spontanément en laissant une cicatrice superficielle qui disparaît bientôt; elles n'amènent à leur suite aucune infection générale, aucun accident du côté de la peau ou des muqueuses.

Le diagnostic repose sur l'anamnèse: l'ulcération indurée dérive d'une lésion précédente compliquant la balano-posthite, et non indurée. Un second caractère pathognomonique qui permet d'exclure l'idée de chancre syphilitique, c'est que le pus sécrété par l'ulcère induré est auto-inoculable.

Le traitement, ici encore, consiste en cautérisations au nitrate d'argent et en lavages fréquents du cul-de-sac balano-préputial.

4° *Induration circonscrite de la muqueuse du prépuce, précisément dans le cas où il y a phimosis, simulant le chancre syphilitique.* — Cette complication de la balano-posthite, la moins fréquente d'après les observations de l'auteur, se voit surtout chez les jeunes gens après leurs premiers rapports sexuels. Peu après le début de la balano-posthite, le phimosis s'établit; il se produit alors sur la muqueuse préputiale enflammée, en un ou deux points, des nodosités légèrement douloureuses, offrant à la pression une résistance élastique. Les ganglions inguinaux sont engorgés et durs. La première idée qui vient à l'esprit est celle de chancre infectant.

Le diagnostic est souvent très difficile; la co-existence de la balano-posthite n'a qu'une importance secondaire, puisqu'elle peut exister en même temps que le chancre. Cependant, dans le cas d'induration simple, les ganglions n'acquièrent ni le volume ni la dureté qu'on leur connaît dans le cas de chancre infectant. L'injection endo-préputiale de la solution de nitrate d'argent précédée d'irrigations à l'eau pure, a rapidement raison de la balano-posthite et des indurations qui la compliquent.

Dr LEGRAIN.

REVUE DES SOCIÉTÉS SAVANTES

I° Société de médecine de Paris.

INDURATION PLASTIQUE DES CORPS CAVERNEUX, par le docteur Dubuc (*Séance du 25 janvier* 1890). — Après un rapide historique de la question, M. Dubuc expose les principaux traits de l'observation de son malade, qui est âgé de 43 ans seulement et qui n'est ni diabétique, ni syphilitique, ni rhumatisant, bien que la diathèse rhumatismale existe dans sa famille. Il n'a de plus subi aucun traumatisme du pénis.

A la face dorsale de la verge, on trouve une plaque indurée, occupant l'enveloppe fibreuse des corps caverneux; elle est régulière, médiane et symétrique, épaisse de quelques millimètres à peine. Son diamètre antéro-postérieur mesure environ 4 centimètres, et son diamètre transversal un peu plus de 3 centimètres. Le début remonte à quelques mois et peut-être à plusieurs années. La miction s'accomplit sans difficulté, mais l'érection est très douloureuse; la verge turgide se coude à angle presque droit, le gland dirigé en haut. D'où difficulté croissante de pratiquer le coït, qui devient de plus en plus douloureux.

Bien que ce malade n'ait pas présenté de manifestations personnelles du rhumatisme, on peut le soupçonner atteint de cette diathèse qui existe très marquée dans sa famille. En conséquence, M. Dubuc lui a prescrit des bains sulfureux, de l'iodure de potassium (2 grammes par jour), et une pommade iodurée, à laquelle il a l'intention de substituer l'application à demeure de sparadrap de Vigo *cum mercurio*.

M. FRAIGNAUD, dans un cas semblable à celui de M. Dubuc, s'est bien trouvé du traitement ioduré à l'intérieur, avec application locale d'emplâtre de Vigo et bains alcalins répétés, contenant chacun 5 grammes d'arséniate de soude.

M. RELIQUET a obtenu la guérison d'une induration de ce

genre chez un rhumatisant par les préparations arsenicales à
l'intérieur et les bains alcalins arsenicaux.

II° Société de médecine de Lyon.

1° ASEPSIE DES SONDES ET CATHÉTERS, par le professeur PONCET
(*Séance du 23 décembre* 1889). — Conformément aux indications
données par MM. Terrier et Delagénière, les instruments sont
placés dans l'étuve sèche, où ils peuvent être portés, quelle
que soit leur structure, à une température de 120° et même de
130° sans s'altérer, et cela pendant plusieurs heures : ils sont
ainsi complètement stérilisés. Pour maintenir l'asepsie obtenue
de cette façon, M. Poncet enfouit les sondes, au sortir de
l'étuve, dans la poudre de talc et d'acide borique, qui a été
également portée à une température élevée de manière à
détruire tous les germes. Dans ce bain sec aseptique, les sondes
se conservent admirablement sans devenir rugueuses comme
lorsqu'on les laisse immergées dans une solution antiseptique,
quelle qu'elle soit. Une boîte métallique un peu spéciale, avec
un certain nombre de compartiments, renferme les diverses
variétés de sondes et de cathéters.

Veut-on pratiquer le cathétérisme, la sonde choisie sera
prise avec des doigts chirurgicaux. c'est-à-dire désinfectés avec
le même soin que s'ils devaient toucher une plaie. On l'essuie
avec un tampon de ouate ou de gaze stérilisées et on l'enduit
d'un corps gras antiseptique. Après le cathétérisme, l'instrument est essuyé, lavé et mis de côté : il ne devra servir à nouveau qu'après avoir été désinfecté par les mêmes procédés.

M. Poncet termine sa communication en rappelant à quels
dangers sont exposés les malades cathétérisés avec des sondes
malpropres ; elles peuvent, dit-il, avoir toutes les apparences
de la propreté et être cependant des foyers d'infection : il
suffit, pour s'en rendre compte, de fendre un de ces instruments suivant sa longueur. Du reste, les faits cliniques sont là
pour montrer avec quelle rapidité les bactéries se multiplient
dans une vessie malade qui a été infectée par un cathétérisme.

2° LAVAGE DE LA VESSIE, par M. CARTEAUX (Séance du 30 décembre 1889). — L'appareil, destiné à laver la vessie que pré-

sente l'auteur, est des plus simples. Un récipient quelconque, contenant la solution à injecter, est placé à 1 mètre environ au-dessus du lit du malade. On y fait plonger un siphon (tube de caoutchouc) que l'on amorce et dont on ferme le robinet. On l'adapte ensuite à l'une des branches d'un ajutage en Y en métal ou autre (celui du thermo-cautère Paquelin, par exemple). Un autre tube de caoutchouc est fixé sur la seconde branche de l'Y; c'est lui qui permet l'évacuation. Enfin, la sonde, quelle qu'elle soit, avec laquelle on a pratiqué le cathétérisme, est adaptée au pied de l'Y. Pour laver, on ouvre le robinet du siphon : le liquide arrive dans la vessie; pour qu'il n'en ressorte pas immédiatement il suffit de pincer entre deux doigts le tube évacuateur. Quand la plénitude de la vessie est assez marquée, on laisse échapper le liquide en desserrant les doigts qui obstruaient le tube de sortie. En alternant plusieurs fois de suite ces deux manœuvres, on fait passer ainsi un ou plusieurs litres de liquide antiseptique ou autre dans le réservoir urinaire.

III. Société d'anatomie et de physiologie de Bordeaux.

Étude comparative de l'uréthrotomie interne et de l'électrolyse linéaire, par M. Bracquehaye, interne des hôpitaux de Bordeaux (*Séance du 6 janvier* 1890). — M. Bracquehaye a vu pratiquer, dans le service d'hôpital auquel il était attaché comme interne, cinq opérations d'électrolyse linéaire pour rétrécissements de l'urèthre.

Voici le résumé de ces cinq observations :

I. Jeune homme de 17 ans : trois rétrécissements probablement congénitaux (?). Électrolyse linéaire le 20 avril pratiquée par le docteur Fort; pas d'accident; ni douleur, ni hémorrhagie, ni fièvre. Immédiatement après l'opération, on passe facilement une bougie n° 16. Cinq mois après l'électrolyse, le malade, qui n'a pas été sondé depuis lors, revient à l'hôpital « avec un rétrécissement serré, contre lequel une intervention plus sérieuse est alors jugée nécessaire ». L'observation de ce malade a été publiée par la *Gazette des hôpitaux* en septembre 1889, avant la constatation de la récidive.

tentative d'électrolyse linéaire avec l'appareil Fort. Le rétrécissement n'étant pas franchi au bout de 30 minutes, malgré un courant de 35 milliampères, on cesse la séance : pas de douleur, pas de fièvre. On le dilate jusqu'au n° 12, puis on fait l'uréthrotomie interne : le lendemain et les jours suivants, la température oscille entre 37° et 38°,4.

En regard de ces cinq observations, M. Bracquehaye en donne cinq autres, dans lesquelles l'uréthrotomie interne a été pratiquée. Chez le premier malade, tout s'est passé normalement; le soir de l'opération seulement, il y a eu une très légère élévation du thermomètre (37°,8). — Chez le deuxième, les suites de l'opération ont été également régulières, sauf une température de 38°,2, le lendemain de l'uréthrotomie, alors que la sonde à demeure était encore en place ; celle-ci n'est retirée que 3 jours après l'opération, et, trois jours plus tard encore, il survient un dernier accès de fièvre dans lequel le thermomètre monte à 39°,4. — Le troisième opéré a ses urines colorées par le sang pendant 3 jours : Deux fois seulement, la température a atteint 37°,8 le 2° et le 6° jour. Là encore on a laissé la sonde à demeure plus longtemps qu'on ne le doit ; elle est restée 7 jours ! — Aucun incident à signaler chez le quatrième uréthrotomisé, sinon que, le soir de l'opération, il a 39°,5, pour revenir d'ailleurs dès le lendemain matin et rester les jours suivants à une température normale. — Enfin, le cinquième malade qui avait eu déjà de violents accès de fièvre pendant des tentatives infructueuses de dilatation et qui était atteint de cystite intense et de pyélo-néphrite gauche, a eu le soir de son uréthrotomie 40°,2 : il est vrai que, l'hémorrhagie consécutive à l'incision ayant été plus abondante que de coutume, un caillot avait bouché la sonde une partie de la journée. C'est le soir seulement qu'un lavage vint le désobstruer, alors que la vessie était déjà surdistendue et que l'urine s'était sans doute déjà insinuée entre la sonde et la plaie uréthrale où elle avait pénétré. La température descendit d'ailleurs progressivement et était redevenue complètement normale le 5° jour. — M. Bracquehaye ajoute que ces opérations ont été pratiquées « selon les règles » par M. Demons ; mais il ne dit pas si l'on s'est astreint à la rigoureuse antisepsie, qui est aujourd'hui la principale condition de succès et qui est autrement importante,

dans le cas d'opération quelconque sur les voies urinaires, que
le sulfate de quinine qu'on a administré largement à ses opérés.
L'intéressant travail de M. Bracquehaye méritait dans cette
analyse une place plus large que celle qui est habituellement
accordée aux communications faites dans les Sociétés savantes,
car la rivalité de l'uréthrotomie interne et de l'électrolyse
linéaire est une question à l'ordre du jour. Ce travail se ter
mine par les conclusions suivantes :

1° L'électrolyse linéraire ne met pas plus à l'abri des récidives qu'aucune autre méthode.

2° Elle pourra donner de bons résultats, à condition qu'elle
soit suivie de cathétérismes réguliers.

3° Elle pourra toujours être essayée puisqu'elle est sans
danger (?), et, en cas d'insuccès, on sera toujours à temps de
recourir à l'uréthrotomie interne.

M. Pousson fait ressortir que sur, cinq électrolyses, deux fois
l'opération n'a pu être terminée, l'instrument n'étant pas
arrivé à franchir le rétrécissement au bout d'un temps assez
long et malgré un courant de 30 à 35 milliampères. M. Pousson,
qui n'a pas cru devoir jusqu'ici pratiquer l'électrolyse, mais
qui a eu l'occasion de constater les résultats de ce genre
d'intervention, dit qu'en effet il faut pratiquer et entretenir la
dilatation après l'électrolyse comme après l'uréthrotomie, si
l'on veut éviter les récidives. En outre, il connaît des cas dans
lesquels l'électrolyse a déterminé plusieurs fois des accès de
fièvre très intenses.

M. Cassaet croit que tout dépend de l'intensité du courant :
dans plusieurs cas, dit-il, on a déterminé des eschares assez
étendues et des infiltrations d'urine.

M. Sabrazès a vu un malade électrolysé avec 40 milliampères
avoir consécutivement de violents accès de fièvre, malgré la
quinine à haute dose, et de l'infiltration d'urine ; et cependant
on avait prétendu qu'avec 50 milliampères on n'avait jamais
d'accident.

M. Pepin cite un cas de rétrécissement cicatriciel, situé à
5 centimètres du méat, contre lequel l'électrolyse linéaire,
tentée deux fois par M. Dubourg, a complètement échoué.
Après chaque séance (une dizaine de minutes et 25 millia m-
pères chaque fois), il y a eu des hémorrhagies assez abondantes.

rotomie interne, pratiquée quelques jours après, a
une guérison rapide et sans aucun accident.

)usson insiste sur l'innocuité de l'uréthrotomie interne.
plusieurs années, le professeur Guyon a à peine 1,50 p. 100
talité : c'est vraiment le minimum qu'on puisse exiger
)pération chez un urinaire dont les organes profonds
uvent le siège d'altérations plus ou moins latentes, et
'on sait qu'un simple cathétérisme a quelquefois suffi
sterminer la mort. En outre, il est maintenant prouvé
ıs l'électrolyse : 1° on est forcé de faire la dilatation comme
'uréthrotomie interne ; 2° que la production d'accidents
ı, d'escbares, d'infiltrations d'urine, etc., est possible
ette opération ; 3° que la récidive des rétrécissements
uit pas longtemps attendre chez un malade ayant subi
olyse linéaire. Cependant cette opération est encore à
et, une fois bien réglée, elle rendra peut-être de grands
s dans certains cas de rétrécissements traumatiques par
e. Mais, dans les cas habituels, l'uréthrotomie interne
lle procédé de choix.

Dr R. JAMIN.

REVUE D'UROLOGIE

IR L'URINE DANS LA MÉLANURIE, par M. R. VON JAKSCH. —
igne sous le nom de « mélanurie » une affection dans la
les malades éliminent une urine noire, ou devenant très
à la surface, après abandon au contact de l'air. Cette
aisse déposer un pigment noir que l'on a appelé méla-
)n distingue la mélanine des autres chromogènes de
par son insolubilité dans l'eau, l'alcool, l'éther et les
(à l'exception de l'acide azotique fumant qui la détruit).
teur communique les résultats de ses observations sur
hes renfermant le mélanogène. Si l'on traite les urines
s, fortement colorées, par le perchlorure de fer, il se

forme un précipité noir. Par l'addition d'une solution très étendue de perchlorure de fer, il ne se forme qu'un léger trouble brun noirâtre. Une solution moyennement concentrée donne un précipité blanc grisâtre. Le liquide filtré, additionné de nouveau de perchlorure de fer, donne encore une coloration foncée et un léger précipité. Si l'on emploie un excès de perchlorure de fer, le précipité gris se dissout, le précipité noir subsiste et ne se dissout que dans une très grande quantité du réactif.

La matière colorante ainsi précipitée est un mélange de divers corps. Elle se dissout dans l'acide formique chaud et dans l'acide lactique. Elle est insoluble dans l'acide acétique, le chloroforme, la glycérine, etc. Elle renferme de l'azote, du fer et du soufre.

Avec le nitroprussiate de soude et la lessive de potasse, l'urine donne une coloration rose rouge si les solutions sont étendues, et une coloration rouge foncé avec des solutions concentrées. Les acides minéraux et organiques font passer cette coloration au bleu foncé. Il se forme peu à peu un précipité. Le liquide filtré et le précipité isolé, dissous dans la lessive de soude, étant traités par l'acide chlorhydrique et le perchlorure de fer, donnent un précipité bleu de *bleu de Berlin*, lequel existe là sous ses modifications soluble et insoluble. Cette dernière réaction n'est pas particulière à la mélanine, car l'auteur l'a observée dans l'urine d'un enfant de 3 ans, riche en acide diacétique et en indican. Elle ne possède qu'une valeur confirmative, après que la présence de la mélanine a été constatée sûrement par le perchlorure de fer.

La mélanurie, c'est-à-dire la présence de la mélanine dans l'urine, est un critérium important pour le diagnostic du cancer mélanique (*Zeitschrift für physiolog. Chemie*, XIII, 1889, n° 4 et *Pharm. Zeitung*, XXXIV, 889, 460).

II. Sur la recherche du sucre dans l'urine, par M. Curtmann. — L'auteur, dans une étude critique sur les diverses méthodes de recherche du sucre dans l'urine, conclut qu'aucun des nouveaux procédés signalés récemment n'est préférable aux essais connus, par le réactif de Fehling et par le sous-nitrate de bismuth.

Dans l'essai par la potasse seule, et dans le cas d'une urine riche en phosphates, il conseille de filtrer le mélange, avant de le soumettre à l'action de la chaleur. On peut déjà, même à froid, constater la présence du sucre, l'action de l'air aidant, la surface de liquide se colore peu à peu en brun.

Dans la recherche qualitative par le réactif de Fehling, il renouvelle une recommandation déjà faite par divers auteurs, d'éviter un excès de liqueur cuprique et une action trop prolongée de la chaleur (1).

Pour le dosage, il trouve bon de hâter la précipitation de l'oxydule de cuivre par une addition de chlorure de calcium aux liqueurs chaudes. Il se forme un tartrate de chaux gélatineux entraînant rapidement l'oxydule au fond du vase, et laissant un liquide clair, dans lequel on saisit mieux la présence d'un excès de cuivre. Il recommande aussi, comme donnant de bons résultats, le procédé par transformation de l'oxydule en oxyde et par pesée de ce dernier. Néanmoins, dans ce procédé, il faut tenir compte de l'action nuisible des phosphates (*Pharm. Rundschau*, février 1889 et *Schweiz. Wochenschrift für Pharmacie*, XXVII, 1889, 115).

III. Réactions et recherche de la santonine dans l'urine, par M. A. Zune. — L'urine des personnes qui ont pris de la santonine est, comme on le sait, d'un jaune verdâtre, plus ou moins foncé, suivant la quantité absorbée, le volume et la densité de l'urine. Ainsi une urine de densité 1020, examinée par transparence dans un tube de 30 millim. de diamètre, et provenant d'une personne qui avait pris 20 centigrammes de santonine, présentait une teinte à peu près semblable à celle d'une solution de chlorure d'or à 1 pour 100 examinée sous une même épaisseur ; elle pouvait également être comparée à une solution saturée d'acide picrique. Le traitement de l'urine par un très léger excès d'acétate neutre de plomb, lequel ne précipite pas la matière colorante, fait ressortir très fortement la teinte verdâtre, mais diminue l'intensité de la coloration. C'est là, du reste, une règle générale, quelle que soit la nature des matières colorantes, lorsque, bien entendu, celles-ci ne sont pas

(1) M. Kasper, de Genève, dit que la réaction s'opère dans les meilleures conditions, en maintenant le tube d'essai dans un bain-marie d'eau bouillante.

précipitées par ce réactif : elle est basée sur la diminution de la densité.

Le sous-acétate de plomb ajouté en excès décolore complètement l'urine ; cependant celle-ci contient toujours de très petites quantités de matières colorantes santoniques parfaitement décelables par la potasse caustique. Les alcalis caustiques déterminent, on le sait, un changement de teinte caractéristique, celle-ci, virant sous leur action, au rouge brun plus ou moins foncé suivant le degré de concentration de l'urine et des réactifs ; en outre, le précipité qu'ils produisent est également coloré en rouge vif très net et beaucoup plus persistant que la coloration du liquide surnageant, coloration qui disparaît d'autant plus rapidement que le réactif est employé en moindre quantité et qu'il est moins concentré, ou que la matière colorante est moins abondante ; la filtration ou l'agitation à l'air activent considérablement le phénomène ; ainsi, quelques minutes suffisent parfois pour faire disparaître la teinte rouge, mais il faut aussi souvent plusieurs heures et même tout un jour.

La sensibilité de la réaction par les alcalis caustiques, et spécialement par la potasse, est très grande, l'urine ci-dessus étendue de 200 fois son volume d'eau et paraissant absolument incolore, même sur une épaisseur relativement considérable prenait encore une teinte manifestement rosée sous l'influence de quelques gouttes de solution alcaline.

Contrairement à ce qu'ont avancé certains auteurs (Rabuteau, Munk, Laache), se basant sans doute exclusivement sur l'action des alcalis caustiques qu'ils ont étendue aux carbonates, l'urine santonique ne se colore pas sous l'influence de l'air ni par l'action du carbonate d'ammoniaque. Tout au moins l'urine putréfiée à l'air et additionnée de quantités successivement croissantes de carbonate d'ammoniaque, n'a-t-elle pas donné de coloration rouge ; en outre, le précipité produit n présentait pas non plus cette teinte, mais l'urine se colorait immédiatement par addition de très minimes quantités d'ammoniaque libre.

L'addition d'un acide en léger excès fait disparaître immédiatement la teinte rouge (*Moniteur du praticien*, V, 30 mai 188 116).

V. Sur l'absorption et l'élimination du mercure, par M. Winter-
nitz. — L'auteur a fait de nombreux essaïs sur l'urine chez des
malades soumis à un traitement mercuriel, soit par onctions
avec la pommade, soit par injections hypodermiques de calomel, soit par usage interne, et chez des malades porteurs de
grandes plaies irriguées au sublimé. L'élimination du mercure
est presque imperceptible pendant les deux ou trois premiers
jours, elle s'accroît lentement après une longue durée assez
régulièrement.

Après l'usage interne et les injections de calomel, l'élimination du mercure était de 0ᵍʳ,001 à 0ᵍʳ,002 par jour. Avec les onctions mercurielles, l'élimination était de 0ᵍʳ,0001 par litre
d'urine, après 6 frictions, de 0ᵍʳ,00055 par litre après 6 frictions et de 0ᵍʳ,001 par litre après 12 frictions.

Après l'irrigation des plaies, l'auteur obtenait non seulement
la réaction qualitative du bi-iodure de mercure, mais dans un
cas la totalité des urines de 3 jours renfermait 0ᵍʳ,0006 de mercure.

L'auteur ne dit pas sous quelle forme se produit l'élimination
du mercure (*Archiv fur exper. Pathol. und Pharmakol.*, XXV, 1889,
Heft 374).

M. Boymond.

INDEX BIBLIOGRAPHIQUE

1889

Blennorrhagie. — *Du gonococcus au point de vue diagnostique et thérapeutique, par* Neisser. (*Verhandl. d. deut. dermat. Gesels. Cong. de Prague,
p. 134.*) — *Sur les gonococcus et diplococcus dans le canal de l'urèthre. De la
blennorrhagie, par* Steinschneider. (*Ibid.*, pp. 159, 170.) — *De la valeur pratique du gonococcus, par* Oberlaender. (*Berliner Klinik, Heft 5, 1888.*) —
De la maladie gonorrhéique des prostituées, par Jacobi. (*Ibid.*, p. 193.) — *En-
dométrie dans la gonorrhée chronique, par* Klotz. (*Ibid.*, p. 199.) — *Traitement de la gonorrhée par les injections, par* Friedheim. (*Ibid.*, p. 211.) — *En-
docardite infectieuse suite d'uréthrite, par* Ely. (*N. York med. Record,* 16 mars.)
— Néphrite mixte de nature blennorrhagique, par Rendu. (*Gaz. des hôp.,
1889.*) — *Remarques sur la marche et le traitement du rhumatisme blennorrhagique, par* Busser. (*Normandie médic.,* 1ᵉʳ septembre.) — *A propos du*

rhumatisme blennorrhagique, par MORRIS. (*Intern. Journ. of surg.*, juin p. 126.) — *De la stomatite ulcéro-membraneuse chez les blennorrhagiques*, par MÉNARD. (*Ann. de dermat.*, X, nº 8, 9.) — *Synovite blennorrhagique ou syphilitique*, par WEIR. (*Internat. J. of surgery*, juin, p. 132.) — *Le myrte, médicament de la blennorrhagie*, par D. COOLITORE. (*Rivista clinica e terapeutica*, p. 315, juin.) — *Du traitement de la gonorrhée aiguë par les injections*, par FRIEDHEIM. (*Arch. f. Dermat.*, XXI, 4.) — *Traitement de l'orchite blennorrhagique*, par DU CASTEL. (*Union médicale*, 10 octobre.)

Génitaux (Org.). — *Sur le développement et l'évolution du tubercule génital chez le fœtus dans les deux sexes, avec quelques remarques concernant le développement des glandes prostatiques*, par TOURNEUX. (*Journ. de l'anat.*, nº 3, mai-juin.) — *Malformation remarquable du prépuce*, par ELLENBOGEN. (*Weiner med. Presse*, nº 51.) — *Sur quelques complications de la balanoposthite simple*, par L. MANNINO. (*Sicilia medica*, p. 417, juin.) — *Sur l'hérédité de l'absence de prépuce chez les juifs*, par LÉVY. (*Arch. f. pathol. Anat.*, CXVI, 3.) — *Erysipèle à répétition de la verge, œdème dur du prépuce consécutif, ablation au thermocautère après insensibilisation par la cocaïne*, par JEANMAIRE. (*Arch. de méd. milit.*, octobre.) — *Malformations congénitales des organes génito-urinaires chez les enfants nés à terme*, par DEBIERRE. (*Bull. méd. du Nord.*, nº 8, p. 328.) — *Nouveau procédé opératoire d'extirpation total du pénis*, par MONTAZ. (*Gaz. des hôp.*, 27 août.) — *Tumeur épithéliomateuse du clitoris*, par EDIS. (*Brit. gyn. Soc.*, 9 octobre.)

Prostate. — *Un cas de prostatite suppurée avec pyémie; étude sur les maladies des appareils d'excrétion*, par HANAU. (*Beiträge zur path. Anat.*, IV, p. 505.) — *Diagnostic et traitement de la prostatite chronique*, par POSNER. (*Berlin. klin. Woch.*, p. 460, 20 mai.) — *Discussion sur le traitement de la rétention d'urine par hypertrophie prostatique*. (*Brit. med. Assoc.*; *Brit. med. Journ.*, 19 octobre.) — *Hypertrophie de la prostate chez les sujets encore peu âgés*, par THÉDENAT. (*Gaz. hebd. Montpellier*, nº 15.) — *Traitement de l'hypertrophie de la prostate et de la cystique chronique*, par FEHLEISEN. (*Berlin. klin. Woch.*, 19 août.) — *La prostate et la paroi postérieure de la vessie mise à nu par le périnée*, par ZUCKERKANDL. (*Wiener med. Presse*, nº 21, p. 857.)

OUVRAGES REÇUS AU JOURNAL

Sur le traitement électrique des fibromes utérins, par les Drs L. CHAMPIONNIÈRE et DANIOU.

Contribution à l'étude de la valeur séméiologique de l'hypoazoturie au point de vue du diagnostic et du pronostic des affections chirurgicales, par MM. HARTMANN et GUNDELACH.

L'Immunité par les leucomaïnes, par Eug. GUËLL Y BACIGALOPI, 2ª édit. 1 vol. in-8. Paris, O. Berthier.

Le Rédacteur en chef, Gérant : Dr DELEFOSSE.

ANNALES DES MALADIES

DES

ORGANES GÉNITO-URINAIRES

Avril 1890.

MÉMOIRES ORIGINAUX

Note sur un nouveau procédé opératoire applicable au traitement chirurgical de l'exstrophie de la vessie (1),

Par M. Paul Segond,

Chirurgien des hôpitaux, professeur agrégé à la Faculté,
membre de la Société de chirurgie.

Trois grandes méthodes ont été jusqu'ici employées pour atténuer ou corriger l'infirmité qui résulte de l'exstrophie vésicale. Ce sont : 1° la suture directe des bords de la vessie exstrophiée, 2° la dérivation du cours des urines, 3° la reconstruction autoplastique de la paroi vésicale absente. Les nombreux procédés qui se rattachent à ces trois méthodes sont connus de tous les chirurgiens, et dernièrement encore Pousson (2) leur a consacré un très long mémoire dans lequel on trouve les plus minutieux détails sur leur

---

(1) Communication faite au Congrès français de chirurgie, IV° session, octobre 1889.

(2) Pousson, *Traitement chirurgical de l'exstrophie de la vessie. Annales des maladies des voies urinaires.*

exposition, leur *comparaison* et leur *appréciation*. La question est cependant loin d'être épuisée et je ne crois pas en particulier que l'heure soit venue de décréter l'incontestable et définitive supériorité de tel ou tel procédé sur tous les autres. Il est à cela deux raisons principales : la première c'est que les nouveaux perfectionnements opératoires proposés à l'étranger sont encore trop récents pour que le discrédit dont on cherche à les entourer dès maintenant ne soit pas au moins très prématuré ; la seconde c'est que jamais, on peut le dire, un vice de conformation à variétés aussi nombreuses que l'exstrophie ne sera justiciable d'une seule et même opération. En pratique, Hache (1) l'a très judicieusement observé, on rencontre en effet toute une série de cas intermédiaires qui établissent une transition graduelle entre l'épispadias simple et l'exstrophie la plus complète. Les indications du traitement sont donc variables comme les cas particuliers, et leur détermination judicieuse doit rester en définitive notre unique souci.

En formulant cette appréciation générale sur les bases rationnelles de notre intervention chez les exstrophiés, je veux seulement montrer que si je viens, à mon tour, proposer un *nouveau procédé opératoire*, je n'ai certes pas l'intention d'en généraliser à l'excès les indications et de le préconiser à l'exclusion de tous les autres. Ma seule conviction c'est qu'il offre, dans nombre de cas, des avantages incontestables. Je ne poursuis pas d'autre démonstration, mais auparavant, et sans m'attarder à reprendre l'histoire de tous les procédés opératoires applicables à la cure de l'exstrophie, je tiens à rappeler certains faits qui me semblent les préliminaires obligés de ceux que je désire mettre en lumière.

Réserve gardée pour les circonstances dans lesquelles on doit soumettre la nature ou l'étendue de l'intervention des indications particulières, on peut dire que dans la

---

(1) Hache, *Pathogénie et variétés de l'exstrophie de la vessie* (*Rev. de chir.* 1888, p. 218).

traitement de l'exstrophie, les chirurgiens obéissent, à cette heure, à deux tendances différentes. Les uns, pleins de confiance, ne désespèrent pas de rendre un jour aux exstrophiés un appareil vésico-pénien presque parfait tant au point de vue de la forme qu'à celui de la fonction. Ils repoussent donc les méthodes palliatives et, d'accord avec le but qu'ils poursuivent, ils s'attachent à perfectionner les « procédés consistant dans l'affrontement des bords de la vessie après rapprochement préalable des pubis » (1). Les autres, moins ambitieux, estiment que la correction parfaite d'un vice de conformation aussi complexe est impossible et que le traitement ne peut être que palliatif. Pour eux, l'exstrophié dont les surfaces muqueuses sont bien protégées et dont les urines peuvent être collectées dans un appareil approprié, ne saurait attendre un meilleur sort et, partant, c'est aux procédés autoplastiques qu'ils donnent leurs préférences.

Que doit-on penser de ces deux manières d'envisager le traitement des exstrophiés? La dernière a pour elle la majorité des chirurgiens, l'autre, au contraire, possède encore bien peu d'adhérents. Trendelenburg (de Bonn) (2) s'en est fait en 1881 le premier défenseur, et c'est à lui que revient le mérite d'avoir mis à exécution ce projet opératoire, autrefois conçu par Dubois et Dupuytren (3), de *réunir les bords de la vessie après réduction des parties prolabées et rapprochement des pubis*. Trendelenburg a conseillé de réaliser ce rapprochement, soit par l'action compressive d'une ceinture spéciale enserrant les os du bassin, soit par disjonction contemporanée et symphyséotomie à ciel ouvert des articulations sacro-iliaques. Un autre chirurgien étranger, G. Passavant (4), a poursuivi le même but que Trendelenburg, en

(1) Poussox, *loc. cit.*, chap. III.
(2) Trendelenburg, *Arch. f. klin. Chir.*, 1886, t. XXXIV, p. 621. — Centralbl. *f. chir.*, 1885, t. XII, pp. 857-860. — 14e Congrès de la Soc. all. de chir. Berlin, avril 1887.
(3) Dubois et Dupuytren, *Bull. de la Fac. de méd. de Paris*, 1806, p. 107.
(4) Passavant, *Arch. f. klin. Chir.*, 1886, t. XXXIV, p. 463.

perfectionnant l'appareil instrumental destiné à provoquer
le rapprochement lent des pubis. On sait que ce chirurgien ajoute à l'action compressive de la ceinture
celle d'une gouttière en forme d'angle dièdre, dans laquelle le patient reste couché une partie du jour. Au
fur et à mesure que le rapprochement s'opère, la vessie
est refoulée dans l'abdomen à l'aide d'une pelote appropriée, puis, lorsque rapprochement et réduction sont enfin
réalisés, il ne reste plus qu'à suturer les bords de la
vessie après avivement convenable. Quant à la disjonction
brusque des articulations sacro-iliaques, Passavant la dés-
approuve.

Trendelenburg n'a guère eu d'autre imitateur que
Passavant, les résultats qu'il a lui-même obtenus jusqu'ici
sont, au point de vue fonctionnel, peu encourageants, et
l'on conçoit en définitive que les avantages de son procédé soient mis en sérieuse suspicion. Mais faut-il en
inférer que la voie nouvelle dans laquelle se sont engagés
Trendelenburg et Passavant soit à jamais fermée, et qu'il
faille conserver notre admiration exclusive aux procédés
de la méthode autoplastique? Je ne le crois pas, ou, tout au
moins, j'estime qu'il faut encore attendre pour se prononcer.
Sans doute, il est rationnel de penser que chez les adultes, et
même chez les adolescents, les tentatives de rapprochement
lent des pubis viendront toujours se heurter à des impossi-
bilités anatomiques dont il serait excessif de contester
l'évidence, et s'il est vrai que l'arthrotomie sacro-iliaque
pourrait ici lever tous les obstacles, on doit reconnaître avec
Pousson que ce serait payer fort cher un résultat qui s'est
jusqu'ici montré fort médiocre.

Par contre, chez les jeunes enfants, les conditions anatomiques sont différentes et nous invitent à tenter l'épreuve.
Pousson lui-même est obligé d'en convenir. Il accorde
« qu'on pourrait peut-être avoir recours au rapprochement
graduel des os du bassin... lorsque l'écartement interpu-
bien est peu considérable et, la surface vésicale suffisam-

ment développée pour faire réservoir(1) ». Rien ne serait en effet plus légitime et pour mon compte, dans les conditions spécifiées par Pousson, je trouve, non point *qu'on pourrait peut-être*, mais bien qu'on *devrait* suivre le plan opératoire tracé par Trendelenburg et perfectionné par Passavant. En cas d'échec, un peu de retard constituerait tout le dommage ; mais en cas de réussite, on ne saurait nier la supériorité du résultat. Je ne parle pas ici des espérances que Trendelenburg a fondées sur l'utilisation des fibres sphinctériennes. En dépit d'une autopsie démonstrative mais unique invoquée par ce chirurgien, l'existence d'un sphincter ou de ses vestiges chez les exstrophiés demeure très problématique et, jusqu'à plus ample informé, on peut douter que sa restauration anatomique et fonctionnelle soit jamais réalisable. Le seul résultat qui me paraisse vraiment digne d'attention c'est que la suture directe des deux marges de la vessie permet de donner à l'urine un réservoir à *parois exclusivement muqueuses*. Les inconvénients qui résultent du contact de l'urine avec des tissus cutanés ou cicatriciels sont dès lors supprimés, et c'est là surtout ce qui doit, à mon avis, nous engager à imiter la conduite de Trendelenburg chez les jeunes enfants et pour certains degrés d'exstrophie que l'expérience clinique permettra seule de préciser.

Ceci dit, je m'empresse de reconnaître que, dans la majorité des cas, tous les avantages restent à la méthode autoplastique, et c'est à juste titre qu'elle est aujourd'hui considérée comme la méthode de choix. Inaugurée en 1852 par J. Roux (de Toulon), on sait qu'elle a subi depuis tous les perfectionnements désirables, et les services qu'elle peut rendre aux exstrophiés des deux sexes sont maintenant affirmés par des faits nombreux et probants. Est-cc à dire que la qualité des résultats fournis par la méthode autoplastique soit telle qu'il faille ne jamais songer à faire

---

(1) Pousson, *loc. cit.*, p. 96.

mieux ? Pour ma part, je ne le crois pas. Sans doute, les observations comme celles dont Le Fort (1), Greig Smith (2) et Richelot (3), ont, par exemple, donné la relation sont faites pour entraîner la conviction. Elles donnent en effet la mesure des précieuses ressources qui nous sont fournies par les derniers perfectionnements de la méthode. Mais il ne faut cependant rien exagérer. Les opérations les mieux réussies laissent bien souvent après elles une situation qui, pour être meilleure, n'est pas moins fort imparfaite, et parmi les exstrophiés dont on connaît maintenant l'histoire, beaucoup n'ont certes pas le sort enviable du tonnelier que le professeur Le Fort a opéré en 1872, et qui depuis lors n'a jamais cessé de vaquer librement à son travail.

Il est, en particulier, un inconvénient grave dont souffrent nombre d'exstrophiés opérés par autoplastie et qui devient, dans certains cas, un véritable supplice. Je veux parler de la facilité parfois désespérante avec laquelle des graviers ou même des pierres volumineuses se forment dans la cavité vésicale nouvelle. Pousson (4) déclare qu'il s'agit là d'un « inconvénient facile à combattre, sinon à prévoir ». Il pense qu'il est toujours facile pour les malades de suivre l'exemple de l'opéré de Le Fort et d'enlever eux-mêmes leurs concrétions intra-vésicales à l'aide d'une petite pince. Enfin, dit-il, des soins minutieux de propreté et « des lavages répétés à l'acide borique seront un moyen préventif des plus précieux ». Le conseil est parfait, mais il n'est pas toujours facile à faire suivre, et si M. Pousson avait examiné le malade dont je donnerai tout à l'heure l'observation, son optimisme se serait sans doute atténué. Quant à moi, ma conviction est faite. J'estime qu'il s'agit là d'une complication sérieuse, et comme il y a tout lieu d'attribuer la formation des concrétions calcaires au contact de l'urine avec les

(1) Le Fort, *Bull. Acad. de méd.*, 1888, p. 163.
(2) Greig Smith, *the British medic. Journ.*, 1880, p. 202 et p. 321.
(3) Richelot, *Bull. Soc. de chir.*, t. XIII, p. 159.
(4) Pousson, *loc. cit.*, p. 116.

tissus épidermiques ou cicatriciels qui entrent dans la constitution des vessies construites par autoplastie, il est bien
naturel qu'on se soit efforcé d'imaginer un procédé opératoire qui n'exposât point à semblable inconvénient.

C'est précisément cette pensée qui a guidé Sonnenburg,
lorsqu'il a préconisé, en 1881, l'*extirpation de la vessie avec
abouchement des uretères à la base de la gouttière pénienne*
comme méthode de choix dans le traitement de l'exstrophie,
et je m'explique mal les critiques, d'ailleurs toutes théoriques, qui ont accueilli la proposition de ce chirurgien. On
sait quelles sont ces objections : Le procédé de Sonnen-
burg(1), a-t-on dit, est grave et, de plus, les résultats qu'il
donne sont tellement imparfaits que les opérés sont aussi
infirmes après qu'avant l'opération. Or, je cherche en vain
les faits qui ont pu servir de base à cette double accusation.
La dissection extrapéritonéale de la vessie d'un exstrophié
est en effet l'acte chirurgical le plus simple. Sonnenburg n'a
jamais eu, de ce chef, l'ombre d'un accident; Zesas (2) a, lui
aussi, vérifié la simplicité de ce temps opératoire; enfin j'ai pu
deux fois faire personnellement la même constatation. La
gravité du procédé ne saurait donc être mise en cause, et
du reste Pousson lui-même, malgré ses très vives préven-
tions, est obligé de reconnaître « le peu de risques opératoires (3) » que « ces interventions hardies » font courir.
Aussi bien peut-on s'étonner de voir le même auteur déclarer plus loin qu'un chirurgien *ne doit pas* « entreprendre
une si grave opération (4) ». La suture des uretères à la base
avivée de la gouttière pénienne est sans doute une manœuvre plus grave que la dissection de la vessie. Mais Sonnenburg (5) lui-même n'a pratiqué cette suture uretéro-

(1) SONNENBURG, *Berlin. Klin. Wochensch.*, n° 30, p. 429, 25 juillet 1881.
— N° 23, p. 356, 5 juin 1882. — N° 24, p. 373, 12 juin 1882. — N° 30,
p. 471, 24 juillet 1882.
(2) ZESAS, *Centralbl. f. chir.*, n° 8, 1887, pp. 137-141.
(3) POUSSON, *loc. cit.*, p. 31.
(4) POUSSON, *loc. cit.*, p. 91.
(5) SONNENBURG, *loc. cit.*, n° 30, p. 429, 25 juillet 1881.

pénienne que chez son premier opéré, enfan
a du reste parfaitement guéri. Dans les deu:
s'agissait d'enfants tout jeunes et la portion
respondant à l'abouchement des uretères a

L'accusation visant les imperfections des
tionnels est-elle plus justifiée que la précéd
vantage, me semble-t-il. — Ce n'est pas qu'e
de défenseurs autorisés. A l'étranger, Thie:
leben (1) ont en effet jugé d'une manière tr
les résultats du procédé de Sonnenburg. P:
chelot, Berger et Pousson se sont montré
encore. Richelot (2) pense que les malades s
rison, aussi infirmes qu'avant; Berger (3) est
« dans un état bien voisin de l'état antérie
vue de la fonction » ; enfin, Pousson (4) déc
ration a pour unique résultat « de substitue
anormale des uretères, des fistules urétéro
cutanées », et qu'elle ne saurait, en conséqu
« aucune amélioration notable » à l'état des
je le répète, pour être affirmatives, ces app
restent pas moins de simples vues de l'espri
tions publiées démontrent en effet que les :
porter un urinal et vaquer librement à leu
Que peut-on demander de mieux? N'est-:
maximum habituel des bénéfices qu'on pui:
l'intervention? En tous cas, les autoplasties l
binées ne donnent pas autre chose, et comm
de la vessie aura toujours le précieux avan
les opérés à l'abri de la formation des con
leuses, je ne vois pas en quoi l'opération d
mérite autant de sévérité.

Toutefois, je ne veux, à mon tour, rien e:

(1) Cités par Pousson.
(2) Richelot, Bull. Soc. de chir., 1887, p. 162.
,3) Berger, Bull. Soc. de chir., 1887, p. 162.
(4) Pousson, loc. cit.

procédé que Sonnenburg a créé en s'inspirant des recherches de Gluck et de Zeller a, suivant moi, ses côtés séduisants, on ne peut nier qu'il ait par contre un sérieux inconvénient : il supprime toute cavité vésicale et, mettant pour ainsi dire à fleur de peau l'orifice des uretères, il crée des conditions favorables au développement de la pyélo-néphrite. Je sais bien que Sonnenburg a proposé de compléter la restauration en fermant ultérieurement la gouttière pénienne et que, par cette intervention terminale, les orifices des uretères peuvent être mis à l'abri des influences extérieures. Mais, quoi qu'on fasse, cette protection des uretères exigera toujours la mobilisation d'un lambeau autoplastique, l'urine se trouvera par conséquent en contact *avec des tissus non muqueux*, des concrétions calcaires auront chance de se déposer et dès lors le procédé perdra son principal avantage. — Il y a donc lieu de perfectionner encore l'intervention. C'est là précisément le but que j'ai poursuivi et j'espère l'avoir atteint. Le nouveau procédé opératoire que je vais exposer me paraît en effet donner un moyen simple d'éviter aussi bien les inconvénients de l'ablation vésicale que les imperfections des méthodes autoplastiques, et d'arriver cependant à réparer l'exstrophie sans imposer à l'urine le moindre contact avec des tissus autres que la muqueuse vésico-uréthrale.

Voici comment je procède pour obtenir ce résultat : je dissèque la vessie comme Sonnenburg jusqu'au niveau de l'abouchement des uretères ; mais, au lieu de la sacrifier je la conserve pour la rabattre sur la gouttière pénienne ; puis, imitant la pratique du professeur Le Fort, je perfore le prépuce à sa base et, le faisant passer au-dessus du gland, j'étale sa surface cruentée sur la face supérieure du lambeau vésical rabattu. Pour terminer l'opération, il ne reste plus qu'à combler par un procédé autoplastique quelconque la brèche qui résulte de la dissection de la vessie. Les conditions nouvelles créées par cette manière de faire sont faciles à comprendre. L'urine; à sa sortie des uretères, s'écoule dans

une sorte de canal à renflement supérieur dont les parois
formées, d'un côté par la gouttière pénienne, et de l'autre
par la vessie rabattue sont en conséquence exclusivement
muqueuses et partant incapables de favoriser la formation
des concrétions calculeuses. Le déficit est, en d'autres termes, réparé avec des tissus analogues, d'aspect et de structure ; le grand écueil des méthodes autoplastiques est évité,
et le désidératum poursuivi par Sonnenburg est ainsi réalisé. Mais, qu'on le note bien, ce résultat est obtenu sans
le moindre sacrifice, tous les tissus disponibles sont utilisés
et, de plus, les orifices des uretères sont, dès le premier
temps de l'opération, protégés de la manière la plus efficace.

Quant aux autres indications, telles que la réparation de
la forme extérieure et la collection facile des urines dans
un urinal approprié, il est évident que mon procédé les
remplit aussi bien que les méthodes autoplastiques les
plus perfectionnées. On pensera peut-être que je fais ici bon
marché de la continence passagère et nocturne dont jouis-
sent, dit-on, quelques rares opérés de la méthode autoplastique ; mais ce renoncement volontaire à un avantage d'ailleurs très problématique est à mes yeux largement
compensé par la perspective d'éviter aux opérés la production
ultérieure de concrétions calculeuses. On pourrait enfin
trouver une autre objection dans la prétendue gravité de
l'intervention, mais l'argument serait théorique et sans valeur. La dissection de la vessie n'offre en effet, je puis l'affirmer par expérience, ni péril, ni difficulté et, faite avec
soin, elle n'est pas plus compromettante pour le pronostic
que la dissection d'un lambeau cutané quelconque.

L'intervention que je préconise me paraît donc remplir
toutes les conditions du programme opératoire et thérapeutique que je me suis tracé. Les deux observations qui
vont suivre en témoignent dès maintenant, et la valeur du
procédé étant ainsi mise en lumière j'ai tout lieu de penser
que l'expérience ultérieure viendra démontrer la réalité des

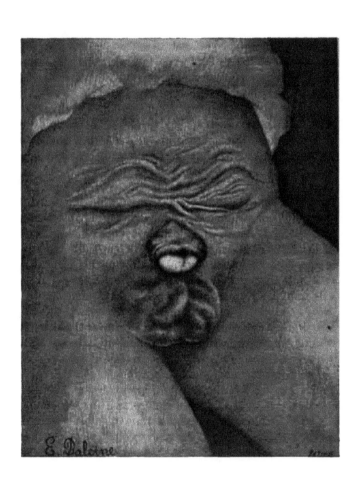

qu'il porte actuellement embrasse le pénis et les bourses. Plus tard, lorsque le développement des parties le permettra, j'ai l'intention de réduire encore les proportions de l'urinal dont l'extrémité supérieure n'engainera plus que le pénis.

Obs. II. — Ce deuxième opéré est un garçon de 20 ans qui m'a été adressé en avril 1889 par mon ami le docteur Debord (d'Orsay). Son observation mérite d'être méditée par ceux qui douteraient des véritables tortures que peut infliger l'incessante production des calculs dans les vessies construites par autoplastie cutanée.—Notre jeune homme, atteint d'exstrophie complète avec épispadias, avait été

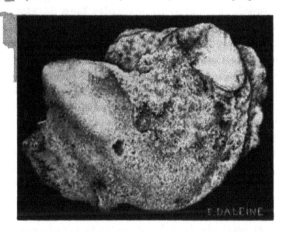

Fio. 2. — Calcul extrait au malade de l'obs. II.

opéré à l'âge de 2 ans par un procédé autoplastique qui m'a paru être celui de Richard. Il s'agissait en d'autres termes d'une autoplastie par doublure, et la cavité vésicale ainsi construite avait pour paroi antérieure la face cutanée du lambeau abdominal qui avait été rabattu, puis recouvert par un lambeau en forme de pont emprunté à la face antérieure du scrotum. —Or, depuis l'âge de 2 ans jusqu'au jour de mon intervention, c'est-à-dire pendant dix-huit ans, la vessie nouvelle n'a jamais cessé de produire des concrétions calculeuses qu'il a fallu extraire chirurgicalement à maintes reprises et qui sans cesse venaient infliger au patient les douleurs les plus vives.

Sans doute, l'indocilité exceptionnelle du jeune garçon n'avait pas permis de pratiquer régulièrement des lavages prophylactiques ; mais le fait n'en conserve pas moins sa valeur. — En tous cas, voici quel était l'état des parties lorsque le docteur Debord a bien voulu me confier le malade : un volumineux calcul, dont la fig. 2 reproduit la forme et les dimensions, remplissait la cavité vésicale et faisant bomber sa paroi antérieure. — Deux ulcérations, ou mieux deux perforations situées à droite et à gauche de la ligne médiane, à la partie supérieure de la cavité vésicale, permettent de voir la pierre. (Les deux saillies lisses représentées sur la fig. 2 correspondent aux deux parties du calcul qui étaient ainsi à découvert.) — La bande cutanée (lambeau inguino-scrotal de Richard) qui passait en sautoir au-devant de la pierre était recouverte de poils dont les plus inférieurs recourbés dans la cavité vésicale étaient tous incrustés de dépôts calcaires. Toute la portion balanique du pénis émergeait au-dessous du lambeau précédent. Les deux testicules bien développés occupent leur place normale et, par le toucher rectal, on constatait l'existence d'une prostate assez bien développée. L'urinal dont le jeune homme faisait usage se composait d'une grande cuvette métallique, qui englobait tout l'appareil génital externe en empiétant largement sur l'abdomen. Tous les téguments situés sous ce véritable bouclier étaient comme macérés et, de toute la région, s'exhalait une odeur infecte.

La situation était, on le voit, intolérable, et le 15 avril 1887, chez les Frères Saint-Jean-de-Dieu, avec l'assistance de mes amis Debord et Launois, je suis intervenu avec la double intention d'enlever la pierre et de remplacer le clapier cicatriciel faisant office de vessie par une cavité à parois exclusivement muqueuses. Pour ce faire, j'ai successivement exécuté les temps opératoires que voici : la section médiane et verticale de la bande cutanée représentant la paroi vésicale antérieure m'a d'abord permis d'enlever la pierre et de nettoyer complètement sa loge. Cette loge laissait voir à sa face profonde un orifice circulaire un peu moins grand qu'une pièce de cinq francs, par lequel on avait accès dans la vessie proprement dite. Celle-ci, moins spacieuse que la cavité artificielle en arrière de laquelle elle était située, *ne contenait pas trace de calcul* et, soit dit en passant, ce fait démontrait que chez notre jeune homme *les formations calculeuses avaient bien pour cause unique le contact de l'urine avec des tissus non muqueux, cicatriciels ou cutanés.* Les parties étant ainsi disposées, j'ai disséqué la vessie pour la rabattre ensuite sur le pénis et la suturer aux deux lèvres avivées de la gouttière uréthrale. Pour terminer l'opération, il m'a suffi de rabattre sur la surface cruentée de la vessie rabattue les deux volets cutanés résultant de la section médiane pratiquée au début de l'intervention sur la paroi antérieure de l'ancien clapier vésical.

Pour éviter le contact de l'urine avec les sutures, j'ai, pendant 18 heures, laissé deux petites sondes à demeure dans les uretères.

Cette manœuvre a-t-elle été pour quelque chose dans la poussée de pyélo-néphrite qui a suivi? Le fait est possible. Toujours est-il que trois jours après l'intervention, la purulence des urines, une élévation thermique de 39° et l'existence d'une douleur vive au niveau du rein gauche, m'ont inspiré quelques craintes. Par bonheur, ces symptômes se sont rapidement amendés sous l'influence de deux lavages boriqués pratiqués doucement dans l'intérieur des deux urethres. Ceux-ci très dilatés formaient en arrière de la vessie deux poches qu'on pouvait aisément vider par la pression de la main et qui se prêtaient fort bien au lavage à l'aide d'une petite sonde de caoutchouc rouge.

En dehors de cette courte alerte, les suites opératoires ont été fort simples, les fils ont été enlevés le 22 avril, la cicatrisation s'est partout effectuée et le malade a quitté la maison de santé dans les premiers jours de mai en parfait état. — Je l'ai revu très satisfait de son sort dans le courant de juin, il allait et venait sans la moindre souffrance et sans qu'il ait revu trace du moindre dépôt calcaire. Ce fait, qu'il constatait pour la première fois de sa vie, lui causait autant de joie que de surprise. J'ai tout lieu de penser qu'il en aurait toujours été ainsi. Malheureusement le jeune homme a succombé quelques semaines plus tard à une double pyélo-néphrite dont les premiers symptômes se sont déclarés à la suite d'une course très longue et sans doute agrémentée de libations copieuses. Depuis plusieurs mois le patient était coutumier du fait.

Ces deux observations ne sauraient avoir la portée d'une démonstration définitive, mais elles n'en fournissent pas moins, me semble-t-il, un appoint sérieux à mes convictions sur la supériorité de la méthode que je préconise. Les résultats qu'elle m'a deux fois donnés sont en effet significatifs, j'espère du moins qu'ils paraîtront tels et, sans revenir sur les avantages que le procédé me paraît assurer au point de vue du résultat thérapeutique, je terminerai ce travail par la description du manuel opératoire auquel je me suis arrêté. L'opération, telle que je la conseille, comprend quatre temps successifs que les planches dessinées sur ma demande par mon maître et cher ami Farabeuf reproduisent avec une saisissante clarté. La description parfois un peu complexe que j'aborde se trouve par là même très simplifiée et, sans m'attarder aux détails qu'un simple coup d'œil

sur les dessins de Farabeuf mettent en pleine évidence,
j'insisterai surtout sur un certain nombre de précautions
opératoires qui me semblent indispensables à la réussite de
l'intervention.

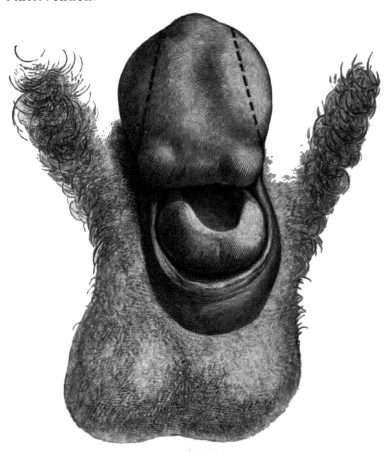

BLANADET

Fɪɢ. 3. — Exstrophie de la vessie. — La paroi vésicale postérieure repoussée en avant sera disséquée, puis rétrécie suivant les lignes pointillées
avant d'être rabattue sur la gouttière pénienne.

I. Premier temps. — *Disséquer la vessie et la rétrécir
par excision de ses bords afin qu'elle ait les dimensions voulues pour s'adapter à la gouttière pénienne sur les bords de
laquelle elle va être rabattue et suturée.* (Voir fig. 3.)

La dissection de la vessie n'offre aucune difficulté. — En disséquant avec un peu d'attention et en tournant toujours le tranchant du bistouri vers la vessie, sans craindre de mordre parfois sur sa couche musculaire superficielle, on est sûr de ne pas pénétrer dans le péritoine. La seule précaution capitale à prendre, c'est de bien surveiller sa lame lorsqu'elle approche des uretères. Ceux-ci généralement dilatés et gorgés d'urine se laisseraient aisément blesser. Il faut donc redoubler d'attention lorsqu'on les voit ●●●●●●tre et, du reste, c'est à ce moment-là qu'il convient d'●●●●●● la dissection du lambeau vésical. Celui-ci, pour ●●●●●●ttu sur le pénis, doit être en effet plié au niveau de l'●●●●●●ment des uretères.

L'excision des bords latéraux du lambeau vésical indiquée par les deux lignes pointillées de la fig. 3 réclame à son tour une certaine attention. Il importe en effet de conserver au pourtour de chaque orifice uretéral le maximum possible du tissu vésical, sans quoi on s'expose à rencontrer les plus sérieuses difficultés lorsqu'on veut fermer la vessie de chaque côté des uretères. (Voir fil 4 de la fig. 6.) Le fait s'explique aisément et je l'ai vérifié sur mon premier opéré.

L'étoffe manquant, la striction du fil en question tiraille l'orifice uretéral et ferme sa lumière. Aussitôt l'uretère correspondant devient turgescent et la suture, impossible dans ces conditions, doit être remise à plus tard. On conçoit du reste qu'il soit très simple d'éviter cet écueil et de donner cependant au lambeau vésical le degré d'étroitesse que réclame son adaptation aux bords de la gouttière pénienne. Il suffit d'être prévenu, et les deux lignes pointillées de la fig. 3 montrent bien quels doivent être le siège et l'étendue de l'excision.

II. Deuxième temps. — *Aviver les bords de la gouttière* ●●●●●●, *rabattre la vessie disséquée sur cette gouttière et* ●●●●●●bords *du lambeau vésical rabattu aux lèvres avivées*

de la gouttière penienne par quatre sutures au fil d'argent
(deux de chaque côté).

Les fig. 4 et 5 sont trop explicites pour qu'il soit utile

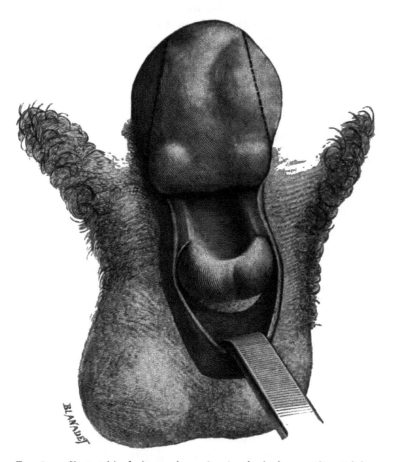

Fig. 4. — Extrophie de la vessie. — Les bords de la gouttière péniann·
sont avivés ainsi que la peau adjacente. En outre, le feuillet cutané antérieur
du prépuce a été détaché sur tout le pourtour sous-pénien, et son feuillet
postérieur a été ponctionné en travers. L'écarteur n'est là que pour montrer
le prépuce ainsi traité et développé en capuchon étoffé.

de beaucoup développer la description de ce temps opératoire. L'avivement, dont la largeur varie nécessairement
avec les dimensions du pénis, doit comprendre à peu près
toute l'épaisseur des lèvres de la gouttière pénienne et

s'étendre jusqu'à la peau adjacente. Quant aux sutures (1, 1, 1', 1',) de la fig. 5, j'insiste sur la nécessité de les placer à ce moment de l'opération afin de fixer d'ores et déjà le lambeau vésical en bonne position.

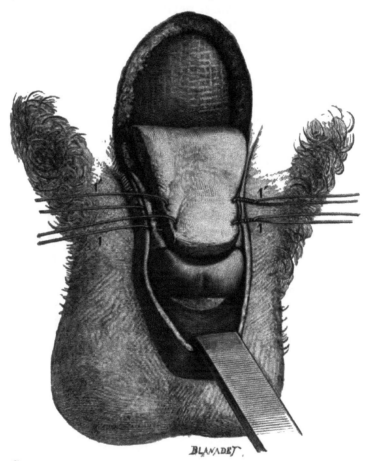

Fig. 5. — Exstrophie de la vessie. — L'avivement des bords de la gouttière pénienne et de la peau adjacente est fait; le prépuce préparé est montré développé en capuchon par l'écarteur. La vessie rétrécie est rabattue sur la gouttière et les deux premiers fils (1 et 1') sont placés de chaque côté. Ils ont gardé assez de longueur après torsion, pour pouvoir être passés tout à l'heure au travers de la peau préputiale, lorsqu'elle sera étalée au-dessus du lambeau vésical.

III. TROISIÈME TEMPS. — *Inciser le feuillet cutané antérieur du prépuce sur tout le pourtour sous-pénien, ponction-*

abattu. Les trois fils 2, 2 et 2' doivent être
bord, de manière à bien ajuster le pourtour
fig. 6). Cela fait, les extrémités tortillées des
nt passées au travers de la peau préputiale.
era par la mise en place des deux fils 3. En
sutures dans cet ordre, l'opération est simple
n des lambeaux aussi parfaite que possible.
des fils qui se fait dans les délais habituels ne
de spécial, sauf pour les quatre fils (1 et 1')
illons transfixent la peau préputiale. Pour
e fils soient faciles à ôter, il importe qu'ils
ent. Je crois du reste que, pour la totalité
, les fils métalliques sont préférables à tous
rce que, mis en contact avec l'urine, ce sont
risent le moins le dépôt des concrétions cal-
un de mes opérés j'ai eu de grandes difficultés
ans dégât un fil de soie dont la partie moyenne
en quelques heures le centre d'une volumi-
ion calcaire.) Comme dernière remarque, je
, par exception, le prépuce n'avait pas l'am-
te pour être traité comme il vient d'être dit,
l'exemple du professeur Le Fort (1), utiliser

c. cit.

d'une manière analogue la peau de la partie inférieure de la verge ou celle de la face antérieure du scrotum.

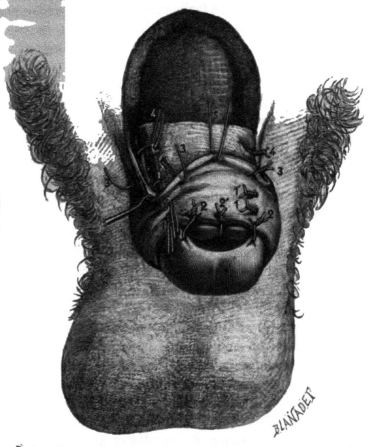

Fig. 6. — Exstrophie de la vessie. — Le lambeau vésical ayant été disséqué, rétréci, rabattu, et fixé de chaque côté par les fils 1 et 1', le capuchon préputial préparé a été relevé par-dessus la verge et la face cruentée du lambeau vésical. — Les fils 2 et 2' ajustent le pourtour du méat. — Les fils 1 et 1' ont traversé la peau préputiale pour pouvoir être ultérieurement retirés. — Un crochet soulève la peau préputiale pour montrer la marche du fil 1' du côté droit. — Le fil 3 réunit la peau de la verge, le bord avivé de la gouttière pénienne, le lambeau vésical et le capuchon préputial. — Le fil 4 ferme avec précaution le repli vésical, près de l'uretère. — Le fil 5 étalera le prépuce en le tirant en haut et l'unissant soit à quelque lambeau de peau abdominale, soit à la face cruentée du lambeau vésical.

IV. QUATRIÈME TEMPS. — *Terminer les sutures et combler la plaie qui succède à la dissection de la vessie.*

Ce dernier temps ne doit pas être soumis à des règles trop absolues. J'ai déjà montré comment l'application des fils 4 et 4 (voir fig. 6) peut être facile ou impossible, suivant que l'étoffe vésicale, limitant en dehors l'abouchement des uretères, est plus ou moins ample. Cette occlusion définitive des bords de la vessie pliée au niveau des uretères peut donc être, à l'occasion, nécessaire à retarder. De son côté, la brèche, que laisse la dissection vésicale, se présente dans des conditions variables. Elle est plus ou moins vaste, les tissus qui la limitent sont plus ou moins souples et favorables à la taille des lambeaux. Bref, il est impossible de dire que, chez tous les exstrophiés, il convient d'achever la réparation autoplastique en une seule séance opératoire. Que la chose soit possible dans certains cas, je n'en disconviens pas. et si la brèche à combler s'y prête, si la peau voisine peut fournir deux lambeaux latéraux qui l'obturent complètement et s'affrontent en même temps au bord supérieur du lambeau préputial, on aura tout avantage à tenter la réparation complète en une seule séance.

Mais les conditions anatomiques permettant ainsi la réparation totale en une seule séance sont probablement rares, et, soit que les lambeaux cutanés taillés de chaque côté de la plaie sus-pubienne ne puissent la recouvrir en totalité, soit que l'occlusion immédiate du pli vésical au voisinage des uretères paraisse difficile ou périlleuse, on sera conduit le plus souvent, je pense, à s'en référer au principe classique et fort prudent de la succession des actes opératoires. Dans les cas auxquels je viens de faire allusion, on se contentera donc, après avoir exécuté complètement les trois premiers temps opératoires, de combler partiellement la plaie sus-pubienne à l'aide du procédé autoplastique qui semblera le plus simple et le moins onéreux pour les régions voisines ; le bord supérieur du lambeau préputial ne pouvant être affronté avec la peau abdominale mobilisée, on le fixera simplement à la partie la plus élevée de la face cruentée du lambeau vésical replié et, au besoin, on n'hésitera pas à conserver au voisinage des uretères un orifice d'écoulement provisoire pour les urines. La cicatrisation naturelle des parties laissées à découvert et quelques retouches ultérieures conduiront aisément la réparation au degré de perfection voulu.

Recherches anatomiques sur l'innervation de l'appareil urinaire chez l'homme,

Par M. le Dr AIMÉ GUINARD et M. A. DUPRAT

Depuis que la technique microscopique, avec ses procédés si perfectionnés, est venue assurer aux recherches histologiques une plus grande précision, les études d'anatomie macroscopique ont été singulièrement délaissées. Est-ce à dire que l'anatomie descriptive soit établie sur des bases définitives et qu'il n'y ait plus rien à reprendre dans son étude? Nous ne le pensons pas; au contraire, il nous semble que si l'on prenait à tâche de vérifier pièces en mains certains points d'anatomie descriptive, on arriverait certainement à se convaincre que nombre de faits intéressants au point de vue de leur application physiologique, par exemple, sont restés dans l'ombre ou du moins n'ont pas reçu le développement qu'ils méritent.

A ce point de vue, l'étude macroscopique du grand sympathique tout entier serait peut-être à reprendre, car à notre avis on s'est trop souvent borné à réduire les branches efférentes de cet important système, à des plexus plus ou moins complexes, dont les rameaux suivraient toujours une direction plus ou moins bien définie, identique le plus fréquemment à celles des vaisseaux. Que cela existe dans certains cas, c'est indéniable : que ce soit là la voie exclusivement suivie par les nerfs du sympathique pour atteindre les or-

ganes auxquels ils doivent aboutir, voilà qui nous semble
par trop absolu. En effet, dans l'appareil urinaire sur lequel
ont porté nos recherches, nous avons pu nous assurer qu'il
existe de véritables branches nerveuses émanant parfois du
tronc du sympathique lui-même et qui se portent dans les
organes urinaires, sans contracter de rapports immédiats
avec les vaisseaux *dont souvent ils croisent la direction.*

L'étude précise de ces détails de distribution nerveuse
n'est pas purement spéculative ; elle nous semble au contraire de nature à éclairer bien des points de physiologie
normale et pathologique.

De nos jours et un peu partout, l'étude des lésions dont
le système sympathique peut être le siège est absolument
négligée ; mais qui nous dit que si on était mieux renseigné
on n'arriverait pas à trouver la raison de divers troubles,
qui, faute de meilleure explication, sont mis sur le compte
d'anomalies ?

Dans le présent travail nous voulons seulement appeler
l'attention sur des points de détail, qui nous semblent avoir
été négligés jusqu'ici. Nous n'insisterons pas sur la description de la chaîne ganglionnaire ou sympathique, ni sur
ses principaux plexus, car on la trouvera dans tous les livres
classiques, et nous n'avons rien à ajouter.

La grande difficulté que l'on éprouve à distinguer les nerfs
du grand sympathique des artérioles et des veinules qui
peuvent se trouver dans leur voisinage en rend la dissection
très délicate ; ce n'est qu'en injectant les vaisseaux préalablement qu'on arrive à éviter de nombreuses causes d'erreur.

Dans notre description nous décrirons d'abord les nerfs
du rein, viendront ensuite ceux des uretères, puis ceux de
la vessie.

REINS

L'innervation des reins n'est pas symétrique. Les nerfs
aboutissant à ces organes viennent de différents points ;
c'est ainsi qu'ils reçoivent des nerfs :

1° **Directement** du plexus solaire et du ganglion semi-lunaire ;

2° Directement du tronc du grand sympathique ;

3° Des ganglions inférieurs ; et les branches émanées de ces ganglions n'abordent les reins qu'après un trajet récurrent.

Parmi ces nerfs les uns se terminent à la périphérie de la capsule, d'autres au hile.

1. — BRANCHES DU PLEXUS SOLAIRE ET DU GANGLION SEMI-LUNAIRE

A. — Nerfs venant du plexus solaire.

a. Rameau capsulaire inférieur. — De la partie inférieure *gauche* du plexus solaire partent deux filets situés au-devant de l'aorte et de l'artère rénale droite. Ces deux filets passent en divergeant sous la veine rénale gauche entre cette veine et l'aorte ; l'un se dirige à droite, et dans son parcours passe au-devant de la veine cave inférieure, en arrière et an-dessous des vaisseaux spermatiques droits. Il forme à ce niveau une anse dont la concavité dirigée en haut embrasse l'embouchure de la veine spermatique droite. Ce nerf se dirige ensuite transversalement *sans affecter aucun rapport avec les vaisseaux* voisins, pour aboutir à l'extrémité inférieure du bord interne du rein en s'épanouissant dans la capsule ; nous l'appellerons rameau *capsulaire inférieur*. L'autre filet passe comme le précédent derrière la veine rénale gauche, longe le bord gauche de l'aorte et se jette au niveau du bord inférieur du rein gauche dans un gros tronc situé derrière les vaisseaux spermatiques gauches. Ce tronc reçoit au-devant de l'iliaque primitive gauche un filet anastomotique venant d'un réseau qui entoure l'iliaque primitive droite.

b. Rameau anastomotique. — De l'angle inférieur droit du plexus solaire part un rameau qui va s'anastomoser avec une branche venue directement du tronc du sympathique ;

cette anastomose qui a lieu au niveau du hile du rein droit
sera décrite en détail un peu plus loin.

B. — Nerfs venant du ganglion semi-lunaire.

a. Filets surrénaux. — De la partie *supérieure et droite*
du ganglion semi-lunaire partent deux filets nerveux qui
se réunissent en un tronc unique pour se diviser bientôt en
trois rameaux destinés à la capsule surrénale droite.

b. Rameau supérieur du hile. — De la partie *moyenne et
antérieure* du ganglion semi-lunaire part encore un filet
nerveux, qui va se jeter dans la partie supérieure du hile
du rein droit, en suivant le bord supérieur de l'artère rénale,
pour se terminer dans la substance rénale.

II. — NERFS VENANT DU TRONC SYMPATHIQUE

A la partie supérieure du cartilage qui sépare la troisième vertèbre lombaire de la quatrième, on trouve un ganglion du grand sympathique droit, situé derrière la veine
cave; de ce ganglion part une branche volumineuse qui se
porte obliquement en bas et à gauche, au-devant de l'aorte et
va se jeter au niveau du corps de la quatrième lombaire dans
un tronc nerveux accolé à l'artère spermatique gauche. De
l'angle d'abouchement de ces deux troncs se détache un
rameau nerveux, qui bientôt se divise en branches ascen-
dantes.

a. Rameau supérieur du hile. — L'une des branches se
dirige directement en haut entre l'aorte et la veine cave
inférieure; arrivée au niveau du bord inférieur de la veine
rénale gauche elle se bifurque en deux rameaux dont l'un
chemine verticalement en arrière de cette veine et va atteindre l'angle inférieur du plexus solaire; l'autre branche se
porte obliquement à droite, derrière la veine cave, longe
le bord inférieur de l'artère rénale droite, en arrière de
la branche inférieure de bifurcation de ce vaisseau, et sans
lui fournir aucun filet, se place ensuite au-devant de sa

bifurcation supérieure, avec laquelle elle pénètre dans le rein après s'être épanouie en un petit bouquet.

b. Rameau ganglionnaire. — La *branche moyenne,* qui prend naissance au même niveau que la précédente, se porte en haut et à droite, en arrière de la veine cave inférieure, et se jette dans le ganglion qui se trouve au niveau du bord inférieur de la deuxième vertèbre lombaire.

c. Rameau moyen du hile. — Une *troisième branche* tout à droite se dirige en haut et à droite en passant au-devant de la veine cave, puis atteint le bord inférieur de la veine rénale, en passant en arrière de la veine spermatique droite, au niveau de son abouchement dans la veine cave. Elle suit alors ce bord inférieur jusqu'à la bifurcation de la veine, passe derrière la bifurcation inférieure, se place à la portée des deux bifurcations et s'abouche dans le rein avec la branche inférieure de bifurcation de l'artère qu'il aborde obliquement de bas en haut et de dedans en dehors ; avant son entrée dans la substance rénale, cette troisième branche s'épanouit en plusieurs filets, et s'anastomose avec une branche venue de l'angle inférieur droit du plexus solaire ; cette branche anastomotique, d'abord éloignée d'environ 2 centimètres du tronc de l'artère rénale, s'en rapproche, le croise obliquement de haut en bas et de dedans en dehors pour se placer à la partie antérieure de la branche de bifurcation inférieure de ce tronc. (Voir plus haut : « Branches venant du plexus solaire. »)

III. — NERFS VENANT DES GANGLIONS INFÉRIEURS

A. — Rameau inférieur du hile.

Au niveau de la troisième vertèbre lombaire du côté gauche et du ganglion situé sur le bord supérieur de cette vertèbre, on voit partir un gros tronc nerveux qui longe le bord gauche de l'aorte, passe derrière l'artère mésentérique inférieure et au-devant de l'artère iliaque primitive gauche, qu'il croise obliquement pour aller s'anastomoser au-devant

du corps de la cinquième vertèbre lombaire, avec un tronc
analogue venu du côté opposé et qui a été ci-dessus décrit.

A 2 centimètres de son origine sympathique, ce gros
tronc nerveux reçoit un nerf de renforcement, venant du
ganglion qui se trouve au-dessus ; au niveau du bord supérieur de la troisième vertèbre lombaire, où l'abouchement
a lieu, se détache un rameau qui remonte verticalement le
long du bord gauche de l'aorte. Arrivé au bord inférieur
de l'artère rénale gauche, il émet un filet qui croise perpendiculairement la face antérieure de cette artère, passe derrière la veine rénale et va se jeter dans l'angle inférieur
gauche du plexus solaire au point d'origine du plexus mésentérique supérieur. Puis, après avoir donné cette branche
anastomotique, il pénètre dans le rein avec la branche de
bifurcation inférieure de l'artère rénale.

B. — Rameau moyen du hile.

Au niveau de la deuxième vertèbre lombaire, un filet
provenant directement du grand sympathique, se dirigeant
en haut en dehors et à gauche, va gagner le bord inférieur
de l'artère rénale gauche et au niveau de la bifurcation de
ce vaisseau se divise en rameaux antérieurs et rameaux
postérieurs ; après avoir formé un plexus autour de la
branche inférieure de bifurcation de l'artère, il pénètre dans
la substance du rein avec le filet précédemment décrit.

C. — Nerfs récurrents du rein.

Du bord externe de l'uretère à deux travers de doigts du
point où il croise le tronc de l'artère iliaque primitive, se
détache un filet nerveux très délié qui se dirige de bas e
haut et de dedans en dehors obliquement, et va attein dr
l'extrémité inférieure du rein où il s'étale en un bouqu u
qui se termine dans la capsule. Ce filet peut être dési s
sous le nom de *nerf urétéro-capsulaire.*

URETÈRES

L'innervation des uretères est en connexion intime avec celle des reins et de la vessie. Les nerfs ne sont pas disposés exclusivement en réseau autour de l'uretère : on peut suivre certains filets uretéraux jusque dans le rein : les uns l'abordant au niveau du bassinet par le hile, les autres, comme les *filets uretéro-capsulaires* décrits plus haut, se jetant directement sur la capsule rénale sans suivre le trajet de l'uretère (filets récurrents).

Nous ne reviendrons pas sur la description de ces derniers et nous arrivons immédiatement à ceux qui, venus de l'uretère, pénètrent dans le rein par le hile. — Du point où l'uretère croise les vaisseaux iliaques gauches, on voit partir plusieurs filets nerveux très fins qui remontent le long de l'uretère, et vont se jeter dans les mailles des plexus qui entourent les vaisseaux du hile qu'ils abordent de bas en haut perpendiculairement à leur direction. Parmi ces filets il y en a qui vont se jeter dans l'angle inférieur du rein, dans la capsule.

Un filet spécial, accolé à la face postérieure de l'uretère, vient se jeter sur la face postérieure du bassinet où il envoie un filet anastomotique en avant et en dehors du bassinet aux branches précédemment décrites qui accompagnent la branche de bifurcation inférieure de l'artère rénale.

Il y a donc au niveau du hile du rein, et surtout au niveau de la branche de bifurcation inférieure de l'artère rénale, une anastomose importante qui met en rapport les nerfs de l'uretère avec ceux qui vont du plexus solaire et du tronc du grand sympathique au rein.

VESSIE

C'est surtout pour la dissection des nerfs de la vessie qu'il est important d'injecter au préalable les vaisseaux hypogastriques. Il faut aussi avoir soin de distendre l'organe, et pour cela nous ajouterons que l'injection d'air par l'urèthre nous a toujours beaucoup mieux réussi que les injections de suif. Il faut éviter, bien entendu, que les parois ne se dessèchent, et il suffit, pour obtenir ce résultat, de recouvrir le viscère distendu, avec la paroi abdominale dans l'intervalle des séances de dissection. On est alors dans les meilleures conditions pour éviter toute cause d'erreur, et on peut s'assurer ainsi, que les nerfs de la vessie peuvent être classés, d'après leur origine, en cinq groupes principaux : 1° branches spinales ; 2° branches recto-vésicales ; 3° branches sacro-vésicales supérieures ; 4° branches sacro-vésicales inférieures ; 5° branches vésico-déférentielles.

1° Branches spinales.

Du point précis où le deuxième nerf sacré reçoit le tronc formé par le nerf lombo-sacré et le premier nerf sacré, on voit partir un filet nerveux qui passe au-devant des vaisseaux ischiatiques. Ce nerf les croise perpendiculairement et se dirige directement en dedans ; à 1 centimètre environ de l'uretère il se divise en deux branches, l'une supérieure, l'autre inférieure ; la branche supérieure passe entre l'uretère à son point d'abouchement et la vessie, se divise en un pinceau de rameaux que l'on peut suivre avec l'artère sur les parties latérales et inférieures de la vessie jusqu'au niveau du col qu'il aborde par sa partie moyenne ; là il se termine en un éventail dont les rameaux supérieurs remontent jusqu'à l'extrémité postérieure du col, et les filets inférieurs jusqu'à l'extrémité antérieure du col.

2° Branches recto-vésicales.

Dans l'épaisseur du méso-colon iliaque et dans l'extrémité supérieure du méso-rectum, du plexus nerveux qui innerve le rectum partent plusieurs filets nerveux qui se réunissent de manière à former deux ou trois troncs ; ces troncs che-

minent dans l'épaisseur du méso-rectum, descendent obliquement sur la paroi latérale gauche du rectum, se dirigent en avant et viennent s'épanouir dans la partie
latérale gauche du col vésical. D'autres suivent la paroi
latérale droite, abandonnent le rectum au niveau du cul-
de-sac recto-vésical, et se jettent dans la partie latérale
droite du col.

3° Branches sacro-vésicales supérieures.

Le plexus qui se trouve au-devant de la bifurcation de
l'aorte, au niveau de l'angle de bifurcation de ce vaisseau,
reçoit un filet nerveux partant du ganglion du grand sympathique situé au niveau de la quatrième vertèbre sacrée.
Ce filet chemine derrière l'iliaque primitive qu'il croise
obliquement. On voit alors partir du plexus ainsi renforcé
un filet nerveux qui longe la face antérieure concave du sacrum pour atteindre ensuite la face latérale de la vessie, où
il reçoit une anastomose venant de la partie antérieure du
plexus sacré, au niveau de la naissance de la dernière paire
sacrée ; du bord inférieur de cette arcade part une série de
branches nerveuses qui se dirigent sur les parties antérieures et latérales de la vessie, et dont les plus longs rameaux
vont en avant se perdre dans le col.

4° Branches sacro-vésicales inférieures.

Du ganglion du grand sympathique situé au niveau de
la base du sacrum et de chaque côté, partent de nombreux
filets nerveux qui croisent les parties latérales du rectum
et vont se jeter, au niveau des vésicules séminales, dans la
partie postérieure de la vessie.

5° Branches vésico-déférentielles.

Le long du canal déférent on trouve un rameau nerveux
constant, qui s'épanouit en un pinceau destiné à la face
postérieure et latérale de la vessie, au niveau du point où
l'uretère croise le canal déférent.

CONCLUSIONS

De ces recherches préliminaires que nous poursuivons toujours, on peut déjà faire ressortir quelques considérations intéressantes.

Au point de vue descriptif pur, notre étude montre que les nerfs de l'appareil urinaire ont un trajet spécial bien distinct de celui des vaisseaux correspondants. Et ce trajet nous a paru constant (sauf des exceptions insignifiantes) chez tous les sujets que nous avons disséqués. Il est donc inexact de dire que les nerfs du grand sympathique forment dès leur origine des plexus qui reposent sur les vaisseaux et suivent leur direction. Nous avons vu par exemple que pour le rein certains nerfs l'abordent par la périphérie, indépendamment des vaisseaux ; d'autres ne suivent la direction de l'artère rénale qu'au moment où ils pénètrent dans le rein. En second lieu il ressort de nos dissections qu'il y a une intime solidarité nerveuse entre les divers organes qui constituent l'appareil urinaire ; de plus, des connexions importantes retiennent l'innervation de l'appareil urinaire à celle de quelques organes voisins tels que le rectum et le canal déférent par exemple.

Notre maître M. le professeur Guyon a établi dans ces derniers temps, et d'une façon indiscutable, que la vessie en particulier exerce une grande influence sur les reins en raison de la solidarité vasculaire qui existe dans l'appareil urinaire.

Dans sa remarquable thèse : *Du rôle de la congestion dans les maladies des voies urinaires*, le docteur Tuffier a mis ces faits en évidence d'une façon péremptoire. En parlant des phénomènes congestifs se passant au niveau du rein, il leur attribue comme point de départ : *un réflexe parti soit de la périphérie (refroidissement), soit des voies inférieures de l'urine.*

Quelle serait la voie de ce réflexe ?

Nous croyons avoir répondu à cette question en concluant plus haut que l'innervation de l'appareil urinaire
forme un ensemble dont toutes les parties sont solidaires
les unes des autres, et nous le croyons d'autant plus que
les troubles auxquels nous venons de faire allusion ont
pour siège l'*appareil vasculaire,* si nettement sous la dépendance du système nerveux. Nous ajouterons même, en nous
fondant sur les connexions unissant l'innervation du rectum
et du canal déférent à celle de la vessie, qu'il doit exister
une solidarité vasculo-nerveuse relative entre ces organes
et l'appareil urinaire.

REVUE DES JOURNAUX

PRESSE FRANÇAISE

1° DE LA DYSURIE SÉNILE, par feu DANIEL MOLLIÈRE (*Lyon médical,* 16 mars 1890). — Dans cette leçon clinique, le chirurgien
de l'Hôtel-Dieu de Lyon s'élève sur la dénomination de « prostatique » donnée aux vieillards qui se plaignent de ne pouvoir
uriner. Dans bien des cas, il faut plutôt désigner sous le nom
de *dysurie sénile* les accidents représentés par une rétention
d'urine avec douleurs très vives et sans fièvre chez un vieillard. Ces accidents sont dus à une lésion veineuse, à une
congestion des plexus vésico-prostatiques, comparable de tous
points avec les hémorrhoïdes enflammées. Le toucher rectal
accuse dans ce cas des douleurs très vives. Un écart de régime
rendant les urines plus irritantes produit cette congestion. Les
malades souffrent : 1° parce que la vessie est distendue, 2° parce
que l'urine qu'ils ne peuvent rendre est de nature irritante. La
polyurie essentielle des vieillards occasionne aussi la réten-

tion, mais n'est pas accompagnée de douleurs. 3° Ténesme du
côté du rectum et faux besoins comme chez les calculeux.
Pour l'auteur, la dysurie sénile qui se produit brusquement et
qui est précédée par la pollakiurie est donc le signe d'une affection des veines vésico-prostatiques et non d'une hypertrophie
de la prostate. Cette distinction est très importante, car on est
en présence d'une affection aiguë, relativement guérissable,
mais rapidement mortelle, au lieu d'avoir à soigner une lésion
essentiellement chronique. La dysurie sénile ainsi différenciée
de l'hypertrophie prostatique doit avoir un traitement spécial.
Évacuation de la vessie avec sondes molles, et non sondes métalliques. Dans les cas difficiles ou quand on amène du sang, il
vaut mieux employer de suite la ponction hypogastrique. La
vessie vidée, faire prendre au malade un grand bain : puis éviter le cathétérisme aussitôt que le cours des urines est rétabli.
Le lavage de la vessie sera fait surtout par l'ingestion de boissons abondantes, tisanes, eaux minérales. En dernière ressource, la taille blanche, la ponction hypogastrique avec trocart
permanent, la cystotomie sus-pubienne.

2° ANURIE AYANT DURÉ 7 JOURS. GUÉRISON, par M. le docteur
DUCOURNEAU (*Gazette hebdomadaire de médecine et de chirurgie*,
n° 10, 8 mars). — D..., âgé de 47 ans, goutteux, a eu déjà des
coliques néphrétiques et expulsé des graviers. Le 16 juillet 1888,
après 8 jours de souffrances assez vives dans les articulations,
anurie qui a duré jusqu'au 22. Pendant ce temps, il n'éprouve
à aucun moment le besoin d'uriner. Des douleurs atroces se
développent dans tout le ventre, dans la région des reins,
principalement du côté droit. La langue est saburrale; il y a
inappétence absolue. La soif est vive ; la vessie est vide. Le
cathétérisme est négatif: dilatation considérable de l'estomac.
D... présentant un fort embonpoint, l'examen des régions rénales est rendu difficile. Des deux côtés on perçoit une matité qui
est très manifeste dans le décubitus latéral, mais on ne peut
délimiter aucune tumeur. Dans cette position, la pression de la
main produit une fluctuation de liquide et un certain clapote-
ment. Vomissements répétés mais peu abondants. Pas de
fièvre; douleurs à la nuque. Le 22, sueur très abondante que
le malade évalue à 1 litre. — Du 22 au 23, émission de 7 litres

l'urine. Les douleurs cessent. Le 1ᵉʳ avril, expulsion de six petits calculs, l'un d'eux gros comme un grain de maïs. Plus tard expulsion d'un gros calcul et de graviers après de vives douleurs. Le traitement a consisté en lait, boissons diurétiques, grands bains, purgatifs, frictions calmantes et injections morphinées. Le docteur Ducourneau pense que le liquide constaté dans l'abdomen devait être resté dans l'estomac dilaté, lequel étant très malade à ce moment ne pouvait par suite rien absorber.

3° Sur le carbonate de lithine, par le docteur P. Carles (Journal de médecine de Bordeaux, 23 févr. 1890). — Le carbonate de lithine est, depuis déjà quelques années, de plus en plus employé, du moins à Bordeaux, pour combattre la diathèse urique sous ses diverses formes. On le prescrit le plus souvent à la dose de 20 à 30 centigrammes en dissolution dans un verre d'eau de seltz.

Il y a quelques mois, le Dʳ Carles apprit que certains médecins se plaignaient de ce que ce sel n'existait plus à l'état de pureté dans les diverses officines de la région. Ils lui reprochaient surtout de ne plus se dissoudre dans l'eau gazeuse, selon la coutume, et, comme les malades prétendaient trouver dans ce breuvage une saveur anormale, alcaline (?), ils en étaient arrivés à soupçonner un mélange frauduleux avec du carbonate de soude.

Notre confrère a étudié un type de ce carbonate lithineux suspect, quoiqu'il porte une des premières marques françaises. Son aspect est celui d'une poudre blanche un peu granulée, plutôt grossière que fine ; sa saveur est normale. Son analyse qualitative indique bien de la lithine carbonatée.

A l'analyse quantitative, on le trouve exempt de substances organiques et aussi de carbonate de magnésie, qui est le sel avec lequel on l'adultère le plus souvent ; cependant, on y décèle 1,25 p. 100 de carbonate de soude. C'est là toute l'impureté !

Mais lorsqu'on connaît le mode de préparation du carbonate de lithine et l'opiniâtreté avec laquelle il retient le carbonate de soude qui sert à l'obtenir, on doit considérer ce sel suspect comme pharmaceutiquement pur.

Et cependant le reproche qu'on lui appliquait est **bien fondé**: lorsqu'on place, en effet, 20 à 30 centigrammes de **ce sel lithi**neux dans un verre et qu'on l'arrose vivement avec **125 grammes** environ d'eau de seltz, il ne se dissout **guère qu'à moitié.**

La cause, à son avis, est multiple. **Elle paraît tenir d'abord** à ce que le sel a été trop vivement chauffé pendant sa **dessic**cation, mais surtout à ce qu'il est en grains trop **volumi**neux. On en trouve la preuve en ce que sa solubilité dans l'**eau** gazeuse augmente notablement lorsqu'on le broie de façon à **le** passer au tamis n° 120. Mais bien mieux, si cette fine **tritura**tion est pratiquée en présence de son poids de **bicarbonate de** sonde ou, ce qui est préférable, avec égale quantité de **sucre,** il devient *immédiatement* et *indéfiniment* soluble dans le **même** volume d'eau de seltz.

Il y aura donc avantage désormais à recommander la **tritura**tion *intime* de la lithine carbonatée avec le **bicarbonate de** soude ou avec le sucre, selon les maladies, pour faciliter **sa** dissolution dans l'eau gazeuse.

Il lui a paru que ces détails opératoires ne seraient pas **sans** intérêt pour la pratique de la médecine et de la pharmacie.

4° TRAITEMENT DU CHANCRE SIMPLE, par M. le docteur MOREL-LAVALLÉE (*Gazette des hôpitaux*, n° 24). — Dans cet article, M. Morel-Lavallée examine les différents traitements préconisés pour le traitement du chancre simple. L'excision doit être employée très rarement. La cautérisation doit être profonde **et** faite avec un liquide : elle doit être aussi employée bien **rare**ment, surtout dans les circonstances suivantes, quand le **chan**cre est avancé comme développement, ou trop anfractueux, danger de réinoculation du voisinage, crainte de délabrements du fait de la cautérisation, situation du chancre dans une position trop apparente. Comme traitement usuel, l'auteur recommande : 1° isolement du chancre ; 2° hygiène appropriée, générale et locale : éviter les pommades grasses et surtout **les** pommades mercurielles ; 3° applications de topiques modificateurs. Tartrate ferrico-potassique, à la dose de 10 p. 100 **en** pansements répétés 2 à 3 fois par jour. Iodoforme, agent merveilleux, mais infidèle. Iodol, inférieur à l'iodoforme. Nitrate d'argent, en solution à 3 p. 100 (Fournier), guérit presque toujours, mais d'une façon un peu lente. Acide pyrogallique (Vidal). Acide salicylique, excellent remède, mais très inconstant d'effet. M. Fournier s'est bien trouvé de la combinaison suivante : pansements à la solution de nitrate d'argent pour la journée, à l'iodoforme la nuit. A l'exception de l'iodoforme, tous les topiques cités plus haut indurent le chancre. On ne devra donc les employer qu'autant que le diagnostic sera formellement assuré.

5° L'épithéliome rénal, leçon clinique de M. Lancereaux (Union médicale, 25 février). — A l'occasion d'un malade atteint d'un épithéliome du rein, M. Lancereaux étudie d'abord l'état de la science sur cette maladie, puis l'histoire du malade et enfin les pièces anatomiques. Avant l'application du microscope à l'histologie humaine, le mot cancer désignait toutes les néoplasies malignes des organes et se divisait suivant leur consistance et leur ressemblance anatomique avec certains tissus ou organes (cancers squirrheux, encéphaloïdes, gélatineux). Plus tard, avec le début des recherches histologiques, on arriva à diviser les néoplasies en homologues et hétérologues. Actuellement, il est admis deux grandes classes de tumeurs, provenant les unes des dérivés de l'ectoderme ou de l'endoderme : ce sont les néoplasies épithéliales ; les autres du mésoderme : ce sont les néoplasies conjonctives. Chacune de ces néoplasies est, à son tour, divisée en autant d'espèces qu'il existe de variétés de tissus conjonctifs et de variétés de tissus épithéliaux. En somme, l'épithéliome du rein est une néoplasie produite par la végétation déréglée et indéfinie des éléments parenchymateux de cet organe, la végétation réglée et définie constituant l'adénome.

Le malade, sujet de la clinique, avait 57 ans ; il fut soigné pour une néphrite en 1886. Coliques néphrétiques en 1887. 1re hématurie le 28 novembre 1887 ; 4 janvier 1888, 2e hématurie. Le 1er février, frisson, 1 600 grammes d'urine. Temp. 40°, pouls 120. Au palper le rein gauche est bosselé, tuméfié, induré. On diagnostique un épithéliome. 14 février, nouvelles hématuries. 28 avril 1888, hématurie abondante et rétention d'urine. Mort dans le marasme le 20 novembre. La tumeur rénale s'était accrue pendant cette période et, à la fin d'octobre, elle dépassait le rebord costal de 3 à 4 travers de doigt.

L'examen histologique pratiqué avec soin a permis de constater que la tumeur en question était formée d'éléments épithéliaux disposés dans des alvéoles et que ces éléments avaient eu pour point de départ les épithéliums des canalicules uriniferes.

Marche générale de la maladie. — Age, la quarantaine passée. Débuts insidieux, douleurs dans la région rénale avec élancements dans le membre du côté correspondant ; amaigrissement, inappétence ; coloration bronzée de certaines régions du tégument externe. Hématurie, pas constante, mais d'une très grande valeur comme signe. Elle se distingue par son intensité et sa répétition habituelle. Présence de caillots sanguins dans l'urine.

Les urines sont fréquemment abondantes. La tumeur, très facile à sentir, du moins à une certaine période du mal, est douloureuse au palper, de forme arrondie et bosselée, de consistance ferme et ligneuse. Marche lente de la maladie, apyrexie. Durée d'un an à deux. Traitement; alimentation appropriée, azotée, souvent régime lacté exclusif. Lotions froides et stimulantes sur la peau. L'hématurie sera combattue par le tannin, l'ergotine en piqûres, l'opium. L'enlèvement du rein, fait à temps, ce qui est rare, pourrait être suivi de succès : il peut quelquefois adoucir l'existence des malades, en les débarrassant de leurs douleurs.

6° RÉTRÉCISSEMENTS TRAUMATIQUES, clinique de M. le professeur GUYON (*Mercredi médical*, 5 mars). — Deux malades atteints de rétrécissements traumatiques de l'urèthre, actuellement en traitement à la salle Civiale, font l'objet de cette clinique. Le premier, âgé de 52 ans, n'a jamais eu de blennorrhagie. Le 22 novembre dernier, il fit une chute à califourchon sur une barre de fer de 4 centimètres de diamètre. Soigné dans un hôpital, il rentre dans le service de Necker le 6 janvier ; le canal n'acceptant avec peine qu'une bougie n° 4, l'uréthrotomie interne est faite le 14 janvier. Ce malade n'a pas eu, d'une manière marquée, deux symptômes immédiats qui sont les caractéristiques de la rupture de l'urèthre : la rétention et la tumeur périnéale. Il est alors permis de penser qu'il n'y a eu qu'une déchirure partielle de la paroi inférieure. Dans ce cas on peut essayer le cathétérisme et avoir alors bien soin de suivre la paroi supérieure. Mais, dans le cas de tumeur, il faut s'abstenir : il faut employer l'uréthrotomie interne immédiate sans conducteur. Chez ce malade, le rétrécissement s'est formé très rapidement (6 semaines). La récidive survient aussi rapidement aussi bien avec l'uréthrotomie interne qu'avec l'externe ; il vaut donc mieux faire la plus simple.

Le deuxième malade n'a jamais eu aussi de blennorrhagie. Le 15 août dernier, il fait une chute d'une hauteur de 7 mètres et tombe sur le côté droit. En même temps, il reçoit sur la hanche gauche un seau chargé de marbre : fracture double du bassin ; uréthrorrhagie très abondante. On ne peut introduire une sonde dans la vessie. Rétention d'urine. Au bout de trois jours, la vessie étant surdistendue, on incise le périnée, on recherche le bout postérieur et l'on met une sonde à demeure, dans le périnée, pendant un mois, puis pendant 20 jours, sonde parcourant tout le canal. Le 5 janvier le malade entre à Necker pour troubles dans la miction. Le toucher rectal indique une virole très nette à l'endroit de la région membraneuse. Le rétrécissement admet une bougie n° 8 qu'on laisse à demeure. Ce malade a eu un ensemble symptomatique complet de déchirure du canal et cependant le rétrécissement a mis quatre mois et demi pour arriver au n° 10. L'uréthrotomie interne est faite en sectionnant la partie inférieure ; ici, M. Guyon n'a pas incisé la paroi supérieure parce que, dans la portion membraneuse, la partie supérieure de l'urèthre est en rapport direct avec le plexus de Santorini. Il pense que lorsque le rétrécissement siège dans le périnée proprement dit, l'uréthrotomie interne est l'opération de choix. Le cathétérisme rétrograde doit être réservé pour les seuls cas où la lésion de l'urèthre produite par une fracture du bassin siège dans la portion membraneuse, quand le rétrécissement est infranchissable. Dans ceux où l'on peut pénétrer, l'uréthrotomie interne doit être préférée, mais sera faite sur la paroi inférieure.

Dr DELEFOSSE.

PRESSE ANGLO-AMÉRICAINE

1° Calculs uréthraux, par le docteur H. Silver (*New-York med. Journ.*, 18 janvier 1890). — Un homme, âgé de 37 ans, était sujet depuis une vingtaine d'années à des crises intermittentes de rétention d'urine. Au moment de l'examen, son état était grave ; fièvre, anorexie, rein droit extrèmement douloureux, miction difficile et fréquente, urine trouble. L'exploration uréthrale permit de constater la présence d'un calcul engagé dans le canal. Après avoir anesthésié celui-ci à l'aide de la cocaïne et refoulé le gravier aussi loin que possible dans l'urèthre postérieur, on fit au périnée une incision médiane qui conduisit sur deux calculs dont l'un pesait 60 centigrammes et l'autre 20ᵍʳ,58 (343 grains). Ce dernier, dont l'extraction fut des plus laborieuses, mesurait en longueur 58 millimètres (2 pouces 1/8) et en circonférence à son extrémité la plus volumineuse 82 millimètres (3 pouces). La plaie opératoire se cicatrisa rapidement, sauf la persistance d'un petit trajet fistuleux, et le malade fut définitivement débarrassé de tous les symptômes urinaires qu'il éprouvait depuis vingt ans.

2° Taille hypogastrique pour calculs chez l'enfant, par le docteur Naismith (*Edinburgh med. Journ.*, févr. 1890). — Il s'agit, dans cette observation, d'un jeune garçon, âgé de 6 ans, qui avait commencé à ressentir les premiers symptômes de son calcul vésical trois ans auparavant. Son état général était extrèmement grave (amaigrissement, fièvre et souffrances continuelles) au moment de son entrée à l'hôpital. L'exploration vésicale ayant démontré l'existence d'une pierre trop volumineuse pour qu'on pût songer à la lithotritie, on pratiqua la taille hypogastrique avec distension de la vessie par une solution boriquée tiède, mais sans ballonnement rectal. L'opération en elle-même ne présenta rien de particulier ; l'extraction du calcul, qui pesait environ 25 grammes, fut facile. La vessie fut drainée par un gros tube de caoutchouc, mais ne fut pas suturée ; la plaie abdominale fut partiellement réunie au catgut. Guérison complète en trois semaines : la miction par l'urèthre s'était ré-

tablie le dixième jour après l'opération, et la plaie était définitivement cicatrisée le vingt-troisième.

3° LA CYSTOSCOPIE ÉLECTRIQUE, par le docteur DAVID WALLACE
(*Edinburgh med. Journ.*, févr. 1890). — Dans cette communication faite le 4 décembre 1889 à la Société médico-chirurgicale
d'Édimbourg, M. Wallace trace d'abord un court historique de
l'endoscopie vésicale en rappelant les tentatives de Bozzini (de
Francfort) en 1805, de Désormeaux en 1854 et de Cruise (de
Dublin) en 1865. Puis il décrit les appareils électriques de Nitze
(de Berlin) et de Leiter (de Vienne) et leurs perfectionnements
successifs ; c'est à ce dernier, avec certaines modifications, qu'il
donne la préférence. Après avoir expliqué et démontré à ses
auditeurs la manœuvre de cet instrument, dont il s'est servi
déjà 23 fois chez 15 malades, il expose, en les résumant, quelques-uns des principaux cas dans lesquels il a eu l'occasion de
pratiquer la cystoscopie vésicale. Sur ces 15 malades, 8 fois le
cystoscope lui a permis de diagnostiquer *de visu* l'affection vésicale soupçonnée (tumeurs, cystites, calculs, tuberculose, etc.),
Dans cinq autres cas, l'intégrité absolue de la vessie, constatée
par le cystoscope, l'a amené à conclure par exclusion que le
rein était l'origine des hématuries ou autres symptômes
présentés par le malade. Enfin, deux fois seulement, la cystoscopie ne put conduire à aucun diagnostic précis.

M. Wallace reproduit ensuite les opinions favorables à la
cystoscopie électrique formulées dans leurs ouvrages par Nitze,
Harry Fenwick et sir Henry Thompson. Puis il termine son
importante communication par les conclusions suivantes :

« Je crois avoir démontré que le cystoscope constitue un
aide précieux pour le diagnostic des maladies des voies urinaires. Si une tumeur ou toute autre affection vésicale a été
diagnostiquée, soit par le cathétérisme, soit par d'autres moyens
d'exploration, cet instrument permet au chirurgien, en lui
montrant dans tous ses détails le corps du délit, de régler à
l'avance et avec précision son mode d'intervention, s'il juge à
propos d'opérer. Si le diagnostic a été jusque-là hésitant, la
cystoscopie lève tous les doutes et est, en tous cas, infiniment
moins dangereuse qu'une incision exploratrice quelconque. Sur
les 15 malades que j'ai soumis à l'examen cystoscopique, au-

cun ne s'est trouvé incommodé à la suite de mes manœuvres
intra-vésicales ; l'un d'eux même nous a dit avoir été soulagé,
sans doute par les lavages qui précèdent l'introduction de l'instrument. »

4° PARALLÈLE DE LA TAILLE ET DE LA LITHOTRITIE, par le docteur
FREYER, chirurgien-major (*Brit. med. Journ.*, 12 octobre 1889). —
M. Freyer, qui a opéré à l'heure actuelle 552 calculeux, publie
sa dernière statistique portant sur 100 cas de lithotritie et 32 de
taille ; aucun de ses 100 opérés n'a succombé. Parmi ses 100 lithotritiés, il y avait 66 adultes (64 hommes et 2 femmes) dont
l'âge moyen était 48 ans (de 18 à 85 ans) et 34 enfants (33 garçons et une seule fille) avec une moyenne d'âge de 7 ans trois
quarts, variant entre 1 an et demi et 14 ans. La moyenne du
séjour au lit après l'opération a été de cinq jours et demi aussi
bien pour les adultes que pour les enfants. Le poids moyen des
calculs broyés était de 13^{gr},25 pour les adultes et de 6^{gr},75
pour les enfants.

M. Freyer préfère maintenant de beaucoup la lithotritie à la
taille et il essaye d'abord le broiement dans presque tous les
cas, même chez les enfants. Depuis 1886, il a opéré 131 calculeux, dont 127 par la lithotritie et 4 seulement par la taille
(3 sus-pubiennes, 1 médiane). Il a actuellement déjà lithotritié
49 garçons et 3 filles avec les meilleurs résultats et sans une
seule mort. Aussi n'hésite-t-il pas à préconiser, avec Keegan,
la lithotritie comme opération de choix chez les jeunes calculeux n'ayant pas encore atteint l'âge de la puberté.

5° TRAITEMENT DE LA CYSTITE CHRONIQUE CHEZ LA FEMME, par le
docteur HUNTER MAC-GUIRE (*University medical Magazine*, déc.
1889). — L'auteur préconise l'usage de l'acide citrique jusqu'à
ce que l'alcalinité de l'urine ait disparu pour faire place à une
réaction neutre ou même acide. Puis il pratique la dilatation
forcée de l'urèthre jusqu'à ce que celui-ci soit momentanément
paralysé. Cette dilatation doit être lente et graduelle et exige
au moins vingt à trente minutes pour être complète. Ensuite,
on introduit et on fixe à demeure dans la vessie un tube de
caoutchouc, qui draine toute l'urine et la conduit dans un récipient placé entre les cuisses de la malade. Le but qu'on se pro-

pose est de laisser ainsi la vessie dans un repos fonctionnel absolu. Une ou deux fois par jour, on pratique par le drain un lavage de la cavité vésicale à l'eau chaude.

6° DE LA DISTENSION VÉSICALE PAR L'EAU CHAUDE COMME TRAITE-MENT DE LA CYSTITE DOULOUREUSE CHEZ LA FEMME, par le docteur STONE (*Medical Record* de New-York, 7 déc. 1889). — Voici comment procède l'auteur de ce travail. On commence par faire une injection hypodermique de morphine de 1 centigramme et demi, et on place la malade dans la position du spéculum. Après lui avoir vidé la vessie à l'aide d'une sonde molle, on injecte par celle-ci dans la cavité vésicale une certaine quantité d'eau chaude à 45° jusqu'à ce que la vessie distendue se contracte et expulse le liquide. Ce liquide est mesuré exactement et donne la contenance vésicale au moment de cette première injection. Au fur et à mesure que la morphine insensibilise davantage la malade, on peut à chaque nouvelle injection d'eau chaude gagner ainsi quelques grammes et augmenter par conséquent la capacité vésicale. M. Stone préfère se servir, pour pousser l'injection, d'une poire en caoutchouc contenant 100 à 120 grammes plutôt que d'une seringue ou d'un entonnoir adapté à un tube. Chaque séance doit durer de 40 à 60 minutes, en vidant et en remplissant plusieurs fois la vessie dans cet espace de temps; l'opérateur doit être très satisfait s'il gagne seulement une dizaine de grammes à chaque séance pour une vessie dont la capacité primitive était, par exemple, de 65 grammes. La température de l'eau peut être portée progressivement à 48° et même 50°, si l'anesthésie par la morphine le permet: le résultat n'en est ainsi que meilleur et plus prompt.

7° ABSENCE CONGÉNITALE DU TESTICULE DROIT; ECTOPIE DU TESTICULE GAUCHE; OPÉRATION; GUÉRISON, par le docteur HAMILTON WILLIAMS (*Medical Record* de New-York, 7 déc. 1889). — Chez un jeune homme de 23 ans, ne présentant aucune trace du testicule droit, et ayant une ectopie inguinale congénitale du testicule gauche, l'auteur est parvenu à amener ce dernier dans le scrotum et à l'y maintenir d'une façon permanente à l'aide de deux rangées de suture. La cicatrisation a été rapide, sans drainage, grâce à une antisepsie minutieuse, et l'opéré se pro-

menait le dixième jour. Les troubles nerveux et génitaux, dont
il se plaignait avant l'opération, ont disparu depuis lors.

8° TRAITEMENT DES RÉTRÉCISSEMENTS DE L'URÈTHRE, par le
docteur E. L. KEYES (*Medical Record* de New-York, 25 mai 1889).
— L'auteur arrive aux conclusions suivantes :

I. Il existe trois formes de rétrécissements organiques profonds de l'urèthre : 1° le rétrécissement mou, superficiel,
limité à la muqueuse, souvent linéaire, et pouvant se compli-
quer d'accidents inflammatoires et spasmodiques; 2° le rétrécissement purement fibreux et de nature cicatricielle; 3° le rétrécissement inodulaire, dans lequel les éléments du tissu de
ce nom se sont développés au-dessous d'une simple cicatrice
fibreuse.

II. Les rétrécissements mous peuvent guérir radicalement,
mais pas toujours, par la dilatation; celle-ci doit toujours être
employée et l'électrolyse n'est pas suffisante.

III. La deuxième variété (rétr. purement fibreux), surtout si
l'origine est traumatique et si le malade n'a jamais eu de blennorrhagie, est susceptible de guérison radicale par une incision
longitudinale pratiquée sur la paroi, soit supérieure, soit inférieure de l'urèthre, à condition toutefois que l'on maintienne
la guérison en passant de temps en temps de grosses bougies.

IV. Quant à la troisième variété (rétr. inodulaires), elle n'est
ordinairement curable d'une manière définitive que par l'uréthrotomie externe, avec ablation de tous les tissus morbides et
suture des deux bouts sains de l'urèthre sectionné; si la perte
de substance est trop considérable pour permettre le rapprochement des deux bouts de l'urèthre, on greffe un lambeau de
muqueuse pris ailleurs.

9° EFFICACITÉ DU NITRATE D'ARGENT DANS L'URÉTHRITE POSTÉ-
RIEURE, par le docteur G. BREWER (*International Journal of surgery*, juillet 1889). — Les quatre observations, publiées par
l'auteur, relatent deux cas d'uréthro-cystite blennorrhagique,
un cas de mictions douloureuses et surtout très fréquentes sans
cause connue chez un homme de 45 ans, et un cas d'impuissance génitale. Tous ces malades ont été très rapidement gué-

ris par l'application d'une solution de nitrate d'argent dans leur urèthre postérieur au moyen de la seringue d'Ultzmann. On commence par une solution au 500°, mais on ne dépasse jamais celle au 30° : on répète les séances tous les deux ou trois jours.

Depuis trois ans, M. Brewer a traité par cette méthode, la plupart du temps avec succès complet, plus de 200 cas d'affections génito-urinaires, dont le siège était l'urèthre postérieur, qu'il s'agit soit d'uréthrite chronique, soit de troubles de la miction (douleur, fréquence, hémorrhagie) ou des fonctions génitales (pollutions nocturnes, priapisme, spermatorrhée, impuissance, etc.).

10° Uréthrite papillomateuse, par le docteur Briggs (*Boston med. and surg. Journ.*, 24 oct. 1889). — Il s'agit, dans ce cas très intéressant, d'un homme de 25 ans, ayant eu sa première et unique blennorrhagie sept ans auparavant. Depuis lors, à la suite de chaque rapport sexuel, il a un écoulement purulent et abondant, qui dure jusqu'à ce que des injections au permanganate de potasse soient employées : celles-ci tarissent toujours l'écoulement en quelques jours et ce dernier ne reparaît pas tant que le malade reste continent. Cet homme jouit d'une très bonne santé habituelle; sa prostate est normale, son méat large. En explorant son canal, M. Briggs croit y découvrir la présence d'une de ces « rétrécissements larges » décrits par Otis, puisqu'il ne peut passer qu'une bougie n° 30 (filière Charrière)! On pratique donc la dilatation progressive, mais chaque séance détermine une petite uréthrorrhagie. Ce traitement n'amène aucune modification dans l'état du malade pendant un an; s'il ne voit pas de femmes, son canal reste sec; s'il en voit, l'écoulement recommence et souvent alors sanguinolent, mais sans hématuries. Enfin, à la suite d'une nouvelle exploration du canal qui est resté large (n° 36), l'urèthre antérieur saigne abondamment et le talon de l'olive exploratrice ramène un petit fragment gélatineux, que le microscope démontre être un morceau de papillome.

L'examen endoscopique de l'urèthre permet alors de constater que la muqueuse est parsemée de petites tumeurs blanc grisâtre, ramifiées, saignantes au moindre contact; les plus

grosses sont isolées, les plus petites agglomérées en groupes
d'aspect framboisé. S'en référant au travail d'Oberländer (de
Dresde) sur ce sujet (*Vierteljahr. f. Dermat. und Syph.*, 1887),
M. Briggs pratique avec l'endoscope le curettage de l'urèthre,
après avoir anesthésié localement à l'aide d'une solution de cocaïne. Les détails sur les différentes manœuvres opératoires et
sur les suites heureuses de cette intervention sont fort intéressants à lire. Actuellement (sept mois et demi après l'opération)
ce jeune homme est resté guéri et ses rapports sexuels ne sont
plus suivis d'écoulement.

Dr R. JAMIN.

PRESSE ITALIENNE

1° MISURACA. SUR UNE IMPORTANTE QUESTION RELATIVE A LA CAS-
TRATION. — SOPRA UNA IMPORTANTE QUESTIONE RELATIVA ALLA
CASTRAZIONE (*Ricerche sperientali*. Tip. Calderini, 1889). — Dans
ce court travail, l'auteur se propose de résoudre un trésimpor-
tant problème de médecine légale : un homme, après l'ablation
des deux testicules, peut-il féconder ?

Misuraca, après avoir pratiqué la castration de nombreux animaux, a cherché les spermatozoïdes dans le sperme sortant du
pénis ou recueilli dans les vésicules séminales. Il est arrivé aux
conclusions suivantes :

1° La castration faite sur des testicules sains ne prive pas
instantanément l'animal de spermatozoïdes ;

2° Les spermatozoïdes restent actifs pendant un temps variable selon les animaux sur lesquels on opère ;

3° La durée de ce temps dépend essentiellement de la présence
ou de l'absence de vésicules séminales; cette durée est de cinq
à six jours pour le chien, de sept jours pour le chat ;

4° En reportant ces chiffres à l'homme, on peut supposer, selon toute probabilité, que les spermatozoïdes peuvent rester
actifs longtemps après l'opération, pourvu que la guérison se
soit faite par première intention ;

5° Les observations cliniques faites par les divers auteurs
confirment pleinement les données de l'expérience; on peut

donc admettre sans aucun doute la possibilité, pour les sujets privés de testicules, de pouvoir féconder pendant un certain temps après l'opération, pourvu que les testicules aient été auparavant sains ou malades seulement en partie.

2° G. PESCIONE. PHLEGMON PÉRI-URÉTHRAL D'ORIGINE BLEN-NORRHAGIQUE (*Bollettino delle cliniche*, mars 1889). — Il s'agit d'un phlegmon péri-uréthral survenu chez un malade de 24 ans, quarante jours après le début d'une blennorrhagie. La tuméfaction, très considérable, commençait au-devant de l'anus et se prolongeait sur la verge, formant une sorte de manchon circulaire autour de l'urèthre. Douleurs très vives. Rétention d'urine. T. 38°,6. — La sonde, introduite dans le canal, ramène un peu de pus blanchâtre.

L'auteur pratique une incision sur le raphé médian, à travers tous les tissus indurés. Lavages antiseptiques. Pansement iodoformé. Cicatrisation et guérison en quelques jours.

Pour Pescione, les germes spécifiques se développant au niveau de la fosse naviculaire et de la région bulbaire, détermineraient d'abord une folliculite en ces endroits où les follicules muqueux sont très nombreux, et consécutivement un phlegmon péri-uréthral. Il pense que l'incision préventive peut être un moyen de traitement abortif de ces phlegmons.

3° ANDRONICO. DE L'ÉPIDIDYMITE PRIMITIVE SYPHILITIQUE (*Osservatore*, 1889). — L'épididymite scléreuse est un accident secondaire de la syphilis, de même que l'épididymite gommeuse en est un accident tertiaire.

Cette épididymite scléreuse peut être primitive, c'est-à-dire se produire avant toute altération du côté du testicule. Elle a pour caractère principal de se développer insidieusement, vers le troisième ou le quatrième mois de l'infection : on trouve alors de petites nodosités agglomérées de différentes grosseurs, depuis celle d'un pois jusqu'à celle d'une grosse noisette. Ces nodosités sont dures, élastiques, mobiles, douloureuses à la pression, ne suppurent pas, et se terminent par résolution sous l'influence du traitement spécifique. Au contraire de l'épididymite blennorrhagique, l'épididymite scléreuse syphilitique a pour siège de prédilection la tête de cet organe.

Cet accident semble être en partie sous la dépendance d'une cause occasionnelle : la plupart du temps, le traumatisme.

Le traitement préconisé par l'auteur consiste en injections, à la partie supérieure du scrotum, d'une solution renfermant $0^{gr},50$ de calomel pour 1 gramme de glycérine. Quelques injections suffisent pour amener la résolution. L'auteur ne dit pas si, dans les deux cas qu'il rapporte, la réaction provoquée par ce traitement a été intense,

5° MARIO CONDORELLI FRANCAVIGLIA. VAGIN DOUBLE, AVEC HYMEN DOUBLE ET UTÉRUS INFÉRIEUREMENT CLOISONNÉ (*Giornale ital. delle malattie veneree e della pelle*, décembre 1889). — L'auteur rapporte l'observation d'une prostituée de 18 ans, réglée depuis l'âge de 15 ans d'une façon absolument régulière.

Un premier rapport sexuel, à l'âge de 15 ans, fut difficile, douloureux, et accompagné de quelques gouttes de sang ; les rapports suivants s'accomplirent facilement et sans douleur. Deux mois avant de se présenter à l'auteur, au cours d'un coït laborieux et douloureux, elle perdit du sang comme la première fois.

Les organes génitaux externes sont normaux. En écartant les grandes lèvres, on trouve deux ouvertures vaginales présentant encore des caroncules. Les deux vagins sont séparés par une cloison verticale d'une coloration rosée. La cavité vaginale gauche est plus grande que l'autre. Les deux vagins ont d'ailleurs la même longueur : 11 centimètres.

Le col utérin est aussi divisé en deux portions latérales représentant les deux moitiés d'un cône sectionné longitudinalement. En introduisant une sonde utérine dans chacun des deux orifices, on constate que les extrémités des sondes ne se touchent que dans le corps de l'utérus. La cavité cervicale est cloisonnée dans toute sa longueur.

L'auteur, rappelant les données embryologiques bien connues, conclut que la production de cette anomalie (vagin double avec hymen double et utérus inférieurement cloisonné) est due à l'absence de résorption de la cloison dans la portion des conduits de Muller destinée à former le vagin et le col utérin.

6° G. NICOLICH. PLUSIEURS OBSERVATIONS DE TUMEUR DE LA VESSIE (*Rivista veneta di scienze mediche*, 1889). — Dans ce travail, l'auteur publie huit observations de tumeurs de la vessie. Voici le résumé rapide des observations.

S. P... (âge?) présente des phénomènes de cystite. La sonde ne dépasse pas la région prostatique. A la palpation, on sent une tumeur dure dépassant de trois doigts la symphyse. Le malade entré à l'hôpital en pleine pyhémie meurt au bout de quelques jours. A l'autopsie, on trouve une vessie grosse comme une tête d'enfant d'un an, pesant 500 grammes ; l'épaisseur à la partie antérieure est de 4 centimètres. La muqueuse vésicale présente des végétations irrégulières rosées. En certains points la muqueuse est ulcérée. Myosarcome.

O. C..., 48 ans, entre à l'hôpital en pleine urémie et meurt quatre jours après. On avait porté le diagnostic de cancer colloïde infiltrant toute la paroi de la vessie, il existait une hydronéphrose, en partie purulente, des deux reins.

6. G.., 60 ans, a depuis quelque temps des troubles de l'urine que le toucher rectal fait attribuer à une hypertrophie de la prostate avec cystite consécutive. Le traitement ordinaire de la cystite est institué et reste sans effet au bout d'un mois. Après avoir fait une boutonnière périnéale par la méthode de Thomson, l'auteur place un tube à drainage qui fonctionne mal ; il se décide alors à la cystotomie sus-pubienne, pour placer un tube à drainage hypogastrique. Le tube fonctionne bien pendant les quatre jours que survécut le malade à la dernière opération. A l'autopsie, on trouve une infiltration cancéreuse diffuse de toute la vessie, avec noyaux dans les poumons. Rien dans les reins.

R. L.., 47 ans, présente depuis six mois des troubles qui font penser à l'hypertrophie de la prostate. Pour trouver la cause de fréquentes hématuries, autant que pour atténuer les vives douleurs du malade, l'auteur se décide à pratiquer la taille périnéale. Le tube à drainage placé dans la boutonnière périnéale fonctionne bien pendant un mois, et l'urine cesse d'être sanguinolente. Puis, trois mois après, les hématuries réapparaissent : réouverture du périnée pour l'écoulement de l'urine. Le malade vit encore 50 jours. A l'autopsie, on trouve une vessie plus volumineuse qu'à l'état normal, adhérente du côté droit à la paroi du bassin. Cette portion de la vessie présente une épaisseur de trois doigts avec de petites bosselures proéminant

dans la cavité vésicale. Cystite chronique. L'examen histologique montre que la tumeur est un fibromyome.

Z. G.., 35 ans, souffre depuis 3 ans d'hématuries presque
continues. Le cathétérisme permet de faire immédiatement le
diagnostic ; on se décide à pratiquer l'extirpation par la voie
périnéale ; mais l'aide, à la suite d'un faux mouvement, laisse
sortir le cathéter de la vessie et perfore l'urèthre. L'extrémité
de l'instrument pénètre ainsi dans le cul-de-sac de Douglas ;
20 heures après, le malade est emporté par une péritonite. A
l'autopsie, on trouve un polype gros comme un œuf de pigeon,
pédiculé, occupant le trigone vésical.

M. T.., 76 ans, traité pendant un mois pour cystite chronique
et hypertrophie de la prostate, est trouvé porteur, à l'autopsie,
d'un petit papillome adhérent, au niveau du trigone vésical.

R. R.., 61 ans, entrée à l'hôpital avec des symptômes d'hypertrophie de la prostate : il urine par regorgement et a des hématuries qui reviennent après chaque évacuation. Le malade
meurt au bout de trois semaines, et on trouve à l'autopsie un
papillome implanté au niveau de la portion de la vessie qui correspond au lobe moyen. Ce papillome, mou, mobile, de la grosseur d'une châtaigne, pouvait recouvrir l'orifice de l'urèthre.
Vessie et uretères dilatés.

T. P.., 70 ans, est malade ; depuis un an, outre l'hypertrophie
de la prostate, on constate à gauche, environ à un travers de
doigt en dehors de la ligne blanche, une induration de la grandeur d'une pièce de 5 francs. Le malade se refuse à toute
espèce d'intervention. Les tentatives faites pour évacuer l'urine
au moyen de la sonde restent sans succès, à cause des caillots
de sang qui obstruent à chaque instant l'instrument. Les urines deviennent très fétides et les souffrances du malade atroces ; la vessie se distend, se rompt, et le malade succombe peu
d'heures après. Pas d'autopsie.

L'auteur fait suivre ses observations de la statistique donnée
par le professeur Pousson, de Bordeaux, dans le n° des *Annales*
du mois de mars 1889.

D' E. LEGRAIN.

REVUE DES SOCIÉTÉS SAVANTES,

I° Académie des sciences.

1° ANATOMIE ET PHYSIOLOGIE PATHOLOGIQUES DE LA RÉTENTION D'URINE, par le professeur F. GUYON (*Séance du 24 février 1890*). — Cette communication a été reproduite *in extenso* dans le dernier numéro des *Annales* (mars 1890).

2° DES PNEUMOCÈLES SCROTALES, par le professeur VERNEUIL. (*Même séance*). — Le scrotum devient parfois le siège d'une tuméfaction diffuse ou circonscrite, ayant pour cause anatomique la présence de gaz infiltrés ou collectés, et pour signe pathognomonique la sonorité à la percussion avec ou sans crépitation gazeuse. Cette affection rare est connue sous le nom d'*emphysème des bourses* ou *de la tunique vaginale*, dénomination insuffisante, suivant M. Verneuil, pour indiquer toutes les formes du mal et qu'il propose de remplacer par celle de *pneumo-cèles scrotales*. Plusieurs variétés selon :

1° Les points occupés par les gaz : *a.* pneumocèle sous-cutanée ; *b.* pneumocèle vaginale ou séreuse ;

2° La nature chimique des gaz : *a.* pneumocèle aérienne, celle où le mélange gazeux renferme exclusivement les éléments de l'air atmosphérique ; *b.* pneumocèle bactérienne, celle où les gaz aériens sont mélangés de gaz putrides.

3° La façon dont les gaz réagissent sur les tissus qui les contiennent et sur l'économie tout entière : *a.* pneumocèle bénigne ; *b.* pneumonie maligne ou septique.

En somme, deux formes principales : 1° la pneumocèle scrotale, aérienne, bénigne, qu'elle soit sous-cutanée ou vaginale ; 2° la pneumocèle bactérienne, maligne, qu'elle occupe les espaces conjonctifs ou la séreuse péritesticulaire.

Les pneumocèles scrotales ne sont jamais idiopathiques : une lésion locale ou à distance les précède toujours. Les lésions locales sont : 1° les plaies du scrotum avec introduction de l'air atmosphérique ; 2° des hydrocèles ou des hématocèles dans lesquelles l'apparition des gaz paraît spontanée ou succède à une ponction. Les lésions à distance peuvent être : 1° des blessures des voies aériennes et des cavités adjacentes de la tête et du cou ; 2° des blessures de l'intestin dans l'abdomen, dans la région ano-rectale ou dans les régions à hernies ; 3° des plaies quelconques, compliquées d'emphysème aérien ou bactérien, dont les gaz peuvent s'infiltrer jusqu'au scrotum ; 4° des phlegmons de toute nature siégeant à proximité de l'appareil génital de l'homme.

Dans la pneumocèle aérienne, qu'elle soit sous-cutanée ou vaginale, les accidents restent locaux et sont sans importance ; par suite, le pronostic en est bénin, et le traitement, à peu près nul, consiste dans de simples ponctions. — Dans la pneumocèle bactérienne, les phénomènes sont ceux des phlegmons, des œdèmes inflammatoires graves, voire même de la gangrène gazeuse ; le pronostic est extrêmement sérieux. Quant au traitement, il doit être non seulement aussi précoce que possible, mais surtout fort énergique, exigeant tout au moins de très larges incisions, le plus souvent des résections scrotales et enfin quelquefois même la castration, dans les cas de pneumo-hématocèle ancienne et compliquée.

II° Société de chirurgie.

TAILLE VAGINALE POUR CYSTITE DOULOUREUSE ANCIENNE ; NÉPHRECTOMIE ; GUÉRISON, par le docteur BRUN (*Séance du 5 mars 1890*). — La malade était atteinte de cystite des plus rebelles, consécutive à un accouchement, et la vie lui était devenue insupportable en raison des douleurs excessives et des envies d'uriner continuelles qu'elle éprouvait. Après l'avoir examinée soigneusement, sans s'attarder aux petits moyens, M. Brun pratique la colpo-cystotomie ou taille vaginale ; mais, au cours de l'opération, quand il voulut suturer les deux muqueuses l'une à l'autre pour éviter tout rétrécissement ultérieur de l'orifice, il constata l'impossibilité presque complète d'isoler la muqueuse vésicale de la couche musculaire extrêmement épaisse et adhérente. La malade fut très soulagée par son drainage vésical

Au bout de six mois, en voulant agrandir la fistule qui menaçait de se fermer, M. Brun fut très surpris de constater que la tunique musculaire avait repris son épaisseur et sa mobilité naturelles; cette fois, les deux muqueuses purent être suturées.

Un an plus tard, la malade se représenta avec un uretère très sensible au toucher et au palper et un rein également augmenté de volume. L'inflammation purulente de ces organes était rendue évidente par des crises douloureuses survenant tous les huit jours et suivies d'une abondante sécrétion de pus dans l'urine. Dans ces conditions, si l'on fermait la fistule, la cystite devait se reproduire immédiatement: il fallait donc intervenir radicalement du côté du rein.

La néphrectomie fut pratiquée en novembre 1887 en suivant la voie antérieure préconisée par M. Trélat; mais l'opérateur se trouva bientôt aux prises avec les plus grandes difficultés, dues aux adhérences de l'extrémité inférieure et de la face antérieure du rein. En avant, les adhérences au côlon étaient telles que le plan opératoire dut être changé et qu'il fallut pratiquer une incision postérieure dans le but de terminer par une néphrotomie. Mais, reconnaissant qu'il était possible d'enlever le rein par cette voie, M. Brun parvint, après une décortication pénible, à extraire par morceaux le parenchyme rénal, dont il ne resta plus qu'un pédicule volumineux, lequel fut nettoyé le mieux possible. Les tissus étaient tellement sclérosés que l'écoulement sanguin fut pour ainsi dire insignifiant.

La malade résista à cette intervention considérable; les suites en furent bonnes; néanmoins, malgré toutes les précautions, il persista une petite fistule par infection.

Il y eut donc lieu de pratiquer ultérieurement une nouvelle intervention pour racler la surface du pédicule et les trajets fistuleux. Le succès fut complet, et l'opérée, revue deux ans après ces opérations multipliées, ne souffre presque plus et n'urine plus que toutes les deux heures environ.

En résumé, dit M. Brun, le drainage vésical a donné à cette malade un résultat définitif des plus avantageux, et il croit que cette opération est encore un des meilleurs modes thérapeutiques dont dispose la chirurgie contre la cystite douloureuse ancienne et rebelle.

III° Société médicale des hôpitaux.

ANURIE CALCULEUSE DURANT HUIT JOURS ET SUIVIE DE GUÉRISON, par le docteur FÉRÉOL (*Séance du* 14 février 1890). — Un homme de 49 ans, goutteux héréditaire, mais n'ayant jamais soigné sa goutte dont la première manifestation remonte à plus de vingt ans, avait eu en mai et en novembre derniers deux crises d'anurie de 24 heures environ, chacune s'accompagnant de douleurs vagues dans les reins et se terminant par l'émission d'une urine abondante, claire, non albumineuse et d'un petit calcul urique. La dernière fois cependant, l'urine avait été un peu sanguinolente au moment de l'expulsion du gravier.

Le 7 janvier, nouvelle crise d'anurie qui dure huit jours, et pendant cette semaine le malade rend à peine une vingtaine de gouttes d'urine foncée. Puis, le 15 janvier, l'anurie cesse brusquement et jusqu'au lendemain cet homme expulse dix litres d'urine pâle et aqueuse, contenant par litre 14^{gr},70 d'urée et 1^{gr},44 d'acide phosphorique. En même temps, sortaient sans douleur un calcul urique gros comme un pois et plusieurs petits.

Pendant ses huit jours d'anurie, le malade éprouva peu de symptômes pénibles et son état resta relativement bon : il avait un vif désir d'uriner, mais n'en sentait pas le besoin; d'ailleurs, la vessie était vide. On nota seulement, comme indices possibles d'intoxication, dans les deux derniers jours de la crise, le ralentissement du pouls qui tomba à 52, l'abaissement de la température (37° dans le rectum), de la dilatation pupillaire, une sensation subjective d'odeur ammoniacale dans les narines. Pas de nausées, pas de vomissements, pas de transpirations. Deux jours après sa débâcle urinaire, le malade était revenu à son état habituel ou à peu près, avec quelques douleurs lombaires légères et l'émission quotidienne d'un peu de gravelle urique.

Se demandant quel a pu être le mécanisme de cette anurie, M. Féréol écarte l'hypothèse d'un rein unique, qui ne lui paraît pas conciliable avec l'hypersécrétion considérable effectuée pendant les vingt-quatre heures qui ont suivi la crise; il croit plutôt à une inhibition réflexe exercée par le rein bouché sur le rein sain, et ayant cessé dès que l'obstacle a été levé. Celui-ci siégeait certainement à droite, puisque c'est là que se faisait sentir la douleur, laquelle n'avait d'ailleurs rien d'aign. Par suite, il est probable que le calcul n'était pas engagé dans l'ure tère, mais qu'il était resté dans le bassinet à l'orifice supérieur de l'uretère, ou bien alors qu'il était arrêté au niveau de la valvule qui rétrécit l'abouchement de ce conduit dans la vessie. On n'a constaté ni dilatation de l'uretère, ni hydronéphrose, ni augmentation notable du volume du rein. L'urée a dû s'accumuler dans le sang, car rien n'indique qu'il se soit fait une élimination supplémentaire par d'autres émonctoires : la peau était sèche, il n'y avait pas de vomissements, ni de diarrhée, sauf un jour où le malade a pris de l'eau-de-vie allemande, laquelle a déterminé plusieurs selles, mais représentant ensemble à peine un litre de liquide.

M. HAYEM estime que le cas de M. Féréol va à l'encontre de l'opinion généralement admise suivant laquelle un homme adulte fabrique en trois jours assez de poisons urinaires pour se tuer. Le malade de M. Féréol avait en outre de la dilatation pupillaire, ce qui ne cadre pas avec l'opinion de Roberts, qui considère le myosis comme caractéristique de l'urémie par anurie prolongée. Si on avait dosé la quantité de potasse contenue dans l'urine de la débâcle, on aurait pu contrôler l'opinion de Voit, Feltz et Ritter, qui ont admis que la toxicité des urines était proportionnelle à leur richesse en sels potassiques. En ce qui concerne l'urée, on sait que ce produit est toujours abondant dans les urines rendues après une période d'anurie, celle-ci n'eût-elle duré que vingt-quatre heures. M. Hayem en a vu un exemple très remarquable chez un de ses malades, dont l'urine, additionnée de quelques gouttes d'acide nitrique, se solidifiait en un bloc de nitrate d'urée. Ce malade a d'ailleurs succombé à une seconde attaque d'anurie, ayant duré à peine neuf heures ; mais ici la mort a été probablement due à une syncope réflexe provoquée par l'intensité des douleurs de colique néphrétique.

M. FÉRÉOL a presque toujours observé qu'après les anuries de longue durée l'urine était claire et pâle ; c'est l'inverse dans les anuries passagères. Si la suppression des urines s'est prolongée, la mort survient plutôt dans le coma que dans les convulsions.

M. FERRAND fait remarquer que la tolérance des divers sujets à l'égard des matériaux urinaires est très variable. Un de ses malades, névropathe, subit sept jours de suite une ponction quotidienne de la vessie pour une rétention d'urine, le cathétérisme étant impraticable. Une fois sa vessie vidée, il se portait très bien, mangeait, causait, etc. Mais, le soir, sa vessie se remplissant à nouveau, le délire reprenait, suivi d'un coma qui persistait toute la nuit jusqu'à ce qu'une nouvelle ponction vésicale fît cesser les accidents urémiques.

M. FÉRÉOL croit que les accidents urémiques sont beaucoup plus lents à se produire dans l'anurie que dans la rétention d'urine.

IV° Société médico-pratique.

PRATIQUE DE L'ANTISEPSIE DANS LES MALADIES DES VOIES URINAIRES, par le docteur E. DESNOS (*Séance du 23 janvier 1890*). — Après avoir rapidement insisté sur l'importance actuelle de l'antisepsie, au moins aussi indispensable dans la chirurgie des voies urinaires que dans celle de toute autre région, l'auteur établit d'abord que les causes d'infection résident à la fois dans les organes mêmes du sujet et dans les instruments destinés à les parcourir.

Chez un sujet sain et vierge de tout cathétérisme, l'urèthre antérieur fourmille de microbes dont quelques-uns sont pathogènes. Dans la vessie et dans son antichambre, l'urèthre postérieur, il ne semble pas au contraire exister normalement d'organismes vivants. Il faut donc, dans tout cathétérisme, rendre l'urèthre antérieur aussi aseptique que possible, avant de franchir la portion membraneuse.

La méthode la plus simple pour pratiquer l'asepsie de l'avant-canal est encore le lavage avec la seringue à méat ouvert. Une fois ce nettoyage accompli, celui de la région membrano-prostatique et de la vessie s'exécute, toujours avec la seringue, mais à l'aide de la sonde. Dès que l'œil de celle-ci a dépassé le sphincter musculo-membraneux, on injecte une petite quantité de liquide qui tombe dans la vessie; cette première irrigation effectuée, on pousse la sonde en avant et on évacue; puis l'œil de la sonde est ramené dans la traversée prostatique et on recommence la manœuvre un certain nombre de fois. L'asepsie

du champ opératoire ainsi obtenue n'est évidemment que relative, mais elle est suffisante la plupart du temps.

Celle du chirurgien est la même que pour n'importe quelle
opération: lavage des mains, savonnage, nettoyage des ongles
à la brosse, immersion dans une solution antiseptique.

Quant aux instruments, s'ils sont métalliques, ils sont traités
comme tout instrument de chirurgie (étuve à 130 ou 150°, ébullition prolongée, flambage, séjour dans un bain phéniqué, etc.
— Les instruments souples en gomme et en caoutchouc peuvent être exposés aux vapeurs obtenues par l'action de l'acide
chlorhydrique sulfureux sur le bisulfite de soude, car le séjour
un peu prolongé dans un liquide les altère rapidement. Voici
comment procède M. Desnos : toute sonde est immergée pendant 2 ou 3 minutes dans une solution antiseptique forte (sublimé à 4 p. 1000, par exemple), qu'on injecte également dans
son intérieur et avec laquelle on frotte sa surface. Puis on la
laisse pendant une demi-heure environ dans une solution plus
faible (acide borique à 5 p. 100 ou sublimé à 0,50 p. 1000. Au
sortir de ce bain où elle se décharge de son excès de substance
active, la sonde est séchée et placée dans un tube de verre,
bouché par un tampon de ouate stérilisée. Tous les tubes sont
ensuite portés à ébullition au bain-marie pendant 40 à 45 minutes ; des étuis en substances diverses en facilitent notablement le transport.

Comme matières grasses antiseptiques, destinées à enduire les
instruments, c'est toujours l'huile phéniquée au 15° ou au 20°,
la vaseline boriquée (10 p. 100), l'huile naphtolée (6 p. 100), etc.

Pour la question des seringues, il suffit de se reporter au
travail sur ce sujet déjà publié par M. Desnos dans les *Annales*
(n° de janvier 1890).

Enfin, les solutions à injecter dans la vessie seront constamment antiseptiques, soit faiblement comme celles d'acide borique à 5 p. 100, soit plus énergiquement (créoline 1/200, naphtol 3/1000, sublimé et bi-iodure 1/15000). Quant au nitrate
d'argent, il est resté le modificateur par excellence de la muqueuse vésicale, sauf dans les cas d'irritabilité extrême de l'organe ou de tuberculose. La communication de M. Desnos se
termine par diverses considérations sur l'antisepsie générale
ou interne, soit par le biborate de soude, soit par le salol.

V° Société de médecine pratique.

Valeur et Technique des injections abortives au nitrate d'argent contre la blennorrhagie, par le docteur H. Picard (*Séance du* 15 janvier 1899). — Quand on ignorait la nature parasitaire de la blennorrhagie, on disait que le nitrate d'argent était un substitutif, en voyant ses injections modifier heureusement la muqueuse uréthrale enflammée. Aujourd'hui, on le déclare parasiticide et son emploi est considéré comme un procédé de la méthode antiseptique. Pour M. Picard, ce sel provoque la chute de l'épithélium uréthral, exactement comme le microbe mais beaucoup plus rapidement.

Quand doit-on employer les injections anti-blennorrhagiques au nitrate d'argent ? Avant l'apparition du pus pour tuer l'élément anatomique qui sert d'habitat à l'agent pathogène. Si l'on attend, il est trop tard. Le moment de prescrire les injections abortives est donc celui où le malade accuse une sensation de chatouillement dans la fosse naviculaire. Il y a au contraire contre-indication à les employer si le pus est épais, le méat rouge et les lèvres boursouflées.

Comment pratiquer ces injections ? Au moyen d'une solution argentique au 25° ou au 30°, sans dépasser cette dose sous peine de risquer la production d'eschares. A cet effet, on se sert de la petite seringue en verre ordinaire : le malade maintient la verge de la main gauche et introduit, avec la main droite, la canule tout entière dans l'urèthre. Il conserve le liquide argentique dans le canal aussi longtemps que possible avant d'uriner. La douleur étant modérée, d'après M. Picard, la première miction est à peu près normale : une goutte de liquide blanc jaunâtre sort du méat et s'éclaircit dans les vingt-quatre heures à mesure que la cuisson s'atténue ; si toutefois, au bout de trente-six heures, l'écoulement persiste, il faut répéter l'injection.

M. Malécot a obtenu d'excellents résultats avec des solutions argentiques beaucoup moins fortes : il estime qu'une solution au 50° suffit au début et que, après les premiers jours, on peut se contenter d'une solution au 100° et même au 150°.

Dʳ R. JAMIN.

REVUE D'UROLOGIE

——

FRANÇAISE

I. Dosage des chlorures, sulfates et phosphates dans les urines fortement colorées. — Dans les urines fortement colorées par les pigments biliaires, le dosage des chlorures, des sulfates et des phosphates devient fort difficile, parfois impossible.

On peut procéder de la manière suivante : On acidifie l'urine fraîche par l'acide nitrique ou chlorhydrique (deux gouttes d'acide pour un centimètre cube d'urine), puis on ajoute à chaque centimètre cube d'urine acidifiée deux gouttes d'une solution de permanganate de potasse à 4 p. 100. La décoloration est complète au bout de trois à quatre minutes; elle est plus rapide à l'ébullition. Après filtration, l'urine est claire et limpide.

Pour doser les chlorures, l'urine ayant été acidifiée par l'acide nitrique, il faut, avant d'ajouter le chromate neutre de potasse, la diluer un peu ou la neutraliser incomplètement par l'addition de quelques gouttes d'ammoniaque. (*Le carbonate de chaux que l'on ajoute ordinairement peut remplir le même office.*)

Pour doser les sulfates, l'urine ayant été acidifiée par l'acide chlorhydrique, on peut la traiter directement par le chlorure de baryum.

Pour les phosphates, l'urine ayant été acidifiée par l'acide nitrique, on se sert de la réaction du molybdate d'ammoniaque : 10 cc. de solution de molybdate d'ammoniaque sont portés à une température d'environ 40°, on y ajoute 2 à 3 cc. de l'urine décolorée; il se forme un précipité jaune de phosphomolybdate d'ammoniaque renfermant tout l'acide phosphorique contenu dans l'urine. Si l'on préfère employer la réaction de l'acétate d'urane, l'urine qui a été acidifiée par l'acide azotique est neutralisée ensuite par l'ammoniaque, et l'on procède alors comme avec l'urine ordinaire. La neutralisation est indiquée facilement quand il se produit un dépôt permanent dans l'urine ; ce dépôt se dissout dans l'acide acétique employé pour faire le titrage par la méthode de l'urane (*Journ. pharm. Alsace-Lorraine*, mai 1889, 139).

II. Des ferments dans l'urine normale, par M. Stadelmann. — Brücke a, le premier, signalé la pepsine dans l'urine. Münck l'a trouvée dans la salive (1876) ; Kühne, dans un grand nombre de sécrétions et de tissus. Grützner (1882) et ses élèves Sabli, Gehrig, Holowtschiner, ont annoncé qu'on trouvait non seulement de la pepsine, mais le ferment de la présure (« Lab-ferment ») la trypsine et la diastase. Cependant Leo a contesté l'existence de la trypsine et Breusing celle de la diastase, Stadelmann reprend la recherche par la méthode suivante : on recueille l'urine, un peu après le repas de la journée ; 10 centimètres cubes sont étendus de volume égal d'acide chlorhydrique, à 2 p. 1000, et mélangés avec de la fibrine et du thymol en excès pour empêcher la putréfaction. Après sept jours à la température de l'étuve, la fibrine est presque entièrement dissoute. On démontre l'existence de peptones. Si l'on a préalablement fait bouillir l'urine, il n'y a plus de digestion de la fibrine. Ainsi, il y a de la pepsine à l'état sain dans l'urine. Quant aux états pathologiques, Mia et Belfanti trouvent que la pepsine ne manque jamais ; Leo n'a pu la démontrer, dans le cas d'une affection grave de l'estomac.

Pour la recherche de la trypsine, la difficulté est d'éviter la putréfaction. On y arrive encore en employant le thymol. On s'est préalablement assuré que le thymol n'entrave point la digestion par la trypsine. Après de nombreux et laborieux essais, l'auteur conclut qu'il n'y a point de trypsine dans l'urine fraîche, contrairement aux assertions de Sahli, Grützner et Gehrig (*Zeitschrift für Biologie*, XXIV, 226 et *Rev. sc. méd.*, XXXII, 36).

III. Réactif de la propeptone, par M. Axenfeld. — Axenfeld recommande le pyrogallol qui donne, avec la propeptone, un précipité soluble à la chaleur. Ce réactif est très sensible (*Pharm. Zeitschrift für Russland*, 1888, 815).

M. Boymond.

ITALIENNE

1° La glucosurie éphémère dans les affections chirurgicales. La glicosuria efimera nelle affezioni chirurgiche, dott. Giovanni Nuzzi (*Il Morgagni*, octobre 1889). — En 1885, au congrès de chirurgie de Paris, le docteur Redard affirmait que l'apparition du sucre dans l'urine au cours des affections chirurgicales était un fait beaucoup plus fréquent qu'on ne le croyait généralement. Dans un travail publié en 1886 sur « la glucosurie éphémère dans les affections chirurgicales », le même auteur arrive à conclure que les processus inflammatoires, et principalement les suppurations, déterminent une glucosurie passagère accompagnée souvent d'albuminurie transitoire. Pour Redard, la cause de cette glucoserie est une augmentation de production du sucre.

Ces faits sont confirmés par di Pietro (*Riv. clin et terap.* 1888), qui dit avoir trouvé constamment la glucosurie dans tous les cas de traumatisme examinés par lui.

Nuzzi, reprenant la question, a fait 115 observations sur 39 malades, se répartissant ainsi :

60 observ. sur 21 malades atteints de lésions chirurgicales ;
55 observ. sur 18 malades atteints de traumatismes graves.

Les résultats obtenus diffèrent sensiblement de ceux de Redard et de di Pietro. Nuzzi ne trouva de glucosurie que chez trois malades, savoir :

Obs. 16. Arthrectomie : 5 gr. de glucose par litre dans les vingt-quatre premières heures après l'opération.

Obs. 28. Contusion transversale sur la région frontale : 15 grammes de glucose par litre, le troisième jour de l'accident.

Obs. 45. Fracture du col du fémur : 20 grammes de glucose par litre le sixième jour après le traumatisme.

Les conclusions de l'auteur sont les suivantes :

1° La glucoserie éphémère, dans les affections chirurgicales, est un fait exceptionnel, en rapport moins avec l'affection elle-même qu'avec un état spécial de l'individu.

2° La durée de la glucoserie, dans ces cas, est très faible et n'a aucun rapport avec la nature de l'affection. (Dans les trois cas observés, elle n'a duré que vingt-quatre heures et les affections étaient des plus diverses.)

3° L'époque de l'apparition de la glucoserie dans les rares cas où elle s'est produite n'est pas constante.

4° La quantité de glucose est très variable (5 à 20 grammes par litre).

5° On ne peut établir aucun rapport entre la glucoserie et la suppuration, celle-ci n'ayant existé qu'une fois sur les trois cas où l'auteur a noté la glucoserie.

2° REALE. SUR L'ÉLIMINATION DU PHÉNOL PAR L'URINE (*Congrès de la Société italienne de médecine interne*, tenu à Rome du 15 au 18 octobre 1889).

En 1866, Buliginsky était arrivé à cette conclusion, contrairement à ce qu'avait avancé Staedeler en 1850, que l'urine ne contient jamais de phénol, mais une substance capable de lui donner naissance. Dix ans plus tard, Baumann démontra que cette substance est l'acide phénolsulfurique, qui s'élimine à l'état de sel potassique dans l'urine.

Les études de Schmiedeberg avaient déjà fait supposer la présence d'une seconde substance phénolformatrice, que Reale montre être l'acide phosphorique. Si, en effet, les urines de l'homme ou des animaux à qui a été administrée une certaine quantité d'acide phénique, sont privées complètement de leur acide phosphorique à l'état de phosphate, puis traitées par un acide fort, portées à l'ébullition et reprises par l'ammoniaque et la magnésie, elles laissent déposer en quantité plus ou moins grande, mais toujours notable, des cristaux de phosphate ammoniaco-magnésien.

Dans l'urine appartenant au contraire à des individus non soumis à l'absorption d'acide phénique, on obtient seulement des cristaux d'urate d'ammoniaque.

L'auteur expose ensuite le résultat des recherches faites en collaboration de Mazzenga, dans le but de découvrir le siège de la synthèse de la substance phénolformatrice. Il arrive à conclure que c'est le foie. Cette conclusion est basée sur des dosages nombreux du phénol dans les divers organes et dans le sang et l'urine d'animaux soumis à l'absorption de l'acide phénique, avec ou sans ligature préalable des vaisseaux hépatiques.

La digestion des divers organes fraîchement extirpés, dans le sang contenant de l'acide phénique et du sulfate de potasse, a donné des résultats identiques. Le foie seul, qu'on a fait digérer dans ce mélange, à l'étuve maintenue à 40° C., a donné lieu à la formation du sulfophénate de potasse. Tous les autres organes, y compris les reins n'ont donné que des résultats négatifs.

Dr E. LEGRAIN.

INDEX BIBLIOGRAPHIQUE

1889

Rein. — *Sur certains cristaux que l'on trouve dans le noyau des cellules du rein et du foie*, par GRANDIN. (*Archiv. ital. de biol.*, XII, 1 et 2.) — *Deux cas d'anomalies rénales*, par LESPINASSE. (*Journ. de méd. Bordeaux*, 2 juin. — *Kyste du ligament large, laparotomie, trajet anormal de l'uretère*, par WYLIE. (*N. York, obst. Soc.*, 18 décembre 1888.) — *Anomalie des reins*, par POIRIER. (*Soc. Anat.*, p. 436, 14 juin.) — *Reins conjugués. Anomalie rare des veines rénales*, par BERTAUX. (*Bull. méd. du Nord.*, n° 4, p. 159.) — *Sur l'élimination de certains poisons morbides par les reins*, par BOUCHARD. (*Archiv. de phys.*, n° 4, octobre.) — *Sur les fonctions du glomérule du rein ; contribution à l'étude de l'albuminurie*, par J.-G. ADAMI. (*Practitioner*, avril.) — *Des néphrites*, par BASSI. (*Riv. clin. Archiv. ital. di clin. med.*, XXVIII, 3.) — *La néphrite dans quelques maladies infectieuses*, par MORITZ KAMM. (*Thèse Bâle*, 1888.) — *Affections rénales causées par les maladies des viscères pelviens*, par ENGELMANN. (*Americ. gyn. Soc.*, 17 septembre.) — *Note sur l'anatomie pathologique et la pathogénie des périnéphrites de cause rénale*, par J. ALBARRAN. (*Soc. biologie*, 29 juin.) — *Développement, au cours d'une néphrite, des accidents de manie aiguë*, par DRYSALE. (*Brit. méd. Journ.*, p. 944, avril.) — *Deux cas d'anurie. Contribution au diagnostic des maladies rénales*, par G. LIPARI et PIAZZA-MARTINI. (*Sicilia medica*, p. 439, juin.) — *Pathologie de l'hydropisie rénale*, par AULD. (*Lancet*, 14 septembre.) — *Du rein scrofuleux*, par ISCOVESCO. (*Ann. de la tuberc.*, n° 2, juillet.) — *De la gravelle expérimentale*, par EBSTEIN et NICOLAIER. (8° Cong. de méd. interne, Wiesbaden.) — *Pyélonéphrite calculeuse*, par TRÉLAT. (*Gaz. des hôp.*, 10 septembre.) — *Pathologie et traitement des néphrites*, par RATTONE et BOZZOLO. (2° Cong. de méd. ital., Rome, 15 octobre.) — *Hydronéphrose avec bouillie plâtreuse d'un rein simulant des circonvolutions cérébrales*, par LITTEN. Berlin. *Klin. Woch.*, n° 33, p. 743, 19 août.) — *Hydronéphrose et atrophie rénale résultant des troubles fonctionnels de la miction*, par EDES. (*Med. News.*, 10 août.) = *Sur un cas d'hydronéphrose acquise du rein gau-*

che consécutive à un rétrécissement de l'uretère, par LEMOINE. (*Lyon méd.*, 1er septembre.) — *Hydronéphrose, suite de blessures sous-cutanées des reins*, par ERNST MOSER. (*Thèse Bâle*, 1888.)—*Cas de tumeur de rein très superficielle (pyonéphrose)*, par SENATOR. (*Berlin. klin. Woch.*, n° 30, p. 683, 29 juillet.) — *Infiltration sarcomateuse d'un rein de cochon*, par H. J. HAMBURGER. (*Archiv. f. path. Anat.*, CXVII, Helft 2.) — *Néphrorrhaphie pour rein flottant*, par W. KEEN. (*Journ. Americ. assoc.*, 18 mai, p. 692.) — *La fixation intrapéritonéale des reins mobiles*, par J. A. ROSENBERG. (*München. med. Woch.* n° 50, 1888.) — *Néphrotomie pour un calcul du rein*, par CHADWICK. (*Americ. gyn. Soc.*, 17 septembre.) — *Pyélonéphrite tuberculeuse. Néphrotomie lombaire. Asphyxie et intoxication* (perte de la connaissance et anémie double) *chloroformiques ; guérison*, par KROENLEIN. (*Corresp.-Blatt. f. schweizer Aerzte*, n° 16, p. 497, 15 août.) — *Des calculs du rein et de la néphrotomie*, par BATUT. (*Marseille méd.*, n°s 4, 5, 6 et 7.) — *Quatre cas de néphrolithotomie*, par FR. IMLACH. (*Brit. med. Journ.*, p. 1225, juin.)— *Un cas de néphro-uréthro-lithotomie avec remarques sur l'anatomie du tube du rein*, par W. TORREY. (*Americ. Journ. of the med. sc.*, p. 579, juin.) — *Division de la capsule du rein pour le soulagement de la néphralgie*, par MAC LANE TIFFANY. (*Trans. of Americ. surg. Assoc.*, VII, p. 187.). — *Pyélonéphrite, phlegmon périnéphrétique, fistule rénale. Néphrectomie ; guérison*, par HEURTAUX. *Bull. Soc. de chir.*, XV, n° 4, p. 314.) — *Néphrectomie pour rein calculeux*, par CH. MONOD. (*Ibid.*, XV, n° 5, p. 396.). — *Sur une observation de néphrectomie pour néphrite suppurée*, par POISSON. (*Ibid.*, XV, n° 6, p. 449.) — *Quatre néphrectomies*, par CLEMENTI. (*La Riforma medica*, 9 mai.) — *Rein kystique traité par la ponction, l'incision et le drainage, puis par l'extirpation totale ; mort*, par FREDERICH PAGE. (*Brit. med. Journ.*, p. 1053, mai.). — *De l'ablation du rein*, par TERRILLON. (*Bull. gén. de thér.*, p. 337, 30 avril.) — *Pyélonéphrite, phlegmon périnéphrétique, fistule rénale, néphrectomie ; guérison*, par HEURTAUX. (*Gaz. des hôp.*, 17 septembre.) — *Sclérose et adénome des capsules surrénales* par PILLIET. (*Progrès médical*, 27 juillet.) — *Tuberculose des capsules surrénales sans teinte bronzée des téguments*, par R. VIRCHOW (*Berlin. klin. Woch.*, p. 382, 29 avril.) — *Sarcome primitif des capsules surrénales*, par PERRY. (*Brit. med. Journ.*, 5 octobre.) — *Rein kystique*, par J. DAUFORTH. (*Journal of Americ. méd. assoc.* p. 541, 88.)— *Rupture du rein*, par CH. FEAGER. (*Ibid.*, 22 juin.) — *Des blessures sous-cutanées du reins*, par RECZEY. (*Corresp.-Blatt. f. schweizer Aerzte*, n° 15, août.) — *De l'ablation des reins pour tumeur maligne*, par SIMORIST. (*Ibid.*, 1er août.) — *Résultats présents des opérations de néphrorrhaphie*, par FRANK. (*Berlin. klin. Woch.*, n°s 9, 10 et 11.) — *Femme opérée successivement d'un rein flottant et d'un foie mobile*, par LANGENBUCH. (*Ibid.*, n° 13.) — *Néphrite hématurique*, par SABATIER. (*Revue de chirurgie*, n° 1.) — *Pyonéphrose et abcès périnéphrétique indépendant*, par KROENLEIN. (*Corresp.-Blatt. f. schweizer Aerzte*, 15 août.)

Le Rédacteur en chef, Gérant : Dr DELEFOSSE.

Paris. — Typ. G. Chamerot, 19, rue des Saints-Pères. — 23457.

ANNALES DES MALADIES

DES

ORGANES GÉNITO-URINAIRES

Mai 1890.

MÉMOIRES ORIGINAUX

Hôpital Necker. — M. le professeur Guyon.

CLINIQUE DES MALADIES DES VOIES URINAIRES
Leçon d'ouverture (1).

MESSIEURS,

L'accueil que je reçois de vous me touche profondément.

Il m'émeut à ce point, que, si je me laissais influencer par les sentiments que j'éprouve, je pourrais me croire à mes débuts.

Il me suffit de regarder autour de moi pour dissiper toute erreur. Je me vois entouré de mes anciens élèves et j'ai le bonheur de distinguer ceux que leur talent et votre suffrage ont déjà élevés à la dignité des maîtres ; il m'est facile de reconnaître ceux qui bientôt seront salués du même titre. La pensée, qui nous permet d'aller bien au delà des limites du regard, me reporte sur ceux qui, dans nos départements ou à l'étranger, ont acquis l'autorité la plus légitime. Je rentre dans la réalité, en constatant que depuis vingt années je viens ici chaque mercredi m'entretenir

(1) Leçon du 23 avril 1890.

de nos malades avec la jeunesse studieuse ; je voudrais y
demeurer, en espérant que vous continuerez à être exacts
à nos rendez-vous.

L'attachement de mes élèves a été jusqu'ici mon inesti-
mable bien. Je me laisse aller à croire que le lien qui unit
celui qui enseigne à ceux qui écoutent ne s'est pas relâché ;
il a plus d'une analogie avec ceux qu'établissent les affections de la famille, et je ne puis trop désirer qu'il se res-
serre. Je suis, en tout cas, persuadé que j'ai le droit de
parler en votre nom, que je ne me trompe pas en vous associant à mes sentiments ; et je tiens à ce que notre premier acte soit de remercier en commun tous ceux qui ont
voulu fonder un nouvel enseignement à la Faculté de médecine de Paris. C'est en votre nom et au mien que je leur
exprime notre gratitude.

Il en est qui ont eu l'initiative ; d'autres ont favorisé
cette création avec infiniment de bonne volonté, je devrais
dire avec une entière bonne grâce. Vous ne serez pas surpris de trouver, parmi les premiers, l'éminent directeur
de l'instruction supérieure.

Vous savez ce que M. Liard a déjà réalisé pour les hautes
études, combien son attention a été particulièrement accordée aux sciences médicales. Les élèves et les profes-
seurs de la Faculté ne sauraient trop le reconnaître. Ils ne
peuvent non plus trop se souvenir de ce que notre ancien
inspecteur général a voulu et fait pour nous. M. Gavarret
n'a été distrait de sa tâche ni par l'âge ni par l'heure de la
retraite, et les douloureuses épreuves qu'il subit en ce moment nous l'attachent plus étroitement encore.

Vous attendez un autre nom, car parmi ceux que préoc-
cupent incessamment le présent et l'avenir de l'école, qui
y consacrent toute leur activité, mettent à leur service la
volonté la plus ferme, le caractère le plus conciliant et pour
tout dire l'affection la plus vigilante, qui pourrait oublier
M. Brouardel ! En cette occasion notre doyen s'est donné
tout entier : c'est dire ce qu'il a fait.

Nos collègues lui ont fourni le principal élément de sa force en approuvant le projet qui leur était soumis. Je les remercie tous. Enfin le vœu de la Faculté a été rendu effectif grâce au Conseil de l'assistance publique et de son directeur général. M. Peyron n'oublie jamais qu'il porte le titre de docteur en médecine : il sait affirmer par des actes son dévouement au progrès scientifique.

Je dois à tous ceux que je viens de signaler à votre reconnaissance, aux malades qui se confient à nous et à vous, messieurs les élèves, d'exposer rapidement comment se fera l'enseignement qui m'est confié et dans quel esprit il sera dirigé.

Vous avez notre programme sous les yeux (1) ; je vous dispense de l'énumération de ce qu'il contient. Ce sont surtout, vous le voyez, des leçons de choses. Écouter est sans doute nécessaire, même en clinique ; mais voir, voir beaucoup, voir avec méthode est indispensable. A ce genre d'enseignement convient sans conteste la formule de Bichat : « Il faut voir la nature et non pas l'apprendre. »

Nous voilà renseignés sur l'emploi de notre temps ; il est facile de tomber d'accord sur l'esprit de nos travaux. Nous nous réunissons ici pour faire de la chirurgie ; c'est donc aux principes qui l'inspirent et aux règles qui la dirigent que nous avons à nous conformer. Ainsi que nos

(1) Voici ce programme : *Clinique des maladies des voies urinaires* (hôpital Necker), M. le professeur Guyon. I. *Enseignement par le professeur*, de 9 heures et demie à 11 heures. Lundi : Visite des hommes. Opérations. — Mardi : Visite des femmes. Consultations. — Mercredi : Leçon à l'amphithéâtre et opérations. — Jeudi : — Visite des femmes. Consultations. — Vendredi : Visite des hommes. — Samedi : Leçon à la policlinique. — II. *Enseignement pratique par le chef de clinique et les chefs de laboratoire.* Mardi et samedi : Exercices cliniques, par M. Albarran, ancien interne, médaille d'or, chef de clinique, de 8 heures et demie à 9 heures et demie. Lundi et jeudi : Démonstrations histologiques et bactériologiques, par M. Hallé, ancien interne médaille d'or, chef du laboratoire, de 8 heures et demie à 9 heures et demie. — Vendredi : Démonstrations d'urologie clinique par M. Chabrié, docteur ès sciences, chef du laboratoire de chimie, de 8 heures et demie à 9 heures et demie. — III. *Enseignement complémentaire par le chef de clinique.* Mercredi et vendredi à 5 heures et demie du soir, cours complet théorique et pratique sur les maladies des voies urinaires.

collègues de la Faculté et des hôpitaux, nous chercherons
à réaliser tout ce que réclament la pratique et la science.
Ce sont les parties d'un même tout. Ne pas les maintenir
dans la plus étroite solidarité, accorder à l'une ce que l'on
refuserait ou ce que l'on donnerait parcimonieusement à
l'autre, c'est peut-être se ménager l'occasion d'arriver à
des résultats hâtifs, ce n'est pas le moyen de concevoir et
de produire des œuvres viables dont la longévité affirme la
valeur. A notre époque, dans le siècle et le pays de Claude
Bernard et de Pasteur, on ne saurait ne pas faire marcher
parallèlement l'observation clinique et l'expérimentation;
ne pas les contrôler incessamment l'une par l'autre.

Cette action parallèle ne peut cependant suffire; il
faut de toute nécessité recevoir une impulsion directrice,
et c'est à la clinique que nous la demanderons. Cela revient
à dire que nous aurons pour moyen principal l'observation
des malades. Comment avoir sans elle la notion exacte des
problèmes que nous pose chaque jour la maladie? Elle
seule nous fournira, sans les dissocier, les éléments qui
permettent de les résoudre; mais pour que chacun d'eux
acquière une valeur effective et concoure à une démonstration, pour en faire l'analyse et pour en constituer un ensemble, il nous faut d'autres moyens.

Vous le savez, ce n'est plus seulement à l'anatomie
pathologique ni même à la physiologie pathologique. c'est
aussi à la bactériologie, à l'histologie et à la chimie qu'il
nous est de plus en plus donné de les demander. Si la part
de l'observation est considérable, celle du laboratoire est
fort grande.

La subordination de l'un à l'autre ne peut donc être
admise et je ne viens réclamer rien de semblable. Cela serait aussi loin de la vérité que de mon esprit. Au laboratoire
comme dans la salle des malades, observez avec une entière liberté. Mais, s'il est bon d'exclure la subordination.
ne croyez pas nécessaire de vous affranchir d'une direction.
Elle vous désigne le but, vous aide à l'atteindre, car elle

vous donne une méthode, c'est-à-dire l'instrument même du succès. Vous obéirez aux véritables tendances de l'esprit français en recourant sans cesse à la science et en demeurant toujours sur le terrain de la clinique.

Nous étudierons nos malades en ayant pour objectif de nous éclairer sur tous les points du diagnostic, et de leur donner autant qu'il sera possible le bénéfice de l'intervention. C'est à juste titre que la thérapeutique chirurgicale devient de plus en plus opératoire. La crainte de l'instrument tranchant n'existe plus et nous sommes à jamais délivrés de l'effroi légitime qu'inspiraient à nos devanciers les suite des opérations. Notre situation est donc enviable ; mais elle nous crée de grands devoirs.

Il serait coupable de se réfugier sans motifs graves dans l'abstention. On se tromperait néanmoins en pensant que le succès opératoire justifie toutes les tentatives et qu'il peut absoudre les témérités. Nos actes doivent avoir pour sanction des bienfaits durables. Nous les assurerons à nos malades en restant toujours en face des réalités cliniques, en ne voulant que ce qu'elles permettent d'espérer.

L'enseignement que vous recevez vous a habitués à entendre ce langage ; mais il est des choses qu'il faut dire très haut et très souvent. Aussi doit-on répéter aujourd'hui plus encore qu'autrefois que notre véritable, notre seul point d'appui est dans le diagnostic. Lui seul peut nous donner l'autorisation d'agir. La reconnaissance préalable de l'ennemi et du terrain d'attaque s'impose dans toutes les luttes. Avant d'intervenir, il faut que nous ayons tout vu ou tout prévu.

C'est à l'aide de la séméiologie que nous chercherons tout d'abord à nous éclairer. En chirurgie, comme en médecine, c'est la base du diagnostic. Elle nous fait pénétrer dans l'intimité des faits ; nous habitue à saisir toutes les expressions de leur langage, à les comprendre et à les traduire clairement. Bien des secrets nous sont ainsi livrés, et le diagnostic, s'il n'est pas encore établi lorsque les symp-

tômes ont été méthodiquement interprétés, est sûrement
orienté.

Nous pouvons dès lors donner aux recherches qui le
complètent la direction qui en assure l'efficacité et en règle
l'emploi.

Suivant les cas, nous aurons recours à l'analyse anatomique, à l'analyse bactériologique, à l'analyse chimique,
aux inoculations de produits morbides, aux diverses explorations que nécessite tout examen chirurgical.

Les explorations ont le malade pour sujet ; aussi ne peuvent-elles avoir pour but de nous conduire à des révéla-
tions imprévues. Elles exercent un contrôle indispensable,
elles fournissent les démonstrations nécessaires à la sanction du diagnostic, elles ne sauraient poursuivre l'inattendu.
Vos malades ne seront donc pas soumis à d'inutiles recherches ; les épreuves que vous les invitez à accepter sont
absolument légitimes parce que vous avez eu soin d'en
établir scrupuleusement l'indication. Vous êtes autorisés
à les conseiller avec insistance ; vous avez même acquis le
droit, si les ressources ordinaires du diagnostic ne sont pas
suffisantes, de chercher à vous éclairer par une opération.

La démonstration de l'utilité de l'incision exploratrice
est aujourd'hui bien faite et la chirurgie moderne ne saurait, sans préjudice, lui refuser le rang qu'elle a conquis
parmi les moyens capables de conduire au diagnostic.

L'incision exploratrice ne saurait néanmoins se substituer aux autres procédés de diagnostic. En le pensant, on
se ferait des illusions que ne comporte pas la clinique. Son
emploi, soumis à des règles précises, à des indications po-
sitives, n'est vraiment justifié que dans un petit nombre de
cas. L'intervention opératoire, aussi loin qu'on veuille la
pousser, ne supprime pas les problèmes cliniques ; elle ne
permettra jamais de se passer de l'observation. On ne se
laisse pas aller à trancher les difficultés que l'on aurait pu
dénouer quand on prend l'habitude de demander à l'observation tout ce qu'elle peut donner, quand on n'oublie pas

le privilège de percevoir la nuance la plus fine et
juste du vrai.

suffit d'ailleurs pas d'examiner une lésion, d'en
ner la nature et le siège, d'en préciser les con-
. L'anatomie nous permet d'obtenir ces résultats et
prend en outre à décrire avec méthode. Elle est et
ujours notre guide le plus indispensable. Il n'est pas
d'attaquer ni même d'explorer un organe sans le
re anatomiquement.

n'est-il pas aussi vrai qu'on ne peut ni l'examiner,
iter utilement sans connaître sa physiologie ? Pour
e de la chirurgie que nous sommes destinés à étu-
semble, je me suis attaché de tout temps à démon-
on devait explorer et opérer physiologiquement.
eille de la sorte des renseignements qui passe-
aperçus ou que l'on n'apprécierait pas à leur juste
on évite ainsi des fautes graves. Ce n'est pas au-
i que je peux me permettre de citer des exemples ;
erait trop facile de les accumuler pour que je ne
as en attendre l'occasion.

voulons donc utiliser pour le diagnostic toutes les
d'où qu'elles viennent. C'est la condition la plus
ire de ses progrès. Nos devanciers les ont surtout
ées à l'anatomie chirurgicale et ont solidement
œuvre qui se poursuit de nos jours. Il nous ont per-
ler assez en avant pour qu'il nous faille davantage.
progrès s'accentue, si nous continuons à bien nous
dans la forêt de faits que réclamait Bacon, c'est
ous ont légué l'esprit clinique. L'esprit clinique est
une des qualités les plus caractéristiques de l'en-
nent français : il marche, grâce à lui, toujours d'un
ement progressif. L'esprit clinique préserve de ces
en arrière qui rétablissent les distances au profit
i qui a paru se laisser devancer.
ui est vrai pour le diagnostic l'est aussi pour la
utique chirurgicale. La méthode sanglante moderne

a réalisé les plus utiles et les plus admirables progrès; elle permet de poursuivre d'inappréciables conquêtes. On tomberait pourtant dans une singulière et grave erreur si l'on supposait qu'elle résume et embrasse à elle seule le traitement de tous les cas qui relèvent de la chirurgie. La méthode non sanglante a conservé et conservera son rang; sa supériorité dans bien des cas est indéniable.

Sur notre terrain, la preuve est facile à faire; nous le constaterons chaque jour en nous assurant, par de nombreux exemples, que le perfectionnement peut, aussi bien que le changement, concourir au progrès.

Il y a longtemps que je retiens votre attention, et je n'ai pas encore parlé spécialité. Vous vous en étonnez peut-être, mais j'aurais mauvaise grâce à m'excuser. Je l'ai fait à dessein, désireux que j'étais d'établir avant tout que nous voulons penser et agir en chirurgiens. La spécialité ne saurait en effet être admise si elle entraînait l'idée d'une étude exclusive qu abstraite d'un point de notre science. Les gens du monde peuvent rêver de je ne sais quel fractionnement qui aboutirait à l'exercice isolé de chacune des parties de notre art. Sans nous préoccuper de semblables tendances qui n'ont à coup sûr rien de scientifique, il faut reconnaître l'utilité de l'étude approfondie de certaines parties de la médecine ou de la chirurgie. On l'a toujours compris et le mouvement moderne ne peut qu'accentuer cette manière de voir.

En nous adonnant à des recherches circonscrites, notre première, notre principale préoccupation doit être de respecter l'unité de notre science. Pour ne pas s'exposer à séparer la partie de l'ensemble, il faut avant tout ne pas s'éloigner prématurément des études générales, ne pas aborder la pratique sans avoir pris l'habitude des conceptions et des idées directrices qui régissent la chirurgie dans ses applications.

Si vous consacrez alors votre savoir à la culture de l'une des branches de notre belle science, vous lui rendrez les

s qu'elle mérite. Vous vous conformerez aux condi-
…ées par l'heureuse extension de nos connaissances,
…de de se renseigner sur tout ce qui se fait autour
…hors de soi, l'activité intense que développe l'ému-
…cientifique, et c'est à bon droit que plusieurs d'entre
…miteront leurs recherches pour servir plus efficace-
…progrès.

…d'ailleurs bien rare que le chirurgien le plus ency-
…te n'aie pas son sujet de prédilection. La science
…s de tels profits, cela a si bien servi à l'instruction
…, qu'il serait inutile de citer des exemples, si je
…uis à prononcer aujourd'hui le nom de Velpeau.
…ne, peut-être, mieux que mon vénéré et très aimé
…n'a prouvé qu'il n'est aucun point de la chirurgie
…puisse traiter avec supériorité une grande intelli-
…servie par un opiniâtre labeur. Mais son œuvre
…, celle qui survivra quels que soient les progrès
…lis, est, de l'avis de tous, le Traité des maladies du
…ans ce livre magistral, ce n'est pas seulement l'his-
…hologique d'une région fort limitée qui se présente
…éditations. La question de la nature des néoplasmes,
…des lois qui régissent leur diagnostic s'y trouvent
…es. Velpeau, selon l'expression de Broca, comprit
…sité de débrouiller le chaos des tumeurs. Il y arriva
…seules ressources de la clinique. Comment pareil
…ent scientifique aurait-il été élevé s'il n'avait eu
…isan un chirurgien accompli !

…e que soit notre part, quelles que soient les limites
…s nous imposions, nous travaillons à une seule et
…œuvre, nous devons tous obéir à la loi nécessaire de
…ralisation. Là se trouve le levain qui fait germer,
…net de fructifier ; de là jaillit la lumière qui éclaire
…ieularités que des recherches spéciales livrent à une
…minutieuse.

…son langage pittoresque, notre grand Ambroise
…ait, en parlant des travaux des anciens, « qu'ils

servent d'eschauguettes pour voir de loin ». On peut répéter ces paroles à propos des généralités.

Soyez donc avant tout chirurgiens; méritez ce titre
comme l'ont mérité mes anciens élèves, vos aînés et vos
exemples.

Peut-être pourrais-je, en jetant un regard en arrière,
chercher à démontrer que j'ai été fidèle aux principes que
je vous recommande et que les résultats obtenus leur sont
attribuables. J'aime mieux vous dire qu'un large champ de
recherches s'ouvre devant vous; que vous pouvez y préparer une riche moisson et que votre labeur sera récom-
pensé par d'importantes découvertes.

La clinique vous en réserve, quoiqu'elle soit en posses-
sion de bien des données que l'on doit considérer comme
définitivement acquises; la thérapeutique qui, pour nos
malades, est à la fois médicale et chirurgicale, ne répond
pas toujours à tout ce que nous avons à lui réclamer.

L'anatomie pathologique, malgré ses progrès, demande
plus de précision encore, surtout en ce qui concerne l'histologie. La physiologie pathologique, si nécessaire à bien
connaître pour chacun des départements de l'appareil urinaire, a une importance particulièrement grande, en raison
de la solidarité de toutes les parties qui le composent. Elle
sollicite toute l'attention de l'observateur, toute la sagacité
des expérimentateurs. La microbiologie commence à
peine à donner des fruits en chirurgie urinaire; cependant les résultats acquis ont une importance telle qu'ils
peuvent faire préjuger de ce que nous devons en attendre.
La part la plus large dans ce qui a été fait jusqu'à présent
revient, je le constate avec fierté, à mes élèves. J'ai la volonté de les mettre à même de poursuivre toutes les recherches que comporte cette science si féconde.

J'accomplirais mal la mission qui m'est confiée si je n'ap-
portais à votre éducation professionnelle la même préoccupation de ne rien négliger. La pratique de la chirurgie des
voies urinaires est l'une de celles où la responsabilité du

chirurgien est le plus directement en jeu. Vous savez les accidents auxquels exposent des manœuvres entreprises mal à propos ou mal dirigées. Nous ne pourrons jamais trop attentivement vous enseigner à quelles indications vous avez à vous référer pour agir, à quels principes, à quelles règles vous devez obéir pour intervenir avec sécurité. La santé, la vie de vos malades, votre avenir lui-même en dépendent.

Que vous vous livriez à la médecine ou à la chirurgie, que vous exerciez dans les villes ou à la campagne, vous n'échapperez pas à l'obligation de traiter les maladies des voies urinaires. Leur fréquence est extrême et les accidents qu'elles provoquent souvent trop pressants pour qu'il vous soit possible de recourir à un conseil. Avec une éducation imparfaite, vous seriez exposés à rester au-dessous de votre rôle; vous pourriez avoir le malheur de déterminer les accidents auxquels je viens de faire allusion. Mais si vous avez appris à reconnaître ces maladies, à soigner ces malades, les secours que vous porterez seront de ceux dont on ne perd pas le souvenir.

Mon service vous sera largement ouvert et les ressources dont il dispose seront utilisées pour vous apprendre à prévoir, à prévenir et à combattre.

Pour accomplir cette tâche j'ai besoin de concours éclairés et dévoués; ils ne me feront pas défaut. Je sais à quel point je puis compter sur mon chef de clinique, sur mes chefs de laboratoire et mes internes.

La création de la chaire des maladies des voies urinaires a d'ailleurs substitué à la bonne volonté d'un homme la puissance de la Faculté. C'est là votre meilleure garantie. Elle nous donne dans le présent la force qui nous faisait défaut; elle assure l'avenir.

L'enseignement que j'inaugure vous est définitivement acquis.

Remercions encore une fois tous ceux auxquels vous le devez.

Note sur un kyste développé dans la capsule du rein
gauche, chez un jeune homme de 28 ans. — Néphrectomie pratiquée à l'Hôtel-Dieu de Nantes, par le
Dr Patoureau. — Légère pleurésie consécutive. —
Guérison.

Par M. le Dr A. MALHERBE,
professeur à l'École de médecine de Nantes.

Les kystes développés dans le tissu du rein ne sont point
très rares, en tant que kystes de petit volume, kystes médi
caux, si l'on peut ainsi parler ; on en trouve non seulement
dans la néphrite interstitielle, mais on en voit encore se
produire accidentellement, soit par l'oblitération d'un tube
urinifère, soit par transformation d'un petit foyer hémor
rhagique. Les kystes volumineux, si l'on excepte bien en
tendu l'hydronéphrose, sont loin d'être communs. Dans la
thèse de Brodeur (1) (p. 140), nous trouvons un tableau de
quinze kystes du rein dont quatre seulement sont des kystes
hydatiques. Les onze autres sont des kystes ayant pu ré
sulter soit de la sclérose rénale partielle, soit de la transfor
mation d'un foyer sanguin ; mais nous n'avons trouvé
aucun fait analogue à celui que nous allons rapporter. Dans
ce fait, comme on le verra plus loin, la poche kystique
s'est développée aux dépens de la capsule même du rein, e
cet organe s'est trouvé compris dans le kyste absolument
comme un poumon dans un épanchement pleurétique
Voici d'abord l'observation recueillie par M. Brindeau, in
terne du docteur Patoureau qui a opéré le malade :

B..., Pierre, âgé de 28 ans, couvreur, habitant Sain
Mars-la-Jaille, entre à l'Hôtel-Dieu au cabinet 21 des pe
sionnaires hommes, service de M. Patoureau, dans les pre
miers jours d'avril 1889. Il est porteur d'une volumineu

(1) *De l'intervention chirurgicale dans les maladies du rein.* Paris, 1886

tumeur liquide occupant le flanc gauche. Cette tumeur, qui a été déjà ponctionnée plusieurs fois, se reproduit incessamment, de sorte que l'on a conseillé à ce jeune homme d'entrer à l'Hôtel-Dieu pour y subir une opération radicale.

Voici les antécédents de B... : son père, couvreur comme lui, se portait assez bien ; il était seulement sujet à de violentes coliques. Il succomba à la suite d'une chute qu'il fit en travaillant à réparer l'église de son village. Sa mère, très robuste, a eu neuf enfants ; deux sont morts en bas âge, sept sont vivants et bien portants, sauf l'aîné, qui est notre malade. C'est un homme d'aspect assez délicat, mais nullement cachectique. Il n'a jamais été bien robuste, et il a peu maigri depuis le début de sa maladie. Sa santé antérieure était passable. Il a eu, il y a huit ans, une fièvre typhoïde dont il s'est bien guéri. Depuis l'âge de 14 ans, il a été sujet à des coliques violentes, revenant par accès ; ces coliques ont été considérées comme des coliques néphrétiques. Elles s'accompagnaient de vomissements et de l'émission d'une urine très chargée (ce dernier symptôme n'est pas habituel). On lui a fait subir des traitements destinés à combattre la lithiase rénale. Nous trouvons encore dans ses antécédents des accès de fièvre intermittente très fréquents. Enfin, fait capital, il aurait eu, il y a dix ans (à l'âge de 18 ans), d'abondantes hématuries. Jamais il n'a observé de graviers dans ses urines.

Il jouissait d'une santé relativement bonne, lorsque le 15 janvier dernier, sans traumatisme, il fut atteint d'un violent point de côté qui dura plusieurs jours, et s'accompagna d'une forte fièvre et de frissons ; puis il remarqua que son ventre grossissait du côté gauche. Cette tuméfaction augmentant peu à peu de volume, il alla trouver un médecin qui, le 3 mars, ponctionna la tumeur et en tira 3 litres d'un liquide séro-sanguinolent. Cette ponction fut répétée le 12 mars, le kyste s'étant rempli de nouveau, puis on dut pratiquer des ponctions de plus en plus rapprochées jusqu'au 5 avril, époque de l'entrée du malade à l'Hôtel-

Dieu ; à ce moment, la poche kystique se remplissait en quatre ou cinq jours.

L'examen du malade montre que l'hypocondre et le flanc gauches sont occupés par une vaste tumeur qui descend en bas jusqu'au niveau de la fosse iliaque, dépasse un peu l'ombilic en dedans, et se prolonge en haut sous les dernières côtes. La tumeur, nettement fluctuante, est mate à la percussion dans toute son étendue. La pression n'y occasionne aucune douleur. Elle ne paraît pas adhérente à la paroi abdominale, mais on voit clairement qu'elle est fixée en haut et en arrière, car elle ne se déplace pas quand on fait coucher le malade sur le côté droit.

M. Patoureau pratique une ponction à quelques centimètres au-dessus de la crête iliaque. Il retire 3 litres et demi d'un liquide séreux ayant une légère teinte rosée. Une fois la tumeur vidée, tous les symptômes disparaissent, on a beau chercher, on ne trouve plus aucune masse solide. On en doit conclure que les parois de la poche sont très minces et que le kyste n'est pas lié à une tumeur solide.

Les symptômes présentés par le malade varient bien entendu selon l'état de vacuité ou de plénitude de la poche. Quand la tumeur vient d'être vidée, il ne ressent aucune douleur, aucune gêne, et il est capable de travailler. Quand le kyste se remplit, son estomac devient intolérant, il se fatigue vite dans la position verticale. Quand la quantité du liquide kystique atteint 3 à 4 litres, le malade présente des battements de cœur, il éprouve des douleurs lombaires il ne supporte plus aucune nourriture et ne dort presque pas la nuit. Sa respiration ne paraît pas gênée. Il n'a pas de constipation, mais ses urines sont de plus en plus rares à mesure que la tumeur grossit.

Après les ponctions, le liquide se reforme d'abord dans le flanc gauche ; il s'étale ensuite en large vers le milieu l'abdomen ; au bout de 4 à 5 jours, la tumeur s'élève prend la forme ovalaire. Au moment de l'opération, 16 avril, la matité s'étend jusqu'à la sixième côte.

cultation du cœur et des poumons ne révèle rien
tal; les conjonctives ont une légère teinte ictérique.
iagnostics portés sur cette curieuse tumeur ont été
kyste de la rate et d'hydronéphrose; c'est à ce der-
gnostic que nous nous sommes ralliés.
ration fut pratiquée par M. Patoureau, le 16 avril,
de des docteurs Moussier et Malherbe, en présence
ieurs médecins et chirurgiens de l'Hôtel-Dieu et
nd nombre d'étudiants en médecine.

toureau fit une incision latérale partant de l'extré-
la douzième côte et venant tomber sur la crête
Après avoir incisé les divers plans musculaires et
otiques, on arrive sur la poche qui est extrême-
nce. Cette membrane se déchire et le lit est inondé
uide citrin sans odeur, dont une certaine quantité
ervée pour l'analyse chimique. La poche étant fort
te, sa dissection et son énucléation sont assez labo-
Elles ne donnent lieu toutefois à aucun accident.
in nombre de brides sont coupées après avoir été
catgut.

e rendre compte du point exact d'implantation de
ir, M. Patoureau introduit la main dans la poche
at fendue et y rencontre le rein qui fait saillie dans
he absolument comme le testicule dans une tunique
atteinte d'hydrocèle. Pensant que la glande doit
altérée, M. Patoureau se décide à l'enlever. Il
et lie l'uretère, il applique ensuite sur le pédicule
ts catguts superposés et extirpe l'organe. En exa-
lors la plaie, on s'aperçoit que le péritoine a été
it ouvert tout le long du côlon descendant. On
qu'aucune des ligatures de brides n'a porté sur
, la plaie est lavée soigneusement, drainée par un
in sortant à sa partie inférieure et recouverte d'un
nt antiseptique après l'application d'une suture
née.

lade a parfaitement supporté et le chloroforme et

l'opération. On le reporte dans son lit. Une partie du liquide
kystique a pu être recueillie et est remise à M. le professeur Andouard pour en faire l'analyse. La tumeur est portée
au laboratoire d'histologie, et l'on procède immédiatement
à l'imprégnation d'argent de la face interne du kyste. Cette
imprégnation ne nous permet de voir aucun épithélium
bien net, on distingue simplement les figures irrégulières
que donne le nitrate sur une membrane connective. Un
fragment du rein et un petit morceau de la poche kystique
sont enlevés et placés immédiatement dans l'alcool à 90°
pour servir à l'étude microscopique.

Description de la tumeur. — Les parois de la poche sont
fortement revenues sur elles-mêmes ; néanmoins elles sont
fort minces presque partout. En suivant la face interne de
la cavité, on voit qu'elle vient s'insérer sur les bords du bile.
Là se trouvent un certain nombre de fentes lacunaires qui
semblent s'enfoncer vers la cavité du hile, mais qui nulle
part ne communiquent avec le bassinet. On cherche vainement, à l'aide d'un stylet ou d'une sonde cannelée, à pénétrer dans les bassinets ou les calices. Au fond de ces lacunes le feuillet interne de la poche kystique se réfléchit à
la manière d'une séreuse et tapisse toute la surface externe
du rein, laquelle est légèrement bosselée. Ce feuillet viscéral peut s'arracher par lambeaux et ne diffère de la capsule
normale de l'organe que par une surface plus lisse. L'aspect
de la face interne de la membrane sur le feuillet pariétal
est un peu différent : il présente également une surface lisse
et comme vernissée, mais on y voit çà et là des saillies vio-
lacées plus ou moins pédiculées dont les plus volumineuses
sont presque aussi grosses que le bout du petit doigt. Ces
saillies de forme bizarre sont le résultat d'hémorrhagies
interstitielles et les petits corps que nous venons de décrire
sont des caillots situés dans la membrane kystique. Du
côté de l'extérieur, la membrane est doublée de tissu cel-
lulo-adipeux, et en arrière on trouve un paquet graisseux
fort adhérent étalé sur la face externe de la poche kystique.

Cette couche graisseuse représente probablement la plus grande partie de l'atmosphère cellulo-adipeuse du rein. On retrouve également un amas de tissu graisseux situé vers le point où la poche va se réfléchir sur le pédicule rénal. Le rein lui-même, examiné à l'état frais, paraissait ischémié, rappelait un peu ce qu'on appelle le gros rein blanc. Toutefois, à la coupe, son tissu paraît assez peu altéré. L'uretère et les vaisseaux du rein semblent parfaitement normaux.

Examen histologique. — Cet examen a porté sur la structure de la poche et sur le rein lui-même. La poche présente, à considérer de dedans en dehors : 1° huit à dix couches de faisceaux connectifs, denses, superposés, séparés par des assises de cellules dont les noyaux sont fortement colorés par le carmin. En dedans, la membrane, limite du kyste, se présente en coupe comme un faisceau très dense et très homogène. Nous supposons que cette membrane interne était tapissée par une sorte d'épithélium, mais nous n'avons pu nous en assurer d'une manière positive, une imprégnation d'argent pratiquée peu de temps après l'opération n'ayant donné que des résultats négatifs, et l'examen des coupes ne nous faisant voir aucune trace de cellules. Il reste donc un doute sur ce point. Après avoir dépassé les stratifications de tissu conjonctif dense à faisceaux parallèles, on tombe dans un tissu fibreux plus lâche, à faisceaux entre-croisés et riche en cellules adipeuses. Cette couche est également fort riche en vaisseaux, artères à parois épaisses, veines largement dilatées, et, de plus, elle présente de nombreuses hémorrhagies interstitielles. En somme, la structure de cette poche se rapproche beaucoup de celle de la plupart des vieilles membranes kystiques.

Le rein présente des lésions de sclérose et de dégénérescence cellulaire dues probablement à la compression que cet organe subissait de la part du liquide kystique. A la périphérie, on trouve une zone fibreuse représentant un épaississement de la capsule, et de là partent des traînées fibreuses que l'on voit cheminer entre les tubuli contorti. Les glomérules sont pour la plupart irrités ; les noyaux de leurs vaisseaux sont gonflés et se colorent fortement par le carmin. Quelques glomérules sont atrophiés totalement ou changés en un tissu fibroïde homogène. Quelques-uns contiennent du sang entre le capillaire et la membrane de Bowman. Dans un point, nous avons trouvé une masse colloïde stratifiée provenant soit d'un glomérule, soit d'un large tube contourné. L'épithélium des tubuli est peu net, très granuleux, souvent desquamé. En un mot, les lésions de la néphrite interstitielle sont prédominantes, mais l'épithélium ne paraît pas non plus complètement normal. Il y a lieu de croire que la compression a été la principale cause de ces altérations du rein.

Revenons maintenant à l'observation du malade. Les premiers jours ne présentèrent rien de particulier, si ce n'est quelques vomissements attribués au chloroforme et une assez grande faiblesse ; le pouls ne s'éleva pas au-dessus de 90, ni la température au-dessus de 38°. La plaie ne fut pansée que le huitième jour et guérit par première intention. L'urine ne dépassa cependant pas 7 à 800 grammes et le malade resta très faible. Il ne pouvait supporter que du lait. Quinze jours après l'opération, il survint un petit épanchement pleurétique qui donna quelques inquiétudes, mais qui se résorba assez promptement. Enfin le malade put retourner dans son pays un mois après l'opération.

Nous avons eu de ses nouvelles à diverses reprises, et enfin nous l'avons revu à la fin d'août 1889, 4 mois et demi après l'opération Ce jeune homme est resté très faible. Il y a un gros bourgeon charnu au niveau de l'angle de la plaie où était placé le drain. Depuis quinze jours seulement, l'opéré s'est remis à manger et a commencé à reprendre des forces. L'urine est fort abondante ; plus de 2 litres dit-il. Elle est limpide, ne dépose pas et ne contient pas d'albumine. Bref, après cette longue convalescence, l'état devient de plus en plus satisfaisant et l'on peut espérer que dans un mois ou deux le travail redeviendra possible (1).

Nous avons rapporté cette observation avec quelque détails, parce que le fait nous a paru des plus rares. Vainement nous avons cherché dans les traités classiques et dans les divers recueils dont nous disposons une observation analogue. Fréquemment on observe des kystes développés dans le parenchyme rénal; les kystes hydatiques du rein ne sont certes pas fréquents, mais il en existe cependant un certain nombre d'observations publiées. Quant à un kyste périnéphrique, le cas que nous publions est peut-être unique dans la science. Quelle a été la cause et quel a été le point de départ précis de notre collection? C'est ce que nous devons rechercher maintenant. En revoyant les antécédents du malade, nous trouvons d'abord une fièvre typhoïde qui n'a probablement aucun rapport avec son affection rénale. Nous voyons signalées ensuite des coliques violentes qui auraient été considérées comme des coliques néphrétiques, mais sur la nature desquelles on ne saurait se prononcer avec certitude; il aurait, en effet, émis au moment de ces coliques de l'urine très chargée, et c'est plutôt le contraire qui s'observe à la suite des coliques néphrétiques; notons en outre qu'il n'a jamais rendu de graviers, et que nous n'avons pas vu trace de calcul ou d'acide urique dans le rein enlevé. Nous ne saurions donc encore trouver une relation bien nette entre ces coliques et le kyste périnéphrique. Enfin, nous voyons signalées, à l'âge de 18 ans, d'abondantes hématuries. Ce dernier symptôme mérite de nous arrêter davantage. Y a-t-il eu là le résultat d'un traumatisme, d'une néphrite suite de refroidissement (le malade exerce la profession de couvreur)? C'est ce que nous ne pouvons déterminer; mais enfin nous voyons là des hémorrhagies d'origine rénale. N'a-t-il pas pu se faire à cette époque ou plus tard une hémorrhagie, non plus dans les voies urinaires, mais à la

(1) A la fin d'octobre, 6 mois et demi après l'opération, la guérison paraît complète. B... pèse 56 kilog. exactement son poids avant de tomber malade.

surface du rein ? S'il en était ainsi, ne pourrait-on pas voir dans le kyste de notre malade un kyste d'origine hématique ? C'est là en effet l'une des hypothèses qui nous séduisent le plus ; mais avant d'examiner les diverses suppositions que l'on peut faire sur l'origine de l'épanchement, tâchons de nous rendre compte de l'état de son siège exact. A cet égard, on peut se demander si le liquide était contenu dans un dédoublement de la capsule, ou simplement entre cette dernière et le rein. Étant donné la minceur et la densité de la capsule du rein, il nous paraît bien difficile d'admettre qu'elle se soit dédoublée en deux feuillets pour former une poche capable de contenir du liquide, et, de plus, l'examen histologique du tissu rénal à sa surface nous ferait plutôt admettre que l'épanchement a eu lieu entre le tissu rénal et sa capsule, et se trouvait en rapport avec la substance corticale du rein. Nous avons bien observé la présence d'une couche de tissu fibreux à la surface de l'organe, mais l'existence de ce tissu fibreux nous paraît provenir de la sclérose que nous avons signalée. Ce siège étant admis, comment un épanchement de liquide a-t-il pu se faire entre la capsule et le tissu propre du rein ?

Deux hypothèses nous paraissent admissibles pour expliquer ce phénomène : 1° l'altération et la rupture d'un tube urinifère sous la capsule rénale ; 2° la formation entre le rein et sa capsule d'un épanchement sanguin transformé plus tard en kyste. La première hypothèse ne nous satisfait guère parce que nous n'avons trouvé, ni à l'œil, ni au microscope, de kyste ou d'excavation du côté du tissu rénal, et, en outre, parce que dans le cas de rein atteint de petits kystes multiples, cas qui n'est pas rare dans la sclérose rénale, on rencontre toujours les kystes bien isolés, et autour d'eux une adhérence et non un décollement de la capsule. C'est donc l'hypothèse d'un épanchement sanguin primitif qui nous paraît la plus probable. Sans doute le liquide retiré au moment de l'opération était citrin et ne paraissait pas contenir de sang ; mais il est dit dans l'observation que

la première ponction donna issue à un liquide séro-sanguinolent. C'est que la poche, comme cela se voit dans la plupart des kystes séreux, avait acquis un véritable pouvoir
sécrétant. Dans l'espèce, cette sécrétion se faisait avec une
rapidité très grande, puisqu'en quatre ou cinq jours la
poche se remplissait d'environ 3 litres de liquide. Vu
l'abondance de cette sécrétion, on aurait pu penser à une
filtration du liquide urinaire dans la poche ; mais, comme
nous l'avons dit, les recherches les plus minutieuses ne nous
ont montré aucune communication entre la poche et le bassinet. Quant à la filtration à travers la couche superficielle
du rein, elle n'est guère admissible, étant donné l'existence
d'une couche scléreuse sous le feuillet viscéral de la poche.
Peut-être l'extrême vascularisation de certaines parties de
parois de la poche peut-elle expliquer l'activité extrême de
la sécrétion du liquide. Nous avons vu, en effet, que par
places et surtout dans le point où l'atmosphère cellulo-adipeuse du rein était étalée au-dessus de la membrane kystique, il y avait de véritables hémorrhagies interstitielles.
Nous pensons donc qu'il s'agissait d'un kyste séreux d'origine hématique. Le liquide kystique avait, comme nous
l'avons dit, une couleur citrine ; il était parfaitement fluide
et ne présentait aucune odeur urineuse. Au moment de
l'opération, on a recueilli une assez grande quantité de liquide, deux tiers de litre environ, et cet échantillon a été
remis à M. le professeur Andouard pour en faire l'examen.
Voici la note que M. Andouard a bien voulu nous remettre :

« Liquide légèrement opalin d'un jaune pâle. Réaction
alcaline. Densité 1 008 à la température de 14°. »

COMPOSITION

Albumine (sérine seule)	0,150
Urée	0,196
Chlorure de sodium	0,385
Sulfates, carbonates	0,068
Principes non dosés	0,012
Eau	9,189

Malgré une faible proportion d'urée, ce liquide, d'après M. Andouard, n'était pas de l'urine. La présence de la *sérine* en quantité notable, à l'exclusion de toute autre albumine, nous semble bien militer en faveur de notre opinion qu'il s'agit là d'un kyste séreux d'origine hémorrhagique.

En examinant le malade depuis lors nous avons eu occasion de constater qu'il portait sur le dos et le bord cubital de la main gauche un nævus couleur lie de vin très étendu. Des taches semblables dont nous avons omis de signaler l'existence se trouvent sur le dos et toujours du côté gauche. Ne peut-on pas supposer une malformation analogue des vaisseaux profonds, une sorte de dilatation capillaire, pour ne pas dire un angiome? Cela pourrait peut-être rendre compte des hématuries assez bizarres que le malade aurait présentées vers l'âge de 18 ans et qui seraient survenues sans cause appréciable. Quoi qu'il en soit, la constatation de ce nævus très étendu, qui n'avait pas d'abord fixé notre attention, nous paraît encore un argument en faveur de l'origine hématique de la collection. Malheureusement, avec un fait unique, on ne peut sur bien des points faire que des suppositions.

En présence d'un pareil cas, quelle intervention était indiquée? Si l'on avait pu connaître exactement l'état du rein inclus dans la poche kystique, peut-être y aurait-il eu lieu d'en tenter la conservation; car, malgré des lésions manifestes, il est probable que ce rein servait encore, qu'il fonctionnait partiellement, et qu'il aurait pu rendre encore de bons services. Dans ce cas, un drainage soigné avec un pansement antiseptique bien fait eussent peut-être amené la guérison avec conservation de l'organe; malheureusement, l'état du parenchyme rénal ne pouvait être que soupçonné, et, d'autre part, on peut se demander ce que le rein serait devenu au milieu du tissu inodulaire qu'il aurait fallu obtenir pour que le malade guérît.

Dans ces conjonctures, la néphrectomie était sans doute

e parti le plus sage. Comme on l'a vu au cours de l'observation, le succès opératoire a été complet. Quant au résul-
at définitif, on peut espérer qu'il restera satisfaisant, mais
n ne saurait l'affirmer dès maintenant, la vie avec un seul
ein étant toujours assez précaire.

REVUE CRITIQUE

ROBINEAU-DUCLOS. — *Les incisions chirurgicales du rein.*
Thèse de Paris, 1890.

Cette thèse, faite sous les inspirations de M. le docteur
Tuffier, s'occupe d'une question qui est actuellement
l'objet d'un grand nombre de mémoires : la chirurgie du
rein. Cependant, M. Robineau n'a voulu étudier que les
points suivants : En présence d'un organe relativement
sain, peu augmenté de volume, aseptique ou susceptible
de le devenir, quels seront la direction et le siège de l'incision? Comment devra-t-on se comporter vis-à-vis de la
plaie rénale, au point de vue de l'hémostase d'abord, de la
cicatrisation ensuite?

La direction et le siège de l'incision sur un rein ascp-
tique n'ont pas été, jusqu'à présent, étudiés comme le méritait leur importance. Il n'est pas indifférent d'attaquer le
rein soit par son parenchyme, soit par son bassinet. Autant
les blessures du parenchyme tendront à guérir naturellement, autant celles du bassinet exposent à l'absence de réunion et à la fistule consécutive. Si l'on examine la structure
anatomique du rein, il est facile de voir qu'une incision sur
une des faces rénales expose non seulement à une hémorrhagie, quelquefois considérable, par suite de la section

des gros vaisseaux, mais aussi à une atrophie irrémédiable
des glomérules, consécutive à la section de leurs canaux
excréteurs. L'incision sur le bord externe doit donc être la
règle pour éviter ces accidents, et aussi pour avoir une
exploration plus facile et du parenchyme et des calices,
surtout lorsque le rein a pris, pathologiquement, la forme
de fer à cheval.

Cependant cette section même n'est pas à l'abri des
hémorrhagies, surtout dans un organe peu ou point sclérosé.
Pour y remédier on a la compression et la suture. Si le
tissu incisé saigne abondamment, il ne faut pas avoir recours
au thermo ou au galvano-cautère, mais à la compression
digitale du pédicule soit pendant quelques secondes, soit
quelques minutes si cela est nécessaire.

La suture doit être faite avec du catgut n° 3 ; elle doit
être très modérée, car le gonflement consécutif du rein va
augmenter considérablement son volume et amener la
coaptation des lèvres de la plaie. Il doit y avoir deux rangs
de suture, le plus profond en plein parenchyme, l'autre
superficiel. Ces fils ne donnent pas lieu à de l'inflammation à l'endroit de leur passage.

Une condition absolument obligatoire pour le succès de
l'opération, c'est le cathétérisme de l'uretère. D'ailleurs,
cette opération, singulièrement facilitée par l'étendue de
la plaie du bord convexe, n'offre aucun inconvénient,
quand elle est faite avec prudence et avec toutes les précautions de l'antisepsie.

L'auteur regarde ces procédés principalement applicables:
1° dans l'intervention précoce en cas de lithiase ; 2° dans
les incisions exploratrices ; 3° dans certains cas de fistules
réno-cutanées.

Cette thèse, très intéressante, se termine par la relation
d'observations de malades et d'expériences sur les animaux
qui tendent à démontrer : 1° que si l'hémorrhagie qui accompagne l'incision du rein à l'état normal est assez considérable, elle cède facilement à la compression du pédicule

vasculaire et à la suture de la plaie ; 2° que le parenchyme rénal peut se réunir ensuite avec la plus grande facilité, si l'on opère dans les bonnes conditions d'asepsie ; 3° que, dans ces conditions, la présence d'un corps étranger (spathfuor, fils de catgut), est parfaitement tolérée par le rein.

Duchesne. — *Traitement chirurgical de l'ectopie testiculaire.* Thèse de Paris, 1890.

Nous analysons plus loin un travail de M. le docteur Tuffier sur le même sujet : comme la thèse de M. le docteur Duchesne a été faite sous l'inspiration de ce professeur agrégé, nous n'aurons à nous occuper ici que des points qui n'ont pas été traités avec détails dans le premier travail. M. Duchesne insiste particulièrement sur le manuel opératoire : la région où doit porter l'incision doit être complètement aseptique : pour ce, le choix de la solution antiseptique n'est pas indifférent, à cause de la délicatesse de la peau du scrotum et de la verge : il est prudent de se servir d'une solution phéniquée très faible ou d'une solution non irritante, sublimée ou boriquée ; il faut aussi n'employer que des solutions chaudes qui relâchent les parois et dilatent la poche scrotale ordinairement étroite. C'est généralement à l'ectopie inguinale que l'on aura affaire ; dans ces conditions, l'incision sera pratiquée à environ deux travers de doigt au-dessus du pli de l'aine, parallèlement à celui-ci et au grand axe de la saillie testiculaire. Elle partira de la partie supérieure du scrotum : la dissection doit remonter très haut, s'il y a hernie ou adhérences. Une fois la vaginale et le testicule reconnus, deux cas principaux peuvent se présenter : 1° ou le testicule est contenu dans une séreuse propre, dans une vaginale distincte ; 2° ou la vaginale n'existe pas à l'état de poche isolée et se continue, avec ou sans tendance à l'oblitération, avec le péritoine.

La première disposition est la moins fréquente. Le scrotum peut, dans ce cas, effectuer facilement sa descente dans

st suffisamment spacieux. Mais la
par des liens fibreux ou seulement
s résistantes, aux parties voisines.
nces avec précaution, en prenant
sser la séreuse : si elle est inté-
ut fin. Il faut aussi surveiller le
pte de sa liberté complète.

s, on commence par inciser la
ne au niveau de la partie supé-
lairement et avec la pointe du bis-
nciser qu'elle et de ne point blesser

sur le point opposé au cordon et
n de la séreuse, de préférence par
nt de la séreuse doit se faire aussi
le. Le pédicule est ensuite lié et
cures radicales ordinaires de la
eure de la séreuse, celle qui est
testicule, est fermée par des su-
cule est dès lors contenu dans une
a fixation du testicule, la soie phé-
au catgut.

glande séminale dans toute son
le préférence la partie antérieure
rotum, il est préférable de ne tra-
rofondes en retournant un peu en
scrotum. Les deux extrémités du
scrotum et la suture est contenue
ur de celui-ci, sans faire aucune
à l'extérieur. Un seul fil suffit géné-
e fixation ne suffit pas ; il importe
leux soies, le cordon aux fibres
s. Ce fil ne traversera que l'enve-

nsécutif, il vaut mieux employer
e. Le pansement sera refait en

bout de six à huit jours, puis sera renouvelé jusqu'à guérison complète, en maintenant la compression.

Cette thèse expose des faits qui sont, comme le dit l'auteur lui-même, encore trop récents et trop peu nombreux pour juger des résultats thérapeutiques ultérieurs ; mais elle est très intéressante, car elle donne des résultats très encourageants au point de vue du développement et du fonctionnement de l'organe descendu artificiellement.

D' DELEFOSSE.

REVUE DES JOURNAUX

PRESSE FRANÇAISE

1° LE TRAITEMENT DU REIN MOBILE, par M. le docteur TROQUART (*Journal de médecine de Bordeaux*, n° 34 et 35, mars 1890). — Le traitement chirurgical du rein entrant de plus en plus dans la pratique, le D' Troquart a recherché par des expériences sur le cadavre quels étaient les moyens de fixité naturels du rein et la part qui revenait à chacun de ces moyens dans cette fixation. Les reins sont maintenus dans leur situation physiologique par : 1° l'atmosphère cellulo-graisseuse dans laquelle ils sont plongés ; 2° leur pédicule ; 3° le péritoine qui tapisse leur face antérieure. La force de résistance a été mesurée à l'aide du dynamomètre et les résultats approximatifs obtenus ont été les suivants :

Pour attirer en bas et en avant un rein recouvert de son péritoine, il a fallu une force de 8 à 10 kilogr. avec un déplacement de 5 à 6 centimètres ; au delà il y a déchirure. La résistance de la capsule cellulo-adipeuse ne va pas au delà de 2 kilogr. Quant au pédicule, s'il ne peut rien contre une légère descente du rein, il oppose un obstacle sérieux aux grands déplacements. L'uretère n'a qu'une faible part dans cette résistance. Les vaisseaux rénaux, au contraire, ne permettent au rein de se déplacer que légèrement en bas : de transversaux, ils deviennent verticaux. En somme, les expériences permettent de conclure que le principal obstacle à la descente du rein, c'est le péritoine. Mais lorsque cet obstacle est vaincu, lorsque le premier degré du déplacement est franchi, le pédicule entre en jeu et empêche la glande de descendre dans les parties inférieures de la cavité abdominale. La capsule cellulo-adipeuse a un rôle à peu près nul.

D'un autre côté, l'intestin soutient les reins à la façon d'un coussin élastique.

Le traitement du déplacement du rein peut être : préventif, médical, orthopédique ou chirurgical.

Le traitement préventif ne peut être employé que si l'on connaît les causes de cette affection. Or, ces notions étiologiques manquent actuellement. Ce que l'on connaît de plus certain c'est que l'ectopie rénale se rencontre le plus souvent chez la femme (36 fois sur 40) et du côté droit. Tout ce que l'on peut conseiller c'est le port habituel d'une ceinture abdominale et l'emploi d'une foule de précautions souvent indiquées par les auteurs.

La médecine est absolument impuissante dans cette affection. Cependant, quand les malades sont chloro-anémiques, ce qui est le cas le plus fréquent, l'emploi de moyens médicaux appropriés peut amener la suppression des douleurs : dans ce cas les douleurs sont indépendantes de la mobilité rénale. Quant au traitement orthopédique, rarement la fixation absolue du rein est possible par les moyens contentifs externes.

Le traitement chirurgical, au contraire, vise non seulement un effet palliatif, mais une guérison définitive. Il a pour but, soit de fixer le rein flottant dans sa situation physiologique (néphrorraphie ou néphropexie), soit de l'enlever (néphrectomie). M. le Dr Tuffier passe en revue les divers procédés employés (Hahn, Durel, Guyon, Tuffier, Terrillon).

Comme conclusion, il pense que le procédé de Tuffier, très rationnel, paraît offrir plus de garantie au point de vue de la durée de la guérison, tout en faisant des réserves sur inconvénients fonctionnels occasionnés par la dénudation partielle du rein.

Les méthodes de conservation doivent toujours être préférées à celles d'exérèse. La néphrorraphie doit être considérée comme méthode générale de traitement.

2° TRAITEMENT CHIRURGICAL DE L'ECTOPIE TESTICULAIRE, par M. le docteur TUFFIER (*Gazette des hôpitaux*, 29 mars). — Le testicule retenu dans l'abdomen ou dans le conduit inguinal, soit d'une manière fixe, soit d'une manière intermittente, est-il frappé de stérilité, telle est la première notion que notre confrère cherche à élucider. Car si le testicule est forcément frappé de stérilité, il n'est pas nécessaire de conserver une glande inutile, qui peut même devenir dangereuse. De l'étude des différentes opinions émises par les chirurgiens qui se sont occupés de la question, on peut conclure qne l'arrêt de développement qui entrave la migration du testicule ne frappe pas l'évolution de la glande. Ce testicule est d'abord normal : ce n'est que par suite de sa situation qu'il perd ses propriétés physiologiques. Donc, si l'on peut rendre, à temps, au testicule sa position normale, il continuera à se développer : l'intervention chirurgicale doit donc être conservatrice, dans ce cas, et consister à descendre et à fixer le testicule. Se basant sur 11 opérations et 16 résultats, publiés *in extenso* dans la thèse de Duchesne, 1890, M. Tuffier affirme la bénignité et l'efficacité de l'intervention. Il étudie ensuite *quand* et *comment* cette intervention doit être effectuée. Sans arrêter de limites fixes, l'âge de 12 à 15 ans doit être attendu pour intervenir, dans le cas d'ectopie simple. Si alors le testicule n'a aucune tendance à descendre, s'il ne s'est fait aucune trace de migration, et surtout s'il est et s'il demeure en dehors de l'anneau externe et qu'il soit douloureux, l'intervention s'impose.

Dans les cas de hernie concomitante, les indications opératoires varient suivant que la hernie intestinale peut être ou non séparée du testicule. Si la hernie est facilement réduite, on peut la maintenir par un bandage qui ne comprimera pas la glande. Dans le cas contraire, il faut abaisser la limite de l'âge auquel on doit intervenir contre l'ectopie.

Le manuel opératoire à appliquer dans ces cas n'est pas bien défini. Cependant les indications suivantes peuvent être posées:

1° Si les adhérences paraissent peu serrées, le massage et, après descente du testicule, la fixation par un ou deux points de soie peuvent suffire. Le fil traverse la partie inférieure du testicule sans aucun danger pour la glande. On applique ensuite un bandage qui maintient le testicule dans la situation déclive.

2° Si cette méthode échoue, on aura recours au procédé sanglant : incision mettant à nu la séreuse vaginale et son contenu ; résection du canal vagino-péritonéal, s'il existe, ou de ses vestiges, s'il est oblitéré ; descente du testicule dans le scrotum à travers un trajet artificiel, fixation de la glande à la cloison. La fixation du cordon spermatique aux piliers du canal inguinal paraît être un complément opératoire très important et d'une très grande utilité.

3° Si l'ectopie s'accompagne d'une hernie du même côté, on fera la cure radicale, on conservera toujours le testicule, que l'on descendra pour le fixer dans les bourses. On opérera de même en cas de hernie étranglée chez un homme jeune.

Le jeune âge est une contre-indication opératoire, l'âge avancé peut excuser la castration proposée dans ces cas.

3° DE LA NÉPHRECTOMIE DANS LES TUMEURS MALIGNES DU REIN, par M. le docteur QUÉNU (*Mercredi médical*, n° 12, 26 mars). — Dans cet article, le docteur Quénu a eu surtout en vue le traitement opératoire du cancer du rein. Au point de vue pratique, il y a lieu de faire une distinction au point de vue de l'âge des malades. Chez les jeunes enfants, les tumeurs malignes qui sont généralement de nature sarcomateuse affectent une allure très rapide. Le malade a de grandes chances de succomber au shock en quelques heures ou en quelques jours. S'il résiste, il est exposé à une récidive précoce. En somme, la néphrectomie pour tumeurs chez les enfants est à juste titre considérée comme excessivement grave, et, sans la proscrire absolument, la majorité des chirurgiens se montrent peu empressés d'intervenir. Chez l'adulte, l'hésitation paraît moins permise et la véritable thérapeutique, commune aux sarcomes et aux épithéliomes du rein, est l'extirpation précoce. Cette dernière est d'autant plus indiquée que la marche naturelle de la néoplasie

nte, et la question opératoire est subordonnée à une
le diagnostic.

nostic des tumeurs du rein repose principalement sur
de deux signes : la constatation d'une tumeur rénale
nce d'hématuries particulières. Mais si un de ces
nque, on peut employer la laparotomie exploratrice.

méthode opératoire, le D' Quénu regarde la voie
onéale comme seule recommandable. Elle seule per-
éaliser l'extirpation des tissus voisins suspects et
de ganglions lymphatiques plus ou moins proches du
rénal, qu'ils soient ou non indurés. Ce travail se
ar l'observation d'une malade, âgée de 42 ans, qui
avec le diagnostic de tumeur kystique de l'ovaire.
rénale ne fut reconnue que pendant l'opération :
5 kilos sans le liquide du kyste. Les suites de l'opé-
ent des plus simples : la malade quittait l'hôpital,
jours après l'opération.

IQUES PRATIQUES SUR LE DIAGNOSTIC ET LE TRAITEMENT DE
E INGUINALE, RENCONTRÉE AU COURS D'UNE KÉLOTOMIE, par
eur HEDRICH (*Gazette médicale de Strasbourg*, n°° 1, 2, 4.
. Hedrich, dans un travail très important sur la cysto-
e surtout les deux points suivants : 1° les moyens
t de reconnaître la vessie herniée dans la plaie opé-
cours de la cure radicale, chose plus difficile qu'on
t le croire au premier abord ; 2° le traitement de la
dhérente ou irréductible et la manière d'agir dans
lésions accidentelles au cours d'une kélotomie ; puis
nt opératoire et radical de la cystocèle simple irré-
ec troubles de la miction.

oir reproduit dix observations publiées par divers
s, le D' Hedrich termine son travail par les réflexions
ons ci-dessous : 1° La cystocèle inguinale est d'ordi-
ture primitive. 2° L'amorce vésicale n'est pas, dans
les cas, une accumulation de graisse sur la vessie ou
vésical. La forme ordinaire de la cystocèle ingui-
ive est causée par le relâchement des ligaments et
de la vessie et par une certaine dilatation de l'an-
existe une cystocèle inguinale de nature secondaire.

Elle se produit par l'entraînement de la vessie à la suite d'un
autre viscère primitivement hernié qui a des connexions avec
la vessie et exerce une traction de cette dernière. Elle peut
encore se produire par simple glissement sur le péritoine, la
voie herniaire étant préformée par une hernie intestinale de
nature primitive. 4° La cystocèle inguinale peut se produire par
un mouvement de bascule, la vessie étant distendue outre mesure. Elle est primitive, si elle refoule le péritoine de l'anneau
interne devant elle; ou secondaire, s'il existe déjà un sac herniaire dans lequel elle s'enfonce.

L'auteur donne la formule suivante pour le classement des
différents degrés de revêtement péritonéal de la vessie herniée
d'après le mécanisme cité de la formation de cette hernie.
1° Formation par glissement primitive ou secondaire : absence
du sac ou adossement de la vessie au sac herniaire. 2° Formation
par entraînement secondaire : absence du sac ou adossement de
la vessie au sac herniaire. 3° Formation par bascule, primitive
ou secondaire : sac complet ou intussusception de la vessie herniée de Duret.

La cystocèle inguinale non seulement ne doit pas être regardée
comme incurable, mais même elle ne doit pas être traitée par
les moyens palliatifs. La cure radicale doit être tentée et ces
tentatives doivent se faire de trois manières différentes suivant
les cas : 1° Mise à nu de l'organe hernié et réduction avec ou
sans débridement du collet (cure radicale simple de la cysto-
entérocèle). 2° Mise à nu de l'organe et excision de la partie
herniée dans les cas d'adhérences et d'irréductibilité. Suture
de la plaie vésicale (cure radicale de la cysto-entérocèle avec
excision d'une partie de la vessie). 3° Suture de la vessie blessée
involontairement pendant une opération de hernie.

5° LES AFFECTIONS DES BOURSES CHEZ L'ENFANT, par M. le docteur
GEVAERT (*Annales de médecine et de chirurgie du cercle d'études médicales de Bruxelles*, 1889, n° 1). — Dans ce travail, M. Gevaert
passe en revue les différentes affections qui peuvent atteindre
les testicules et les enveloppes de cet organe chez les enfants.

Comme traitement de l'*ectopie*, l'abstention est la meilleure
méthode : moins on fera, mieux cela vaudra. Si le testicule
descend, on appliquera un bandage herniaire pour maintenir

et éviter la hernie congénitale. Les tractions sont pué-
bandages à pelotes concaves sont dangereux. L'ablation
ale s'impose quand il y a inflammation suivie de suppu-

ocèle vaginale est fréquente durant la première et la
enfance, plus rare cependant dans cette dernière ; cette
semble être commune plutôt dans la classe pauvre
 la classe aisée. L'auteur distingue 3 variétés : 1° L'hy-
peut exister dans le cul-de-sac qui sépare la glande de
me et former ainsi deux parties, une antérieure et une
are distinctes. 2° Il peut se former des adhérences
 feuillets de la muqueuse qui circonscrit des loges sépa-
L'hydrocèle peut se développer dans le sac herniaire.
ostic de ces variétés est favorable. Le traitement peut
iatif ou radical. Le palliatif le plus employé est la ponc-
mme traitement radical, le meilleur consiste dans les
is soit avec de l'alcool, 6 à 7 grammes d'alcool à 40° B,
int le liquide dans la poche, soit avec la teinture d'iode
iu à deux tiers d'eau.
l'*hydrocèle congénitale*, le pronostic est aussi très favo-
ers l'âge de 7 ou 8 ans l'oblitération est complète. Ici les
précédents de traitement sont mauvais. Il convient de
ir à l'état du péritoine, que l'on pourra modifier par
jatifs répétés, par des révulsifs extérieurs, accompagnés
lication d'un bandage herniaire après réduction de
ement liquide.
ocèle enkystée du cordon se rencontre particulièrement
leuxième enfance, à partir de 6 ans ; elle peut être unique
iple. Le liquide ne contient pas d'albumine. Elle guérit
it spontanément. L'excision est le moyen le plus éner-
le plus recommandable.
berculose du testicule est assez rare chez l'enfant. Elle
oppe généralement de 15 à 35 ans. C'est souvent dans
a une maladie purement locale. Cette affection est une
 qui viennent affirmer de la façon la plus brillante la
lion de la tuberculose. Le début n'est jamais aigu et se
nsiblement, à l'insu des parents de l'enfant : tumeur
osselée, testicule double de volume. Comme traitement,
 des reconstituants et la castration, quand il n'y a pas

d'autres manifestations tuberculeuses dans un organe important et inaccessible.

Les *tumeurs* du testicule se divisent en deux principales que l'on peut rencontrer chez les enfants : 1° les tumeurs sarcomateuses et 2° les tumeurs enchondromateuses. Les tumeurs sarcomateuses semblent affecter le côté droit et demandent comme traitement la castration. Les chondromes semblent, au contraire, affecter le côté gauche. Le diagnostic est souvent difficile, quelquefois impossible. La castration est souvent suivie de récidive. Le squirrhe ne se rencontre jamais chez l'enfant.

Les *kystes dermoïdes* du testicule sont congénitaux ; la science possède 24 observations authentiques publiées de ces tumeurs. Le pronostic est peu grave. On ne doit enlever la tumeur que si elle s'enflamme.

Il n'existe pas, dans la science, d'observation bien authentique d'*hématocèle*. Quand à l'*orchite simple*, elle est encore assez fréquente chez l'enfant. La masturbation en est la principale cause.

6° Description d'un appareil nouveau pour le lavage de la vessie, par M. le docteur Spehl (*Id.*). — Un triangle dont les côtés sont formés par des tubes creux munis chacun d'un robinet, telle est la forme de l'appareil : à chaque sommet s'adapte un tube de caoutchouc allant l'un au réservoir du liquide à injecter, l'autre dans la vessie, le troisième dans le déverseur.

7° Tumeur vasculaire de l'urèthre, par le docteur Issaumt (*Gazette de gynécologie*, 1er avril 1890). — La malade, sujet de cette observation, était porteur d'une petite tumeur vasculaire, fermant le méat uréthral et ne faisant pas ou presque pas saillie au dehors. Cette tumeur arrondie, lisse, libre sur les deux tiers de sa surface, était fixée à la paroi postérieure de l'urèthre par une base d'implantation à peu près circulaire d'un diamètre de 4 millimètres environ. Les douleurs étaient excessivement vives et rendaient l'existence intolérable à la malade. La tumeur fut enlevée au moyen de l'anse et du galvano-cautère de Chardin, après un badigeonnage à la cocaïne (solution au 90°) qui supprima la douleur. Après un repos de 36 heures, la malade reprit ses occupations ordinaires. La santé est revenue complètement.

8° EXPULSION SPONTANÉE D'UN GROS CALCUL VÉSICAL, par M. le docteur E. ROLLET (*Lyon médical*, 6 avril 1890). — Une femme de 65 ans entra en 1889 dans le service du docteur Poncet, à l'Hôtel-Dieu de Lyon ; quelques jours avant son entrée, elle avait rendu spontanément, dans des efforts de toux, par l'urèthre un petit calcul de la grosseur et de la forme d'un pion de jeu de dame. A son admission dans le service, elle indique de la douleur, de la fréquence des mictions, de l'incontinence d'urine, des urines muco-purulentes. Quelques jours après, elle rend, encore dans un accès de toux, deux calculs, l'un de la grosseur d'un noyau de cerise et un autre plus gros. Ce dernier pèse 30 grammes, offre un diamètre transversal de 2^{cent},9 et un diamètre longitudinal de 3^{cent},8. C'est une pierre blanche, grisâtre et grenue dans laquelle domine le phosphate de chaux. Cette pierre a été émise sans douleur, sans hémorrhagie et à l'insu du malade. A l'examen, un peu de rougeur et d'œdème : le méat est béant, tuméfié, on y entre facilement l'index. L'incontinence d'urine persiste, mais plus de douleurs. Quelques jours après, l'incontinence a presque totalement disparu.

L'auteur termine par une revue des cas d'expulsion spontanée de gros calculs, cas d'ailleurs peu fréquents, et par quelques lignes sur la méthode d'extraction, avec dilatation préalable de l'urèthre.

9° TRAITEMENT ABORTIF DE LA BLENNORRHAGIE, par le docteur MALÉCOT (Doin, 1890). — Notre confrère, après une expérience de sept ans, s'est arrêté aux conclusions suivantes : 1° à l'emploi répété de solutions faibles de nitrate d'argent mises en contact avec tout l'urèthre antérieur, au moyen de la sonde à instillations ; 2° à l'application pratique des procédés antiseptiques. Il procède de la façon suivante. On fait d'abord uriner le malade, puis son canal est lavé avec une solution faible d'acide borique. Ce lavage est suivi d'une injection de tout le contenu de la seringue à instillation, remplie, le premier jour d'une solution de nitrate d'argent au 50° et les jours suivants d'une solution au 100° ou même au 150°. Cette instillation est faite au moyen de la bougie à boule portée jusqu'au cul-de-sac du bulbe. Le méat étant fermé par la pression du gland entre le pouce et l'index de la main gauche, on laisse la solution en contact avec l'urèthre antérieur ainsi baigné dans toute son étendue pendant une durée moyenne de deux à trois minutes. En même temps que ces injections argentiques, le docteur Malécot prescrit au malade des lavages de l'urèthre avec une solution antiseptique. Ces lavages sont faits avec la seringue ordinaire et à canal ouvert. Comme liquides, le permanganate de potasse, la résorcine et les sels de mercure viennent en première ligne. Le salicylate de mercure donne d'excellents résultats à la dose de 5 centigrammes pour 100 à une température de 30 à 40°. — On doit exiger une antisepsie aussi rigoureuse que possible du prépuce et du gland : lavages fréquents de ces parties avec la solution boriquée ; tampon de coton antiseptique sur le prépuce, au devant du méat. Enfin, à l'intérieur, le santal à la dose de 6 à 8 capsules ou le salol à la dose de 6 grammes par jour. On peut ainsi obtenir l'avortement de la blennorrhagie, alors même que l'écoulement bien établi remonte à 3 ou 4 jours.

Dr DELEFOSSE.

PRESSE ALLEMANDE

Congrès des chirurgiens allemands.

19ᵉ session tenue à Berlin du 9 au 12 avril 1890.

Dans le compte rendu original du *Mercredi médical* nous relevons les communications suivantes relatives aux voies urinaires.

1° TRAITEMENT CHIRURGICAL DE LA TUBERCULOSE RÉNALE, par M. MADELUNG (Rostock). — Il est certain que le traitement chirurgical peut donner de bons résultats, mais que la difficulté est dans le diagnostic. J'ai cependant vérifié 4 fois ce diagnostic en opérant, et plus souvent encore à l'autopsie. Pour le poser, on a la certitude quand, la vessie étant saine, on trouve dans l'urine des dépôts tuberculeux, et surtout des bacilles. Mais souvent les bacilles font défaut, par exemple quand le foyer n'a pas atteint le bassinet ; ils peuvent même manquer lorsque le rein est entièrement désorganisé. L'inoculation expérimentale n'a pas grande valeur pratique, car elle demande d'assez grandes quantités et beaucoup de temps. D'autre part, il est souvent difficile de déterminer exactement si la vessie est saine ; les signes fonctionnels vésicaux ne sont pas absolument probants ; l'endoscopie est parfois en défaut. Si maintenant il est reconnu que la vessie est saine, on reste dans l'embarras pour savoir si la lésion rénale est uni- ou bilatérale, si même le patient a deux reins. L'unilatéralité des douleurs irradiées vers la vessie, tandis que l'urine est sanglante (Küster), ne démontre pas l'unilatéralité de la lésion rénale, ainsi que je m'en suis rendu compte au cours d'une opération.

Le cathétérisme des uretères est difficile et aléatoire, et chez la femme il exige une dilatation de l'urèthre qui n'est pas sans inconvénients. Par la néphrotomie unilatérale, dérivant toute l'urine de ce côté, on peut avoir des renseignements importants sur l'urine du rein opposé. Mais il y a dans ces conditions un catarrhe de la vessie et des uretères presque constant, en sorte que, même si l'autre rein est sain, l'urine peut rester trouble.

D'après Le Dentu, la tuberculose rénale au début est justiciable de la chirurgie ; non, car à ce moment elle n'est pas diagnosticable ; car, en outre, elle est spontanément curable à cette période. Nous ne devons donc attaquer que la tuberculose unilatérale et franchement accentuée, quand une grande partie du parenchyme est détruite et quand les souffrances indiquent une intervention. Dans ces conditions, la néphrectomie est facile et l'hémostase est aisée. Sur 12 cas que j'ai rencontrés depuis quelque temps, j'en ai opéré quatre ; 2 malades s'y sont refusés. Je n'approuve pas la néphrotomie, qui dans un cas ne m'a donné aucun résultat. La néphrectomie est permise quand il existe des lésions pulmonaires qui ne sont pas trop avancées : l'indication est analogue à celle des opérations pour tuberculose articulaire. On aura recours à la néphrectomie extra-péritonéale, car souvent des poches purulentes se rompent pendant l'opération. Après l'opération, on prescrira pendant plusieurs années un traitement interne à la créosote.

J'ai trouvé dans la littérature 60 faits de néphrectomie pour tuberculose. Il y a eu 5 morts opératoires, mais les améliorations ont été rares, et les guérisons plus encore. Bardenheuer toutefois a eu de fort bons résultats. Mes trois opérées ont guéri. Je pense donc que c'est une excellente intervention, si l'on choisit bien les cas.

M. Kœnig (Gœttingue). — J'admets dans ses grandes lignes la communication de M. Madelung. Cependant, je suis moins sceptique sur la valeur diagnostique des inoculations quand on ne peut voir de bacille. J'ai enlevé deux fois le rein tuberculeux. Dans cette affection, les lésions vésicales ne sont pas constantes.

M. v. Bergmann. — J'ai fait 3 de ces néphrectomies, dont 1 sans diagnostic. Une fois, l'incision d'un abcès tuberculeux périnéphrique m'a donné un bon résultat.

M. Heusner relate une néphrectomie et une néphrotomie heureuses.

M. J. Israel a fait deux néphrectomies, avec une guérison.

M. Mikulicz (de Kœnigsberg) a une fois incisé une pyonéphrose et l'a pansée à la glycérine iodoformée. Les bacilles ont disparu de l'urine.

M. Riedel a eu une récidive du côté opposé après une néphrectomie. Dans un autre cas, la néphrotomie a échoué.

2° Taille hypogastrique. — M. Rudolf Wolf (Hambourg) a montré une pierre vésicale de 5 centimètres sur 7 qu'il a enlevée par la voie hypogastrique. Jusqu'en avril 1889, le porteur n'en avait ressenti aucun symptôme. Pour fixer la sonde à demeure, M. Wolf a coutume d'embrocher la sonde avec un fil dont les chefs sont passés de chaque côté à travers le prépuce chez l'homme, à travers les lèvres chez la femme.

M. Thiersch (Leipzig) a présenté la vessie de plusieurs sujets morts d'urémie et de *septicémie urinaire*. Dans la plupart des cas il s'agit d'*hypertrophie prostatique* contre laquelle la taille hypogastrique a été faite pour permettre d'aseptiser la vessie atteinte de catarrhe.

Une autre pièce provient d'un enfant de 2 ans et demi atteint de rétention d'urine, chez lequel des inégalités étaient senties dans la vessie. Une masse fusiforme, analogue à de l'albumine coagulée, fut extraite et, l'enfant étant mort de septicémie au quatorzième jour, il fut constaté qu'il existait de la pyoné phrose, et dans ce pus il y avait des masses semblables, formées de fibrine et de bactéries. M. Thiersch ne connaît rien de semblable.

3° HYDRONÉPHROSES ET PYONÉPHROSES. — M. BRAUN a décrit quelques pièces relatives à des lésions rénales.

Deux d'entre elles sont relatives à des *hydronéphroses*, dont une congénitale. L'autre est intéressante en ce que l'autre rein est absent, physiologiquement au moins, en sorte qu'après la néphrectomie il n'est plus passé une goutte d'urine par la vessie.

Une autre pièce est une *pyonéphrose* aiguë où la néphrectomie fut tentée. Mais elle dut rester incomplète, car un prolongement s'enfonçant profondément dans le bassin ne put être extirpé et fut drainé après suture à la peau.

M. HAHN a observé un cas d'hydronéphrose de rein unique analogue à celui de M. Braun.

M. RAHN a extirpé avec succès un rein mobile atteint d'hydronéphrose. Dans les cas de ce genre, les mouvements sont tels que presque toujours on diagnostique un kyste ovarique à long pédicule.

1° ENTÉROPTOSE ET REIN MOBILE, par M. EWALD. En France, Glénard a décrit en 1885 une maladie, l'entéroptose, dont Féréol s'est occupé ensuite. Pour lui, d'elles dépendent bien des dyspepsies nerveuses et des neurasthénies, liées à des déviations palpables des viscères abdominaux. Troubles dyspeptiques, constipation avec quelques alternatives de diarrhée, boulimie, faiblesse, refroidissement des extrémités, insomnie, amaigrissement parfois intense, tout cela est lié aux signes physiques suivants : pulsations aortiques à l'épigastre, et dans cette région on sent un cordon transversal, gargouillant, qui pour Glénard est le côlon transverse prolabé. Il y a relâchement des divers replis péritonéaux, et c'est dans les phénomènes de cet ordre qu'il faut ranger le rein flottant, ou néphroptose, accompagné ou non d'entéroptose.

Les cas de ce genre ont été jusqu'à présent peu étudiés en Allemagne. D'après les recherches d'Ewald, ils existent ; mais Glénard en a exagéré la fréquence, et d'autre part leur netteté clinique n'est pas si grande qu'il le prétend. La corde transversale serait souvent, soit le pancréas, soit la 3ᵉ portion du duodénum. De plus, Ewald ne croit pas que les désordres soient seulement d'ordre mécanique ; mais il fait jouer un rôle important aux accidents d'auto-intoxication par les produits de décomposition intestinale. Pour bien apprécier la position des viscères, il recommande d'insuffler l'estomac et le rectum.

Après avoir parlé de l'entéroptose en général, Ewald s'est occupé, dans la séance suivante, du rein flottant en particulier, d'après 100 cas traités en 8 mois à l'hôpital d'Augusta et publiés par M. Kussner dans sa thèse inaugurale. Ces observations se répartissent en 3 groupes : 1° reins que la respiration déplace ; 2° reins flottants réductibles ; 3° reins fixés en position vicieuse. Contrairement à Israël, il considère que la ptose rénale est toujours un phénomène d'ordre pathologique. Avec Lindner, il pense que les causes invoquées souvent — résorption de la graisse périnéale, trauma, dilatation de l'estomac — sont seulement occasionnelles et à elles seules ne sont pas suffisantes. Les relevés qu'on lira dans la thèse de Küssner prouvent en particulier que la relation avec la dilatation de l'estomac n'a pas de valeur causale. D'autre part, malgré Glénard, la néphroptose existe souvent sans splanchnoptose. La splanchnoptose, d'ailleurs, n'est pas si fréquente que le prétend Glénard, d'après qui elle cause 30 p. 100 des maladies du tube digestif ; pour Ewald, c'est tout au plus s'il faut admettre la proportion réduite de moitié.

M. VIRCHOW a fait voir il y a longtemps, dans le tome V de ses *Archives*, avec quelle fréquence les organes abdominaux sont déplacés chez l'adulte. Il admet donc les faits décrits par Glénard. Mais aux déplacements par en bas dont a parlé M. Ewald il ajoute qu'il faut joindre des déplacements par en haut. Ainsi le coude gauche du côlon peut être au-dessus de la rate. Il va sans dire que les coudures qui résultent de ces déplacements si divers causent des phénomènes mécaniques qui se manifestent par des symptômes cliniques très variés. En outre, dans ces cas les adhérences ne sont pas rares et, suivant les cas, cette péritonite peut être cause ou effet.

M. LITTEN ne peut concéder à M. Ewald que le déplacement du rein pendant la respiration soit le 1ᵉʳ degré de la ptose. C'est un fait presque physiologique. D'autre part, ses idées se sont modifiées, depuis la communication qu'il a faite au sixième congrès de médecine, sur la relation de la ptose rénale et de la dilatation de l'estomac. Il constate une coïncidence fréquente de ces états, mais il ne croit plus à un lien causal direct.

M. L. LANDAU. — L'ensemble symptomatique de l'entéroptose est très complexe, d'autant plus que des phénomènes d'ordre nerveux viennent souvent s'y joindre. Il est donc délicat de lui assigner un substratum anatomique, et on doit être reconnaissant à Glénard, à Ewald, de leurs tentatives d'explications mécaniques. Que l'entéroptose existe, le fait est certain : on a observé dès le siècle dernier ces déplacements abdominaux, et dans ses études sur le rein flottant, avant Glénard, Landau a décrit l'abaissement et la coudure du côlon transverse. Mais personne n'a prouvé que l'entéroptose fût une maladie primitive, et il est certain, au contraire, qu'elle est souvent secondaire ; de même, d'ailleurs, pour les ptoses du rein, du foie. Ainsi, dans tous les cas où la capacité absolue ou relative de l'abdomen est accrue : telles les grosses hernies ; les maladies, aiguës ou chroniques, qui provoquent une fonte rapide de la graisse abdominale ; les affaiblissements des parois abdominales ; les laparotomies, les ponctions répétées pour ascite. Ces notions étiologiques sont fort importantes pour le traitement.

Dans l'entéroptose, il n'y a guère que quelques troubles mécaniques ; des coudures, surtout observées sur les parties intestinales qui sont fixées en arrière : les extrémités du duodénum par exemple, l'angle gauche du côlon. Dans la néphroptose, au contraire, les lésions rénales sont fréquentes, et c'est une des causes les plus usuelles d'hydronéphrose intermittente ou permanente.

Landau est, en thérapeutique, de l'avis de Glénard et d'Ewald. Les bandages sont ce qu'il y a de mieux et il est fort satisfait de la ceinture qu'il a fait construire.

M. GUTTMANN. — Certes, le rein mobile est moins rare qu'on ne l'a dit. Mais il est surprenant que M. Ewald ait pu en voir 100 en 8 mois. Le diagnostic est-il toujours exact ? On en peut douter, car il est souvent difficile, impossible même. Avec le foie flottant, par exemple, l'erreur est à peu près inévitable.

M. SENATOR a examiné en un an 700 femmes à ce point de

vue, et a trouvé le rein mobile chez 1 p. 100. Il croit donc que
dans la série de M. Ewald il doit y avoir des erreurs de diagnostic inévitables.

M. HENOCH a vu un cas d'hématome du grand droit où un
jeune médecin avait diagnostiqué un rein mobile.

M. J. ISRAEL a présenté deux cas où, après néphrectomie, la
matité lombaire était plus accentuée du côté opéré. Ces faits
doivent rendre réservé sur la valeur de la percussion lombaire
dans le diagnostic du rein mobile. Il admet l'action de la diminution de pression abdominale pour expliquer le rein flottant:
deux fois après néphrectomie il a vu s'abaisser l'autre rein.

M. ZABLUDOWSKI insiste sur les bons effets du massage dans
la position genu-pectorale pour parer à la constipation dans
l'entéroptose (Discussion à la *Société de méd. berlinoise*, 12, 19 et
26 mars 1890, d'après *Berl. klin. Woch.*, nos 12, 13 et 14, p. 277,
304 et 346).

2° TAILLE HYPOGASTRIQUE, SUTURE DE LA VESSIE (*Ueber einen ho-
hen Steinschnitt mit nachfolgender primär geheilter Blasennath
bei einem 69 jahrigen Patienten*), par KEHR (*Berl. klin. Woch.*,
3 mars 1890, n° 9, p. 200). — Ce fait est destiné à démontrer que, même chez un sujet très vieux et très affaibli, la
suture peut réussir complètement après la taille hypogastrique.
Ce vieillard, en effet, avait subi antérieurement toutes les maladies possibles ; au moment de l'opération, il présentait une
bronchite chronique avec emphysème, si bien qu'il ne pouvait
dormir qu'à peu près assis. Depuis plusieurs années, il avait
des signes de pierre, et de plus il avait eu quelques accès de rétention d'urine à l'occasion d'un desquels, il y a trois ans, on
lui avait fait une fausse route qui aujourd'hui encore rend le
cathétérisme difficile. Les souffrances étaient devenues très
vives. La pierre enlevée par la taille hypogastrique pesait
39 grammes. En principe, après la suture vésicale, l'auteur préfère les cathétérismes répétés toutes les trois ou quatre heures ;
mais dans l'espèce il y avait contre-indication à cause des difficultés créées par la fausse route. La sonde à demeure (et le
premier jour une sonde métallique put seule être introduite)
n'eut d'ailleurs aucun inconvénient. La température arriva à
38°,5 le lendemain. Ce fut le seul jour de fièvre. Le malade se

zänger, incisa l'abdomen du fœtus, car cette région, trop volumineuse, était la cause de la dystocie. Il s'écoula en abondance un liquide jaune et quelques tractions firent venir l'enfant. L'accouchée a eu, par atonie utérine, une hémorrhagie grave, mais le massage, les injections vaginales et l'ergotine en ont eu raison. L'autopsie a montré une vessie « en dégénérescence kystique, remplie de liquide urineux », distendant l'abdomen. L'auteur admet « une maladie fœtale ». Mais on regrettera l'absence de tout détail anatomique permettant de comprendre de quoi il s'agit (*Geburtshinderniss, bedingt durch die excessiv erweiterte Harnblase des Fœtus*, in *Wien. med. Presse*, 1890, n° 9, p. 332).

✦ FIXATION DE LA SONDE APRÈS L'URÉTHROTOMIE EXTERNE, par LAUENSTEIN. — Après uréthrotomie externe, une fois la sonde mise dans l'urèthre, Lauenstein conseille de passer dans cette sonde un fil de soie dont les deux chefs sortent par la plaie périnéale et sont noués alors autour d'un tampon de gaze iodoformée : cela permet de fixer à la fois la sonde et le tampon. Pour changer le tampon, il suffit de dénouer le fil ; de le couper pour changer la sonde (*Eine einfache Befetigung des elastischen Katheters in der Harnröhre zur Nachbehandlung der Boutonniere*, in *Centr. f. Chir.* 1890, n° 9, p. 153).

✦ TUMEUR DU REIN CHEZ L'ENFANT, par M. G. FISCHER. — Fischer a opéré un enfant de 4 ans et demi pour un sarcome du rein gauche. Il a fait l'incision intra-péritonéale de Bergmann, de la même côte à la jonction du tiers externe et du tiers moyen de l'arcade de Fallope. L'intervention a duré une heure ; au

bout de ce temps, le collapsus était tel qu'une partie du néoplasme fut laissée derrière les fausses côtes. De là une récidive
aisée à comprendre, ou plutôt une continuation du mal, et à la
cinquième semaine une opération fut faite par l'incision de Simon. Cette fois, tout sembla être enlevé. La plaie guérit bien.
Mais la récidive ne se fit pas attendre, et au bout de trois mois
l'enfant était mort.

A propos de ce fait, Fischer a réuni 30 observations de néphrectomie pour tumeur chez l'enfant. On n'y trouve pas une seule
guérison radicale, et la plus longue durée est d'un an et demi.
La mortalité était il y a quatre ans de 56 p. 100; aujourd'hui elle est
tombée à 48 p. 100. Celle de l'opération intra-péritonéale est
de 52 p. 100; celle de l'extra-péritonéale, de 16 p. 100 (*Zur Néphrectomie bei Geschwülsten der Kinder*, in *Deutsche Zeitschr. f.
Chir.*, 1889, t. XXIX, d'après *Centr. f. Chir.*, 1890, n° 10, p. 190).

Dans le même travail, l'auteur publie un fait de *cysto-adé-
nome du prépuce*, sous forme d'une tumeur grosse comme une
noisette, chez un homme de 25 ans.

6° TRAITEMENT DE L'HYDROCÈLE, par M. E. VOSWINCKEL. — Ce
travail est fondé sur 90 observations du service de Czerny, ré-
parties en plusieurs groupes.

48 fois il s'agit de ponction avec injection iodée. La durée
moyenne a été de sept à huit jours; il y a eu six récidives. A
côté de ces faits il y en a quelques-uns de ponction simple, d'injection à l'eau phéniquée, au sublimé.

Les 25 opérations au bistouri donnent une durée moyenne
de vingt-trois jours; il y a eu une récidive. Le résultat définitif
serait donc plus favorable que par l'injection.

Il faut signaler quelques cures radicales avec modifications
spéciales (5), avec extirpation de la vaginale (3), avec castration (4). Leur résultat a été bon (*Ueber die Resultate der Behandlung der Hydrocele auf der chirurgischen Klinik zu Heidelberg*, 1878-1888, in *Beitr. z. klin. Chir.*, von *Bruns*, etc., t. V,
hft. 2, d'après *Centr. f. Chir.*, 1890, n° 10, p. 192).

7° NÉPHROLITHOTOMIE, par M. J. ISRAËL. — La néphrotomie pour
pyonéphrose est classique en Allemagne, mais on n'a pas souvent recours à la néphrolithotomie pour extraire par la taille un

calcul contenu dans un rein non suppuré. Cette opération est excellente, et Israël présente un malade sur lequel elle lui a donné un succès remarquable, avec réunion immédiate du rein suturé. L'incision du rein a donné beaucoup de sang; mais quelques minutes de compression ont suffi à arrêter l'hémorrhagie. L'intervention a eu ceci de particulier que si Israël n'avait pas eu une confiance absolue en son diagnostic clinique, il ne l'aurait pas terminée; car, après mise à nu du rein, ni la palpation ni l'acupuncture n'ont fait constater le calcul, qui cependant a été extrait par une incision franche du bord convexe (*Société de médecine berlinoise*, 12 février 1890).

6° COWPÉRITE AU COURS D'UNE ROUGEOLE, par M. S. RONA. — Cette observation, qui semble unique, concerne un garçon de 16 ans atteint de rougeole grave. Au début de la convalescence apparaît un gonflement inflammatoire périnéal qui fut reconnu pour une cowpérite et se termina par résolution. Le traitement consista en cataplasmes puis en onctions à la pommade mercurielle.

Dᵣ A. BROCA.

PRESSE ITALIENNE

1° ISCHURIE DANS UN CAS D'HYPERTROPHIE DE LA PROSTATE — CAUTÉRISATION THERMO-GALVANIQUE — GUÉRISON, par ROTH (*Clinique de Cagliari; — Bollettino delle cliniche*, janvier 1890). — Le 28 décembre 1888 entre à la clinique, Loddo G..., 76 ans, atteint de rétention d'urine depuis trois jours. Depuis deux ans déjà, ce vieillard présentait des troubles urinaires : besoins fréquents d'uriner, mictions difficiles, douloureuses, parfois impossibles, sensation de pesanteur au périnée, s'irradiant dans la verge et vers l'anus.

La vessie est complètement distendue; on passe une sonde molle n° 8 et on retire plus de cinq litres d'urine : réaction alcaline, traces d'albumine, globules de pus. L'exploration rectale permet de constater une augmentation de volume du lobe médian de la prostate. Vu l'état du malade, toute intervention opératoire était contre-indiquée.

Après avoir amélioré la cystite, autant qu'on pouvait le faire, par des injections boriquées et l'administration de l'acide benzoïque, le professeur Roth se décide, le 15 mars, à pratiquer la cautérisation thermo-galvanique. Il introduit le cautère comme un cathéter ordinaire, puis, retournant l'extrémité vers le bas, de façon à accrocher le col, il ferme le circuit, et laisse l'action de l'électricité se prolonger pendant deux minutes. Il fait passer un courant d'eau, comme réfrigérant, pendant trois ou quatre minutes, dans l'instrument; puis il lui imprime de légères secousses à droite et à gauche, de manière à le détacher de l'eschare, et le retire alors facilement.

Le patient n'avait accusé une légère douleur qu'au moment de l'ouverture et de la fermeture du courant. Les suites furent des plus simples.

Le malade fut sondé quatre fois par jour et chaque fois la vessie fut lavée à l'eau boriquée. Le troisième jour, le malade urina spontanément : l'urine contenait de nombreux fragments d'eschare. Le cinquième jour, il sortit de l'hôpital.

2° APPLICATIONS NOUVELLES D'INSTRUMENTS ANCIENS, par G. Rue (*Bollettino delle science mediche*, janvier 1890). — I. *Cathéter pour la cystotomie sus-pubienne*. — L'auteur, éprouvant un jour une certaine difficulté pour diviser la paroi antérieure de la vessie se fit fabriquer un cathéter permettant de soulever et de tendre la paroi vésicale à inciser. Ce n'est autre que le cathéter de Bouchet légèrement modifié. L'instrument se compose d'une canule métallique recourbée à son extrémité interne et munie d'une cannelure dans laquelle se meut une seconde branche également recourbée, dont le manche parcourt toute la longueur de l'instrument. Les manches de chacune de ces deux parties supportent à leur extrémité libre une ailette. Les deux ailettes peuvent s'écarter ou se rapprocher l'une de l'autre au moyen d'une vis. En rapprochant les ailettes, les deux branches sont réunies; l'instrument est fermé et forme un cathéter ordinaire. En écartant au contraire les ailettes, on fait diverger les deux extrémités internes qui fixent et tendent ainsi la paroi vésicale ce qui permet de pénétrer par ponction en un seul temps dans la vessie.

II. *Trocart-cathéter pour le cathétérisme rétrograde*. — De

un cas de rétention d'urine par suite de rétrécissement traumatique insurmontable chez un homme de 54 ans, l'auteur
eut l'idée de se servir d'un trocart recourbé pour faire la ponction de la vessie, et en même temps le cathétérisme rétrograde,
de la façon suivante. Après avoir fait la ponction hypogastrique
et retiré le trocart, l'auteur passe dans la chemise du trocart
une sonde élastique. Il pratique alors le cathétérisme de l'orifice
interne de l'urèthre, qu'il trouve très facilement, ayant pour
guide un doigt placé dans le rectum. Il pousse la sonde élastique contenue dans la chemise du trocart et la fait arriver ainsi
jusqu'au niveau de la partie postérieure du rétrécissement. Il
pratique à ce niveau une uréthrotomie externe qui lui permet
de faire parcourir à la sonde élastique toute la longueur du
canal, d'arrière en avant. Quand elle arrive au méat, il y
attache un fil double, qu'il retient d'un côté hors de l'urèthre,
et qu'il tire de l'autre, au moyen de la sonde, par la canule du
trocart jusqu'à la région hypogastrique. Ceci fait, il attache à
ce fil double un cathéter élastique n° 12, en le perforant à son
extrémité interne. Il tire alors sur le bout hypogastrique et
amène le cathéter d'abord jusque sur la canule du trocart toujours placée dans le périnée, puis dans la vessie. Il ne reste
plus qu'à enlever la chemise du trocart et le fil. Le malade
guérit très bien et quitte l'hôpital peu de jours après l'opération.

3° NOTES DE GYNÉCOLOGIE OPÉRATOIRE. — OBSERVATIONS CLINIQUES
de BRICHETTI LUIGO (*Gazetta medica lombarda*, 18 janvier 1890 et
suiv.). — *Tumeurs ovariques.* — L'auteur a opéré 4 kystes de
l'ovaire droit et 2 de l'ovaire gauche où il a obtenu une
guérison complète dans tous les cas. Il donne ensuite en détail
quatre observations intéressantes :

Kyste pluriloculaire de l'ovaire gauche; circonférence du
ventre au niveau de l'ombilic : 1ᵐ,10 ; ce kyste était si considérable que les membres inférieurs étaient enflés et que la malade pouvait difficilement respirer. Incision de la paroi abdominale; ablation d'un kyste de 13 ᵏⁱˡ,500, toilette minutieuse.
Le 20° jour, la malade se lève, guérie.

Kyste uniloculaire de l'ovaire droit suppuré chez une femme
de 40 ans. Par la ponction on retire 10 litres d'un pus très

fétide. L'auteur attribue la guérison qui survient rapidement, à l'épaisseur de la paroi du kyste qui empêche la propagation de l'inflammation au péritoine.

Kyste pluriloculaire de l'ovaire gauche ; ascite, extirpation, mort. Dans ce cas, l'auteur, après avoir incisé la paroi abdominale sur la ligne blanche, et extirpé le kyste ovarique, trouve une tumeur du volume d'une orange, implantée sur le péritoine pariétal, au niveau de la région ombilicale. Fait intéressant : cette dernière tumeur était identique, histologiquement, au kyste ovarique. Ce fait montre que ce n'est pas la ponction qui propage et dissémine les éléments des tumeurs utérines, comme l'avait soutenu Piazza au congrès de Pavie, puisque dans ce cas aucune ponction n'avait été pratiquée.

Sarcome kystique de l'ovaire droit, ascite. Incision exploratrice, drainage de la cavité abdominale ; mort.

Tumeurs utérines. — L'auteur a opéré par la voie abdominale trois fibromes utérins sons-séreux (amputation supra-vaginale) ; il a eu 2 morts et 1 guérison.

Parmi les fibromes sous-muqueux, l'auteur cite un cas où la malade présentait, outre un myome de la partie antérieure du segment inférieur de l'utérus, une autre tumeur formée par des dépôts de fibrine et pendant en partie hors de la vulve : ablation au moyen de la chaîne de l'écraseur ; guérison.

Quant aux fibromes pédiculés, l'auteur les enlève au moyen de la chaîne de l'écraseur ou de l'anse galvanique et fait, dans les jours qui suivent l'opération, des irrigations au sulfophénate de zinc à la dose de 5 p. 100.

4° CHANCRE INDURÉ A FORME ŒDÉMATEUSE, par G. NICOLICH (ŒDEMA INDURATIVO) (Extrait de *Resoconto sanitario dello spedale civico di Trieste*, 1888). — L'auteur rapporte l'histoire d'un malade de 21 ans, charcutier robuste, qui présentait une forme rare d'accident primitif connue sous le nom de chancre œdémateux. La verge et le scrotum étaient augmentés de volume au point qu'ils atteignaient presque le triple du volume normal. La peau qui recouvre ces organes était œdémateuse, mais gardait sa coloration normale. Les ganglions inguinaux étaient tuméfiés. L'auteur figure dans deux planches les organes du malade à son entrée et à sa sortie de l'hôpital. Il rappelle à ce

propos la description donnée par Finger de ces accidents, qui
ne sont guère signalés que chez la femme, au niveau des
grandes lèvres.

5° SUR LE TRAITEMENT PALLIATIF DU CANCER INOPÉRABLE DE
L'UTÉRUS ET DE L'ENDOMÉTRITE CHRONIQUE PAR LE CHLORURE DE ZINC,
par G.-E. CURATULO (*Il Morgagni, Parte I*, n° 11 ; nov. 1889). —
Après avoir fait l'historique des différents traitements palliatifs
du cancer utérin inopérable, l'auteur passe en revue les travaux des divers auteurs qui ont employé le chlorure de zinc.
Le professeur Mangiagalli, de Milan, à la clinique duquel l'auteur a fait son travail, se sert du chlorure de zinc en solution
aqueuse (parties égales). Il fait précéder l'application du caustique d'un raclage sérieux des portions envahies par le processus néoplasique. Il n'a jamais observé d'hémorrhagie grave
à la suite du raclage. Les tampons sont laissés en place de six
à douze heures ; il survient rarement de la fièvre ; la température ne monte pas au-dessus de 38°,8 dans les deux jours qui
suivent l'application du caustique. La chute de l'eschare se
produit du huitième au douzième jour. Dans 4 observations
données en détail, les malades, examinées trois et quatre mois
après le traitement, n'avaient pas présenté d'aggravation sensible.

Les cautérisations faites pour des métrites chroniques furent
pratiquées chez une quarantaine de femmes, au moyen de
sondes en aluminium portant à leur extrémité un tampon de
ouate imbibé de la solution caustique ; on les laissait en place
une minute. L'auteur insiste sur la nécessité de tenir les femmes
au repos après cette application ; les récidives sont survenues
en effet surtout chez les malades non astreintes au repos.

Dr E. LEGRAIN.

REVUE DES SOCIÉTÉS SAVANTES

I° Société de chirurgie.

1° TRAITEMENT DES PYÉLO-NÉPHRITES SUPPURÉES, par le docteur CH. MONOD (*Séance du 12 mars* 1890). — A propos de la malade dont M. Brun a rapporté l'observation dans la précédente séance (voir le numéro d'avril des *Annales*, p. 244), M. Monod cite un cas analogue. Une femme de 36 ans souffrait depuis trois ans de douleurs vésicales intenses, surtout au moment de la miction. Ses urines étaient, à certains moments, chargées d'une véritable purée de pus. On sentait facilement en avant la tumeur rénale qui versait son contenu dans la vessie. M. Monod incisa la paroi abdominale antérieure et trouva une collection purulente à la fois autour et dans l'intérieur du rein ; il y avait pour ainsi dire deux loges superposées, l'une sur la capsule et l'autre dans le rein. Ce dernier fut enlevé, de sorte qu'il y eut une néphrectomie sous-capsulaire. Un gros pédicule fut formé par le rein lui-même et une contre-ouverture pratiquée à la région lombaire.

Malgré son état cachectique, la malade supporta très bien l'intervention. Les forces revinrent rapidement et l'opérée quitta l'hôpital avec une petite fistule. Plus tard, un phlegmon apparut dans la région lombaire et fut incisé ; la fistule qui survint persista pendant quatre ans.

Dès la première opération, les urines avaient cessé d'être purulentes. Dans ce cas, il est évident qu'il fallait agir primitivement sur le rein et non sur la vessie.

M. LE DENTU fait remarquer que, quand on constate à la fois sur un malade des signes de lésions des reins et de la vessie, il importe, avant de décider son opération, de rechercher avec le plus grand soin quelle est l'origine du mal.

Dans le cas où la cystite domine, dans l'uretéro-pyélite, dans la cystalgie, lorsque le rein est peu touché, la colpocystotomie peut suffire. M. Le Dentu l'a vue amener la guérison complète.

elle puisse échouer. Il faut cependant l'essayer d'ab
ra toujours temps d'intervenir du côté du rein.
la pyonéphrose accentuée avec complications inf
s, il faut faire la néphrectomie. Quelquefois la cy
après cette opération, et il faut alors la traiter.
HWARTZ a fait deux fois la cystotomie vaginale contr
douloureuses et purulentes. Dans le premier cas,
de la vessie mit fin aux douleurs et les urines r
normales ; mais deux tentatives répétées à six mois
pour fermer la fistule furent suivies de douleurs (
entraînant la rupture des sutures ou la nécessit
le trajet au niveau duquel il ne persiste qu'une 1

la deuxième malade, l'opération fit en grande p
tre une pyélonéphrite légère.
ARILLON a eu dernièrement à traiter une femme souf
bles vésicaux et ayant une énorme tumeur rénale,
Par la laparotomie, on retira 4 litres de liquide puru
une hydronéphrose suppurée. Les urines s'éclairc
bent et, après l'intervention, elles ne renfermaient
La poche rénale a beaucoup diminué.
RUN dit que, dans son cas, il n'^{y} avait pas d'augment
me manifeste du rein, mais de la cystite purulente (
A malade était très déprimée. On devait donc fai
mie.
la cystite d'origine tuberculeuse, M. Brun pense qu
chercher à fermer la fistule, car alors les acciden
ent.

.

AITEMENT DES TUMEURS DU REIN PAR LA NÉPHRECTOMIE,)
VILLENEUVE (de Marseille (*même séance*). — Un ho
ns avait depuis dix-huit mois des crampes et des dou
riques souvent accompagnées de vomissements. Au
embre 1889, il avait eu une hématurie qui, depui:
roduite chaque mois deux ou trois fois. Au mome
eneuve vit le malade, en janvier 1890, les douleur
ues étaient augmentées par la pression, mais ne :
pas: A droite, il y avait une grosse tumeur rén:
d'une tête de fœtus à terme, dure et régulière. Le I

tement rénal était facile à provoquer. La quantité d'urine rendue
oscillait entre 2,000 et 2,500 grammes à 2,700 grammes ; la réaction était acide et la quantité d'urée à peu près normale.

L'opération fut faite le 31 janvier 1890 par la voie lombaire.
L'isolement de la tumeur fut facile en bas, mais pénible dans sa
partie supérieure. On dut enlever par morceaux le rein ramolli,
qui se laissait écraser. La plaie fut drainée et bourrée de gaze
iodoformée. La guérison survint en six semaines. La quantité
d'urine oscille actuellement entre 1,600 et 2,500 grammes en
vingt-quatre heures.

M. Villeneuve fait remarquer l'absence du varicocèle, la polyurie existant avant et après l'intervention, et la persistance de
la même quantité d'urée. La douleur épigastrique était le seul
phénomène douloureux.

L'examen histologique a montré qu'il s'agissait d'un épithélioma du rein.

M. QUÉNU, dans la séance suivante (19 mars), dit que chez
l'enfant les tumeurs-malignes du rein marchent très rapidement
et que la mort par choc, après l'opération, est malheureusement
trop fréquente. Récemment, M. Quénu a opéré d'un sarcome un
enfant de 5 ans à l'hôpital Bichat et, malgré toutes les précautions, bien que l'opération eût été faite dans une salle chauffée
et que la perte de sang eût été minime, le malade succomba
d'une hémorrhagie secondaire. Enfin, dans le jeune âge, la récidive est très fréquente.

Chez l'adulte, les conditions sont tout autres. Il faut faire la
néphrectomie, qui est le seul traitement rationnel. L'opération
aura d'autant plus de chances de réussir que la marche du
néoplasme aura été plus lente, et surtout que le diagnostic aura
été fait à une époque plus rapprochée du début. Le diagnostic
se base sur des hématuries à caractères spéciaux et l'existence
d'une tumeur rénale ; or, les hématuries ne sont pas constantes
et la tumeur rénale se montre souvent bien tardivement. Il ne
faut pas hésiter, quand on a des doutes, à faire la laparotomie
exploratrice, qui constitue d'ailleurs le premier temps de l'opération et ne sera pas plus grave que les explorations vésicales
compliquées. M. Quénu est partisan de la néphrectomie
transpéritonéale, qui seule permet l'extirpation des tissus
périrénaux et des ganglions malades. L'incision latérale n'a

rien d'avantageux et il faut inciser sur la ligne médiane. Même quand il y a cachexie, adhérences, etc., l'opération n'est pas absolument contre-indiquée. M. Quénu rapporte à ce propos une observation démonstrative. Une malade âgée de 45 ans, et malade depuis dix ans, entra dans le service de M. Terrier et on diagnostiqua un kyste de l'ovaire adhérent et enflammé; une fois l'opération commencée, on crut à un sarcome kystique de l'ovaire; puis, enfin, on reconnut qu'il s'agissait d'un épithélioma rénal avec poche hématique. La guérison fut très rapide.

M. Le Dentu dit avoir vu deux cas de cancer hématique. Dans les deux cas, il fit la ponction exploratrice et évacua du sang. Un seul des malades avait eu des hématuries.

M. Monod, en juillet 1889, a fait l'ablation d'un rein polykystique. La malade, actuellement, se porte bien,

M. Terrier fait remarquer qu'il faut éviter de confondre les épanchements sanguins qui se font dans les grands kystes séreux avec les hémorrhagies qui se produisent dans l'intérieur des tumeurs malignes.

M. Le Dentu pense que les kystes hématiques sont du cancer.

II° Société de biologie.

Action de l'urine sur les tissus, par le docteur Tuffier (*Séance du* 15 *mars* 1890). — D'une série d'expériences faites par l'auteur, il résulte que l'injection d'urine aseptique dans les tissus ne produit aucun accident, qu'elle soit acide, neutre ou alcaline, et quelle que soit la quantité injectée; on peut même, sans en augmenter la nocuité, la rendre ammoniacale au moyen du carbonate ou du sulfhydrate d'ammoniaque. Dans ce dernier cas, il est vrai que les tissus prennent une teinte noirâtre et s'indurent légèrement; mais ces accidents sont insignifiants, si on les compare à ceux qu'on a l'habitude d'observer en clinique à la suite des infiltrations urinaires.

D'autre part, M. Tuffier a sectionné le rein sur sa face convexe, de façon à pénétrer jusque dans le bassinet, et il a réuni les deux valves du rein ainsi sectionné par des fils de catgut et la réunion a eu lieu par première intention sans suppuration. De plus, il a lié l'uretère correspondant pour augmenter la pression urinaire dans le rein sur lequel il avait expérimenté, et, dans ces conditions encore, la réunion a été parfaite. Ces deux ordres d'expériences établissent donc d'une façon péremptoire que l'urine aseptique est complètement inoffensive pour les tissus chez l'animal. Ces résultats seraient également applicables à l'homme, selon M. Tuffier, d'après ce qu'il lui a été donné d'observer dans sa pratique chirurgicale.

M. Charrin rappelle, à ce propos, les différents travaux que le professeur Bouchard a entrepris dans ces dernières années sur les propriétés toxiques de l'urine, mais dans lesquels ce sont plus souvent les vaisseaux que le tissu cellulaire sous-cutané qui ont servi de voie d'introduction. L'urine fraîche, ayant simplement passé sur le papier Berzélius, introduite en grande quantité dans les veines d'un lapin, tue l'animal par intoxication et non par infection. Si l'on ne dépasse pas 40 à 60 centimètres cubes, le lapin se rétablit la plupart du temps, à moins que l'urine ne soit particulièrement toxique.

M. Straus cite également un certain nombre d'expériences qu'il a entreprises à peu près dans le même ordre d'idées.

La ligature d'un seul uretère par la voie abdominale est absolument inoffensive, si l'opération a été faite aseptiquement, car le rein resté sain supplée complètement à la fonction du rein oblitéré. Au contraire, si, au lieu de le lier, on sectionne un uretère de manière à laisser l'urine s'écouler dans le péritoine, malgré le rein resté sain, l'animal succombe en quelques jours. En dépit de l'asepsie la plus parfaite, il est impossible d'obtenir la réunion par première intention de la plaie abdominale, dont chaque point de suture entre en suppuration. A l'autopsie, on constate toujours une péritonite suraiguë, avec congestion énorme des viscères, exsudat fibrino-purulent et fermentation ammoniacale de l'urine épanchée dans la cavité péritonéale, laquelle pullule en microbes variés, ces derniers ayant traversé soit la plaie abdominale en suppuration, soit les parois de l'intestin violemment enflammé par la présence et la stagnation de l'urine.

III° Société clinique.

Gangrène totale du pénis par infiltration d'urine, par le docteur Lejars (*Séance du 13 février* 1890). — L'auteur de cette communication commence par distinguer deux variétés de gangrènes du pénis. La première, superficielle, tégumentaire, dépouillant les corps caverneux et spongieux sans les intéresser eux-mêmes, est d'observation courante dans l'infiltration d'urine. La seconde, gangrène profonde, totale, mortifiant l'organe en masse, relève d'une influence générale (diabète, paludisme, fièvres graves, intoxications) ou succède à un processus local, tel que l'étranglement d'un paraphimosis, l'inflammation gangreneuse née d'une balano-posthite, d'un chancre et même d'une plaque d'herpès, ou développée à la suite d'un traumatisme, de l'introduction de corps étrangers, etc. Aucun auteur ne cite l'infiltration d'urine comme capable de déterminer cette gangrène totale de la verge : l'observation suivante en est cependant un exemple.

Un homme de 68 ans, robuste encore quoique un peu amaigri, sans antécédents rhumatismaux ni syphilitiques, était porteur d'un rétrécissement blennorrhagique depuis longues années. Puis, peu à peu, l'hypertrophie de la prostate ayant combiné ses effets à ceux de la stricture, le malade avait pris l'habitude de se sonder chaque soir en laissant à demeure la sonde jusqu'au lendemain. Un jour, le malade pousse trop brusquement l'instrument et l'on constate alors les symptômes suivants : uréthrorrhagie abondante tout d'abord et impossibilité de la miction; puis, très rapidement, gonflement énorme des bourses et de la verge, laquelle, dès le troisième jour, devient noirâtre tout en étant le siège de douleurs suraiguës.

Après une tentative infructueuse de cathétérisme pratiquée par le chirurgien, celui-ci fit l'uréthrotomie externe au thermocautère. Néanmoins la gangrène de la verge s'accentua et l'on fut obligé de régulariser l'amputation spontanée qui s'effectua à la racine du membre. Il resta un moignon d'un centimètre de long, à demi recouvert par un lambeau cutané, vestige du fourreau.

M. Lejars croit qu'ici par la fausse route uréthrale l'urine s'est infiltrée, non pas sous les téguments de la verge comme d'ordinaire, mais dans les aréoles du tissu spongieux, d'où thromboses multiples dans les cavités de la gaine érectile et thromboses septiques, qui provoquent à la fois et l'arrêt circulatoire total et l'inflammation gangreneuse.

M. REYNIER n'est pas convaincu que, dans ce cas, l'infiltration d'urine ait été la cause de la gangrène ; il tend plutôt à admettre qu'il s'est produit d'abord une blessure du canal, puis un épanchement de sang déterminant une compression des tissus sousjacents, et enfin gangrène consécutive.

M. LEJARS fait observer que la teinte de la verge n'était pas ecchymotique, mais vraiment noire comme dans la gangrène.

M. BERGER croit à une plaie septique de la verge, suivie d'un phlegmon gangreneux : c'est bien là le mécanisme de la gangrène dans l'infiltration d'urine ; mais il n'y a pas introduction profonde de l'urine dans le tissu spongieux.

M. FEULARD insiste sur ce point que, sous le rapport de l'étiologie et de l'évolution, il n'y a aucune assimilation possible entre le fait de M. Lejars et les gangrènes foudroyantes des extrémités qu'on observe en d'autres circonstances.

IV° Société de médecine pratique.

1° DE L'EMPLOI DU NITRATE DE COCAÏNE DANS LE TRAITEMENT DES AFFECTIONS DES VOIES URINAIRES, par le docteur LAVAUX (*Séance du 27 février* 1890). — L'auteur de cette communication assure que les injections uréthro-vésicales, pratiquées avec une solution de nitrate d'argent, sont à peine senties par les malades, même les plus sensibles, si, après avoir fait le lavage continu de l'urèthre antérieur avec une solution boriquée à 4 p. 100, on introduit dans le canal une solution ainsi composée :

Eau distillée.. . . . . 50 grammes.
Nitrate de cocaïne. . . . . 1 gramme.
Nitrate d'argent. . . . . 1 gramme.

Au bout de cinq minutes, l'urèthre est de nouveau lavé avec l'eau boriquée.

Le nitrate de cocaïne est préparé, au moment du besoin seulement et par double décomposition, au moyen de deux solutions séparées que l'on mélange instantanément : la première de ces deux solutions doit contenir 95 centigrammes de nitrate d'argent pour 10 grammes d'eau distillée, et la seconde 2 grammes de chlorhydrate de cocaïne pour 10 grammes d'eau distillée. On filtre le mélange des deux solutions pour séparer le chlorure d'argent insoluble et on emploie le filtratum.

2° NÉPHRECTOMIE ABDOMINALE SUIVIE DE GUÉRISON POUR UNE HYDRO-
NÉPHROSE CHEZ UNE ENFANT DE 10 ANS, par le docteur DELÉTREZ
de Bruxelles (*même séance*). — Il s'agit dans cette observation
d'une petite fille de 10 ans qui avait fait plusieurs chutes sur le
côté droit. La dernière, qui avait eu lieu un an auparavant,
avait déterminé des symptômes graves de péritonite et des hématuries pendant plusieurs semaines ; puis, l'enfant s'était remise peu à peu comme état général, mais conservant dans le
flanc et la fosse iliaque du côté droit une tumeur dont le volume
alla toujours en augmentant depuis lors jusqu'à atteindre
30 centimètres comme diamètre vertical et 25 centimètres
comme diamètre transversal.

L'exploration bi-manuelle minutieusement pratiquée sous
chloroforme, et la ponction montrèrent qu'il s'agissait bien
dans ce cas d'une hydronéphrose : en raison de ses dimensions
considérables, la néphrectomie abdominale fut décidée. Elle
eut lieu par une incision antérieure de 10 centimètres correspondant au plus grand diamètre vertical de la tumeur : deux
litres et demi de liquide citrin s'écoulèrent quand on ponctionna
la poche. Le décollement du péritoine incisé et l'ablation du
rein kystique ne présentèrent aucune particularité. La petite
opérée était complètement guérie vers le douzième jour et la
quantité d'urine rendue en 24 heures atteignait et dépassait
1800 et même 2000 grammes.

M. POLAILLON n'a pratiqué qu'une fois la néphrectomie par la
voie abdominale ou transpéritonéale et, s'il l'a choisie malgré
ses réelles difficultés, c'est aussi à cause du volume de la tumeur et de sa mobilité. Les hémorrhagies dues à l'artère rénale
ont évitées en appliquant sur le pédicule une double ligature
au catgut à quelques millimètres de distance. Le rétablissement
absolu de la fonction rénale par l'unique rein restant est de
règle, et M. Polaillon a constaté, comme M. Delétrez, que ce
fonctionnement était parfois exagéré.

Société d'anatomie et de physiologie de Bordeaux.

ABCÈS PÉRINÉPHRÉTIQUE DANS LA CONVALESCENCE DE LA GRIPPE, par
le docteur FERRON (*Séance du 24 février* 1890). — Un jeune élève
de l'École Saint-Cyr a été pris, pendant la convalescence de sa

grippe, d'un phlegmon périnéphrétique qui a nécessité l'intervention chirurgicale. Peut-être une chute de cheval, faite deux ans auparavant, avait-elle mis la région rénale dans un état de moindre résistance, et alors l'influenza n'a joué que le rôle de cause occasionnelle. Et cependant, depuis l'accident, aucun phénomène morbide ne s'était manifesté du côté des voies urinaires ; les urines notamment étaient restées claires et n'avaient jamais contenu de sang.

VI° Société médicale d'Amiens.

CAS DE CONGESTION RÉNALE INTERMITTENTE, par le docteur SOREL (de Villers-Bretonneux) (*Séance du 5 février* 1890). — Un malade de 46 ans urine du sang dans la soirée du 4 décembre dernier. Le lendemain matin, ses urines étaient redevenues claires : le soir, à la même heure que la veille, douleur rénale et nouvelle hématurie. Le 6 décembre, M. Sorel prescrit la quinine, et l'hématurie retarde de quelques heures. Le 7 décembre, manifestations fébriles ; on continue la quinine et l'accès d'hématurie retarde encore : 38 heures au lieu de 21 le séparent du précédent. Le 6, il y avait 42 heures d'intervalle et, les jours suivants, le retard s'accentuait de plus en plus jusqu'au 14 décembre, où l'hématurie disparut définitivement. Le diagnostic de « congestion rénale intermittente de nature paludéenne » a été accepté dans ce cas par les médecins amiénois, qui sont parfois témoins de faits analogues, dans lesquels les premiers accès d'impaludisme ont lieu sans fièvre et sont seulement caractérisés par des hémorrhagies d'origine congestive (hématémèse, hématurie, etc.). En semblable circonstance, la quinine administrée de suite, et largement, arrête souvent les accidents pernicieux dont ces hémorrhagies ne sont que le premier acte.

VII° Académie de médecine de Bruxelles.

1° TAILLE HYPOGASTRIQUE POUR CALCUL CHEZ UN GARÇON DE 10 ANS, par le docteur D'HOLLANDER (*Séance du 28 décembre* 1889). — Un garçon de 10 ans souffrait de la vessie depuis longtemps ; une exploration méthodique permet de découvrir un calcul. En

raison de l'exiguïté des organes, le chirurgien rejette la lithotritie : la pierre d'ailleurs était volumineuse et dure.

L'opération a lieu le 18 octobre 1889, avec les précautions
antiseptiques les plus minutieuses avant, pendant et après l'opération; le ballon de Petersen est employé. Extraction facile d'un
calcul urique, ovale et aplati, pesant 17 grammes, et mesurant
suivant ses diamètres 35, 27 et 18 millimètres. Drainage par
deux tubes en caoutchouc; pas de suture de la vessie. La plaie
de la paroi abdominale seule est réunie par quatre points. Pansement au sublimé.

Le 10e jour, le pansement n'était plus mouillé par l'urine et
le 13e jour la plaie abdominale était complètement cicatrisée.
La miction volontaire était redevenue absolument normale au
19e jour.

1° PAPILLOME DE LA VESSIE; ABLATION PAR LA VOIE HYPOGAS-
TRIQUE; GUÉRISON, par le docteur HICGUET (*Séance du 25 janvier
1890*). — Il s'agit, dans cette observation, d'un homme de
34 ans, vigoureux, sans antécédents morbides personnels ou
héréditaires, et qui a ses premières hématuries en 1880 ou
1881 : elles sont légères, se produisent et disparaissent sans
cause, durent un jour ou deux et ne, reparaissent qu'à intervalles éloignés. Aucune douleur; pas de retentissement sur la
santé générale. — En 1884, hématurie plus abondante et plus
prolongée, avec caillots nombreux et volumineux : affaiblissement du malade. On soupçonne alors une tumeur vésicale dont
aucun signe ne permet d'affirmer l'existence : médication tonique et hémostatique. — Pendant cinq ans, quelques rares et
courtes hématuries; santé générale excellente. Mais, depuis
juin 1889, les hématuries se répètent de plus en plus fréquemment et le dépérissement s'accentue.

Opération le 25 octobre 1889. Cystotomie sus-pubienne classique. A peine la vessie est-elle ouverte, que la tumeur apparaît entre les lèvres de la plaie vésicale : elle est pédiculée et
adhère à la paroi postéro-inférieure. Quelques difficultés d'extraction en raison de la friabilité du néoplasme dont les franges
papillomateuses se déchirent dès qu'on les saisit. Raclage du
point d'implantation qui est largement touché au thermo-cautère. Suites opératoires normales; cicatrisation complète au

bout de trois semaines et, depuis lors, l'opéré jouit d'une santé
parfaite et n'a plus revu de sang dans ses urines.

M. Hicgnet fait suivre cette observation d'intéressantes considérations sur le diagnostic et le traitement des tumeurs vésicales, et finalement se déclare partisan de la taille hypogastrique, qu'il a employée d'ailleurs, dans son cas, avec grand
succès. En outre, il proclame hautement qu'il est d'avis d'opérer les néoplasmes vésicaux, quelle qu'en soit la nature soupçonnée ou certaine, aussi hâtivement que possible.

3° PONCTION HYPOGASTRIQUE DE LA VESSIE, par le professeur DE-
NEFFE (*même séance*). —Un homme de 70 ans, prostatique, est pris
de rétention d'urine : toutes les tentatives de cathétérisme restent
infructueuses. Le cinquième jour seulement, la situation devenant intolérable, la vessie est ponctionnée par l'hypogastre avec
un gros trocart. Soulagement immédiat et complet, mais passager, car la rétention persiste. Aussi, en quinze jours, la ponction
est répétée dix-sept fois sans inconvénient, dans un espace de la
largeur d'une pièce de 5 francs. La dix-septième ponction
est exécutée à l'aide d'un long trocart courbe par M. Deneffe,
qui installe et fixe à demeure une canule hypogastrique; on
laisse échapper par celle-ci un verre d'urine toutes les deux
heures. Au bout de cinq jours, la canule métallique est remplacée par une sonde en caoutchouc. Un mois après son début,
la rétention cesse et la miction naturelle par l'urèthre se rétablit ; néanmoins, on laisse encore quelque temps le drain hypogastrique et on le supprime définitivement vingt-neuf jours
après son installation. Aucune menace d'infiltration durant
tout ce temps.

Actuellement, un an s'est écoulé depuis ces divers incidents;
le sujet de cette observation jouit d'une excellente santé; il
urine aussi bien que sa grosse prostate le lui permet et il n'a
plus eu de menaces de rétention.

M. Deneffe profite de cette observation pour préconiser une
fois de plus la ponction vésicale, qui se présente comme la
seule ressource possible dans certains cas de rétention d'urine,
et il établit l'innocuité de cette opération à l'aide d'une statistique de 302 cas, se décomposant ainsi : 20 ponctions périnéales (3 morts), 97 recto-vésicales (11 morts), 1 sous-pubienne

0 mort), 1 pubienne (0 mort) et 182 hypogastriques (27 morts). Mais, d'après le détail des observations, on voit que sur ces 34 morts, 7 seulement sont imputables à l'opération. En somme, la mortalité est de 2,3 p. 100.

Pour M. Deneffe, l'impossibilité du cathétérisme dans la plupart des rétentions est due moins à un obstacle matériel constitué par l'augmentation de volume de la prostate qu'à une contracture spasmodique des muscles qui enveloppent l'urèthre postérieur. Si l'on n'irrite pas le canal par des tentatives intempestives de cathétérisme, pendant que la vessie est drainée, le spasme cesse au bout de quelques jours et la miction normale se rétablit.

L'orateur n'est pas hostile à la ponction capillaire aspiratrice qu'il a souvent pratiquée avec succès; mais dans bien des cas, dit-il, celle qu'on exécute à l'aide d'un gros trocart est préférable, car elle permet de laisser une canule à demeure.

M. Thiry accepte la ponction vésicale dans les cas de rétention d'origine prostatique, mais il croit cette opération contre-indiquée quand la cause de la rétention est un rétrécissement. Ici, la ponction est purement palliative, et il faut, suivant lui, s'attaquer de suite et directement à la cause même de la rétention, c'est-à-dire au rétrécissement. ·

M. Debaisieux, tout en admettant l'innocuité de la ponction, croit qu'elle ne doit être pratiquée que si toutes les tentatives de cathétérisme ont échoué. D'une manière générale, il préfère le trocart capillaire avec aspiration au gros trocart: l'emploi de celui-ci ne trouve son indication que si les ponctions doivent être souvent et longtemps répétées, car alors il permet l'introduction et la fixation d'une canule à demeure. M. Debaisieux n'admet pas la théorie du spasme invoquée par M. Deneffe pour expliquer l'impossibilité du cathétérisme, parce que : 1° le point d'arrêt des sondes, en pareil cas, est la prostate, et non la portion musculo-membraneuse de l'urèthre ; 2° un spasme uréthral ne dure pas des jours et des semaines. Il croit plutôt à la déformation du canal produite mécaniquement par la congestion d'une prostate préalablement hypertrophiée, car, dit-il, les sondes coudées ou bi-coudées, avec ou sans mandrins, passent lorsque les instruments d'autres formes sont arrêtés.

VIII° Société de médecine de Berlin.

Néphrolithotomie, par le docteur J. Israël (*Séance du 12 fé*-
vrier 1890). — Le malade présenté est un homme de 41 ans,
qui souffrait depuis 1884 de coliques néphrétiques à accès surtout nocturnes avec vomissements ; depuis 1888, ces crises
étaient devenues de plus en plus fréquentes. Il ressentait du
côté gauche des douleurs térébrantes qui irradiaient jusque
dans la région inguinale. Souvent, il y avait des hématuries;
mais les urines, même lorsqu'elles étaient claires, contenaient
toujours de l'albumine ; le malade perdit l'appétit et s'amaigrit
de plus en plus. Trois fois, il se rendit à Carlsbad, mais sans
résultat. En explorant le rein gauche, on le trouvait de volume
normal, mais douloureux à la pression.

L'opération fut pratiquée le 18 janvier. Par une incision lombaire parallèle à la douzième côte, on met à nu la capsule fi-
brensc que l'on incise et que l'on détache du rein. La palpation
de cet organe est absolument négative au point de vue de la
présence d'un calcul, et il en est de même de la ponction exploratrice répétée sept ou huit fois. Comme, d'après la marche
de l'affection, M. Israël était néanmoins convaincu de la nature
calculeuse de l'affection, il incise le rein sur le bord convexe,
l'index, introduit jusque dans le bassinet, y découvre un calcul
qui est extrait sans difficulté. Pour arrêter l'hémorrhagie pro-
fuse, on comprime le rein pendant cinq minutes, puis on suture la plaie rénale par trois gros catguts ; la capsule et la paroi
abdominale sont également suturées. La cicatrisation se
par première intention ; pas une goutte d'urine n'avait passé
par le drain qui fut retiré le huitième jour. Depuis l'opération
les douleurs n'ont plus reparu et l'urine ne contient plus d'albumine.

IX° Société clinique de Londres.

1° Extraction d'un calcul arrêté dans l'urètre, par le docteur Twynam (de Sydney) (*Séance du 24 janvier 1890*). —
M. Godlee communique cette intéressante observation dans
laquelle il s'agit d'un enfant de 8 ans, ayant des douleurs
au bout de la verge et des hématuries depuis seize mois, sui-

qu'il y eût de calcul vésical : l'urine ne contenait ni débris de tumeur, ni œufs de Bilharzia, mais seulement des globules rouges et blancs. L'enfant se plaignait surtout de douleurs vives dans la région pubienne et ombilicale et dans l'hypocondre *gauche*. Une incision exploratrice est pratiquée dans la ligne semi-lunaire gauche et on parvient, non sans peine, à découvrir dans l'uretère *droit* un petit gravier arrêté à 5 centimètres de la vessie. Trois semaines après, on fit du côté droit une incision semblable à celle qu'on emploie pour la ligature de l'iliaque primitive, on ouvrit l'uretère longitudinalement et on enleva la concrétion qui pesait 40 centigrammes ; puis, suture difficile de l'uretère incisé et drainage de la plaie. L'urine cessa de couler par la plaie le 5° jour ; au bout de quinze jours, tout était cicatrisé, les urines étaient redevenues claires et la douleur avait complètement disparu. Actuellement, la santé du petit opéré est excellente. L'auteur insiste sur la difficulté du diagnostic dans ce cas, où l'on avait cru un instant à une affection intestinale et où la douleur siégeait du côté opposé à l'uretère obstrué.

M. Godlee ajoute que M. Twynam n'indique pas dans son mémoire s'il a compris la muqueuse de l'uretère dans ses points de suture ou seulement la tunique musculaire. D'ailleurs, les plaies longitudinales de ce conduit se cicatrisent très facilement, tandis que la division transversale au contraire est toujours suivie d'une oblitération plus ou moins complète de l'uretère.

2° DEUX CAS DE CALCULS VÉSICAUX ENCHATONNÉS, par le docteur BUCKSTON BROWNE (*même séance*). — Le premier cas est celui d'un homme de 68 ans dont la vessie contenait plusieurs petits calculs renfermés dans un diverticule au niveau du bas-fond vésical. La taille sus-pubienne permit de les enlever sans accident, mais non sans difficulté, car l'extraction nécessita plus d'une heure de manœuvres.

Dans le second cas, il s'agissait d'un enfant de 3 ans ayant subi déjà la lithotritie et présentant encore des symptômes caractéristiques de calcul, bien que la sonde exploratrice ne révélât aucun contact. On fit la taille sus-pubienne et l'on trouva un diverticule vésical qui contenait deux calculs et qui formait lui-même le contenu d'une hernie inguinale ; d'autres concrétions se trouvaient libres dans la vessie. On retira de la cavité vésicale 48 grammes de calculs et de débris. Cette opération, comme celle du malade précédent, fut suivie d'un plein succès.

3° Néphrectomie abdominale (sarcome du rein), par le docteur Knowsley Thornton (*Séance du* 17 *mars* 1890). — Cette opération, pratiquée le 11 avril 1889 chez une femme de 36 ans, fut extrêmement laborieuse à cause des adhérences nombreuses, des dimensions considérables des vaisseaux (la veine rénale avait le calibre de la veine cave) et du volume énorme de la tumeur. Celle-ci, qui pesait 10 kilogrammes, était un sarcome et semblait avoir pris naissance dans la capsule du rein gauche ou dans la capsule surrénale, de sorte que les symptômes rénaux avaient toujours complètement manqué. Le rein fut enlevé avec la tumeur, et les suites opératoires furent relativement simples : depuis lors, il n'y a pas eu de soupçon de récidive et la malade a engraissé.

M. S. Mackensie a vu, chez un enfant de 6 ans, une tumeur de la capsule surrénale qui semblait être un kyste hydatique : on fit une ponction sans résultat et l'enfant mourut le soir même.

M. Barlow a soigné deux enfants à peau rude et très chargée de poils, chez lesquels à l'autopsie on a trouvé de petites tumeurs de la capsule surrénale de coloration brun clair.

X• Société de médecine de Londres.

1° Calculs vésicaux chez les jeunes garçons, par le docteur Owen (*Séance du* 3 *février* 1890). — L'auteur constate d'abord qu'actuellement on tient de plus en plus à substituer, en pareil cas, la lithotritie et la taille sus-pubienne à la taille latérale par le périnée que Cheselden avait fait adopter autrefois en Angleterre d'une manière qui semblait définitive. Ce chirurgien affirmait en effet avoir obtenu 102 succès sur 105 opérations de taille périnéale chez les jeunes garçons, alors qu'il perdait 1 opéré sur 7 en ouvrant la vessie par l'hypogastre.

Depuis les travaux de Garson sur le déplacement de la vessie et du péritoine par la distension du rectum, publiés en 1878 dans l'*Edinburgh medical Journal*, depuis les travaux consécutifs de Petersen, la taille sus-pubienne paraît avoir regagné peu à peu le terrain perdu. M. Owen a extrait par ce procédé, en 1884, de la vessie d'un garçon de 13 ans un calcul pesant 75 grammes.

M. Keegan a démontré, en outre, que la litholapaxie était applicable aux jeunes garçons dans un grand nombre de cas et que l'évacuation immédiate des fragments permettait d'obtenir chez eux d'excellents résultats, alors qu'autrefois on croyait leur vessie trop irritable pour supporter les manœuvres de la lithotritie.

M. Owen croit qu'on doit pratiquer la litholapaxie chez les jeunes garçons quand : 1° on peut introduire un lithotriteur assez solide malgré son petit volume ; 2° le calcul n'est ni trop gros, ni trop dur ; 3° la vessie n'est pas en trop mauvais état. Il cite un cas dans lequel M. Freyor a lithotritié avec succès un garçon de neuf ans ; l'opération dura deux heures et les fragments évacués pesaient 37 grammes ; néanmoins, au bout de peu de jours, la guérison était complète.

Lorsque l'urèthre ne laisse pas passer un lithotriteur suffisamment solide et que le calcul n'est pas trop volumineux, il faut, d'après M. Owen, pratiquer la taille latérale : il en est de même si le calcul, quoique petit, est trop dur pour être broyé.

Enfin, quand la pierre dépasse le volume d'un œuf de pigeon, c'est à la cystotomie sus-pubienne qu'on doit avoir recours.

2° INCONTINENCE NOCTURNE D'URINE, par le docteur OWEN (*Même séance*). — Cette infirmité est souvent guérie, d'après l'auteur, par la circoncision ; M. Baruch a montré combien elle était rare chez les jeunes garçons israélites. Le médicament le plus efficace semble être le sulfate d'atropine, employé à doses suffisantes pour dilater la pupille pendant la nuit. Si l'on se sert d'une solution de 65 milligrammes de ce sel dans 30 grammes d'eau, on peut en donner plusieurs fois dans l'après-midi, à intervalles d'une heure, autant de gouttes que l'enfant a d'an-

nées; la dose exacte est déterminée par l'action sur la pupille.

3° ANALYSE DE 964 CAS DE CALCUL VÉSICAL, par sir HENRY THOMPSON
(*Séance du* 11 *mars* 1890). — En 1878, M. Thompson avait publié
l'analyse de 500 cas de calcul vésical, et, depuis lors, il en a
opéré 464, soit en tout 964, dont 863 dans sa clientèle privée et
101 à University college Hospital. Sur ce nombre total, il y a
933 hommes, 14 femmes et 17 enfants.

Sa première lithotritie date de 1854. Depuis 1865, l'aspirateur de Clover était employé dans certains cas et, depuis 1872,
la plupart des opérations ont été faites après anesthésie préalable. L'adoption définitive du procédé de Bigelow, c'est-à-dire
le broiement et l'évacuation en une seule séance, a fait tomber
la mortalité de 7,5 p. 100 à 3,5 p. 100. L'âge moyen des lithotritiés est 62 ans et demi ; le plus âgé avait 91 ans et a bien
guéri.

La lithotritie a été pratiquée 800 fois (46 morts), la taille
périnéale 115 fois (43 morts), et la taille sus-pubienne 18 fois
(4 morts).

La collection de calculs de sir Henry Thompson, qu'il léguera
au Collège royal des Chirurgiens, en renferme 53 d'acide urique
pur, 18 de phosphate, 3 de cystine, le reste se compose d'oxalates seuls ou mêlés avec d'autres sels. Les concrétions pesant
moins de 20 grains (1ᵍʳ,25) ne sont pas considérées comme calculs par Thompson et ne figurent pas dans ses statistiques. Le
calcul le plus volumineux de la collection est composé d'acide
urique et pèse 420 grammes ; il est oblong et présente deux rai-
nures au point où les uretères débouchaient dans la vessie, ce
qui montre que l'urine à son arrivée possède un certain pouvoir
dissolvant. Un certain nombre de ces calculs étaient enchatonnés : deux d'entre eux avaient pour noyau un fragment d'os
nécrosé ayant pénétré avec la suppuration dans la vessie (tête
du fémur dans un cas, fragment de l'os iliaque dans un autre).

En terminant, sir Henry Thompson insiste sur la nécessité
du régime après la lithotritie ou la taille, si l'on veut éviter
une récidive.

M. BRYANT fait l'éloge de la lithotritie qui a diminué la mortalité de 50 p. 100.

BUCKSTON BROWNE, qui va bientôt compléter sa première
e 200 cas, n'approuve pas le mode de classification de
son pour les petits calculs. Ainsi, dernièrement, il a
de la vessie d'un malade par le simple lavage environ
tites concrétions d'acide urique, grosses comme des
: c'est cependant bien là une opération pour calculs.
tre faudrait-il appeler calcul tout ce qui ne peut pas
spontanément et réserver le terme de litholapaxie pour
d'évacuation du calcul par lavage sans broiement préa-

HENRY THOMPSON ajoute que, chez l'enfant, la lithotritie
de bons résultats ; mais, si le calcul est trop gros, il faut
taille sus-pubienne.

XI° Société obstétricale de Londres.

TICULES DE L'URÈTHRE CHEZ LA FEMME, par le docteur AR-
DUTH (*Séance du 5 février* 1890). — L'auteur a recueilli trois
ations de diverticules uréthraux chez la femme. Les symp-
principaux sont la dysurie, avec fréquence anormale de la
, et la formation d'une tumeur, en la comprimant on
rdre par l'urèthre du pus fétide. Il ne s'agit pas ici d'une
dilatation de l'urèthre (uréthrocèle), mais bien d'une
le poche s'ouvrant dans le canal, ordinairement vers le
oyen, par un orifice étroit. L'origine du diverticule est,
ral, un kyste glandulaire qui a suppuré et qui s'est ou-
us l'urèthre ; quelquefois, il s'agit d'un kyste sanguin

Mais l'orateur ajoute que le traitement préconisé par M. Routh
est évidemment préférable.

M. HERMAN croit que les kystes ne produisent d'accidents de
ce genre que s'ils sont enflammés et suppurés. Il a publié en
1886 une observation analogue sous le nom d'*abcès de l'urèthre*,
car cette dénomination lui semble plus rationnelle que celle de
diverticule ; on n'appelle pas, en effet, diverticule rectal un
abcès pelvien ouvert dans le rectum. Le rôle de l'accouchement
pour provoquer ces suppurations est incontestable.

M. HANFIELD JONES a montré à la Société deux petits kystes
sous-uréthraux, enlevés à une femme, qui lui avait été adressée
comme atteinte de cystocèle : s'ils avaient suppuré, ils auraient
donné lieu aux poches décrites par M. Routh.

XII° Société clinique et pathologique de Glasgow.

PYO-NÉPHROLITHOTOMIE, par le docteur CRAWFORD RENTON (*Séance
du 12 janvier 1890*). — Il s'agit d'un homme, âgé de 30 ans,
qui, six ans auparavant, avait été taillé pour un calcul vésical
par le professeur Buchanan et qui s'était bien porté jusqu'à ces
six derniers mois. A cette époque, il fut pris de fréquence des
mictions et de douleurs aiguës dans la région lombaire droite,
où se manifestait en même temps un gonflement de plus en
plus considérable. Puis, soudain, au bout de trois mois, il y
eut une amélioration notable, coïncidant avec l'apparition du
pus dans l'urine. Néanmoins, on constatait encore chez ce malade, à son entrée à l'hôpital, le gonflement et la douleur dans
le flanc droit et la purulence des urines. Le diagnostic porté
fut : abcès rénal ou péri-rénal, causé probablement par un
calcul du rein. En effet, une incision lombaire donna issue à
une énorme quantité de pus et permit d'extraire un calcul, enclavé dans les calices, qui est présenté à la Société. L'opéré a
bien guéri et engraissé de 7 livres depuis sa néphrotomie ;
cependant, il existe encore un petit suintement d'urine purulente au niveau de la plaie lombaire, et l'urine vésicale contient
également un peu de pus. M. Renton se demande si, malgré
l'excellent état de santé dans lequel se trouve actuellement son
opéré, il doit songer dans ces conditions à lui enlever le rein
ou au contraire conserver la portion de cet organe qui fonc-

)nne encore, en essayant d'oblitérer la fistule par des injec-
)ns appropriées,

M. Gairdner, craignant que cette suppuration prolongée du
)in ne détermine une dégénérescence amyloïde, serait d'avis
) faire de suite la néphrectomie.

M. Lindsay Steven ne partage pas cette opinion et estime
)e, si une portion du rein fonctionne encore, il faut la con-
)erver, d'autant plus que, depuis l'opération, le suintement
)tuleux et la purulence de l'urine semblent diminuer progres-
)ivement.

M. Coats croit que la néphrectomie peut être différée, il ne
)explique pas comment la seule présence d'un corps étranger
)ans le bassinet a pu déterminer une pyélite suppurée. N'y
)rait-il pas là une action microbienne?

M. Dalziel, comme les deux chirurgiens précédents, n'est
)as partisan de l'ablation immédiate du rein. Pourquoi n'es-
)ierait-on pas auparavant de dilater la fistule? Ce procédé
)onne parfois de bons résultats, ainsi que le démontre une
)cente observation publiée dans le *British medical Journal*:
)n a obtenu ainsi l'oblitération d'une fistule provenant d'un
)cien abcès du foie.

M. Newman a vu le malade avec M. Renton, qu'il a assisté
)ans son opération. En ce qui concerne la conduite à tenir
)tuellement, M. Newman pencherait pour la néphrectomie
)mmédiate, à condition d'être sûr que l'autre rein est sain et a
)bi une hypertrophie compensatrice, et que, d'autre part,
)cun organe ne présente de dégénérescence amyloïde. Chez
) malade de M. Renton, il est probable que la plus grande
)artie du parenchyme du rein malade a été détruite; cet organe
)t donc devenu à peu près inutile. D'un autre côté, cette sup-
)uration continuelle, et qui est encore assez abondante, est nui-
)ble, en ce sens qu'elle rend la vie intolérable et qu'elle expose
)utre rein à la dégénérescence amyloïde. Cependant, on pour-
)it, avant d'intervenir chirurgicalement à nouveau, essayer de
)niler la fistule et d'y pratiquer de fréquents lavages avec une
)olution antiseptique.

M. Renton suivra le conseil de ses collègues, qui sont d'avis
)e différer la néphrectomie.

XIII° Académie de médecine d'Irlande.

1° CALCUL RÉNAL, par le docteur KENDAL FRANKS (*Séance du 29 novembre* 1889). — Il s'agit, dans cette intéressante observation, d'un calcul rénal, dont le noyau était constitué par une aiguille à coudre ordinaire, qui avait été avalée quelques années auparavant.

M. BENNETT dit que les calculs provenant d'un rein suppuré sont caractérisés non seulement par la présence du phosphate de chaux, mais encore par la prédominance du carbonate de chaux. Cependant, si l'on trouve dans l'urine des graviers ayant cette composition chimique, on doit songer à une suppuration plutôt péri-rénale qu'intra-rénale. Quant aux calculs formés dans un rein non suppuré, ils sont ordinairement constitués par de l'oxalate de chaux ou de l'acide urique. Un point intéressant de l'observation de M. Franks, c'est que l'urine semble avoir été toujours normale.

M. FRANKS fait remarquer qu'en effet tous les calculs rénaux, dont les observations ont été publiées, présentaient la même composition chimique, à savoir du phosphate de chaux associé à de petites quantités de carbonate de chaux. Dans son cas, le phosphate entrait pour 90 p. 100 dans le poids total du calcul. Or, on sait qu'autrefois les auteurs classiques prétendaient que les calculs vésicaux étaient principalement formés d'oxalates et d'urates, et que les graviers, développés dans le rein et qui avaient une écorce phosphatique, recevaient celle-ci de la vessie.

2° REIN UNIQUE SIGMOÏDE, par le professeur BIRMINGHAM (*Séance du 3 janvier* 1890). — Quand la fusion est complète entre les deux reins, on a la variété discoïde; la forme en fer à cheval représente le degré le plus faible de cette fusion ; la variété sigmoïde est intermédiaire entre les deux précédentes. La pièce présentée est un bel exemple de cette dernière anomalie : le rein est à peu prés dans sa position normale, mais il est soudé par ses deux extrémités supérieure et inférieure au rein droit, lequel descend sur le côté gauche de l'aorte presque jusqu'à la bifurcation de cette artère.

XIV° Société médicale de Boston.

TROIS CAS DE CALCULS VÉSICAUX, par le docteur H. RICHARDSON (*Séance du 25 novembre* 1889). — Le premier de ces trois cas est celui d'un enfant de 20 mois, auquel M. Richardson a fait la taille latérale pour extraire deux petits calculs d'acide urique, dont la recherche et la saisie furent assez difficiles, même quand la vessie fut ouverte. C'est dans le but d'éviter autant que possible l'hémorrhagie et de ne pas s'exposer à blesser le rectum et les vésicules séminales que M. Richardson avait choisi la taille latérale. Le petit opéré a bien guéri.

Le deuxième cas n'est intéressant que par un seul point : c'est que le malade, porteur d'un calcul, pesant 12 grammes environ, qui fut broyé et évacué en une seule séance de litholapaxie, quittait l'hôpital pour rentrer chez lui le *lendemain* de l'opération.

Le troisième cas est celui d'un homme de 36 ans, dont la première hématurie s'était produite deux mois seulement avant son entrée à l'hôpital. Sans aucun antécédent vénérien ni pathologique, il présentait les signes rationnels d'un calcul, bien qu'il n'eût jamais rendu de graviers. La lithotritie, pratiquée le 25 novembre 1889, ne présenta tout d'abord aucune particularité, si ce n'est que la sortie du lithotriteur, après le premier broiement, fut assez difficile : il était impossible de fermer complètement les mors de l'instrument et on avait la sensation d'un corps élastique saisi entre eux. Finalement, le lithotriteur fut retiré et, entre les mors, on reconnut un petit morceau de gomme à effacer comme il s'en trouve à l'extrémité de certains crayons. Dans les lavages, on constata la présence d'une certaine quantité de mine de plomb et de petits fragments de bois. Les suites de l'opération furent normales et une vérification ultérieure permit de s'assurer que la vessie ne contenait plus aucun corps étranger. Le malade finit par avouer qu'il avait l'habitude de s'introduire dans le canal un petit bout de crayon fixé avec une ficelle, soi-disant pour faciliter ses mictions. Un jour, la ficelle avait cassé, le crayon avec son morceau de gomme était tombé dans la vessie et, quelques semaines après, apparaissaient les premiers symptômes de calcul.

Dr R. JAMIN.

INDEX BIBLIOGRAPHIQUE

1889

Testicule. — *Quelques anomalies du testicule*, par LEVEN. (*Monats f. praktt. Dermat.*, IX, n° 7.) — *La tunique vaginale préexiste-t-elle au testicule dans le scrotum*, par ROY. (*Écho méd.*, 6 juillet.) — *Considérations pratiques sur le traitement des orchi-épididymites*, par JULLIEN. (*France méd.*, 22 janvier.) — *De l'hydrocèle peritonéo-vaginale ou hydrocèle congénitale*, par FAURE. (*Gaz. des hôp.*, 15 août.) — *Sur l'hydrocèle en bissac*, par SCHMIDT. (*Münch. med. Woch.*, n° 20, 14 mai.) — *Hydrocèle du cordon spermatique chez un homme de 48 ans*, par KUMMER. (*Revue méd. Suisse romande*, IX, 375, juin.) — *Note sur l'opération de l'hydrocèle*, par CRÉQUY. (*Gaz. des hôp.*, 25 juillet.) — *Opérations d'hydrocèle par la méthode de Volkmann. Histoire et réflexions*, par S. LO GRASSO. (*Sicilia medica*, p. 552, juillet.) — *Traitement de l'hydrocèle vaginale avec les injections pures d'acide phénique*, par HELFERICH. (*Therap. Monats.*, p. 97, mars.) — *Cure radicale de l'hydrocèle par l'excision du sac*, par SOUTHAM. (*Lancet*, 26 octobre.) — *Traitement de l'hydrocèle avec ou sans épaississement de la tunique vaginale*, par VERNEUIL. (*Gaz. des hôp.*, 22 août.) — *Sur le moyen de rendre encore plus simple et plus innocente la cure radicale de l'hydrocèle*, par A. SCARENZIO. (*Comptes rendus Instit. lombard de Milan*, vol. XXI, fasc. 1.) — *Abcès du testicule. Vaginalite suppurée consécutive. Castration*, par VIGNEROT. (*Soc. anat.*, p. 486, 19 juillet.) — *Ectopie testiculaire inguinale souscutanée avec hernie. Cure radicale et castration. Guérison*, par NICAISE. (*Rev. de chir.*, p. 922, 1888.) — *Une question importante relative à la castration*, par MISURACA. (*Riv. sper. di freniat.*, XV, 2 et 3.) — *Des effets produits chez l'homme par des injections sous-cutanées d'un liquide retiré des testicules frais de cobaye et de chien*, par BROWN-SÉQUARD. (*Soc. biologie*, 15 juin.) — *Remarques au sujet de la communication de Brown-Séquard sur les effets du liquide testiculaire*, par DUMONTPALLIER. (*Ibid.*, 15 juin.) — *Seconde et troisième notes sur les effets produits chez l'homme par des injections sous-cutanées d'un liquide retiré des testicules frais de cobaye et de chien*, par BROWN-SÉQUARD. (*Ibid.*, 15 et 22 juin.) — *Remarques à l'égard de la réclamation de M. Conan relative aux effets du liquide testiculaire*, par BROWN-SÉQUARD. (*Ibid.*, 22 juin.) — *Trois expériences sur l'action physiologique du suc testiculaire injecté sous la peau, suivant la méthode de Brown-Séquard*, par VARIOT. (*Ibid.*, 29 juin.) — *Remarques à l'occasion du travail de M. Variot*, par BROWN-SÉQUARD. (*Ibid.*, 29 juin.) — *Expérience démontrant la puissance dynamogénique chez l'homme d'un liquide extrait des testicules d'animaux*, par BROWN-SÉQUARD. (*Arch. de phys.*, n° 4, octobre.) — *Du rôle physiologique et thérapeutique d'un suc extrait de testicules d'animaux, d'après nombre de faits observés chez l'homme*, par BROWN-SÉQUARD. (*Ibid.*, n° 4, octobre.) — *Étude expérimentale sur les injections de Brown-Séquard*, par LOOMIS. (*New-York med. Record*, 24 août.)

Le Rédacteur en chef, Gérant : Dr DELEPOSSE

Paris. — Typ. Georges Chamerot, 19, rue des Saints-Pères. — 25251.

ANNALES DES MALADIES

DES

ORGANES GÉNITO-URINAIRES

Juin 1890.

MÉMOIRES ORIGINAUX

Hôpital Necker. — M. le professeur Guyon.

CLINIQUE DES MALADIES DES VOIES URINAIRES

Diagnostic précoce des tumeurs malignes du rein.

Leçon recueillie par M. le Dr ALBARRAN, chef de clinique.

Vous venez d'observer deux malades qui nous conduisent à aborder l'étude du diagnostic précoce des tumeurs du rein. La clinique ne peut perdre l'occasion de discuter cette importante et difficile question. Ce devoir est d'autant moins négligeable que, si j'en crois l'enseignement des faits, l'avenir de l'intervention est subordonné à l'attentive recherche de moyens capables de faciliter la rapide découverte du mal. Pour ma part, je serais dès maintenant disposé à dire que l'opération doit être hâtive ou ne pas être.

Lorsque la lésion a suffisamment évolué pour s'affirmer d'une façon évidente par la constatation d'une tumeur, il est en général trop tard pour que la chirurgie fasse efficacement son œuvre. On peut encore opérer, il est difficile, sinon impossible, de guérir. La propagation est dès lors à craindre. C'est la règle dans le carcinome, elle s'observe au moins dans la moitié des cas pour le sarcome. D'après le nombre de faits où on l'a constatée chez des opérés qui n'étaient point arrivés à une période trop avancée, il est à craindre que l'extension des lésions au delà du rein ne soit le plus souvent précoce ; mais nous n'avons pas encore de constatations anatomiques suffisantes pour l'affirmer.

Ce qui, par contre, est bien établi, c'est que les dégénérescences primitives du rein sont unilatérales. La condition idéale de la chirurgie rénale se rencontre donc dans ces cas ; le rein opposé demeuré sain est en effet capable de suppléer efficacement son congénère. Pratiquée avant que les lésions du rein malade aient franchi ses limites, la néphrectomie pourrait être le salut ; elle est au contraire impuissante lorsque l'on n'opère pas dans ces conditions. L'histoire de nos deux malades est à cet égard très démonstrative. Nous allons tout d'abord l'exposer et nous rechercberons ensuite ce que nous pouvons attendre de l'exacte interprétation des symptômes pour arriver assez à temps à un diagnostic exact.

Le premier était un homme de 53 ans, qui, jusqu'au 10 janvier dernier, n'avait présenté aucun antécédent urinaire. Ce jour, après une longue station chez le marchand de vin, il fut pris de rétention et ne put pendant cinq heures expulser son urine ; lorsque, après bien des efforts il y parvint, il pissa du sang. L'hématurie fut abondante et persista sans discontinuer pendant trois jours. Le malade vint alors à l'hôpital et nous constatâmes que les urines étaient encore hématiques. La vessie ne saignait cependant pas à la fin de l'évacuation, son examen par le toucher combiné fut négatif et l'endoscope confirma son intégrité. Par contre, l'examen des régions rénales fit constater une légère augmentation de volume du rein droit sensible au ballottement. L'abondance et la durée de l'hématurie faisait penser à un néoplasme de l'appareil urinaire ; l'état normal de la vessie, l'augmentation positive de volume du rein droit, malgré son faible degré, auraient pu immédiatement nous conduire à localiser la lésion. Mais l'hématurie n'avait pas occupé seule la scène morbide, la rétention l'avait précédée ou tout au moins accompagnée. Elle avait été fort aiguë et, malgré sa courte durée, avait pu, grâce aux libations répétées que le malade confessait, déterminer un état congestif intense. Dans un travail qui m'est commun avec M. Albarran, nous avons pu démontrer que dans ces conditions, non seulement l'hématurie peut se produire, mais que les reins augmentent assez de volume pour pouvoir être sentis par l'exploration. Il convenait d'ailleurs d'attendre avant de se prononcer. Le malade fut rapidement remis et quittait l'hôpital six jours après son entrée. Il y revenait quatre jours plus tard, et cette fois nous apportait un caillot mince et long de 17 centimètres; nous assistions de plus à des alternatives de mictions claires et sanglantes se produisant dans une même journée. Le doute sur l'origine de l'hématurie n'était plus permis, elle était incontestablement rénale. Il n'y avait plus qu'à en déterminer le siège droit ou gauche. Malheureusement le ballottement ne nous révéla plus avec la même netteté que pendant le premier séjour du malade l'augmentation de volume du rein droit. Tenn quelques jours en observation, le malade nous quitta encore une fois. Il nous revint le 8 février en proie à une hématurie que nous avons le droit de qualifier de formidable. Pâle, affaibli, il était en outre fébricitant. La température montait à 38°,6. Le rein restait peu appréciable. Il fallait cependant agir et nous cherchâmes une fois encore, à l'aide de l'endoscope, à surprendre l'écoulement du sang par l'orifice uretéral. Notre examen fut négatif et nous allions néanmoins fendre la région lombaire droite, lorsque la température monta à 40°,2. Le jour fixé pour l'opération, le malade était plongé dans le coma et mourut le soir même, le 10 février.

Il était évident qu'il succombait à une infection. La bac-

térie pyogène fut en effet trouvée à l'état de pureté dans
les urines, le bassinet et le parenchyme du rein. Vous
savez que ce microbe a été découvert par un de mes internes, M. Clado, qui lui a donné le nom de bactérie septique de la vessie. Son rôle dans l'infection urinaire et dans
la production de la fièvre a été nettement démontré par
deux autres de mes internes, MM. Hallé et Albarran. Le
16 août 1888 j'ai donné lecture à l'Académie de médecine
de leur savant travail et nous avons eu depuis lors bien des
fois l'occasion de constater l'exactitude de leurs démonstrations. L'infection avait dû se faire au cours de la dernière
hématurie qui nous avait ramené le malade en pleine
fièvre. Empêché d'uriner par l'accumulation des caillots, cet
homme s'était sondé à plusieurs reprises et l'avait fait sans
prendre la moindre précaution antiseptique. La rétention,
le mélange du sang et des urines, la congestion de l'appareil urinaire, le mettaient d'ailleurs en plein état de réceptivité. Nous savons par expérience qu'il est fort difficile
d'arriver à bien aseptiser l'endoscope ; les examens que
nous avons pratiqués ont donc pu contaminer la vessie,
mais c'est aux cathétérismes faits par le malade que l'infection nous paraît surtout attribuable.

L'autopsie démontre qu'il s'agissait bien d'un néoplasme
du rein droit. Voici cette intéressante pièce. La tumeur
est petite, elle a environ le volume d'une noix. Elle occupe
l'extrémité supérieure du rein et fait peu de relief. Je passe
sur les détails de l'examen histologique pour vous donner
la définition de cette tumeur d'après l'examen particulièrement compétent de M. Albarran. C'est un épithélioma en
dégénérescence graisseuse d'origine adénoïde.

Un point important doit retenir votre attention ; il n'y a
pas de propagation dans les ganglions, le hile est à l'état
normal. L'intervention eût donc été favorable, car elle aurait été accomplie dans les conditions les mieux faites pour
espérer un succès thérapeutique.

L'histoire de notre second malade est aussi celle d'un

cas relativement jeune, mais où le diagnostic n'a pas été aussi précoce. De grandes différences le séparent du premier. Nous avons fait la néphrectomie aussitôt que les symptômes nous ont permis de déterminer le côté malade, et pourtant les ganglions du hile étaient envahis. Il s'agissait d'un solide et grand garçon de 27 ans. Le seul point à relever dans ses antécédents est un traumatisme de la région lombaire dû à un éboulement de terre. Ceci se passait en 1884 ; il faut expressément noter qu'il n'y eut pas de sang dans les urines et aucun retentissement sur les fonctions urinaires. C'est en janvier 1889 qu'ent lieu la première hématurie, elle fut spontanée et très abondante. Cet accident se reproduisit depuis cette époque à bien des reprises. La perte de sang durait de vingt-quatre à quarante-huit heures, puis tout rentrait dans l'ordre. Mais les pertes de sang étaient fréquentes, car le plus long intervalle qui les a séparés fut de dix jours. En septembre 1889 le malade vint pour la première fois à Necker. L'hématurie offrait tous les caractères qui permettent de la qualifier de rénale. A plusieurs reprises on constata, dans la même journée, des alternatives de pissement de sang rutilant et d'urines parfaitement limpides, des caillots allongés reproduisant le moule de l'uretère furent plusieurs fois trouvés dans les urines. Aucun autre symptôme ne fut alors relevé et le malade quitta notre service pour n'y revenir que le 2 décembre. Les hématuries s'étaient renouvelées comme par le passé, mais avaient été accompagnées de phénomènes particulièrement douloureux.

Il était néanmoins difficile d'obtenir une détermination précise de leur siège. Tout en accusant une certaine prédominance à droite, le malade insistait sur leur présence à gauche. L'exploration la plus attentive ne faisait reconnaître ni douleur à la pression ni la moindre augmentation de volume. Les parois lombo-abdominales étaient épaisses et résistantes par le fait de la puissante musculature du sujet.

Nous employâmes le chloroforme poussé jusqu'à la

résolution absolue, rien ne fut senti. C'est en vain également que pendant les diverses crises hématuriques nous cûmes recours à l'endoscope pour surprendre l'écoulement du sang par l'uretère. Nous constatâmes seulement que la vessie était saine. Nous étions sûrs de l'origine rénale qu'affirmaient encore les cylindres hématiques signalés par M. Albarran ; nous n'avions que des présomptions pour localiser la lésion à droite. L'étude de trois nouvelles crises qui évoluèrent sous nos yeux vint enfin lever tous les doutes, et nous décidâmes de pénétrer par la région lombaire. Notre intention était d'explorer directement le rein et de l'enlever si notre diagnostic était confirmé.

L'opération eut lieu le 22 février. Le rein mis à nu et directement exploré par la main me sembla volumineux, et je sentis une bosselure sur sa partie inférieure et externe. Mais cette saillie n'offrait pas de consistance anormale et le diagnostic ne fut vraiment affirmé que lorsque j'eus attiré le rein et qu'il fut sous nos yeux. Je constatai non seulement qu'il portait une tumeur, mais que le hile était complètement envahi. La masse néoplasique, par le fait de la propagation aux ganglions, confinait à la veine cave, et je dus me résigner à faire une ablation imparfaite (1). Le néoplasme ressemble à celui que je vous montrais tout à l'heure, mais il est beaucoup plus gros.

Il occupe le centre du rein et pénètre dans le bassinet ; chose à retenir, l'organe malade a presque doublé de volume.

L'exploration la plus attentive, la plus variée, répétée sous le chloroforme, ne nous avait cependant permis de rien sentir, et cela, à droite, c'est-à-dire du côté où le rein, lorsque ses dimensions s'accroissent, est le plus accessible.

Néanmoins l'étude méthodique des symptômes fonctionnels nous avait fait reconnaître dès l'abord que l'héma-

(1) Le malade a succombé le cinquième jour, et la dissection a fait voir que les ganglions du hile et la veine rénale elle-même étaient envahis.

rie était rénale, puis, que le rein droit était atteint. Ainsi
analyse d'un trouble fonctionnel avait permis d'affirmer,
à tout au moins d'arriver à des présomptions suffisantes
pour autoriser à agir alors que la recherche de la tumeur
prolongeait notre incertitude.

Chez nos deux malades l'hématurie avait été le premier
symptôme et, leur histoire nous permet de dire, le symptôme
précoce. En est-il toujours ainsi? Malheureusement non.
Sur ce point comme pour la plupart de ceux qui se rapportent aux tumeurs malignes du rein, vous ne pourrez mieux
faire que de consulter l'excellente thèse de mon ancien
interne, M. Guillet, actuellement professeur à l'école de
Caen.

Cet auteur a nettement démontré qu'au point de vue de
l'hématurie, il fallait tout d'abord établir une distinction
très tranchée entre l'enfant et l'adulte. Dans une statistique
qui lui est personnelle, l'hématurie est notée 10 fois seulement sur 25 cas recueillis chez l'enfant, tandis que sur 65
adultes elle est signalée 38 fois. Fréquente dans les
tumeurs malignes du rein observées chez l'adulte, elle est
donc rare dans l'enfance. M. Guillet admet encore, sans
cependant fournir de chiffres, que l'hématurie peut survenir dès le début de la maladie, être le seul symptôme initial, mais que le plus souvent elle apparaît lorsque la
tumeur a déjà acquis un volume assez prononcé pour être reconnaissable. C'est en effet ce que j'ai observé pour ma part.

Il ne s'agit que de l'hématurie constatée *de visu* par le
malade. Or il est probable que la proportion des faits où la
présence du sang dans les urines peut être notée serait
largement modifiée s'il était possible de recourir, en temps
voulu, à l'examen microscopique. Il est des cas, en effet,
où des malades hématuriques croient ne plus uriner de
sang, chez lesquels l'inspection à l'œil nu est vraiment
négative. Leur urine contient néanmoins un grand nombre
d'hématies. Il en est d'autres chez lesquels on constate la
présence d'une tumeur du rein sans que le malade ait

jamais pissé de sang, l'examei
montre cependant la présence
fournirait à la clinique des re
ajoutant à cette recherche cell

Le diagnostic précoce pourr
tigations, car il est des cas où l'
est formulée de bonne heure. :
défaut dans les tumeurs malign
tions étudiées par M. Guillet
l'histoire de ces malades prouv
qu'ils ont accusé est souvent c

Elles sont rarement très vive
la durée, la localisation à la r
sion à l'un des hypocondres. :
quefois en prenant la forme né|
venez d'observer chez notre se
intenses qu'il subissait se terí
caillots. Cette forme, ou des ir
peuvent aussi se rencontrer í
Alors même qu'il manque, con
lement, de physionomie particu
sistant acquiert une importanc
rattacher ni à la néphrite, ni í
tisme. Cette importance devien
constate dans les urines la pri
cylindres hématiques en deho
qui peuvent déterminer le sai̧
sous l'influence de la locomotio
vements que lui impriment-les
la marche accélérée ou prolon

L'examen anatomique des í
tout individu qui souffre d'une
tanée dans l'une des régions ré
Sans doute, il ne fera pas trou·
ments caractéristiques d'une n
expérience, il ne faut pas s'atţ

pour les tumeurs du rein; mais il décelera l'hématurie habituelle, répétée, spontanée alors qu'elle est encore larvée, c'est-à-dire non constatable à l'œil nu. Il deviendra probant s'il fait rencontrer des cylindres hématiques.

Les recherches auxquelles je vous convie sont particulièrement indiquées chez les sujets qui présentent à la fois les phénomènes douloureux dont nous parlons et qui ont subi un amaigrissement ou une perte de forces que rien n'explique. Chez l'enfant comme chez l'adulte, l'amaigrissement peut, en effet, précéder tout autre symptôme. M. Guillet le note 4 fois sur 29 cas pour l'enfance, 11 fois sur 60 pour l'âge adulte. On conseille, avec juste raison, de palper et d'interroger avec soin l'estomac chez tout sujet, âgé de plus de 50 ans, qui maigrit sans cause appréciable. Il faut recommander, lorsque semblables conditions se rencontrent, même au-dessous de cet âge, de porter ses investigations sur les régions lombaires et d'examiner les urines au microscope.

Le premier symptôme, celui qui attire l'attention des malades ou qui fixe celle du chirurgien, est en effet variable. M. Guillet établit que chez l'enfant le signe révélateur est, dans la plupart des cas, la tumeur ; il la constate 18 fois sur 29 cas. Dans les 11 autres, ce fut 5 fois l'hématurie, 2 fois les douleurs lombaires, 4 fois l'amaigrissement. Chez l'adulte, la découverte primitive de la tumeur n'est notée que 16 fois sur 60 cas ; viennent ensuite les douleurs lombaires 17 fois, l'hématurie 16 fois, l'amaigrissement et la perte des forces 11 fois. Tôt ou tard, il est vrai, la tumeur est rencontrée, car la consciencieuse enquête de mon distingué disciple établit que sur les 133 cas dont il a pris connaissance, l'absence de ce signe n'est relevée que 4 fois. Cela revient à dire que le diagnostic a été fait et bien fait dans la très grande majorité des cas, mais il a été trop tardivement établi.

Je ne connais qu'un seul cas où le diagnostic ait été posé d'une façon vraiment précoce par la constatation de la tumeur, c'est celui qu'Israël, de Berlin, a publié en 1887. Ce chirurgien reconnut, par le palper abdominal, une tumeur du rein de la grosseur d'une prune; il fit la néphrotomie et obtint un beau succès.

Lorsqu'il offre une si faible augmentation de volume, le rein ne peut être exploré par la palpation que s'il est mobilisable. Il y a, vous le savez, des degrés dans la mobilité du rein; mais la mobilité qui permet d'amener cet organe sous les doigts du chirurgien résulte toujours d'une condition, sinon pathologique, du moins en dehors de la normale. Je sortirais des limites de cette leçon en parlant de ce point si particulièrement intéressant. Je me contenterai de dire que, lorsque j'ai fait la petite découverte du ballottement rénal, j'ai cru que j'étais en droit de conclure que tout rein qui augmentait de volume se mobilisait. Je n'ai pas tardé à être détrompé. Le rein peut largement accroître ses dimensions et rester inclus dans l'hypocondre, y prendre une grande partie de son développement. Cela s'observe surtout à gauche, mais vous voyez que du côté droit le même fait se rencontre. Je vous ai fait remarquer que le rein de notre second opéré était presque double de volume, et cependant ni mes élèves ni moi ne l'avons senti, quelles qu'aient été les manœuvres utilisées. Je puis répéter que nous avons fait appel à toutes, et ajouter que pendant l'opération j'ai dû aller chercher le rein sous les côtes.

Dans les cas où un symptôme fonctionnel ouvre la scène, il ne faut donc pas s'attarder à la recherche de la tumeur. Sans doute cette constatation est de premier ordre, c'est la signature anatomique du diagnostic. Mais celui-ci ne peut-il être valable sous la seule garantie de l'exacte constatation et de la bonne interprétation des symptômes fonctionnels? Le cas auquel je viens de faire allusion le démontre et nous laisse le regret de ne pas avoir eu plus tôt pleine confiance dans leur signification. J'ai depuis longtemps pris l'habitude de passer outre pour la vessie;

j'enseigne que les symptômes fonctionnels suffisent pour autoriser à agir. J'ai dû bien des fois démontrer que, moins il y a de signes sensibles, meilleures sont les conditions opératoires; que ce sont ces cas qui donnent les guérisons durables. A mon sens, il en est de même pour le rein.

Mais il y a pour cet organe une difficulté toute spéciale que ne nous offre pas la vessie. Je me crois autorisé à affirmer qu'il est véritablement très facile d'arriver promptement, et d'une façon positive, à préciser, sans crainte d'erreur, la nature et la provenance d'une hématurie. Je ne vous dirai pas la physionomie des hématuries néoplasiques, les caractères distinctifs des pertes de sang suivant qu'elles prennent origine dans les reins ou la vessie. Les études séméiologiques que j'ai poursuivies ont été bien des fois exposées et me paraissent démonstratives. Si tout cela est devenu simple, il est encore fort malaisé de savoir si une hématurie dont l'origine rénale est certaine, qui est positivement de cause néoplasique, provient d'une lésion droite ou gauche.

C'est précisément ce point du diagnostic qui est tranché par la constatation de la tumeur. Aussi a-t-on l'habitude de s'y référer, et tous les efforts se concentrent vers la recherche du néoplasme. On peut ne pas viser si haut.

Reconnaître que le rein est augmenté de volume serait déjà suffisant : notre première observation le prouve. Ce n'était certes pas la tumeur que nous sentions, puisqu'elle occupait uniquement la partie supérieure, la partie la plus élevée du rein. Étant donné la très exacte constatation de la provenance rénale de l'hématurie, cela complétait le diagnostic. Pièces en main nous en avons la preuve. Il faut néanmoins ne pas perdre de vue la réalité, ne pas craindre d'avouer que, même dans ces limites, la technique de l'exploration des reins, quels qu'aient été ses progrès, ne permet qu'exceptionnellement de compter sur des constatations précoces. Aussi bien avec le secours du ballottement qu'avec le concours de la respiration et de la position la-

térale suivant la méthode d'Israël, on n'arrive de bonne
heure à sentir le rein que lorsqu'il est déplacé ou qu'il
veut bien s'abaisser vers les doigts qui cherchent à le palper. Pareilles rencontres sont et, je le crains, resteront tout
à fait rares dans les premières périodes des néoplasmes,
c'est-à-dire au moment où elles nous rendraient le plus de
services. D'autres sources de renseignements nous sont nécessaires et nous venons de chercher ensemble ce que nous
pouvions obtenir de l'étude des symptômes fonctionnels.

De fait, l'hématurie démontre qu'il y a néoplasme rénal, et la douleur peut dénoncer le côté lésé.

En s'associant, en se prêtant un mutuel appui, ces deux
grands symptômes peuvent par eux-mêmes, sans autre secours, résoudre entièrement le double problème que pose
tout diagnostic; ils permettent de dire quelle est la nature
de la lésion et quel en est le siège. Isolés ou unis ils invitent aux explorations; ils permettent, s'ils sont bien interprétés, de les poursuivre de bonne heure. Il en est de
même de l'amaigrissement survenu sans causes appréciables. Nous ne sommes pas seulement conviés par eux à
la fouille attentive et persévérante des hypocondres et des
fosses lombaires. Nous devons répéter, nous devons mul-
tiplier nos investigations sur les urines pour y rencontrer
le témoignage d'un saignement du rein, qui sans cela nous
échapperait ou se révélerait trop tard ; nous avons à analyser l'état douloureux dans toutes ses expressions, dans
ses diverses modalités.

La chirurgie opératoire a brillamment démontré qu'elle
pouvait s'attaquer aux viscères, remédier efficacement à
leurs lésions. La chirurgie clinique doit par cela même
s'attacher à l'interprétation méthodique des symptômes
fonctionnels. Quand il s'agit de lésions viscérales ce sont
eux qui entrent les premiers en scène ; ils sont les pré-
curseurs ou tout au moins les avant-coureurs de la lésion.
Ils la font pressentir avant qu'un signe sensible permette
de l'affirmer.

Ce n'est pas faire infraction à l'esprit et à la méthode chirurgicale que de beaucoup compter sur eux. Les constatations directes demeurent notre objectif, car sans elles les conditions les plus nécessaires pour décider et diriger l'intervention nous feraient défaut. Ce que nous n'obtenons pas de l'anatomie nous le demandons à la physiologie, en les envisageant l'une et l'autre à l'état normal et pathologique.

Nous y sommes obligé, car, en définitive, les néoplasmes du rein se présentent à l'observation sous trois formes cliniques : troubles fonctionnels sans tumeur appréciable; troubles fonctionnels et .tumeurs, la tumeur seulement.

C'est pour la première catégorie qu'il est surtout indispensable de procéder à un examen médical, et c'est elle qui mérite le plus de retenir l'attention des chirurgiens. C'est à elle, il n'est pas besoin de le remarquer, qu'est consacrée cette leçon. Les cas qui lui appartiennent ne sont pas jusqu'à présent considérés comme les plus nombreux, ils le deviendront peut-être. La clinique du rein a fait son entrée dans la pratique par l'opération, il ne pouvait guère en être autrement; mais la clinique réclame aujourd'hui ses droits. Elle ne saurait se contenter de la démonstration de la possibilité des opérations rénales, elle montrera quelles sont les conditions qui permettent de guérir, et l'on verra alors les résultats thérapeutiques se substituer aux résultats opératoires.

C'est ce que réclame en particulier la chirurgie des tumeurs du rein, et il ne sera pas trop de l'attentive étude de la filiation des symptômes et de l'emploi judicieux des moyens d'exploration pour y arriver.

Nous avons tenu à montrer que les constatations directes ne pouvaient suffire aux conditions qu'exige leur diagnostic précoce. Tout ce que nous venons de dire témoigne bien qu'il serait aussi peu clinique de s'en tenir à l'examen chirurgical que de ne recourir qu'à l'examen médical. Et pour ne parler que de ce qui peut aider d'une façon directe à porter de bonne heure un diagnostic qui permette d'agir à temps, nous avons, en terminant, à dire quelques mots de l'examen endoscopique et des incisions exploratrices.

Chez nos deux malades, nous avons eu recours à l'endoscopie vésicale, et chez le second nous avons pris le bistouri avec la résolution de nous éclairer avant d'agir. Vous le savez, l'examen endoscopique ne nous a rien donné. Il faut de toute nécessité le faire pendant les périodes hématuriques afin de pouvoir surprendre l'écoulement de sang qui se fait jour par l'uretère. Ainsi serait levé le principal obstacle à l'établissement d'un diagnostic capable d'autoriser l'action. Le côté malade serait en effet désigné, alors que les symptômes fonctionnels auraient déjà permis d'affirmer qu'il y avait néoplasie rénale. Mais les conditions mêmes de l'observation rendent le succès aléatoire. Le liquide se colore, les caillots qu'il est si difficile d'extraire complètement s'interposent. Ce mode d'examen, si précieux qu'il soit, est donc défectueux. Il ajoute la notion directe de l'intégrité de la vessie à tout ce qui avait permis de la mettre hors cause, mais ne donne pas de solution au point de vue du côté affecté. Je ne parle pas des dangers d'infection auxquels il peut donner lieu. Des perfectionnements de construction permettent déjà de stériliser complètement l'endoscope, et ils arriveront peut-être aussi à empêcher la coloration du liquide. Quoi qu'il en soit, l'endoscope ne peut jusqu'à présent suppléer à la nécessité d'une incision exploratrice.

Il faudra donc être résolu à en faire usage sans retard, lorsque les conditions de son emploi seront bien déterminées. Ce sont celles que nous venons d'indiquer. Toutes les fois que l'étude attentive des symptômes fonctionnels, et en particulier de la douleur, n'auront point permis chez un malade hématurique de déterminer le côté lésé, alors que l'hématurie bien interprétée fait affirmer qu'il y a néoplasie rénale ; toutes les fois que les ressources du palper auront été méthodiquement et inutilement mises en œuvre, l'indiation d'aller directement à l'organe soupçonné par une incision sera posée.

La netteté des indications ne suffit pas cependant pour faire cesser l'embarras du chirurgien. L'exploration opératoire du rein ne peut en effet permettre d'examiner directement le côté droit et le côté gauche, que si elle se fait à l'aide de la laparotomie. Dans l'espèce cette exploration immédiate exposerait certainement à l'erreur. Reconnaître par le palper, à distance, sur un organe profond masqué par les anses intestinales, protégé par le péritoine, plongé dans son atmosphère cellulo-graisseuse, une tumeur de très petit volume qui, comme chez notre premier malade, peut être cachée à l'extrémité supérieure du rein, ne faire saillie que sur sa face postérieure comme chez le second, est au moins fort difficile. L'opinion de beaucoup de chirurgiens compétents ne lui est d'ailleurs pas favorable en principe.

L'incision lombaire peut faire courir le risque de tomber sur un organe sain et d'obliger à une double recherche opératoire. C'est cependant à elle que j'ai donné la préférence chez notre second malade. Guidé par les renseignements fournis par la douleur, c'est bien au rein malade que je me suis adressé. Ces renseignements étaient, il est vrai, devenus fort significatifs. Mais si j'avais agi alors qu'ils ne fournissaient que des présomptions, c'est encore à droite qu'eût porté l'incision et je serais tombé juste. Vous serez donc presque toujours guidés, vous saurez que vous avez les plus grandes chances de bien choisir, parce que vous aurez bien étudié tout ce qui peut vous fournir des présomptions. Vous n'aurez plus qu'à les vérifier. Et de même, en prenant le bistouri, c'est à un acte thérapeutique que vous devez aboutir. Vous vous réservez le droit de vous arrêter, de vous contenter de seulement découvrir le rein et de refermer la plaie; mais vous avez la conviction que vous le trouverez malade et que vous aurez à agir en conséquence. Lorsque l'on se place dans de semblables conditions, l'incision exploratrice est toujours légitime; elle a ici l'avantage bien grand de donner le moyen de mettre terme aux hésitations, alors qu'il en est temps encore.

Lorsque vous opérez par la voie lombaire, vous faites d'ailleurs une opération bénigne, alors même que vous mettez à nu la capsule propre du rein, alors même que, ne vous sentant pas assez renseignés par la palpation immédiate de l'organe, vous l'attirez doucement pour le bien examiner *de visu*. Et l'utilité de ce mode d'examen n'est pas théorique, vous avez été témoins, chez notre second malade, de la différence des résultats fournis par la palpation et par l'inspection. La tumeur ne fut réellement reconnue que lorsque nous eûmes le rein sous les yeux.

Note sur une opération contre l'incontinence d'urine chez la femme,

Par M. le Dr E. DESNOS
ancien interne des hôpitaux.

L'accident qu'on observe le plus souvent après la dilatation brusque de l'urètre chez femme est une incontinence complète ou incomplète de l'urine. S'il est signalé par tous les auteurs, ceux-ci donnent peu de renseignements sur sa pathogénie, sur les lésions qui l'occasionnent, de même que sur les moyens thérapeutiques qui lui sont applicables.

On admet généralement que la dilatation peut être portée sans danger jusqu'à 2 centimètres et demi et même 3 centimètres de diamètre. Ces dimensions ne paraissent pas exagérées, et, en réalité, les observations dans lesquelles on voit que les malades sont restées incontinentes ne sont pas toujours celles où la dilatation a été poussée le plus loin. L'âge est un facteur important; déjà signalé dans le mémoire de M. Monod, qui incrimine à la fois l'enfance et

a vieillesse; il me semble que c'est surtout chez les personnes âgées que l'accident s'est produit : en ce qui me
concerne, non seulement je l'ai vu dans l'observation que je
rapporte, mais chez deux autres femmes âgées de plus de
60 ans, une incontinence plus ou moins permanente a
suivi la dilatation brusque.

En fait de descriptions anatomo-pathologiques, on possède la relation d'une autopsie d'Emmet, rapportée par
Hartmann dans sa thèse : chez une femme restée incontinente après une dilatation brusque, on a vu la tunique
musculaire herniée à travers une déchirure de la muqueuse
et cicatrisée dans cette situation. Il est difficile de dire si les
lésions sont toujours analogues à celles-là; on doit remarquer toutefois que, sur le vivant, on constate que l'urètre et
le col vésical sont dilatés et livrent passage à des instruments volumineux qui n'y rencontrent plus de résistance.
Il est donc probable que, de même que dans la muqueuse
et le tissu cellulaire sous-muqueux, il existe des ruptures
des fibres mêmes du sphincter.

Ce dernier n'a pas pour cela perdu ses propriétés contractiles, et l'électrisation le démontre; mais l'orifice dont il
est destiné à assurer l'occlusion étant agrandi, il ne peut
en maintenir les bords appliqués les uns contre les autres
avec une énergie suffisante, et l'urine s'échappe au moindre
effort.

L'électrisation de l'urètre et du col a amené une certaine
amélioration et même la guérison chez quelques sujets;
mais ce moyen a échoué le plus souvent lorsque l'incontinence était complète ou datait de longtemps. Chez la femme
dont je rapporte ici l'observation, l'influence des courants
faradiques, auxquels j'ai joint quelquefois des courants
continus, a été manifeste; mais l'amélioration était passagère : dès qu'on suspendait les séances, l'urètre redevenait,
au bout de quelques jours, ce qu'il était auparavant. C'est
alors que je tentai de modifier les dispositions de l'urètre et
du col.

Dernièrement, M. Gersung a communiqué à la Société obstétricale et gynécologique de Vienne la relation d'une opération qu'il a imaginée dans un cas d'incontinence. Il s'agissait d'une jeune fille atteinte d'épispadias ; après avoir fait sans succès deux opérations, M. Gersung se proposa de tordre l'urètre sur son axe ; il disséqua ce canal, le tordit de 160° environ autour de son axe, puis sutura la plaie ; deux autres opérations analogues furent faites à plusieurs semaines d'intervalle, et la torsion de l'urètre continuée dans le même sens finit par atteindre 450°. M. Gersung obtint ainsi une guérison presque complète, puisque la malade a pu garder ses urines pendant 5 heures.

Je songeai d'abord à appliquer ce procédé à la malade dont je rapporte l'observation et qui était restée incontinente à la suite d'une dilatation forcée de l'urètre. Mais, par ce procédé, la circulation sanguine risque d'être compromise dans les parois d'un urètre ainsi disséqué et isolé, et je craignis d'y provoquer un sphacèle plus ou moins étendu ; la torsion à imprimer, dont il me parut difficile de mesurer le degré, me semblait augmenter ces dangers.

Je me proposai alors de resserrer la partie la plus postérieure de l'urètre, immédiatement en avant du col vésical, au moyen d'un fil passant en dehors et sur toute la circonférence du canal, et sur lequel on pourrait exercer une traction parfaitement graduée. Je pratiquai cette opération de la façon suivante :

La malade est soumise au chloroforme et placée dans la position de l'examen au spéculum ; la vessie et le vagin étant largement irrigués, une grosse sonde est introduite dans l'urètre. Au niveau de ce canal, sur la partie antérieure et inférieure du vagin, exactement sur la ligne médiane, je pratique une incision longitudinale qui part immédiatement en arrière du méat, se prolonge à quelques millimètres au delà du col vésical, et qui n'intéresse que la muqueuse vaginale ; à l'extrémité antérieure de cette ligne, une deuxième incision, perpendiculaire à la première, circonscrit le méat ; enfin une troisième incision, également perpendiculaire à la première, part de son extrémité postérieure. Deux lambeaux rectangulaires sont ainsi dessinés ; ceux-ci, taillés aux dépens de la muqueuse vaginale seule, sont disséqués et ramenés au dehors, et n'adhèrent plus que par leur bord externe. L'urètre est ainsi mis à nu sur presque toute sa moitié inférieure : je continue néanmoins à le disséquer de façon à isoler les deux tiers environ de sa circonférence. A ce moment un aide le fait saillir en bas, à l'aide d'une grosse sonde métallique qui est introduite dans ce canal, de sorte qu'il peut être tout entier facilement circonscrit. A 2 ou 3 millimètres en avant du col vésical je passe une aiguille très courbe qui, sans intéresser les parois de l'urètre, le contourne entièrement, et dont la pointe vient ressortir en un point symétrique à droite ; un très gros fil de catgut, double, est ainsi appliqué sur la face pubienne de l'urèthre qu'il respecte. A la sonde métallique est alors substituée une sonde de gomme n° 15 ; puis les chefs des fils sont ramenés en bas et noués ; on exerce sur eux une constriction suffisante pour que la sonde de gomme jouisse d'une certaine mobilité, mais soit légèrement serrée. Enfin les lambeaux muqueux dont les bords se juxtaposent exactement sont suturés l'un à l'autre avec du crin de Florence. L'ouverture du méat me paraissant trop large, je terminai l'opération en pratiquant la résection d'une petite portion de sa circonférence, et en réunissant les parties avivées avec du crin de Florence.

On verra par la lecture de l'observation ci-jointe que les suites immédiates de l'opération ont été bonnes ; bien que les résultats thérapeutiques aient laissé quelque peu à désirer, cependant la situation de la malade a été sensiblement améliorée.

Plusieurs modifications pourraient être apportées au manuel opératoire. C'est ainsi qu'en présence d'un urètre trop large et à paroi inférieure flasque, on pourrait soutenir celle-ci en réséquant sur une étendue plus ou moins

grande le bord libre des lambeaux avant d'en faire la suture;
en pratiquant, en un mot, une sorte de colporraphie antérieure.

Il serait peut-être utile de substituer un fil de soie aseptique au catgut, qui, bien que de gros volume, paraît s'être
résorbé trop vite; en effet, l'incontinence, qui avait presque
complètement cessé aussitôt après la cicatrisation, reparut
un peu plus tard dans une certaine mesure, et le calibre du
canal, mesuré au moyen d'une bougie exploratrice, aug-
menta également vers la cinquième semaine; puis les choses
restèrent stationnaires.

OBSERVATION. — Mme J..., 58 ans, vient me consulter au
mois de mars 1887, accusant au niveau du bas-ventre des
douleurs, exaspérées par la marche, les secousses, les
courses en voiture. Elle ne présente pas d'antécédents
morbides; réglée à 14 ans, elle a eu 5 enfants; après son
dernier accouchement, il y a quinze ans, on constata chez
elle un abaissement de l'utérus. A plusieurs reprises, elle
éprouva des douleurs lombaires vives; elle croit avoir rendu
à plusieurs reprises du sable rouge mélangé à ses urines,
mais elle n'a jamais remarqué de graviers d'un volume
notable.

Depuis un an environ, elle ressent des douleurs au niveau
du bas-ventre, irradiant vers la vulve, d'une façon très intermittente et passagère. Ce n'est guère que depuis quelques
mois que ces douleurs ont acquis une intensité notable ;
enfin, depuis ce temps, la miction a été troublée à plusieurs
reprises, le jet s'arrêtant subitement. Les courses en voiture sont très pénibles, la marche un peu moins; jamais
la malade ne souffre quand elle est au repos. Les urines
sont restées limpides : les mictions sont très rares et n'ont
lieu que quatre ou cinq fois en vingt-quatre heures.

L'exploration des reins, de l'urètre, le toucher vaginal
et le palper hypogastrique ne révèlent rien d'anormal. Une
sonde de gomme introduite dans la vessie livre passage à

une grande quantité d'urine limpide ; en pratiquant une injection d'eau boriquée, on est frappé des dimensions de la vessie ; ce n'est en effet qu'après l'introduction de 450 grammes de liquide que la malade accuse un léger besoin d'uriner. J'en laisse écouler une certaine quantité, puis j'introduis un explorateur métallique ; les parois vésicales sont irrégulières et flasques ; l'instrument se meut très librement, mais le calcul n'est pas rencontré, bien que les conditions de l'exploration aient été variées autant que possible. Au bout d'un mois, la malade revint, et cette fois, après quelques manœuvres infructueuses, j'obtins un contact caractéristique ; le calcul parut petit, mais il échappa encore et il me fut impossible de le retrouver.

Devant ces conditions je ne voulus pas pratiquer la lithotritie, craignant d'abandonner dans la vessie quelques fragments que je ne pourrais plus retrouver ; j'eus recours à la dilatation forcée de l'urètre ; j'employai un dilatateur à trois branches que j'écartai avec beaucoup de lenteur après avoir pratiqué deux courtes incisions sur le méat ; je pus introduire mon index dans l'urètre, j'éprouvai au niveau du col vésical une légère résistance qui céda au bout de quelques minutes d'une pression continue. La dilatation avait donc atteint à peine 2 centimètres de diamètre. Je rencontrai presque aussitôt le calcul sur le côté droit de la vessie, qui, comme je l'avais supposé, était de petites dimensions ; je le saisis à l'aide d'une tenette à branches minces et longues et je l'amenai au dehors. Il présentait assez exactement la forme d'une amande, était aplati, mesurait 2 centimètres et demi sur 1 centimètre et demi.

L'incontinence fut absolue pendant les trois jours suivants ; même pendant le décubitus dorsal la malade laissait échapper la totalité de ses urines. Vers la fin de la première semaine l'incontinence avait cessé pendant le décubitus dorsal, mais elle reparaissait quand la malade se tenait debout ou assise. Peu à peu, cependant, survint une amélioration, et un mois après les urines pouvaient être conservées

deux ou trois heures. Cette guérison était plus apparente
que réelle et, dès que la malade voulut reprendre ses occupations, elle s'aperçut que ses urines s'échappaient au
moindre effort.

J'eus recours alors à l'électrisation de l'urètre et du col
au moyen de courants interrompus ; les premiers résultats
furent assez satisfaisants, mais bientôt les progrès n'augmentèrent plus ; la malade pouvait cependant marcher pendant quelque temps sans se sentir mouillée, mais elle devait
pour cela prendre la précaution d'uriner tous les trois quarts
d'heure ; enfin un choc, un faux pas amenaient l'issue d'une
certaine quantité d'urine. D'ailleurs cet état relativement
satisfaisant ne persista pas dès que les séances d'électrisation furent suspendues.

Pendant plus de dix mois l'électrisation fut continuée
avec des intervalles de repos de quinze jours au plus ; aux
courants faradiques j'ajoutai des courants continus en plaçant le pôle négatif soit dans l'urètre, soit dans le vagin au
niveau du col ; j'en variai l'intensité, mais le résultat fut
toujours le même ; pendant toutes les périodes d'électrisation, le sphincter fonctionnait à peu près : quatre ou cinq
jours après, l'incontinence était presque absolue.

Un an se passa de la sorte sans que la malade suivît aucun traitement ; les symptômes s'étaient peu modifiés :
dans le décubitus dorsal, les urines étaient à peu près entièrement retenues ; ce n'est qu'au bout de six ou sept heures
qu'elles s'échappaient involontairement ou sous l'influence
du plus léger mouvement. Dans la station debout, elles
peuvent être gardées pendant une immobilité presque absolue, mais la marche, la descente d'un escalier, un léger
effort en déterminent l'issue. Après avoir uriné, la malade
ne peut guère rester plus de quinze à vingt-cinq minutes
sans se sentir mouillée : elle est donc obligée d'uriner toutes
les vingt minutes environ ; les mictions se font d'ailleurs
normalement, ne s'accompagnent d'aucune douleur et ne
sont pas impérieuses.

Au mois de novembre 1889, l'état local est le suivant : les déformations appréciables à la vue sont peu prononcées ; le méat est un peu élargi et béant ; en haut et en bas, on voit les petites cicatrices des débridements faits avant la dilatation. Sur la paroi vaginale antérieure se dessine nettement l'urètre qui paraît dilaté et rappelle un peu l'aspect des urétrocèles. Une boule n° 30 le parcourt facilement sans rencontrer la moindre résistance au niveau du col ; sa paroi inférieure est très peu dépressible.

Sur les instances de la malade, je me décidai à faire une tentative pour remédier à son infirmité, et je résolus de circonscrire tout l'urètre avec un fil de catgut pour en rétrécir le calibre, opération que je pratiquai le 27 novembre 1889 avec l'aide de MM. Wickham et Roux, et dont j'ai donné la description plus haut.

Les suites de l'opération furent bonnes ; toutefois, la suture placée au niveau du méat manqua au quatrième jour, et un peu de suppuration localisée apparut à ce niveau ; tous les fils furent enlevés le huitième jour, ainsi que la sonde à demeure. Pendant les premiers jours, les besoins d'uriner furent un peu précipités. Dès que la malade se leva, elle put garder ses urines trois ou quatre heures ; lorsque le besoin se faisait sentir, elle pouvait y résister pendant une demi-heure environ, temps après lequel quelques gouttes s'échappaient involontairement.

Au bout d'un mois, la malade reprit ses occupations assez pénibles de marchande ambulante : pendant les quinze premiers jours, l'incontinence semblait avoir complètement disparu et, pendant trois heures, les urines ne s'échappaient pas, même au moment d'un effort un peu brusque. Vers la troisième semaine il y eut un peu de relâchement, et le délai pendant lequel la malade retient ses urines ne fut plus que d'une heure et demie à deux heures. Depuis lors, l'état ne s'est guère modifié, et l'électrisation n'y a apporté aucun changement. L'urètre admet un explorateur n° 24.

REVUE CRITIQUE

Nouvelles leçons sur les maladies vénériennes professées à l'hôpital du Midi,

par M. le Dr MAURIAC (1)

Syphilis tertiaire et syphilis héréditaire.

Les nouvelles leçons de M. le docteur Mauriac constituent le second volume de son Traité de la syphilis. Elles se
distinguent non seulement par l'élégance de la forme et du
style qu'on retrouve dans tous les écrits du savant médecin
de l'hôpital du Midi, et qui en rendent la lecture si attrayante,
mais par une richesse extraordinaire de faits minutieusement observés. Ces deux volumes représentent, sans aucun
doute, le travail d'ensemble le plus original et le plus complet que nous possédions sur chacune des nombreuses déterminations précoces ou tardives, superficielles ou profondes, de la syphilis.

Nous nous abstiendrons toutefois de faire ici l'analyse
de l'ouvrage tout entier, ce qui nous entraînerait hors du
domaine spécial qui nous intéresse. Nous parlerons seulement des leçons qui traitent de la *syphilis tertiaire des
organes génito-urinaires.* M. Mauriac distingue trois foyers
principaux de syphilose génito-urinaire : le tissu dermo-
hypodermique de l'appareil externe, le testicule et les reins.

I

La *syphilose dermo-hypodermique* comprend deux formes
principales : la *forme pustulo-ulcéreuse* et la *forme tuberculo-
gommeuse.* Elles sont particulièrement intéressantes au point

(1) Librairie J.-B. Baillière et fils, 1890 (1168 pages).

nostic, car elles peuvent être confondues
ancre simple, tantôt avec le chancre infec-
avec la scrofulose génitale ou le cancroïde.
philose dermo-hypodermique, M. Mauriac
tion singulière qu'on désigne sous le nom
rps *caverneux* et qui consiste dans la forma-
de plaques, de cordons et de bandes qui
ches les plus superficielles du tissu érectile
ieux et leurs bords. « On a tort, dit-il, de
sivement à la syphilis, car elle ne coïncide
hilose tertiaire et, presque jamais, on ne
oindre filiation directe entre elle et la sy-

us souvent et plus sûrement de la blennor-
fois du traumatisme. Elle peut survenir
t peut-être sous l'influence de l'arthritisme.
phlegmasique, elle évolue ordinairement
de et insidieuse et ne donne lieu qu'à peu
subjectifs. Los symptômes objectifs con-
ons, incurvations, déformations de la verge
on. Ces déviations sont toujours latérales
jamais inférieures comme dans les chau-
. On observe, en outre, une diminution dans
rgane sur quelques points, un affaiblisse-
lité érectile, un certain collapsus du sens
ulte des troubles plus ou moins graves qui
chent l'acte du coït et exercent une action
e fâcheuse sur le moral des malades.
a cette affection est excessivement lente.
emps, elle est définitive, immuable dès le
us les traitements sont-ils inutiles, même
et l'iodure de potassium, ce qui semble
e la syphilis est presque toujours étrangère

e se demander si l'étude de la sclérose des
: est bien à sa place dans les leçons sur la

syphilis tertiaire. Quoi qu'il en soit, comme cette affection intéresse tout particulièrement les lecteurs des *Annales*, nous n'avons pas craint d'en parler un peu longuement.

II

La syphilis tertiaire dans ses *manifestations parenchymateuses* sur les organes génitaux ne frappe pas également les deux sexes. Tandis que le testicule et l'épididyme sont très fréquemment atteints, c'est à peine si on possède quelques exemples de syphilose de l'ovaire et des trompes, et encore ces exemples ont-ils été recueillis par hasard à l'autopsie et non cliniquement observés pendant la vie.

La syphilis tertiaire des organes génitaux appartient donc exclusivement au sexe masculin. Elle atteint les annexes du testicule et le testicule lui-même.

L'affection syphilitique de l'épididyme et du cordon s'observe plus souvent dans la période secondaire que dans la période tertiaire. Dans cette dernière, il est rare qu'elle soit isolée et indépendante de celle du testicule, ce qui est la règle dans la période secondaire.

La lésion est ordinairement constituée par un ou deux noyaux durs, ovoïdes, à peu près indolents, qui occupent la tête de l'organe, plus rarement la queue, et ne présentent pas d'adhérences avec les parties voisines. Elle peut être unilatérale, mais le plus souvent les deux côtés sont atteints et ils le sont simultanément. La consistance des noyaux, toujours dure, augmente avec le temps et devient chondroïde. Leur présence n'apporte aucun trouble dans la fonction génitale. Ils ne s'accompagnent presque jamais d'hydrocèle symptomatique. Il est excessivement rare de trouver des noyaux semblables sur le canal déférent.

La syphilose épididymaire se termine par résolution ou sclérose définitive, presque jamais par fonte gommeuse avec fistules, comme cela s'observe dans la tuberculose où les adhérences sont précoces. Aussi est-ce une affection bénigne. Le traitement doit être mixte. L'iodure s'impose même dans les formes précoces.

L'*affection syphilitique du testicule* ou *sarcocèle syphilitique* est la plus fréquente des syphiloses génitales. Presque toujours les deux testicules sont atteints en même temps. L'infiltration qui les envahit peu à peu, à la sourdine, constitue une tumeur régulièrement piriforme ou ovoïde, uniformément dure, d'une densité et d'un poids considérables, à surface lisse ou le plus souvent parsemée de petites saillies, de rugosités nodulaires ou allongées, sans rien de systématique dans leur disposition. Sur cette tumeur ainsi constituée, l'épididyme finit bientôt par disparaitre complètement et il arrive un moment où la palpation n'en peut découvrir la moindre trace. Le cordon au contraire conserve habituellement ses caractères normaux. Il en est de même de la tunique vaginale et des enveloppes des bourses.

Le volume de cette tumeur est le double ou le triple de celui du testicule. Elle est à toutes ses périodes aphlegmasique et à peu près indolente, ou bien elle ne cause que des troubles insignifiants et n'altère que fort peu les fonctions génitales. Elle peut persister à cet état pendant des mois et même des années, car elle est extrêmement lente dans son processus. Quand elle entre en résolution, ce qui est la règle, elle le fait peu à peu. A mesure qu'elle diminue de volume, de dureté, et que le testicule retrouve sa sensibilité normale à la pression, qu'il avait perdue progressivement, on voit l'épididyme se dessiner sur la surface de l'organe dans sa situation habituelle et reprendre peu à peu ses caractères normaux. La sécrétion spermatique n'est point altérée, ni la vigueur génitale affaiblie. Cela s'explique par ce fait que l'infiltration spécifique se fait, non dans les canalicules spermatiques, mais dans la tunique albuginée et dans les cloisons fibreuses qui rayonnent de sa surface interne vers le hile et divisent l'organe en lobules. C'est, à proprement parler, une *albuginite syphilitique*.

profond. Ce dernier aboutit à la perte irrémédiable de l'organe.

Mais dans la forme commune et circonscrite de la syphilose testiculaire, la néoplasie n'a pas de tendance à subir la dégénérescence granulo-graisseuse. Ses éléments ne se liquéfient pas, ne forment pas des foyers gommeux. Ils se résorbent peu à peu ou se convertissent plus rarement en un tissu fibreux définitif qui peut étouffer l'organe, le détruire par atrophie. C'est la *forme scléreuse.*

Dans l'une et l'autre forme, il faut recourir au traitement mixte à haute dose, auquel on peut associer des onctions quotidiennes à l'onguent napolitain. Mais, alors même qu'il existe des fongus exubérants, les divers modes d'action chirurgicale sont au moins superflus, puisque l'iodure à lui seul en fait promptement justice.

III

Les *reins* constituent le troisième des foyers de syphilose génito-urinaire. Ils peuvent être atteints à toutes les périodes de la syphilis. Les lésions sont semblables à celles du mal

Bright et en reproduisent toutes les variétés. Leur spéci-
té ne s'accuse que rarement sous forme de tumeurs
mmeuses.

Les *néphrosyphiloses* sont relativement rares. La syphilis
est le plus souvent la cause unique. Cependant on trouve
elquefois d'autres facteurs étiologiques associés, tels que
tuberculose, l'alcoolisme, l'arthritisme. Mais le mercure
udemment administré ne joue aucun rôle dans la genèse
la néphropathie.

Les *néphrosyphiloses précoces* surviennent parfois à une
oque très rapprochée de l'accident primitif. Les néphro-
philoses tardives appartiennent à la phase tertiaire de la
aladie. Les premières sont contemporaines des plaques
uqueuses, et les secondes des manifestations viscérales
léro-gommeuses, en particulier de celles du foie et de la
te. Ces deux ordres de néphrosyphiloses ne diffèrent pas
ulement par leur place chronologique dans l'évolution,
ais par quelques particularités importantes de lésions, de
mptômes, de processus, de coïncidences spécifiques.

Les néphrosyphiloses précoces présentent la plus grande
alogie avec les néphropathies de provenance et de nature
fectieuses. C'est l'élément actif ou sécréteur de l'organe
ii y est atteint le premier. Aussi leurs lésions présentent-
les le type du gros rein blanc. Ce sont des néphrites
reachymateuses. Comme symptômes, marche et termi-
uison, elles ne diffèrent pas des formes aiguës et surtout
baiguës et chroniques de la maladie de Bright. Elles pré-
utent les mêmes complications. La mort en est quelquefois
conséquence, mais elles sont moins graves que les néphro-
ithies tertiaires. Les spécifiques et surtout l'iodure de
)tassium exercent sur elles une grande action curative qui
it souvent le principal élément du diagnostic.

Les *néphrosyphiloses tardives* sont presque toujours, mais
s exclusivement, interstitielles et atrophiques. Elles
boutissent à la cirrhose du rein. Les gommes et surtout
i dégénérescence amyloïde font partie de leur anatomie

pathologique. La forme parenchymateuse ou gros rein blanc ne s'y observe que rarement. Elles coïncident souvent avec la syphilose hépatique. Leur étiologie est plus complexe que celle des néphropathies précoces. Leurs symptomes et leurs processus sont ceux du mal de Bright chronique. Elles sont plus graves que les néphropathies précoces. Elles ressentent comme elles, mais à un moindre degré, l'influence curative de l'iodure de potassium.

Les néphrosyphiloses précoces et tardives ne se distinguent pas les unes des autres d'une façon absolue. Entre les modalités anatomiques et symptomatiques de la syphilose rénale il n'existe aucune ligne de démarcation immuable, puisque ces modalités ne sont que l'expression multiple et variable ou les degrés d'une même détermination. Les conditions pathogéniques changent un peu avec l'âge de la syphilis, mais c'est toujours la même néphropathie spécifique qui est susceptible d'attaquer successivement ou d'emblée tous les éléments constitutifs de la glande.

L'efficacité des deux spécifiques de la syphilis contre les néphrosyphiloses précoces et tardives est incontestable. Le mercure imparfaitement éliminé par les reins donne alors lieu très fréquemment à la salivation; aussi faut-il l'administrer avec beaucoup de réserve. Il vaut même mieux recourir exclusivement à l'iodure de potassium dont l'action curative est très grande, quand on le donne à doses élevées. Le traitement spécifique n'exclut pas le traitement ordinaire de la maladie de Bright, qu'il faut employer conjointement dans toutes les néphropathies syphilitiques.

Dʳ F.-P. GUIARD.

BUREAU. — *Du traitement chirurgical des pyonéphroses.*
(Thèse 1890).

Depuis la première néphrectomie pratiquée par Simon de Heidelberg en 1869, la chirurgie rénale est entrée dans la pratique courante : les observations se sont multipliées; par cette collection de faits il a été permis de bien préciser et le manuel opératoire et les cas où l'opération était indiquée. Mais une conséquence, sinon presque fatale, du moins très fréquente de la néphrectomie rénale, surtout quand il s'agit d'une pyonéphrose, a appelé particulièrement l'attention des chirurgiens dans ces derniers temps. Une fistule rénale, urinaire ou purulente, presque toujours intarissable : tel est l'accident consécutif qu'il faut s'attendre à traiter après l'opération principale.

Peut-on éviter cette fistule, ou du moins la rendre moins fréquente? Le manuel opératoire peut-il être modifié de manière à éviter cette complication? Telles sont les questions que M. Bureau a entrepris d'étudier dans sa thèse inaugurale, faite sous les inspirations de M. le professeur Guyon.

Un premier chapitre est consacré à des considérations générales sur la pyonéphrose. Toute tumeur du rein produite par la rétention du pus dans le bassinet ou la substance même de la glande doit être classée sous le nom de pyonéphrose. Cette rétention peut être complète ou incomplète : mais l'oblitération permanente de l'uretère est un cas exceptionnel. Le plus souvent la rétention est incomplète et se présente sous deux types cliniques différents. Dans le premier, rétention incomplète avec distension, la pyurie est continue, mais l'évacuation de la collection purulente par l'uretère se fait d'une façon insuffisante et la tumeur n'arrive jamais à se vider complètement dans la vessie. Dans le second, la pyurie est intermittente. Des

accès de rétention complète avec accroissement de volume
du rein et apparition de phénomènes généraux alternent
avec des décharges purulentes dans la vessie et disparition
de la tumeur lombaire.

Le traitement médical est complètement impuissant pour
remédier à cet état morbide. Les ponctions aspiratrices, le
drainage par une canule à demeure et enfin les lavages du
bassinet par la méthode de Bozemann (observations trop
peu nombreuses encore pour que l'on puisse juger de la valeur du procédé) ne sont que des palliatifs et des manœuvres
accessoires.

Dans tous les cas de pyonéphrose une intervention chirurgicale est nécessaire.

Un grand nombre d'observations prises dans le service
de Necker ont servi de base à la partie principale de ce travail, c'est-à-dire à l'étude de la néphrotomie et de la néphrectomie dans les résultats opératoires, dans la technique
opératoire et dans le traitement chirurgical des fistules rénales consécutives.

Lorsque la pyonéphrose coïncide avec un rein non suppuré, la réunion par première intention est facile à obtenir : la relation de deux observations confirme ce fait et
démontre, en outre, que la pyurie intermittente n'est pas un
signe infaillible de pyonéphrose et qu'une collection péri-
urétérale en communication avec ce conduit peut donner
lieu à ce même symptôme.

L'examen des observations relatées dans cette thèse
permet d'établir la statistique suivante comme résultats
opératoires.

1° Néphrotomies pour pyélites et pyonéphroses non
calculeuses :

a — Néphrotomies lombaires. . . .	74	
— Guérisons.	63	
— Morts.	11	14,8 p. 100
b — Néphrotomies abdominales. . .	5	
— Guérisons.	3	
— Morts.	2	40, p. 100

2° Néphrotomies pour pyélites et pyonéphroses calculeuses :

<pre>
a — Néphrotomies lombaires. . . .   68
    — Guérisons.   48
    — Morts.   20   29, p. 100
b — Néphrotomies abdominales. . .   3
    — Guérisons   0
    — Morts.   3
</pre>

Le danger de l'opération réside tout entier dans la septicémie, conséquence de la rétention rénale purulente. L'incision des reins non suppurés n'est jamais suivie de mort.
. En ce qui concerne la technique opératoire, la voie lombaire est reconnue, par presque tous les chirurgiens français et étrangers, comme la moins dangereuse. Pour la voie transpéritonéale, on arrive à une mortalité de 50 p. 100.

Après avoir indiqué les principaux manuels opératoires, M. Bureau relate avec détail le procédé employé actuellement par M. le professeur Guyon. Ce qu'il importe surtout d'éviter, c'est l'inoculation secondaire de la capsule cellulo-graisseuse du rein par le liquide purulent qui s'écoulera de la fistule. Pour cela, il faut attirer le rein, facilement mobilisable, au moyen de fils suspenseurs, vers l'ouverture de la fistule et fixer par une série de points de suture le tissu même du rein aux lèvres de la plaie cutanée. Cette fistulisation systématique vaut mieux que la suppuration de l'atmosphère cellulo-adipeuse.

Le rein étant solidement fixé à la plaie cutanée, celle-ci est réunie à ses parties inférieure et supérieure par des sutures profondes au catgut, musculaires et aponévrotiques, et par des sutures superficielles au crin de Florence. Si, malgré ces précautions, il se produit des inoculations périphériques, une large incision des foyers, le débridement des cloisons qui les traversent, et un pansement par tamponnement avec des bandelettes de gaze iodoformée, par l'ouverture lombaire maintenue largement béante, sera le meilleur mode de traitement.

D'ailleurs, il ne faut pas oublier que bien souvent la néphrotomie n'est que le premier temps d'une opération plus
radicale, mais qui permet de se rendre compte de l'état du
rein opposé.

Les fistules post-opératoires sont très fréquentes : M. Bureau regarde la proportion de 50 p. 100 comme au-dessous
de la vérité : les unes sont urinaires, les autres purulentes.

Dans les cas de fistules urinaires persistantes, lorsque la
suppuration a cessé ou très notablement diminué, et après
s'être assuré de la perméabilité de l'uretère, on doit faire
l'extirpation du trajet fistuleux et tenter la réunion du rein
par première intention après avivement de son tissu.
Lorsque l'uretère est complètement oblitéré, on ne peut
que recourir à la néphrectomie secondaire ou laisser la fistule persister, suivant les indications fournies par l'état du
rein opposé.

Quand on est en présence d'une fistule purulente, si les
foyers périnéphrétiques sont peu étendus, on peut tenter
leur extirpation ; mais s'il existe de vastes décollements
iliaques et sous-costaux, une large incision de ces foyers et
leur tamponnement avec des bandelettes de gaze iodoformée sera le meilleur mode de traitement.

Tout en considérant la voie lombaire comme la seule
utilisable, l'auteur pense que la néphrotomie primitive péritonéale s'impose en présence des énormes pyonéphroses
devenues de véritables tumeurs abdominales.

E. VIGNARD. — *De la prostatotomie et de la prostatectomie
et en particulier de leurs indications.* — (Thèse de
Paris, 1890.)

Il y a une vingtaine d'années, peu de praticiens s'occu-
paient d'un traitement chirurgical de la prostate hypertrophiée, hypertrophie occasionnant soit des rétentions d'urine,
soit des cathétérismes difficiles. Le traitement médical était
le seul employé : les idées de Mercier n'avaient plus cours,

en France du moins, et je ne me souviens pas avoir jamais
vu mon maître Caudemont faire une opération quelconque
sur cette glande pour ramener la miction supprimée plus
ou moins complètement.

En Amérique, Gouley reprit un peu plus tard les idées
de Mercier, puis peu à peu d'autres chirurgiens, surtout des
chirurgiens étrangers, ont étudié de nouveau ce mode de
traitement et préconisé, dans certains cas, soit l'incision de
la prostate (prostatotomie) ou son excision (prostatectomie).
Les tentatives furent d'abord prudentes et modérées, puis
elles augmentèrent avec la hardiesse des chirurgiens pour
arriver à un point qui, actuellement, atteint presque à la
licence. M. le docteur Vignard, élève de M. le professeur
Guyon, a eu l'heureuse idée de consacrer sa thèse de doc-
torat à l'étude de ces tentatives opératoires et des résultats
obtenus.

Il était bon que, sous des inspirations des plus autorisées,
un travail sérieux et pratique montrât la voie fausse dans
laquelle s'engagent ceux qui seraient tentés de suivre de
pareils errements.

La première partie de ce travail est consacrée à l'historique de la question : elle contient les tableaux résumés
des observations, la description des procédés opératoires,
leurs difficultés, les résultats obtenus.

La prostate peut être soit incisée, soit excisée en totalité
ou en partie : les chirurgiens choisissent soit la voie uréthrale, soit celle du périnée, ou enfin une ouverture au-dessus du pubis.

Ce qu'il faut retenir surtout de cette première partie, ce
sont les résultats thérapeutiques obtenus. Avec une très
grande clarté d'exposition, M. Vignard montre combien
beaucoup des observations rapportées sont vagues, combien
beaucoup des guérisons attribuées à l'opération doivent au
contraire cette terminaison favorable à l'ouverture de la
vessie, surtout lorsqu'il s'agit de cystites douloureuses. Il
a bien soin de faire remarquer qu'il ne faut considérer

comme probantes que les observations dans lesquelles la
rétention d'urine durait depuis quelques mois ou tout au
moins avait résisté au traitement palliatif pendant quelques
semaines, dans lesquelles, enfin, le malade a été suivi pendant plusieurs semaines après l'opération.

Si l'on fait abstraction de la prostatotomie uréthrale,
opération peu précise et dont les résultats sont toujours
discutables, on voit que sur 35 cas, 18 fois seulement la rétention complète ou presque complète durait depuis plusieurs
mois; toutes les autres opérations ont été faites pour des
accès de rétention aiguë, pour de la cystite.

« En résumé, écrit l'auteur, sur 37 observations, tant
sus-pubiennes que péritonéales, 6 fois la miction volontaire, abolie depuis plusieurs mois au moins, a été rétablie
d'une façon durable. » M. Vignard a soin, en outre, d'ajouter que sur ces 6 succès, 3 appartiennent au procédé
Harrison, c'est-à-dire en employant la prostatotomie ou
la prostatectomie périnéale suivie d'un séjour prolongé
d'un drain volumineux au niveau du col.

J'ajouterai à ces déductions que l'on peut se demander
si ce séjour prolongé d'un dilatateur au niveau du col, n'a
pas eu par lui-même une grande influence sur la guérison,
non seulement en écartant les lèvres de la plaie, mais en
modifiant la contracture du col, qui pouvait très bien exister
concurremment.

M. Vignard fait suivre ces considérations d'une remarque
très juste. Il regarde le résultat comme bien plus nuisible
qu'utile, si l'on a transformé, par l'opération, une rétention
complète en rétention incomplète. Avec cette dernière, le
malade est moins engagé à se sonder, d'où inflammation
vésicale pouvant se propager aux reins. En résumé, la conclusion qui se dégage de la critique sévère des observations,
c'est que, si la mortalité est minime dans tous les cas, les
résultats thérapeutiques de la prostatotomie et de la prostatectomie existent, mais existent en petit nombre.

Pourquoi de si nombreux insuccès ? La réponse à cette

question fait le sujet de la deuxième partie de ce travail. La barre prostatique et l'hypertrophie du lobe moyen constituent les deux grandes formes anatomiques contre lesquelles on est surtout intervenu.

Les faits démontrent que : 1° la récidive de la barre prostatique n'est pas niable : les deux parties séparées s'accolent de nouveau; on ne peut éviter cet accolement que par le maintien de l'écart; 2° la récidive du lobe moyen est incertaine mais possible, mais cette récidive n'est pas suffisante pour expliquer les nombreux insuccès constatés : il faut donc en tirer cette première conclusion qu'il faut chercher ailleurs la cause de la rétention d'urine des prostatiques.

Cette cause a été étudiée par l'auteur dans les différents chapitres relatifs aux rapports entre la forme de l'hypertrophie et la rétention d'urine, à la contractilité vésicale et à l'athérome.

Il fallait d'abord démontrer que la rétention d'urine peut exister sans barre ou lobe moyen développé. Pour cette démonstration, M. Vignard a utilisé les pièces de prostatiques réunies au musée Civiale. En voici le résumé.

1° Hypertrophie portant presque exclusivement sur les lobes latéraux, sans tumeur ni barre saillante au niveau du col, 6 cas.

2° Hypertrophie portant sur les 3 lobes sans tumeur ou valvule obturant très manifestement le col, 10 cas.

3° Hypertrophie avec obturation manifeste au niveau du col, mais avec hypertrophie totale, 9 cas.

4° Hypertrophie partielle limitée au col, 3 cas.

Donc, si l'on ne tenait compte, dans la pathogénie de la rétention d'urine chez les prostatiques, que de ce seul facteur : la forme de l'hypertrophie, une opération qui n'agit que sur le col, à son voisinage, n'aurait aucun effet sur la rétention dans le plus grand nombre des cas, n'aurait qu'un effet douteux dans un certain nombre et on ne serait assuré du succès que dans des cas tout à fait exceptionnels.

M. Vignard fait jouer un rôle prépondérant à la contractilité vésicale, comme cause de la rétention. Il rappelle que MM. Guyon et Launois ont démontré que la contractilité vésicale est affaiblie chez la plupart des prostatiques et nulle chez un certain nombre d'entre eux.

Devant ces considérations, la méthode sanglante ne remplit pas le but cherché; il est inutile de détruire ou d'inciser un obstacle qui n'en est pas un, et cette incision ne modifie en rien l'affaiblissement de la contractilité vésicale. Cette thèse résume les idées de la plupart des chirurgiens français, sur ce point pathologique des voies urinaires: c'est en se basant sur elles que l'on a éliminé le bistouri pour remédier soit à la rétention complète ou incomplète de l'urine, soit pour supprimer les difficultés du cathétérisme chez les prostatiques.

Est-ce à dire qu'il ne faille jamais y avoir recours? M. Vignard a soin d'indiquer les conditions qui permettent de songer à la méthode sanglante.

On ne peut espérer faire disparaître la rétention d'urine par une incision ou une excision du tissu prostatique au voisinage du col que si les deux conditions suivantes existent:

1° Il existe un obstacle prostatique très net au niveau de l'orifice interne de l'urèthre, tandis que le reste de la prostate est peu hypertrophié.

2° La contractilité vésicale a persisté.

Quant au cathétérisme impossible, c'est une autre indication, mais cette dernière se rencontre rarement.

Le procédé opératoire est : pour les simples barres prostatiques le procédé d'Harrison; pour toutes les autres formes d'hypertrophie, la prostatectomie sus-pubienne.

Dr DELEFOSSE.

REVUE CLINIQUE

Nouvel aspirateur à graviers

du docteur Edmond WICKHAM,
Ancien aide d'anatomie de la Faculté.

A la séance du 30 avril dernier de la Société de chirurgie
M. Horteloup a présenté, au nom de l'un de ses anciens

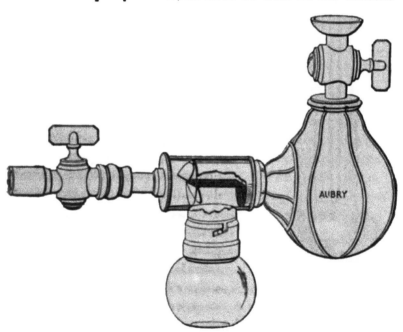

internes, un nouvel aspirateur à graviers qui diffère du
classique appareil du professeur Guyon, en ce que les débris calculeux une fois recueillis dans le réceptacle en verre
de l'instrument ne sont pas susceptibles d'être refoulés
dans la vessie. Bigelow, Thompson et Otis à l'étranger (1).

(1) *The Lancet*, 31 août 1889.

Bazy en France (1), ont fait construire des évacuateurs qui remédient à l'inconvénient signalé pour celui de M. Guyon mais qui sont de construction compliquée.

L'aspirateur de M. Wickham est simple ; il est facile d'en

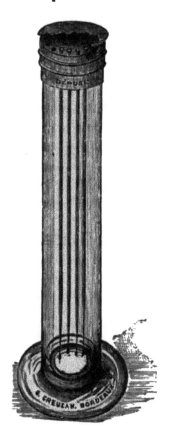

juger le mécanisme en jetant un coup d'œil sur la figure ci-dessus. Deux soupapes superposées et un grillage en forme d'L, assurent le tamisement de l'eau aspirée et par suite la limpidité relative du liquide refoulé. Les diverses pièces se démontent aisément, aussi le nettoyage complet s'opère-t-il sans peine.

Deux reproches ont été faits à ce nouvel instrument : 1° l'aspiration est effectuée à travers un grillage ; nous ferons remarquer que le grillage a une étendue deux fois et demie plus grande que celui du professeur Guyon ; l'engorgement des mailles n'est donc pas à craindre dans ces conditions ; 2° le bruit des soupapes peut être pris pour le cliquetis de fragments de calculs trop volumineux pour passer par la sonde. Il semble qu'avec un peu d'habitude on doive arriver à différencier les deux bruits ; nous rappellerons cependant que le docteur Bazy a garni de drap les soupapes de son appareil et que, suivant lui, l'asepsie n'est pas diminuée.

Ce nouvel évacuateur se remplit complètement : il suffit, lorsqu'on a versé du liquide en quantité suffisante, par le robinet situé à l'extrémité supérieure de la poire en caout-

(1) Ann. des mal. des org génit.-urin., sept. 1889.

chouc, de retourner l'instrument et d'ouvrir le robinet opposé ; de cette manière les dernières bulles d'air s'échappent et sont remplacées par du liquide.

Disons en terminant que M. Wickham a fait appel à l'obligeance et à l'expérience de M. Aubry pour mener à bien la construction de son appareil.

D' DELEFOSSE.

La dilatation immédiate progressive (méthode de Le Fort) comparée à l'uréthrotomie interne,

Par M. le D' Henri PICARD.

Une bougie filiforme en gomme élastique armée d'un pas de vis rentrant et trois bougies cylindro-coniques à grande courbure en maillechort, terminées par un pas de vis saillant, pouvant s'adapter à celui de la bougie filiforme et correspondant aux numéros 12, 17, 22 de la filière Charrière, constituent l'appareil instrumental du professeur Le Fort.

Pour dilater un rétrécissement avec cet instrument. Le Fort introduit la bougie filiforme dans le rétrécissement et l'y laisse à demeure vingt-quatre heures. Vissant alors sur elle le plus mince de ses cathéters, il tente de lui faire traverser le rétrécissement. S'il y parvient, il le retire immédiatement, le dévisse en laissant la petite bougie dans le canal et le remplace par le second, puis, en cas de succès, par le troisième. Si celui-ci franchit l'obstacle, on le retire avec la petite bougie, l'opération est terminée. S'il a échoué avec l'un de ses cathéters, il laisse la bougie filiforme à demeure quarante-huit heures au lieu de vingt-quatre et recommence l'opération en débutant précisément par ce cathéter. S'il échoue encore, il maintient la bougie filiforme en place soixante-douze heures au lieu de quarante-huit, au bout desquelles il répète les mêmes manœuvres.

Si on compare l'appareil instrumental précédent à celui de l'uréthrotomie interne de Maisonneuve, trop connu pour avoir besoin d'une description, et leur manuel opératoire réciproque, on voit que le premier temps en est identique, puisqu'il consiste à introduire une bougie filiforme qui, pour des cas semblables, donnera forcément lieu aux mêmes difficultés. Mais si nous considérons l'usage de cette bougie, dans l'une et l'autre opération, après son introduction dans le rétrécissement, il est évident que l'avantage reste à l'uréthrotomie. Dans cette dernière opération, en effet, elle ne sert que de conducteur, puisque aussitôt introduite, on visse sur elle le cathéter métallique, qu'on pousse immédiatement à sa suite jusqu'à la vessie. Dans la première, au contraire, elle n'est pas seulement un guide pour les cathéters métalliques, mais un modificateur des tissus du rétrécissement. Restant à demeure, elle y fait naître des vaisseaux et, par suite, une vitalité et une mollesse grâce auxquelles le passage des bougies métalliques est rendu plus facile. Cet avantage est malheureusement plus ou moins largement compensé par le séjour indéterminé et forcé à la chambre et, ce qui est pis, par la gêne ou même la douleur résultant du contact de la bougie. Celle-ci, insignifiante chez beaucoup, considérable chez quelques-uns, devient intolérable à ce point, quand il y a cystite, que force est de la retirer et de renoncer à ce mode opératoire. Dans l'uréthrotomie interne, il est vrai, quand le rétrécissement est trop étroit pour laisser passer le cathéter cannelé, il faut bien maintenir la bougie filiforme à demeure pour lui ouvrir la route ; mais, c'est l'exception rare de ce qui constitue la règle dans la méthode de Le Fort.

Le second temps de l'opération consistant à introduire les bougies cylindro-coniques n'est pas, de son côté, des plus faciles, tant s'en faut. On éprouve, en effet, quelquefois au passage de ces bougies dans certains rétrécissements des difficultés telles qu'elles sont insurmontables. C'est alors que la prolongation du séjour de la petite bougie devient une nécessité constituant un des désavantages de la méthode. Mais, même quand l'introduction des bougies cylindro-coniques est possible, elle demande une expérience peu commune du cathétérisme, et certainement, pour tout opérateur ayant mis en pratique les deux méthodes, il est bien plus facile d'introduire le cathéter cannelé de l'uréthrotome.

Quant au mode d'action des cathéters cylindro-coniques, il est évidemment purement mécanique, comme le dit justement M. Malherbe. C'est une sorte de divulsion, de cathétérisme forcé, progressif il est vrai, qui déchire le canal dans une étendue impossible à limiter. Avec eux, en effet, l'opérateur agit en aveugle, contrairement à ce qu'il fait avec la lame de l'uréthrotome qui coupe la stricture d'une façon parfaitement déterminée, produisant une blessure toujours identique et dont la direction est parfaitement connue. Avec cette lame, la bougie conductrice et le cathéter métallique bien en place, toute fausse route est impossible. Enfin, la section du rétrécissement est absolument certaine : son tissu ne pouvant jamais lui résister. Avec les bougies cylindro-coniques, au contraire, on n'avance qu'avec une sécurité relative, parce que la force employée pour les faire pénétrer doit être, dans la plupart des cas, considérable et que leur conicité est loin d'agir avec la précision et la certitude de la lame de l'uréthrotome. Si celle-ci, en effet, passe toujours, il n'en est pas de même des bougies coniques de Le Fort, dont l'introduction est assez souvent impossible.

Dans l'uréthrotomie interne, il est vrai, on laisse une sonde à demeure. Mais si cette sonde a l'inconvénient de retenir le malade à la chambre, elle possède l'avantage de préserver la plaie du contact de l'urine et d'atrophier le tissu du rétrécissement. Jamais, du reste, cette sonde placée après que le canal a été largement ouvert ne provoque

de cystite, contrairement à la petite bougie de l'appareil de
Le Fort qui prépare sa dilatation.

Quant à la douleur causée par l'uréthrotomie, elle n'est
certainement pas plus considérable que celle produite par
les bougies cylindro-coniques, et les dangers de cette opération sont certainement bien peu redoutables. Je ne puis,
sous ce rapport, la comparer à la méthode de Le Fort, sur
laquelle je ne connais pas de statistique.

Est-ce à dire qu'il faille rejeter complètement la méthode
de Le Fort? Assurément non : l'appareil instrumental en
étant excellent et la mise en pratique seule critiquable. Les
cathéters cylindro-coniques dont la pointe s'adapte exactement à la bougie filiforme de manière à former, pour ainsi
dire, un seul et même cathéter dont le diamètre augmente
uniformément et insensiblement de l'extrémité vésicale à
la poignée, sont, en effet, éminemment propres à pénétrer
les rétrécissements. Parmi ces derniers, les uns, faciles
à franchir et à dilater, sont du domaine de la dilatation
temporaire progressive; les autres, trop étroits, trop durs
ou trop difficiles à pénétrer, ne peuvent échapper à l'uréthrotomie. Mais, entre ces deux catégories de strictures, il
en est d'autres qui, tout en n'étant pas justiciables de la
dilatation temporaire progressive, parce que leur dureté
résiste à son action, peuvent cependant échapper à l'uréthrotomie. Ces rétrécissements intermédiaires, qu'une simple
bougie en gomme élastique n'aura pu dilater, ne résisteront
pas, sans qu'il en résulte aucun dommage pour le sujet, aux
cathéters cylindro-coniques en métal. Mais pourquoi faire
précéder leur passage par une dilatation permanente de vingt-
quatre, quarante-huit heures ou même davantage? En négli-
geant cette dilatation permanente préalable, nous pratique-
rons bien plus réellement que le professeur Le Fort, et sans
danger, la dilatation immédiate progressive.

Voici la manière de procéder. Le malade étant couché,
on introduit la bougie filiforme ; puis, vissant aussitôt sur
elle le plus mince cathéter métallique, on le pousse immé-

diatement à sa suite au travers du rétrécissement. S'il passe, on en fait autant avec le deuxième et, en cas de réussite, avec le troisième. Si on échoue avec le premier cathéter, le malade est justiciable de l'uréthrotomie. Mais, si c'est avec l'un des deux autres, on remet la continuation de l'opération à une autre séance. Au bout de deux, trois ou quatre jours, et plus si c'est nécessaire, on recommence les manœuvres en débutant par la bougie qui a échoué. A supposer que cette tentative soit suivie d'un nouvel insuccès, on a toujours obtenu une dilatation suffisante pour permettre au malade de pisser facilement, et à l'opérateur de tenter la continuation du traitement par la dilatation temporaire progressive, au moyen des bougies Béniqué.

La même manière de faire est aussi très utile aux malades autrefois uréthrotomisés et qui, ayant négligé de se sonder, ont vu leur rétrécissement se reproduire. Chez la plupart, séance tenante, on peut ramener le canal au n° 22, alors même que les bougies coniques olivaires en gomme ont échoué.

J'ai pratiqué bien souvent la dilatation comme je viens de le dire. Dans les rétrécissements qui n'avaient jamais été traités, il m'est arrivé plusieurs fois de ne pouvoir faire pénétrer que les deux premiers cathéters métalliques ; mais, chez ceux qui avaient été uréthrotomisés précédemment, je suis toujours parvenu à passer les trois bougies dans la même séance. La difficulté du cathétérisme dans cette manière de procéder, il ne faut pas se le dissimuler, est grande ; c'est le reproche qu'on lui peut adresser. Ce n'est pas une exagération de dire qu'elle exige une main exercée et une grande habitude de la sonde. En dehors de cela, à part un écoulement sanguin que j'ai craint une fois de voir abondant, mais qui s'est, en somme, vite arrêté, je n'ai jamais observé d'accident. Par contre, quels services ne rend-on pas, avec ce procédé, aux malheureux contraints de gagner, par le travail, le pain quotidien ? Avec lui, plus de séjour à l'hôpital ; pas d'opération brillante, mais plus d'absence du bureau pour l'employé, de l'atelier pour l'ouvrier.

REVUE DES JOURNAUX

PRESSE FRANÇAISE

1º DE LA POLYURIE GRAVIDIQUE, par M. le docteur J. VOITURIEZ (*Journal des sciences médicales de Lille*, 16 mai). — L'observation concerne une primipare qui a eu ses règles une dernière fois le 14 mai jusqu'au 19 ; c'est probablement à cette époque qu'il faut placer la conception. Les premiers symptômes de grossesse parurent en juin : au mois d'août, nouveaux symptômes d'une dyspepsie qui existait déjà avant la grossesse. Le 17 septembre 1889, on perçoit pour la première fois les mouvements du fœtus. A partir du mois d'octobre, envies d'uriner, sans douleurs. A ce moment chute qui fait craindre un avortement : les envies d'uriner augmentent de fréquence, elles sont précédées d'un simple besoin d'uriner, sans ténesme, sans envie impérieuse et douloureuse. Si la malade satisfait ce besoin sur-le-champ, elle constate l'émission d'une urine abondante et limpide. S'il y a retenue d'urine, au bout d'un quart d'heure apparaît une sensibilité, avec tension au niveau de la région hypogastrique. Les mictions sont plus fréquentes la nuit, sous l'influence du décubitus dorsal, environ toutes les heures.

La quantité d'urine à chaque miction est de 150 à 250 grammes, l'urine est limpide et jaune clair. — Dans les vingt-quatre heures, 3lit, 208 ; densité 1 011 ; pas de sucre, ni d'albumine, ni de muco-pus.

Vers la fin de la grossesse, les mictions atteignent le nombre de 24 à 25 fois pendant les vingt-quatre heures ; quantité, 4 litres.

L'accouchement a lieu avec les fers, vu la grosseur de la tête, le 19 février. Rétention d'urine qui nécessite le cathétérisme. Le lendemain, l'urine totale des vingt-quatre heures n'est plus que de 1lit,400. La pollakiurie a disparu. Deux mois après l'accouchement, elle n'a pas encore reparu. Dans ce cas la polyurie a

té bénigne, car la mère et l'enfant n'en ont pas souffert.
I. Voituriez compare cette polyurie à celle des rétrécis et termine par les conclusions suivantes :

1° On peut observer, dans le cours de la gestation, une polyurie, liée uniquement à la gravidité.

2° Cette polyurie est peut-être plus fréquente qu'on ne le croit : le seul moyen de s'en assurer consiste à recueillir la quantité totale des urines émises en vingt-quatre heures.

3° Elle ne se constate souvent que vers le milieu de la grossesse. Elle disparaît rapidement après l'accouchement.

Enfin le pronostic s'est montré bénin pour la mère comme pour l'enfant.

2° REIN FLOTTANT ET NÉPHRORRHAPHIE, par M. le docteur TERRILLON (Revue générale de thérapeutique, 15 mai). — Dans cet article, résumé de nos connaissances actuelles sur le diagnostic et le traitement du rein flottant, résumé qui a été déjà exposé dans les Annales, je signalerai la description d'une manœuvre importante, d'après l'auteur, qui guide sûrement la direction du bistouri, quand l'aponévrose profonde du muscle transverse de l'abdomen est à découvert. Un aide refoule, par une pression énergique sur l'abdomen, le rein qui doit aller à la rencontre de l'incision. Lorsque le doigt introduit dans la plaie sent le rein venant proéminer dans la région lombaire, on incise l'aponévrose profonde et la capsule adipeuse.

Dr DELEFOSSE.

PRESSE ANGLO-AMÉRICAINE

1° DE LA NÉPHRO-LITHOTOMIE, par le docteur E. L. KEYES (Med. Record de New-York, 8 février 1890). — L'auteur rapporte dans ce travail six cas personnels de néphro-lithotomie, dont un fort remarquable, dans lequel un calcul phosphatique très volumineux et très ramifié fut extrait avec succès du rein gauche. Dans les réflexions dont il fait suivre ses observations, Keyes établit que la néphro-lithotomie pratiquée dans la région lombaire n'est pas une opération aussi dangereuse

qu'on le croit généralement. Les six opérations de l'auteur
ont été toutes suivies d'une complète et prompte guérison.
Quant à la néphrotomie par la voie abdominale, pratiquée et
préconisée par Knowsley Thornton, M. Keyes la croit rarement
nécessaire et justifiée et estime que l'ouverture du péritoine
est un danger bien inutile que l'on fait courir au patient, quoi
qu'en disent les chirurgiens très familiarisés avec les interventions intra-péritonéales et l'antisepsie abdominale. Il résume
son travail dans les conclusions suivantes :

1° L'incision lombaire, destinée à explorer un rein que l'on
soupçonne contenir un calcul, ne présente aucun danger
sérieux, quand elle est pratiquée avec soin ; aussi, devrait-on y
avoir recours plus souvent qu'on ne le fait généralement à
l'heure actuelle. 2° L'incision horizontale, suivant le bord
inférieur de la douzième côte, est la meilleure : pour se donner
plus d'espace, on peut y ajouter une seconde incision, verticale,
le long du bord du carré lombaire. 3° Le rein peut être largement incisé et son parenchyme déchiré avec le doigt, si l'extraction du calcul l'exige, sans crainte d'hémorrhagie que ne
puissent arrêter les irrigations chaudes. 4° Si le calcul est très
ramifié, il vaut mieux le broyer et retirer séparément les fragments que d'essayer de l'extraire tout entier. 5° L'incision lombaire est si peu grave qu'il semble préférable de toujours commencer par elle, en réservant l'incision abdominale comme
une dernière ressource, au cas où la première aurait échoué.

2° LAVAGES URÉTHRAUX, par le docteur HARRISON (*Prov. méd.
Journ.*, février 1890). — Dans certains cas d'uréthrite chronique,
M. Harrison a obtenu d'excellents résultats avec la *douche intra-
uréthrale* que l'on pratique à l'aide d'un petit appareil semblable
à celui qui sert aux douches nasales et en employant chaque
fois environ 200 grammes de liquide, soit eau froide, soit solution faible de sulfate de zinc (40 centigrammes pour 100 grammes),
à laquelle on ajoute un peu d'acide phénique. Avec les doigts,
le malade comprime les lèvres du méat sur la canule qui y est
enfoncée, de manière que le liquide pénètre avec une certaine
pression dans toutes les lacunes de l'urèthre. Ce même traitement a été appliqué avec succès, dit l'auteur, aux écoulements
d'origine prostatique, séminale ou muqueuse. Dans l'orchite

blennorrhagique, il emploie une solution de sublimé à 1 pour
10000. L'introduction préalable d'une solution cocaïnée dans
l'urèthre empêche le malade d'éprouver aucune douleur durant
ces manœuvres, aussi bien que pendant les passages de bougies, de sondes, etc.

3° DES MOYENS DE PRÉVENIR LA FIÈVRE URÉTHRALE, par le docteur KLOPHEL (*Thérap. Gazette*, mars 1890). — C'est par l'antisepsie générale et locale que l'auteur croit pouvoir éviter les
accidents fébriles consécutifs aux interventions uréthro-vésicales. Ainsi, comme le professeur Guyon l'enseigne depuis
longtemps, M. Klophel recommande de ne pas vider tout d'un
coup une vessie dans laquelle une rétention complète a accu-
mulé plusieurs litres d'urine : il faut évacuer quelques centaines de grammes et remplacer la moitié environ de l'urine
extraite par une solution boriquée. L'antisepsie rigoureuse de
l'urèthre doit également précéder toute manœuvre intra-uré-
thrale.

A l'intérieur, la quinine n'a aucune action sur la fièvre uréthrale : l'acide borique au contraire, pris pendant quelques
jours avant n'importe quelle opération sur les voies urinaires,
semble d'une efficacité incontestable.

En somme, il faudrait, chez certains urinaires, faire dans le
canal une injection antiseptique après chaque miction et avant
chaque cathétérisme.

4° RÉTRÉCISSEMENTS DE L'URÈTHRE, par le docteur W. J. FLE-
MING (*Glasgow med. Journ.*, mars-avril 1890). — Cet article ne
doit être signalé qu'au point de vue bibliographique ; les considérations sur l'anatomie et la physiologie de l'urèthre qu'il renferme sont certainement familières aux lecteurs des *Annales*. Il
faut noter que, d'une manière générale, l'auteur préfère l'uréthrotomie interne à la dilatation des rétrécissements.

5° QUELQUES RÉFLEXIONS SUR LES RÉTRÉCISSEMENTS DE L'URÈTHRE
CHEZ L'HOMME, par le docteur STEWART (*New-York med. Journ.*,
15 avril 1890). — Il en est de même pour ce travail que pour
le précédent, avec cette différence que le chirurgien américain
décrit longuement deux instruments qu'il a imaginés, un uré-
thromètre et un uréthrotome.

L'opéré quitta l'hôpital au bout de six semaines, avec un canal admettant une bougie n° 16.

3° ÉLECTROLYSE D'UN RÉTRÉCISSEMENT DE L'URÈTHRE, par M. LANG. — Le malade que M. Lang a présenté était atteint d'un rétrécissement de la portion bulbeuse admettant une bougie n° 8 à 9 (Charrière). La « bougie électrolytique » avec laquelle il a été traité est formée de deux bougies concentriques. L'interne est une bougie ordinaire, aussi grosse que peut l'admettre le rétrécissement ; autour est une sonde plus courte, du calibre que l'on veut atteindre. Cette sonde se termine en un anneau métallique qui est en communication avec une pile. On introduit l'instrument de façon que la bougie franchisse le rétrécissement et que l'anneau métallique vienne butter contre lui. Cet anneau est le pôle négatif ; le pôle positif est appliqué sur la cuisse. Peu à peu on augmente le courant et on pousse la sonde, et on laisse l'instrument en place tant que le rétrécissement n'est pas franchi. Il faut en moyenne 17 milliampères et la durée est de 11 minutes. On peut alors faire passer une bougie n° 20.

M. DITTEL est d'autant plus heureux de cette constatation que, jusqu'à présent, ses essais et ceux du professeur Benedikt ne l'avaient guère encouragé. Dans un cas de rétrécissement très antérieur, il a pu constater qu'il y avait mortification de la muqueuse uréthrale (*Soc. impér. royale de méd. de Vienne*, 9 mai 1890).

4° ORCHITE OURLIENNE SANS PAROTIDITE, par M. KAHLER. — Après avoir passé en revue les particularités cliniques principales des oreillons et de l'orchite ourlienne, et indiqué les diverses théories par lesquelles on a cherché à expliquer cette orchite, l'auteur cite deux cas où la lésion testiculaire a évolué sans parotidite ; c'est plus rare encore que les cas où l'orchite précède la parotidite. Ici il s'agit de deux frères, âgés de 24 et 25 ans, chez lesquels s'est constituée une orchite aiguë bilatérale, accompagnée de symptômes typhoïdes avec tuméfaction de la rate. Les sujets ont guéri sans atrophie testiculaire. Dans les pays à malaria, on observe des faits analogues. Cette cause ici n'existe certainement pas, et il faut admettre des oreillons frustes comme on en a décrit en France, mais qui sont peu connus en Allemagne et en Autriche (*Ibid.*).

5° MIGRATION IMPARFAITE DES TESTICULES (*Der Processus vaginalis und sein Verhalten bei Stœrungen der Descensus testiculorum*), par F. BRAMANN (*Arch. f. klin. Chir.*, mars 1890, t. XL, p. 137). — La formation du canal vagino-péritonéal est indépendante de la migration du testicule ; celle-ci peut manquer et le canal exister. Chez la femme aucun organe ne vient déprimer le péritoine pour former le canal de Nück. Cliniquement, Bramann a constaté l'existence du canal chez 5 enfants cryptorchides, et intervenant chez un malade, il a vu le testicule dans le canal inguinal avec un cul-de-sac péritonéal descendant 7 centimètres au-dessous de lui. Quant au *gubernaculum testis*, on ne peut le suivre au delà de l'orifice externe du canal inguinal jusque dans le scrotum ; du reste, chez un fœtus de 9 mois, le gubernaculum existait, et cependant le testicule n'était pas descendu : le canal déférent ainsi que les vaisseaux spermatiques suivaient un trajet anormal.

La descente tardive du testicule, relativement fréquente, plaide encore pour l'existence antérieure du trajet péritonéal qui peut devenir le siège de hernies, d'hydrocèles et de tumeurs malignes quand le testicule y est retenu. Cette rétention résulte de l'atrophie de la glande, d'adhérences inflammatoires qu'elle contracte avec les organes du bassin, et dans bien des cas de l'imperforation de l'aponévrose du muscle oblique externe. Quant aux migrations anormales de la glande, on ne saurait les attribuer à une insertion vicieuse du gubernaculum.

On trouvera encore dans ce travail quelques considérations sur les hernies congénitales, et certaines anomalies testiculaires.

6° PROSTATECTOMIE, par M. VON DITTEL. — Il est certain que par le cathétérisme nous pouvons parer, pendant des années parfois, aux dangers de la rétention d'urine par hypertrophie prostatique. Mais ce n'est là qu'un traitement palliatif, aussi a-t-on depuis longtemps cherché des méthodes curatives et on a tenté de dilater, d'inciser le col vésical ; Mercier a même essayé la résection partielle. Récemment, Kümmel (de Hambourg) a fait connaître 6 cas où, après taille hypogastrique, il a extirpé le lobe moyen de la prostate ; mais le succès ne fut pas brillant, et le seul résultat obtenu fut de faciliter le cathétérisme. C'est

que le lobe moyen n'est que rarement à lui seul l'obstacle;
quand dans ces conditions on fait la taille périnéale médiane,
si on cherche à introduire par là le doigt dans la vessie on sent
que ce doigt est serré par les lèvres de l'incision, et cela tient
au développement des lobes latéraux. D'autre part, on n'a qu'à
verser de l'eau dans la vessie d'un cadavre : si la prostate est
saine, l'eau s'écoule vite ; si elle est hypertrophiée en totalité,
il en reste au bout de vingt-quatre heures à peu près 30 p. 100, et si
alors on résèque le lobe médian, la partie stagnante du liquide ne
diminue pas. Si, au contraire, on résèque un fragment cunéiforme d'un lobe latéral, dès que le sujet est mis dans la position
verticale l'eau s'écoule.

De ces constatations découlent des conclusions opératoires.
Il est aisé de mettre à nu la prostate par une incision qui va
du coccyx à l'anus, puis contourne ce dernier pour aller au
raphé périnéal. Le releveur ayant été sectionné, et le rectum
décollé, les lobes latéraux de la prostate apparaissent et on
peut les réséquer, sans léser l'urèthre dont un cathéter bien
fixé indique la position, sans léser le rectum que l'on a tam-
ponné pour en bien reconnaître la place. On peut soit énucléer
une tumeur, soit faire une résection cunéiforme. Cette opération, faite sur le cadavre, n'a, il est vrai, pas encore été pratiquée
sur le vivant.

M. Von Mosetig. — Les prostatiques sont souvent trop faibles
pour supporter une opération importante. Trois fois j'ai fait à
la seringue de Pravaz, par le rectum, des injections iodoformées
interstitielles pour tâcher de faire rétracter le tissu prostatique.
Il y a eu une amélioration manifeste de la rétention.

M. Billroth. — Certes, le tamponnement aseptique nous permet aujourd'hui de ne pas craindre l'hémorrhagie si nous entre-
prenions la résection cunéiforme de la prostate. Mais qu'est cette
hypertrophie, sinon une hypertrophie musculaire énorme ? Dès
lors, je crains que la résection ne remplace la rétention par une
incontinence définitive.

M. Von Dittel. — Je ne le crois pas, car tout l'appareil sphincté-
rien est en avant. Au reste, l'incontinence, avec un urinal, est
préférable à la rétention (*Société império-royale de médecine de
Vienne*, 18 avril 1890).

7° EXSTROPHIE DE LA VESSIE (*Die Blasen-Harnrœhennaht mit Vereinigung der Schambeine bei angeborener Blasenspalte und Epispadie*, par M. Gustave PASSAVANT (*Arch. f. klin. Chir.* 1890, t. XL, p. 1). — Pour l'auteur, l'exstrophie vésicale avec épispadias résulte de la non-soudure du pubis dont les deux segments ont été maintenus écartés par l'interposition du pédicule de la vésicule allantoïde. Cet écartement a ensuite été exagéré par la pression des viscères abdominaux, les mouvements passifs et actifs du fœtus. Le pubis non soudé, l'arcus tendineux et les muscles pubo-vésicaux exercent sur le col vésical et la portion voisine de l'urèthre, ou mieux sur les parties correspondantes de l'allantoïde, une traction qui maintient la fente médiane de ces organes. Le chirurgien doit donc avoir pour premier objet de fermer le pubis. A cet effet une ceinture métallique particulière, munie de vis à pression, comprime latéralement le bassin, diminue l'écartement pubien et immobilise les articulations sacro-iliaques. Cette ceinture sera constamment portée, mais devra être modifiée selon le besoin pour ne pas entraver le développement du squelette. Un point délicat de son application consiste à prévenir le contact de l'urine sur les parties où s'exerce la compression ; l'auteur à cet effet conseille d'une façon peu explicite de maintenir la vessie refoulée dans l'abdomen au moyen d'un sac de caoutchouc et de recevoir l'urine dans un urinal.

Lorsque le contact osseux est suffisant, alors on opère ; dans un premier temps la fente vésicale est avivée et suturée de haut en bas jusqu'au voisinage du col. Après cicatrisation, les surfaces pubiennes sont mises à nu, réunies par trois points de fil métallique, et par-dessus on suturera les parties molles et le périoste ainsi que les tendons des muscles droits et les faisceaux du ligament arciforme. Mais avant de fermer la fente pubienne, on placera les fils destinés à suturer le muscle sphincter vésical ; ils ne seront serrés qu'après la suture du pubis. L'avivement de cette partie du canal et sa suture constituent le point le plus délicat de l'opération, car pour obtenir un sphincter efficace il faut réunir les faisceaux mêmes, qui sont anormalement séparés. Pendant la période de cicatrisation, on fera encore porter la ceinture pubienne ; mais il est inutile de placer une sonde à demeure, voire même de faire le cathétérisme. Une fois la réunion obtenue on opérera l'épispadias.

8° SARCOME DE LA VESSIE (*Ueber zwei Fälle von primären Sarkom der Harnblase*), par P. DITTRICH (*Prager med. Woch.*, 1889, n° 48, d'après *Centr. f. Chir.*, 1890, n° 16, p. 308). Dittrich a fait deux autopsies de sarcome de la vessie.

Le premier cas est celui d'un garçon de 21 mois, mort sans qu'on sache bien comment, à l'autopsie duquel on trouva une uretéro-pyélite suppurée avec distension. Sur la paroi postérieure de la vessie, vers le bas-fond, siégeait une tumeur qui avait envahi la prostate et les vésicules séminales. Au microscope, c'était un sarcome fuso-cellulaire.

La deuxième pièce provient d'une femme de 25 ans morte de dysenterie. Dans la vessie existait une tumeur diffuse de la paroi postérieure, avec envahissement du vagin. L'embouchure de l'uretère droit est oblitérée par le néoplasme, d'où une hydronéphrose de ce côté. Les ganglions lymphatiques sacrés, le rectum présentent des néoplasies secondaires. Le microscope démontra un sarcome à cellules rondes.

Dittrich termine par une étude des cas analogues déjà publiés.

9° CANCER PRIMITIF DU REIN CHEZ UN ENFANT DE 3 ANS ET DEMI, par M. CZERNY. — Le cancer du rein présente, comme symptôme principal, l'hématurie, surtout chez les enfants ; lorsqu'il apparaît, ce symptôme est pathognomonique. Dans le cas de Czerny, l'hématurie a fait totalement défaut. La tumeur qui siégeait sur le rein gauche a évolué dans l'espace de quatre mois. On trouvait dans l'hypocondre une tumeur, dure à sa partie supérieure, présentant quelques points ramollis à sa partie inférieure, lisse, indolore, légèrement mobile, surtout en bas, complètement indépendante du foie et séparée de la paroi abdominale par des anses d'intestin.

L'urine n'a jamais présenté le moindre élément anormal, soit au point de vue anatomique, soit au point de vue chimique, fait important, vu la perméabilité de l'uretère.

L'état général était assez mauvais ; on notait une hypertrophie du cœur, dont la pointe battait à un travers de doigt en dehors du mamelon ; de l'augmentation des globules blancs dans le sang, de la stase veineuse un peu partout, et plus particulièrement au niveau du cordon et du testicule gauche.

Le rein malade fut enlevé, trois mois et vingt-sept jours après le début de l'affection : l'enfant mourut de choc peu après l'opération. On trouva un carcinome s'étendant à la totalité du rein, à l'exception de la partie supérieure, et un uretère absolument perméable.

Malgré cet insuccès, et malgré l'existence d'un seul cas de guérison, mentionné par Godlee, Czerny est d'avis que l'opération doit être tentée, étant donnée la cachexie rapide qui menace à bref délai la vie du malade (*Arch. f. Kinderheilkunde*, 1890, t. XI, 4e fasc.).

10e TRAITEMENT DU REIN FLOTTANT, par M. KUMPF. — Le rein mobile est une des anomalies de position les plus fréquentes chez la femme. Il est certain que de nombreuses grossesses, que le repos insuffisant au lit après l'accouchement sont de ses causes fréquentes, mais qu'il n'en est pas toujours ainsi, loin de là. Cette ectopie s'observe dans toutes les classes de la société. Parmi ses causes, une mention importante est due au traumatisme. Mais les opinions émises sur le rôle de l'amaigrissement péri-rénal, du corset, des déplacements des organes génitaux, sont fausses. Au contraire il faut accorder une importance étiologique réelle aux processus inflammatoires du tissu cellulaire et surtout du péritoine pelviens. De même pour les causes qui modifient la tension intra-abdominale, et de là le rôle des affaiblissements musculaires de la paroi abdominale, de la constipation, etc.

Le traitement par la néphrectomie a été proposé, mais il n'est pas sans dangers ; en 1888, Landau à réuni 36 observations avec 9 décès. La néphrorraphie est inoffensive, mais elle donne des résultats nuls. Les divers bandages n'atteignent qu'incomplètement leur but. Le traitement par l'engraissement ne combat qu'une cause rare.

Au contraire, on a des résultats durables par le massage suivant la méthode de Thure-Brandt. Les divers mouvements destinés à fortifier la musculature abdominale sont fort utiles ; au contraire, le tapotement de la région lombaire est inutile. Il est probable que sous l'influence des manipulations le péritoine se rétracte.

et de là la consolidation des moyens de fixité du rein, d'autant
plus que, la circulation et la nutrition étant permises, les tissus
péri-rénaux acquièrent de la résistance. Dans tout cela, la
manœuvre principale consiste en des ébranlements répétés
sous le rein (*Unternierenzittendrückung*).

M. Bum admet le rôle du massage, mais uniquement par son
action sur la musculature abdominale, et il ne croit guère à la
valeur toute spéciale de la manœuvre recommandée par
M. Kumpf. Dans un cas il a eu un succès par la réduction quotidienne avec simple massage ordinaire de la paroi. Cela va
bien avec la théorie de .Landau, pour qui l'agent étiologique
principal est l'abaissement de la pression abdominale, d'où le
rôle des accouchements, des ponctions ou résorptions d'ascite
etc. (*Société império-royale de médecine de Vienne*, 2 mai 1890).

Dr A. Broca.

REVUE DES SOCIÉTÉS SAVANTES

I° Société de chirurgie.

1° Traitement de l'ectopie testiculaire, discussion, par
MM. Richelot, Lucas-Championnière, Monod, Reclus, etc.
(*Séances des 9, 16 et 29 avril 1890*). — M. Richelot croit que,
dans le traitement de l'ectopie testiculaire, les manipulations
et tractions destinées à favoriser la descente du testicule et la
fixation de celui-ci au fond du scrotum par un point de suture,
c'est-à-dire le massage et l'orchidopexie ne sont pas suffisants
pour amener une guérison durable. Ces manœuvres ne réussissent guère que chez les très jeunes enfants.

Le traitement de l'ectopie testiculaire, suivant M. Richelot,
comporte deux grandes indications : 1° sauver le testicule ; 2°
guérir ou prévenir la hernie inguinale congénitale. Or, pour

répondre à cette double indication, la première condition paraît être la suppression du conduit vagino-péritonéal, c'est-à-dire la cure radicale préventive de la hernie. Le simple capitonnage serait ici insuffisant : il faut enlever le canal séreux, de façon à empêcher l'ascension du testicule, désormais enfermé dans sa vaginale. Néanmoins, malgré cette pratique qui semble cependant plus radicale que la simple orchidopexie, la glande remonte quand même. Alors, il est nécessaire de sectionner les fibres du crémaster et en même temps de fixer le cordon au niveau du trajet inguinal.

En somme, pour M. Richelot, le seul traitement réellement efficace de l'ectopie testiculaire consiste à supprimer le conduit vagino-péritonéal, disséquer le testicule et le cordon en ne laissant subsister que l'artère spermatique et le canal déférent, fixer le cordon dans le trajet inguinal et déposer le testicule dans le scrotum sans le fixer.

M. Lucas-Championnière divise les ectopies testiculaires en deux classes : 1° celles des jeunes enfants, qui sont destinées à disparaître à la longue par le développement et auxquelles convient le traitement préconisé par M. Tuffier (massage et orchidopexie) ; 2° celles des jeunes hommes, plus rares que les précédentes, dans lesquelles la glande est très difficile à abaisser et qui nécessitent une opération plus complète, ainsi que l'a dit M. Richelot. En pareil cas, M. Championnière fait la cure radicale de la hernie, isole la glande, reconstitue la vaginale et lui crée une place dans le scrotum par le refoulement des tissus. Comme l'orchidopexie n'offre aucun danger, on peut toujours fixer le testicule, de manière à empêcher encore l'ascension de la glande. Le temps le plus important de l'opération et souvent le plus pénible, est celui qui consiste à sectionner complètement les tissus fibreux qui environnent et fixent le cordon et le testicule. Celui-ci doit être finalement suspendu simplement au canal déférent et à l'artère spermatique.

M. Reclus a fait plusieurs fois la cure radicale et l'orchidopexie chez des garçons âgés de plus de 16 ans et ayant tous une hernie congénitale ; tous les résultats ont été mauvais, en ce sens que le testicule remontait toujours vers la racine des bourses. Il est vrai que M. Reclus n'a pas fait les dissections minutieuses que recommande M. Richelot ; d'ailleurs, il se demande si ces opé-

rations complexes sont toujours nécessaires, le testicule ectopié étant souvent inutile physiologiquement, puisqu'il est transformé en tissu fibreux. .

M. Monod a obtenu chez un jeune garçon, qu'il a opéré il y
a trois semaines et qu'il présente à la Société, un excellent résultat par le procédé Richelot, auquel il a ajouté cependant la
fixation du testicule : celui-ci reste bien maintenu au fond des
bourses. Quant à l'inutilité de conserver les testicules que l'on
soupçonne atrophiés ou fibreux, on n'est jamais absolument fixé
sur ce point et, dans le doute, il vaut mieux conserver l'organe.

M. GÉRARD MARCHANT a fait une fois la fixation testiculaire et
n'a eu qu'un résultat incomplet. Au cours de l'opération, il a
nettement vu une collerette fibreuse enserrant la partie supérieure du testicule et de l'épididyme et s'insérant aux piliers
de l'anneau externe du canal inguinal. Actuellement, le testicule est un peu remonté, mais le malade a eu le bénéfice de la
suppression du canal herniaire et d'un léger abaissement de la
glande.

M. MARCHAND a eu dans son service un malade auquel M. Routier avait fait l'orchidopexie et auquel il pratiqua lui-même
sans plus de résultat le capitonnage du canal vagino-péritonéal.
Ultérieurement, le malade demanda qu'on lui fît la castration
et celle-ci démontra que la glande était atrophiée.

M. ROUTIER fait observer que ce malade n'avait ni canal vagino-péritonéal, ni pointe de hernie et que, après une longue
libération du testicule et du cordon, la fixation était la seule
chose à faire.

M. RICHELOT, comme la plupart de ses collègues, estime que
l'orchidopexie est insuffisante dans la majorité des cas et qu'une
opération plus complexe est nécessaire. Les insuccès de M. Reclus sont dus sans donte à ce que ses dissections n'ont pas été
poussées assez loin.

M. LUCAS-CHAMPIONNIÈRE insiste sur les difficultés que l'on
rencontre à abaisser la glande dans certains cas ; elles tiennent
surtout à la présence d'un trousseau fibreux situé en dehors de
la vaginale et du crémaster. Il faut alors le détruire, sans quoi
les massages ne font rien pour la descente du testicule. Cependant, on ne doit pas rejeter a priori le procédé de traction et
de fixation recommandé par M. Tuffier.

Tous les testicules ectopiés ne sont pas justiciables de l'ablation : certains d'entre eux demandent à être enlevés en raison des douleurs qu'ils causent ; d'autres au contraire, qui sont dans de bien meilleures conditions, doivent être conservés, tout au moins dans un but psychique. D'ailleurs, le développement de la glande peut s'effectuer ultérieurement après la fixation. Celle-ci est donc bonne et il ne faut enlever un testicule qu'en présence d'une indication spéciale. Quant à la suture du cordon, M. Lucas-Championnière la croit absolument illusoire et inutile, d'autant qu'elle est impossible si l'opération a été complète, c'est-à-dire si tous les tissus du cordon, sauf le canal déférent, ont été sectionnés. Enfin, l'orchidopexie permet de faire la cure radicale des hernies qui peuvent survenir ou existent déjà.

M. JALAGUIER a pratiqué la fixation du testicule et la cure radicale de la hernie congénitale chez deux enfants âgés l'un de 10, l'autre de 14 ans. La fixation des testicules s'est bien maintenue, mais la glande du côté opéré est très petite, dure et n'offre pas la sensibilité spéciale habituelle : la cure de la hernie a été parfaite. En somme, M. Jalaguier considère l'orchidopexie comme utile et il conseille de ne pas négliger de fixer le cordon.

M. SCHWARTZ présente un malade auquel il a fait, il y a un an, l'orchidopexie pour une ectopie testiculaire inguinale très douloureuse : la glande est restée parfaitement maintenue en place ; mais depuis quelque temps il s'est produit une hernie, qui n'était pas appréciable avant l'opération et dont M. Schwartz se propose de pratiquer sous peu la cure radicale.

M. DESPRÉS prétend qu'on ne doit pas toucher aux testicules ectopiés qui obstruent le canal inguinal et empêchent par conséquent la production de la hernie qui accompagne toujours la descente de la glande, comme le fait s'est produit dans ce cas de M. Schwartz. C'est pour s'opposer à cette hernie que Debout avait préconisé jadis le bandage en fourche.

M. LE DENTU ne pratique pas d'ordinaire l'orchidopexie chez les enfants en bas âge, parce que le testicule peut descendre ultérieurement et recouvrer alors son développement normal ; mais il ne repousse pas systématiquement cette opération, quand le testicule n'est pas descendu au moment de la puberté.

M. TILLAUX ne croit pas, comme M. Després, que la hernie
accompagne fatalement la descente du testicule ectopié ; cette
hernie inguino-interstitielle, qu'il a décrite en 1871, est fréquente, il est vrai ; mais on peut observer aussi une hernie
secondaire, comme chez le malade de M. Schwartz.

M. DESPRÉS pense que l'orchidopexie est suivie de hernie en
raison des manœuvres de traction opérées sur la glande ; dans
ce cas, il suffit de faire porter au malade un bandage échancré
pour obvier à la hernie qui se produira presque fatalement.
Enfin, M. Després ne peut admettre que le testicule soit fixé à la
peau du scrotum, qui est la partie la plus mobile des téguments.

M. LUCAS-CHAMPIONNIÈRE dit que le bandage à pelote échancrée
de Debout est un mauvais appareil qui a fait son temps. La
mobilité de la peau peut bien, en effet, rendre quelquefois la
fixation insuffisante : mais, la plupart du temps, le testicule est
parfaitement fixé de cette façon. D'ailleurs, M. Championnière
fait ses réserves sur certains détails de la technique de cette
opération. Quant à la hernie concomitante, pourquoi lui
refuserait-on les bénéfices de la cure radicale ?

2° CORPS ÉTRANGER DE LA VESSIE, par le docteur PAMARD
(d'Avignon) (*Séance du* 29 avril 1890). — Il s'agit d'une fille de
34 ans, qui avait dans la vessie un crayon de 14 centimètres
de long depuis un an environ. Pendant les six premiers mois,
la vessie toléra ce corps étranger, mais, au bout de ce temps,
commencèrent des douleurs intolérables de cystite et de l'incontinence d'urine. A l'examen, on vit qu'il y avait dans le vagin
un corps étranger allongé, blanchâtre, qui refoulait l'hymen
intact ; c'était un calcul phosphatique qui encroûtait le crayon
dans une étendue de 6 centimètres. Il y avait une large perte
de substance de la paroi vésico-vaginale, et, de plus, il s'était
établi une communication avec l'intestin, dans lequel le crayon
avait pénétré par un de ses bouts.

Une opération autoplastique obtura cette fistule vésico-vaginale, mais le lendemain la malade fut prise d'influenza et mourut de pneumonie au bout de quelques jours. On trouva, à
l'autopsie, une tuberculose pulmonaire, et de plus, on constata
que de la partie postérieure de la vessie partait un canal,

occupant le centre d'une bride celluleuse et allant s'ouvrir dans une anse d'intestin grêle d'abord, puis dans le cæcum.

II° Société d'anatomie et de physiologie de Bordeaux.

CALCULS VÉSICAUX, par le docteur POUSSON (23 mars 1890). — Les concrétions vésicales, rendues par le malade, fabricant de beurre et atteint d'une affection ancienne de la vessie, étaient molles au moment de l'émission, puis se sont durcies à l'air. Lorsqu'on cherche à en débarrasser la vessie par la lithrotritie, la matière molle qui les enduit, empâte les mors des instruments et l'opération est rendue ainsi extrêmement difficile, sinon impossible.

L'analyse chimique montre que ces calculs sont formés d'une gangue de phosphate de chaux amorphe et de matières protéiques avec trace d'urate d'ammoniaque, emprisonnant des cristaux de phosphate ammoniaco-magnésien.

Il y aurait lieu de se demander s'il n'y aurait pas de relation possible entre la profession du malade et le volume et la composition des calculs qu'il émet.

III° Société médico-chirurgicale de Liége.

ABCÈS PÉRIVÉSICAL CHEZ UN CALCULEUX, par le docteur J. COLLETTE (mars 1890). — Un homme de 48 ans éprouvait depuis huit ou neuf mois quelques symptômes que l'existence d'un calcul vésical aurait pu jusqu'à un certain point expliquer. Dans une première tentative de cathétérisme explorateur, la sonde est arrêtée par un obstacle siégeant dans la profondeur de l'urèthre, bien que le malade n'eût jamais eu de blennorrhagie : le toucher rectal est négatif. Quelques jours après, la sonde introduite de nouveau donne issue, au niveau de l'obstacle, à 60 grammes de pus sans une goutte d'urine. Quand l'écoulement du pus a cessé, la sonde avance alors librement jusque dans la vessie, où elle heurte un gros calcul. Celui-ci, de nature phosphatique, mesurant 4 centimètres et pesant 26 grammes, fut enlevé par la taille hypogastrique. Aucune particularité à signaler, ni pendant, ni après l'opération, laquelle remonte actuellement à deux ans : depuis lors, l'opéré jouit d'une santé parfaite.

IV° Société de pathologie de Londres.

. Fracture spontanée des calculs vésicaux, par le docteur Fenwick (15 *avril* 1890). — L'observation publiée par M. Fenwick
est celle d'un homme de 68 ans, chez lequel il a nettement
constaté la fracture spontanée de plusieurs calculs vésicaux
qui ont été éliminés par les seuls efforts de la nature. D'après
Ord, le gonflement de la zone périnucléaire ou la pénétration
d'un mycélium dans les interstices du calcul peuvent amener
une fracture.

M. Buckston Browne a vu un cas où les morceaux provenant
de la fracture spontanée d'un calcul vésical ont été soudés ensemble par un dépôt d'acide urique ; chez un autre malade, les
fragments ont été englobés dans une gangue phosphatique.
En somme, le meilleur dissolvant des calculs vésicaux est
l'urine normale.

M. Fenwick mentionne le cas de M. Symonds (d'Oxford), dans
lequel un calcul d'oxalate de chaux s'est brisé spontanément
en quatre ou cinq morceaux.

Dr R. Jamin.

M. Creuzau, fabricant d'instruments de chirurgie, rue Sainte-Catherine,
60 et 62, à Bordeaux, a construit des filières permettant de conserver les
sondes et bougies dans un liquide aseptique et antiseptique. Comme l'indique la figure page 368, l'appareil se compose d'une éprouvette en verre
sur laquelle se fixe à frottement une filière circulaire où se mettent les sondes
ou bougies qui trempent dans le liquide. Un couvercle également à frottement met les instruments à l'abri des poussières de l'air. Cette filière nous
a paru un excellent appareil pour le cabinet médical : avec quelques modifications, il serait très facile de le rendre portatif, ce qui est absolument
indispensable pour la pratique médicale en ville.

Le Rédacteur en chef Gérant : Dr DELEFOSSE.

Paris. — Typ. Georges Chamerot, 19, rue des Saints-Pères. — 2064.

ANNALES DES MALADIES

DES

ORGANES GÉNITO-URINAIRES

Juillet 1890.

MÉMOIRES ORIGINAUX

Hôpital Necker. — M. le professeur Guyon.

CLINIQUE DES MALADIES DES VOIES URINAIRES

Technique opératoire de la néphrotomie,

Leçon recueillie par M. le Dr ALBARRAN, chef de clinique.

Ceux d'entre vous qui ont suivi les opérés de néphrotomie ont, sans doute, été frappés de la rapide amélioration qu'elle procure et de la longueur désespérante du traitement qu'elle nécessite. Le résultat immédiat de l'opération est presque toujours brillant ; le malade, miné par la fièvre, épuisé par la douleur, voit disparaître ces pénibles symptômes. Il revient à la vie et retrouve la santé ; il se félicite et félicite le chirurgien ; mais bientôt la persistance d'une fistule purulente ou urinaire, plus souvent purulente qu'urinaire, vient assombrir le tableau et, bien que la santé puisse demeurer bonne, des opérations complémentaires sont pratiquées. Souvent même on en est réduit à la néphrectomie secondaire, dont le manuel opératoire présente dans certains

cas des difficultés réelles, et met en face de dangers qui ne
sont pas toujours évitables.

L'observation de ces faits conduit à penser que l'opération de la néphrotomie ne doit pas avoir seulement pour
but l'ouverture du rein atteint de pyonéphrose.

Il ne suffit pas de rendre au malade le grand service
d'évacuer le pus retenu dans un rein malade. L'opérateur,
lorsqu'il va à sa recherche pour l'inciser, doit dès l'abord se
préoccuper de la façon dont il va traiter le foyer morbide;
il agira de manière à rendre facile et efficace un traitement
complémentaire capable de le modifier et de le guérir. Il se
proposera dès le premier jour d'abréger la durée de la fistule consécutive, d'arriver à la mettre en état d'être fermée
par une opération ultérieure et, le cas échéant, de rendre
plus aisée dans l'avenir l'opération de la néphrectomie secondaire.

Sans vous faire aujourd'hui l'histoire pathologique des
fistules consécutives à la néphrotomie, je dois vous dire que
ces fistules, lorsqu'elles sont purulentes, n'aboutissent pas
toujours au rein lui-même ou qu'elles n'y aboutissent pas
directement. Très souvent il existe des clapiers, et des trajets secondaires dans l'atmosphère cellulo-graisseuse qui
entoure le rein; ces foyers peuvent aboutir à de longs diverticules, qui remontent sous les côtes où ils constituent
une sorte d'empyème sous-diaphragmatique, ou descendent
dans la fosse iliaque. Il peut même se faire que l'incision
du rein soit cicatrisée et qu'une suppuration intarissable
prenne sa source dans ces clapiers périnéphrétiques; il en
est qui descendent le long de l'uretère, d'autres contournent
ce qui reste du rein, quelques-uns, ainsi que je viens de le
dire, remontent sous les côtes et atteignent le neuvième ou
même le huitième espace intercostal. Dans ces cas complexes, la thérapeutique est presque impuissante, la néphrectomie secondaire elle-même ne donne pas toujours des
résultats satisfaisants.

Ces suppurations périnéphrétiques peuvent exister déjà

au moment où vous pratiquez la néphrotomie, j'en ai signalé des exemples. Mais souvent, et cela doit surtout retenir notre attention, elles sont consécutives à l'incision de la poche rénale. Le pus qui s'écoule à l'extérieur au moment de l'opération ou ultérieurement contamine au passage l'atmosphère graisseuse. Ces quelques mots suffisent à vous faire comprendre pourquoi dans la néphrotomie vous devrez vous attacher à donner au pus une issue facile et permanente, à préserver l'atmosphère rénale de la contamination purulente.

Ce double but est atteint lorsque vous fixez les bords de l'incision rénale à la fois à sa capsule graisseuse et aux plans musculaires superficiels de la région lombaire. Cette fixation des bords de l'incision assure le drainage, c'est-à-dire l'évacuation continue et totale du pus, que vous favorisez aussi par des tubes qui plongent dans les parties les plus profondes de la poche purulente, en particulier dans le bassinet; elle vous met à même de modifier, par une action directe, la poche sécrétante. Le rein ainsi fixé reste en effet accessible; aussi serait-il relativement facile de fermer la fistule, comme je l'ai proposé dès l'année 1888, en indiquant dès lors quelles sont les conditions qui permettent d'en chercher l'obturation. On pourrait objecter que l'on met ainsi le rein au contact de l'air et qu'il pourrait en souffrir. L'histoire de la néphrotomie prouve surabondamment que cela ne l'influence d'aucune sorte.

J'ajouterai que le seul malade que j'aie vu rapidement modifier sa cavité purulente est un homme que j'ai opéré en juillet 1889 et auquel M. Tuffier, qui me suppléait, a fermé sa fistule en octobre de la même année. Dans ce cas qui est relaté intégralement dans la thèse de mon ancien interne E. Bureau, sur le traitement des pyonéphroses, le rein était transformé au moment de l'opération en une vaste poche purulente. L'état général était déplorable, le rein opposé était atteint. Malgré cela, la suppuration s'était à tel point amendée que lorsqu'il fut opéré en octobre elle paraissait tarie. Il est également remarquable que l'on puisse toucher, gratter, inciser, tamponner, cautériser la substance rénale, sans qu'il y ait la moindre réaction locale ou générale.

Je vous disais encore qu'il faut avoir en vue la possibilité d'une néphrectomie secondaire, et vous comprenez, sans que j'aie besoin d'insister, que cette opération doit être plus aisée lorsque le rein se trouve fixé à la paroi lombaire, que lorsqu'il faut aller le chercher parmi d'épaisses masses fibreuses dans le voisinage de la colonne vertébrale. Elle est surtout plus aisée si l'on s'oppose à la formation de ces adhérences qui sont le grand obstacle opératoire.

Il y a deux jours (19 mai) vous m'avez vu opérer une jeune malade de la salle Laugier, dont je vais en quelques mots vous rappeler l'histoire clinique ; je vous décrirai ensuite l'opération telle que je l'ai pratiquée, et je pense que ce sera là le meilleur moyen de préciser les détails de l'opération, en somme fort simple, que j'ai pratiquée.

Notre malade, âgée de 17 ans, commença à souffrir il y a 18 mois : à ce moment les mictions, répétées toutes les heures, étaient douloureuses à la fin de l'émission de l'urine qui, toujours chargée de pus, était parfois sanglante dans ses dernières gouttes. Peu à peu survint de l'incontinence, mais sans aucun accès de rétention. Pendant dix mois les choses restèrent en l'état et ce fut alors, mais alors seulement, que survint une nouvelle phase de la maladie caractérisée par de la fièvre et des douleurs rénales du côté droit.

Actuellement la malade urine toutes les demi-heures et souffre à la fin de la miction, il y a de l'incontinence exclusivement nocturne, et les urines sont si purulentes que dans le large bocal qui les contient il se forme dans les vingt-quatre heures un dépôt de 2 à 3 travers de doigt. La vessie est sensible au palper hypogastrique et par la pression directe lorsqu'on pratique le toucher vaginal ; à la distension, la sensibilité est très marquée, car on peut à peine injecter 20 grammes de liquide.

L'uretère du côté droit est senti par le vagin ; il a presque le volume du petit doigt ; il est dur et sensible, on le sent jusqu'à la paroi pelvienne.

Le rein droit est volumineux et abaissé jusqu'à l'épine iliaque antéro-supérieure, son extrémité supérieure s'enfonce sous les côtes, en arrière il est en contact avec la paroi lombaire, et en dedans il s'avance presque jusqu'à l'ombilic. Par la percussion on a de la sonorité en avant du rein et en haut entre cet organe et le foie.

Le rein gauche est facile à sentir ; il est assez volumineux, mais non douloureux. Comme la santé générale est assez bien conservée, que l'absence de grands troubles digestifs ne va guère avec une double lésion rénale grave, et que la rétention qui est la cause la plus déterminante des lésions bilatérales ne s'est jamais produite, je pense que cette augmentation de volume est due à l'hypertrophie compensatrice.

Pas d'antécédents tuberculeux héréditaires ou personnels ; pas de bacilles dans les urines, malgré plusieurs recherches.

Voici l'opération que j'ai pratiquée.

Incision de la peau partant de la 12ᵉ côte au niveau du bord externe de la masse sacro-lombaire et s'inclinant en bas et en dehors pour aboutir par un trajet oblique sur la crête iliaque. Dans les cas de pyonéphrose je préfère l'incision oblique, parce qu'elle donne plus de jour ; la poche rénale refoule le côlon en dehors et l'on n'est pas exposé à le rencontrer.

Les couches musculaires sont traversées et convenablement écartées, un aide place son poing sur le ventre de la malade et refoule en arrière le rein que l'on sent et que l'on peut même voir, à travers sa capsule graisseuse. Chez notre malade cette capsule était saine et, dans le but d'éviter la contamination par le pus du rein que j'allais ouvrir je l'arrosai largement, ainsi que toute la tranche de parties molles avec de l'eau phéniquée à 5 p. 100. Cela fait, la capsule est incisée en plusieurs temps successifs en évitant les veines qui rampent entre ses différents feuillets ; les deux

lèvres de l'incision capsulaire sont, au fur et à mesure, sai-
sies avec des pinces hémostatiques. On garnit alors toute
la plaie de compresses antiseptiques pour que le pus qui va
s'écouler du rein touche le moins possible aux différents
plans qui ont été traversés.

Pour inciser le rein on peut se servir du trocart cannelé
dont Guersant fils faisait usage pour chercher l'ampoule
rectale dans les cas d'imperforation, ou plus simplement enfoncer dans la poche purulente une sonde cannelée qui
fait sourdre le pus et sert à guider le bistouri. Le parenchyme du rein est d'abord incisé dans une petite étendue, et
l'index de la main gauche immédiatement introduit. Le
doigt obture en grande partie la plaie et permet de régler
l'écoulement du pus. En ne le laissant échapper que graduellement, il est facile de le recueillir sur des éponges qui
sont immédiatement jetées. On pourrait aussi commencer
par vider la cavité rénale par aspiration, mais elle serait
peut-être moins facile à inciser. Toujours est-il que l'on
peut, en procédant comme je l'ai fait, éviter cette inonda-
tion du pus à laquelle on s'expose inévitablement en incisant en un seul temps. Avant de prolonger l'incision, le
doigt servira de guide pour passer dans la substance rénale
deux longs fils de soie. L'aiguille de Reverdin modifiée
par Collin rend cette manœuvre très facile. L'incision est
alors agrandie par coups successifs. D'autres fils sont immédiatement passés et l'on continue ainsi jusqu'à ce que
l'on ait très largement ouvert. Cette manière de procéder que
j'ai adoptée dans la taille hypogastrique permet d'être constamment maître des parties incisées, de s'apercevoir immédiatement d'un jet de sang si l'on rencontre un vaisseau. Chez notre malade, trois fils suspenseurs, distants
d'environ 2 à 3 centimètres, furent ainsi placés. Nous
eûmes soin de les faire pénétrer assez loin du bord de l'incision, en raison de la friabilité de la substance rénale et de
recommander aux aides, auxquels ils furent confiés, de ne
pas y exercer de tractions.

Le rein se trouve ainsi fixé, et son incision entr'ouverte est très facilement accessible.

Le doigt introduit dans l'intérieur de la poche l'explore très à l'aise : on a alors à se rendre compte de la présence des calculs s'ils existent et, dans tous les cas, on doit soigneusement reconnaître les cloisons intérieures qui divisent la poche rénale en loges quelquefois indépendantes. Parfois ces loges peuvent passer inaperçues, parce que le doigt ne peut y pénétrer; mais il est un moyen très simple de savoir s'il en existe qui n'aient pas été découvertes. Pour cela, vous introduisez un doigt dans l'intérieur du rein, et l'autre main étant placée sur la paroi abdominale, vous vous rendez compte par le palper bimanuel de l'épaisseur qui sépare vos deux doigts; s'ils sont séparés par une trop grande épaisseur de tissus, vous ponctionnez avec précaution; j'ai pu ainsi découvrir des foyers intra-rénaux qui seraient passés inaperçus. Il faut en outre ne jamais oublier de faire une exploration méthodique du centre et des deux extrémités supérieure et inférieure de la poche.

Je viens de parler de ces cloisons qui séparent plus ou moins complètement les loges des pyonéphroses; vous ne devez pas ignorer qu'elles peuvent contenir des vaisseaux assez volumineux; il m'est arrivé d'en sentir qui battaient sons le doigt. Ce fait doit vous engager à une extrême prudence, et vous ne couperez jamais ces cloisons qu'après y avoir placé deux pinces hémostatiques entre lesquelles sera faite la section. Chez notre malade j'ai coupé ainsi une forte cloison qui limitait une grande loge supérieure, et comme, grâce à la fixation du rein obtenue par les fils suspenseurs, nous avions le point sectionné sous les yeux, nous avons pu enlever les pinces, car il nous eût été facile de placer au besoin une ligature. Du reste, on pourrait sans grand inconvénient laisser les pinces à demeure pendant vingt-quatre ou quarante-huit heures.

Chez notre malade, la poche de la pyonéphrose était tapissée d'une couche bourgeonnante que nous avons soi-

gneusement détruite par le grattage, puis par l'écouvillonnage à l'aide de boules fort dures de gaze iodoformée portées au bout de longues pinces; par surcroît, j'ai encore
touché toute la cavité avec du chlorure de zinc au 10°.
Je dois faire remarquer que ces attouchements directement
pratiqués dans le rein n'ont pas occasionné de souffrances à
la malade à son réveil, tandis que les lavages au chlorure de
zinc, que j'ai employés dans d'autres occasions, sans avoir
fixé le rein, ont provoqué de grandes et persistantes douleurs.

Tout ayant été bien nettoyé avec de l'eau phéniquée à
5 p. 100, j'ai suturé le rein à la capsule et à la couche musculaire en me servant des fils suspenseurs; il suffit de conduire l'aiguille de dehors en dedans à travers la paroi musculaire et à travers la capsule tendue par les pinces placées
au moment où elle avait été incisée, et de faire sortir le
chas de l'aiguille à côté du rein. On enfile le chef externe
d'un des fils suspenseurs, et lorsqu'on le ramène au dehors,
il comprend dans son anse le rein, la capsule graisseuse et
la couche musculaire. La même manœuvre fut répétée pour
chacun des fils, et le rein se trouva ainsi fixé par six points
de suture, trois de chaque côté, qui maintenaient béante et
superficielle son incision.

Il ne restait plus qu'à placer convenablement de gros
drains dans l'intérieur de la poche et à les fixer par un fil
dans la situation choisie; quelques points de suture profonds et superficiels rétrécirent modérément la plaie extérieure; nous eûmes soin de laisser une ouverture cutanée
un peu plus large que l'ouverture rénale; l'on bourra avec
la gaze iodoformée les intervalles des tubes et tout leur
pourtour, et l'on termina le pansement à l'ordinaire.

Le rein était donc à la fois ouvert et fixe, il restait isolé
de son atmosphère et facilement accessible.

On a continué à laver chaque jour la cavité rénale avec la
solution phéniquée forte, qui a toujours été bien supportée.
La diminution rapide de la suppuration a permis de ne pas

recourir à d'autres moyens. A la date du 7 juillet, la quantité de pus des vingt-quatre heures est presque insignifiante, le lavage n'en ramène pas, les urines en contiennent une faible quantité. La vessie n'est plus douloureuse et supporte les lavages ; l'uretère n'est plus douloureux et se sent à peine ; il est probablement perméable. La malade se lève depuis le vingtième jour, sa santé générale est parfaite ; il n'y a eu aucun accident post-opératoire.

Considérations mécaniques et expérimentales sur l'aspiration dans la lithotritie.

Par le Dr L. Duchastelet.

Depuis quelques mois la question de l'aspiration des fragments après la lithotritie a été l'objet de plusieurs articles et communications. Ici même ont été représentés deux aspirateurs dont les inventeurs, M. Bazy et M. Wickham, ont eu pour but principal d'empêcher, grâce à un jeu de soupapes qui rendent indépendants les courants d'aspiration et de retour, le refoulement des fragments déjà aspirés, refoulement parfois possible, d'après eux, avec tout aspirateur sans soupape, celui de M. Guyon par exemple. Bien que cette assertion, émise déjà à l'étranger (1) par d'autres auteurs, semble au moins préconçue, puisqu'elle est infirmée par les nombreux faits de la pratique de l'éminent professeur de clinique de l'hôpital Necker, nous avons, sur le conseil de notre honoré maître, fait une nouvelle série de recherches *in vitro*, en nous servant de l'aspirateur qu'il a fait construire par M. Collin, instrument depuis trop longtemps classique pour que la description en soit nécessaire ; ces recherches ont pour but d'établir à nouveau expérimentalement l'impossibilité du refoulement des graviers

---

(1) Bigelow, Thompson, Otis, in *the Lancet*, 31 août 1889.

lorsqu'ils sont tombés dans le réceptacle de verre qui termine inférieurement cet appareil.

Voici le résumé de nos expériences.

Dans le réceptacle ou boule de verre de l'aspirateur de M. le professeur Guyon (fig. 1, R) nous avons placé un certain poids de fragments de calculs tantôt uriques tantôt phosphatiques provenant de lithotrities faites à l'hôpital Necker. Nous avons d'autre part ajusté l'aspirateur sur une sonde évacuatrice S plongeant dans l'un des orifices d'un ballon à deux tubulures V, représentant la cavité vésicale et totalement rempli d'eau pure de tout fragment ; sur l'autre tubulure (la verticale) se trouvait une petite ampoule Z en caoutchouc mince qui se gonflait à chaque coup de poire, en recevant le trop-plein du ballon de verre, et représentait ainsi sur le liquide la résistance et l'élasticité de la vessie. Nous nous sommes ainsi rapproché des conditions physiologiques où se fait l'aspiration sur le vivant, tout en bénéficiant de la transparence du ballon de verre pour constater s'il y avait ou non refoulement de fragments, et en remédiant à son inextensibilité au moyen de l'ampoule en caoutchouc.

EXPÉRIENCE I

Nature des fragments. . . . . . . Acide urique
Poids. . . . . 15 grammes
Nombre de coups de poire. . . . . 50 —

Résultats.—Aucun fragment n'est refoulé ; le liquide vésical (ballon de verre) est troublé par des poussières rouges en suspension qui après repos laissent un léger dépôt pulvérulent, impalpable.

EXPÉRIENCE II

Nature des fragments . . . . Phosphates
Poids. . . . . 18 grammes
Nombre des coups de poire. . . . . 60 —

Résultats. — Comme précédemment aucun fragment n'est refoulé. De plus, le broiement des calculs phosphatiques fournissant une moins grande quantité de « poussières », le liquide vésical est à peine troublé et le dépôt de ces poussières impalpables qui se forme au fond du ballon de verre est à peine appréciable.

Expérience III

Répétition des expériences précédentes avec des fragments de pierre calcaire (pierre à bâtir) concassée au moyen d'un lithotriteur. *Résultats analogues.*

Expérience IV

Nature des fragments. — Une coquille d'œuf dépouillée de sa membrane et concassée entre les doigts.

Nombre des coups de poire. 100

Résultats. — Absolument démonstratif; comme nous n'avions affaire ici qu'à des fragments, et qu'il n'existait aucune poussière susceptible de rester en suspension, le liquide de la pseudo-vessie n'a pas été troublé.

Nous avons répété deux fois chacune de ces expériences avec notre ballon de verre comme vessie, et nous les avons reprises en utilisant, comme vessie artificielle, celle en métal à fond de caoutchouc, dont le docteur Desnos se servit pour le travail sur l'aspiration des fragments, travail fait en commun avec le professeur Guyon (1).

Nous les avons reproduites encore en nous servant pour vessie d'une cloche à tubulure supérieure, sorte de flacon dont le fond était remplacé par une demi-sphère de caoutchouc extensible (fig. 3, *v*) : cette cavité était entièrement remplie d'eau, et la sonde y pénétrait à travers un bouchon de caoutchouc perforé, fermant hermétiquement la tubulure supérieure. Nous avons aussi expérimenté dans un milieu ne contenant que du liquide, et du liquide sous pression, c'est-à-dire exactement dans les conditions de milieu et de tension que présenterait la vessie d'un opéré.

Tout ceci représente un ensemble de 16 expériences qui ont donné comme résultat constant :

Quand on place dans le réceptacle de verre de l'aspirateur

(1) *De l'aspiration des fragments après la lithotritie*, par M. le professeur GUYON et M. le docteur DESNOS. (*Ann. des mal. des org. gén. urin.* 1883, t. I, p. 166.)

de M. Guyon des fragments provenant d'une lithotritic sur
le vivant, le liquide du réservoir transparent qui représente la vessie est troublé par des poussières en suspension,
poussières impalpables ; mais jamais aucun fragment, même
le plus petit, n'est refoulé du réceptacle dans la vessie.

Quand les matières employées sont formées de fragments

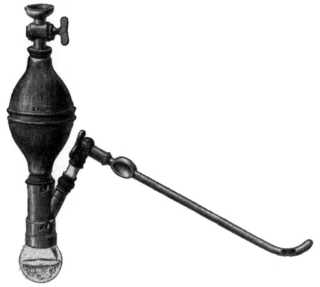

Aspirateur de M. le professeur Guyon, construit par M. Collin.

sans poussières (coquilles d'œuf par exemple), le liquide
vésical conserve à la fin de l'expérience sa limpidité ini-
tiale.

Les expériences que nous venons de relater démontrent
qu'aucun fragment ne peut être refoulé et que les seuls
mouvements imprimés aux fragments dans le réceptacle
se font dans l'horizontale. Ce sont les mouvements gira-
toires qui font courir le long des parois les fragments sou-
levés, mais ne les transportent pas au delà de l'orifice
supérieur du réceptacle. Il y a donc en ce point un milieu
qu'impressionnent d'une façon presque insignifiante les
mouvements qui refoulent le liquide dans la vessie.

Comme nous répétions nos expériences en présence de M. Cailletet, de l'Institut, ce savant, frappé du peu d'influence du courant sur le liquide du réceptacle, nous fit observer qu'il suffirait d'en abaisser le niveau pour obtenir non pas une modification des courants, mais les supprimer complètement ; nous avons alors augmenté la longueur de la douille qui enchâsse le réceptacle, et nous avons pu constater qu'en abaissant ainsi la boule bien au-dessous du point d'abouchement du courant d'évacuation, les fragments les plus ténus demeurent absolument immobiles au fond de la petite sphère de verre, dont le milieu liquide reste inerte. Il suffit de porter cet allongement de la douille de 0^m,03 (longueur primitive) à 0^m,06, ce qui met le fond du réceptacle à 0^m,10 au-dessous de l'abouchement du tube oblique d'aspiration, pour obtenir un milieu absolument mort.

Une légère modification de la forme du réceptacle nous a permis de faire une démonstration aussi décisive qu'élégante de l'immobilité de ce milieu. Laissant à la douille de métal sa longueur primitive (0^m,03), nous avons fait souffler le réceptacle en verre de telle façon que la sphère fût précédée d'une partie tubulaire de 0^m,03 de long, sorte de rétrécissement cylindrique de 0^m,02 de diamètre (fig. 2, E), formant trait d'union entre la douille D et la boule R. Avec ce dispositif, si l'on place délicatement dans le fond de la boule de l'eau colorée avec de l'indigo, qu'on remplisse ensuite tout l'appareil lentement avec de l'eau simple de façon à éviter le mélange des liquides coloré et incolore, qu'on mette enfin le tout en communication avec la vessie artificielle, on peut répéter coup sur coup la manœuvre de l'aspiration sans que le mélange des liquides s'opère. La partie du liquide contenue dans l'étranglement forme une sorte de bouchon aqueux (fig. 3, e) qui isole complètement celui de la boule de celui du reste de l'appareil, bouchon aqueux perméable aux fragments qui ne tardent pas à passer en totalité de la vessie artificielle dans le réceptacle, tandis que l'eau de la vessie a conservé sa limpidité parfaite.

On pourrait varier cette expérience en mettant dans la vessie de l'eau colorée et dans le réceptacle de la glycérine incolore comme le décrit Otis dans son article *in the Lancet: Perfected aspirator*. Mais cette variante serait peut-être moins démonstrative, puisqu'on emploie dans ce cas deux liquides de densité différente dont le plus pesant est placé dans le réceptacle terminal. Au contraire, en procédant comme nous le faisons, le liquide incolore de l'appareil (poire et vessie) et celui du réceptacle sont formés tous deux par de l'eau dont la coloration n'a nullement modifié la densité. Nous avons néanmoins reproduit l'expérience, de la glycérine, avec le réceptacle à étranglement et 120 coups de poire successifs n'ont pu déterminer aucun mélange.

Les expériences faites avec l'aspirateur de M. Guyon démontraient déjà que les fragments déposés dans le réceptacle ne peuvent être refoulés dans la vessie. Celles que nous venons de relater établissent qu'avec un appareil sans soupapes et muni d'un réceptacle situé à 10 centimètres au-dessous de l'abouchement du tube évacuateur qui descend de la sonde, un liquide coloré contenu dans la boule ne se mélange pas au reste du liquide mis en mouvement par l'aspirateur, et qu'à plus forte raison les fragments précipités dans cette boule ne sauraient en être chassés; en admettant qu'il fallût modifier l'aspirateur dont un si grand nombre de chirurgiens font usage depuis plusieurs années, il ne serait pas nécessaire d'avoir recours à des jeux de soupapes qui diminuent la simplicité de l'appareil et la facilité de son entretien aseptique.

Toutefois, en présence des assertions des différents expérimentateurs qui affirmaient avoir vu le refoulement se produire avec cet aspirateur, nous avons cherché à savoir quelle pouvait être la raison de la dissidence entre leurs constatations et les nôtres, si nos assertions contraires portaient bien sur les mêmes points, si elles ne pouvaient résulter de conditions expérimentales différentes.

Nous avons à cet effet imaginé un appareil qui permettra

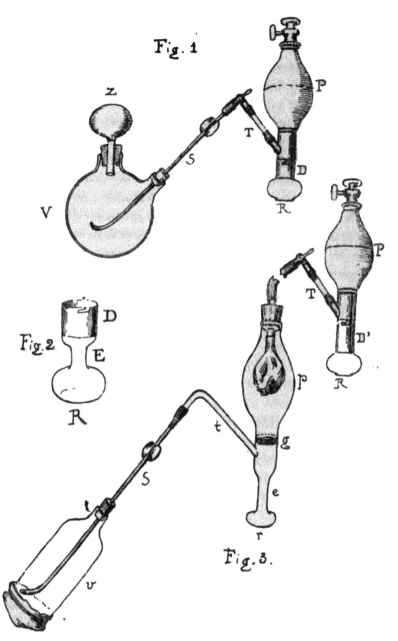

Fig. 1. P, Aspirateur de M. Guyon avec sa douille habituelle de 0m,03em (DR = 0m,06em); V, Ballon de verre représentant la vessie. Z, Ampoule de caoutchouc mince recevant le trop-plein à chaque coup de la poire P. — Fig. 2. Réceptacle allongé avec étranglement (DR = 0m,10em) pour l'expérience des liquides colorés. — Fig. 3. Aspirateur avec douille simplement allongée (0m,06em) portant le réceptacle R à 0m,10em au-dessous de l'abouchement du tube évacuateur T qui descend de la sonde S vers le réceptacle R; p, Poire de verre contenant une ampoule en caoutchouc mince, laquelle est en communication par le tube T avec la poire P du véritable aspirateur; v, Vessie artificielle en verre à fond de caoutchouc.

nversement à ce que nous faisions
périences, on place dans la vessie
:, le pseudo-aspirateur p ne con-
e, voici ce qu'on observe : grâce à
descendante du tube d'aspiration t
ə), le courant continue, à sa sortie,
l'instrument, et cette impulsion
anteur (1) fait tomber l'immense
ıs le réceptacle de verre terminal r

ion qui caractérise surtout l'aspirateur de
tube unissant l'aspirateur à la sonde éva-
un angle droit ; lui-même s'insère à angle
osition lutte avec succès contre le retour
moment de l'aspiration, si celle-ci est in-
ments jusque dans le récipient, arrivés au
ombent alors par la seule force de la pe-
Ce tube porte en un point de son trajet
e à lui, s'assurer qu'aucun fragment n'est
N, *Des modifications modernes de la litho-*
3, p. 35.)

d'où ils ne peuvent plus sortir. Quelques-uns, les plus légers
et les plus petits, peuvent à la vérité être surpris par des
contre-courants et dirigés vers la poire ; mais ils sont alors
arrêtés par la grille et, au moment du foulement suivant,
projetés de nouveau verticalement de haut en bas vers le
réceptacle sans jamais être réentraînés dans le tube d'aspiration. Seuls les fragments assez ténus pour passer à travers
les mailles de la grille pourraient être réinjectés ; mais
encore faudrait-il que la succession des coups de poire fût
assez précipitée pour qu'il n'y ait dans les mouvements du
liquide aucun moment d'arrêt qui donne à la pesanteur
le temps de les faire tomber. D'autres enfin peuvent être
refoulés dans la vessie s'ils n'ont point encore franchi le
tube oblique (fig. 2, t) qui descend de la sonde dans l'aspirateur ; nous n'avons vu ce phénomène se produire que lorsque
nous avons fait succéder trop rapidement les pressions aux
pressions, de telle sorte que, en tous cas, les seuls fragments susceptibles d'être refoulés dans la vessie sont ceux
auxquels on n'aurait point encore laissé le temps de prendre
le chemin qui conduit au réceptacle ; ce n'est donc pas à une
défectuosité de l'instrument, mais bien à des irrégularités de
technique opératoire qu'il faudrait s'en prendre. Les expériences que l'on peut faire dans l'aspirateur tout en verre
sont tellement démonstratives que les résultats contradictoires auxquels nous faisions allusion tout à l'heure, ne
nous paraissent pas susceptibles d'une autre interprétation.

Quant aux poussières impalpables qui troublent le liquide
où elles sont en suspension, elles ne sont pas plus susceptibles d'être arrêtées par les aspirateurs à soupapes que par
ceux qui en sont dépourvus. Ce désidératum ne pourrait
être réalisé que par une filtration à travers des substances
poreuses, dont la difficulté et la lenteur sont en contradiction absolue avec la nature même des mouvements rapides
et du va-et-vient énergique qui sont les principes mêmes
du fonctionnement de tout aspirateur.

La grille interposée dans le courant d'aspiration a été

l'objet de nombreuses critiques et a fourni matière à discussion entre les différents inventeurs d'aspirateurs à soupapes et à courants indépendants, suivant qu'ils l'avaient
placée dans celui d'aspiration ou dans celui d'injection.
Nous croyons ces distinctions sans importance, car nous
avons pu établir, le manomètre (1) à la main, que l'intensité du courant ne varie nullement avec l'absence ou la présence d'une grille, à la condition *expresse* que la somme des
surfaces des mailles de la grille représente une aire *au
moins égale* à la surface de section de la sonde évacuatrice.
Or, cette surface de perméabilité de la grille, en tenant un
compte rigoureux de l'épaisseur des fils qui la composent, est, dans l'aspirateur de M. Guyon (2), au moins
quatre fois égale à la section d'un cathéter métallique n° 26
(filière Charrière).

Quant à l'engorgement possible de la grille par les mucosités vésicales, n'est-il pas de règle absolue au début de la
lithotritie, comme avant toute intervention chirurgicale,
de nettoyer aseptiquement la région opératoire à l'aide de
lavages répétés, jusqu'à ce que le liquide revienne à l'état
de limpidité parfaite? De plus, après le broiement, il est
toujours procédé à une première forme d'évacuation des
graviers, également par lavage, en injectant simplement de
l'eau boriquée en abondance au moyen d'une seringue, de
façon qu'il ne reste plus dans la vessie que du liquide propre
et des fragments dont l'issue ne pourra être obtenue que
par l'aspiration. Dans ces conditions, après deux grands
lavages successifs, l'un avant, l'autre après le broiement, il
devient difficile qu'il se produise des engorgements de la
grille par des mucosités, sauf dans quelques cas d'altérations vésicales exceptionnellement graves. Sans compter
les opérations que j'ai vu pratiquer en ville ou à l'hôpital

---

(1) La puissance de ces courants peut être appréciée en disposant sur
leur trajet des « tubes de Pitot » qui sont le principe sur lequel repose l'appareil de M. Marey pour mesurer la vitesse des courants sanguins.

(2) La toile métallique employée dans cet aspirateur correspond au n° 16
de l'échelle adoptée dans le commerce.

Necker par M. le professeur Guyon, je n'ai jamais, dans plus de 180 cas de lithotrities faites par lui à la maison de santé des Frères hospitaliers de Saint-Jean-de-Dieu où mon excellent maître m'a accordé la faveur de l'assister, pu constater la nécessité de défaire l'appareil pour désobstruer la grille. En admettant même que cet engorgement se produise, il y aurait tout avantage à ce que la grille fût placée dans le courant d'aspiration, car les mucosités boueuses qui se trouveraient alors arrêtées à sa face inférieure en seraient peu après détachées par l'acte du foulement en sens inverse, c'est-à-dire de haut en bas, et précipitées dans le réceptacle terminal. C'est le contraire qui a lieu lorsque la grille se trouve exclusivement dans le courant de refoulement : chaque nouvelle pression de la poire ne fait qu'engager davantage les obstacles dans les mailles de la grille en les y comprimant ; celle-ci devient alors totalement imperméable, et il est nécessaire de la désobstruer, ainsi que M. Bazy, en observateur consciencieux, le rapporte lui-même dans deux cas où la vessie de ses opérés était extrêmement malade et où le refoulement était devenu trop pénible (1) par suite évidemment du tassement des mucosités pathologiques.

L'issue de fins débris et de petits fragments pendant les jours qui suivent l'opération, la permanence dans la vessie de fragments susceptibles cependant de passer par l'œil de la sonde et nécessitant une séance dite de revision, doivent être expliquées par un mécanisme tout autre que le refoulement. Lorsqu'il a été donné d'assister à un grand nombre de lithotrities et qu'on a eu l'occasion de pratiquer cette opération sur des vessies vastes, irrégulières, chroniquement distendues, présentant soit des anfractuosités et des dépressions intercolumnaires, soit un lobe prostatique volumineux dont la partie postérieure forme portefeuille

---

(1) De l'aspiration des fragments calculeux après la lithotritie et d'un nouvel aspirateur, par M. le Dr BAZY (*Annales des mal. des org. gén. urin.*, 1889, p. 525.)

avec le bas-fond vésical, on est amené à cette constatation
clinique que c'est surtout dans ces cas qu'il y a lieu à « revision », parce que l'aspiration se fait alors dans des conditions défavorables. Les fragments qui étaient déjà difficilement accessibles avec la courbure angulaire du lithotriteur,
ne le sont plus du tout avec l'extrémité de la sonde évacuatrice de courbure nécessairement différente ; le remous les
déloge difficilement du cul-de-sac rétro-prostatique où ils
sont enserrés, ou encore des creux intercolumnaires. Il y a
en un mot dans les vessies irrégulières *des points morts
pour le remous*. Voilà ce que l'observation clinique nous
enseigne comme cause des aspirations incomplètes d'emblée.
Nous avons du reste expérimentalement reproduit ces conditions opératoires défectueuses en remplaçant la demi-
sphère de caoutchouc qui forme le fond régulier de notre
vessie artificielle (fig. 2, *v*), par une lame de caoutchouc
lâche dont le plissement, le froncement irrégulier simu-
laient des colonnes avec les vacuoles qui les séparent ; l'aspiration, même prolongée outre mesure, a toujours alors
été imparfaite.

D'autre part, si la puissance de la main joue le principal
rôle dans le foulement destiné à produire le remous, la
puissance élastique de la poire tendant, après compression,
à revenir à sa forme première, a évidemment aussi son
importance, mais elle n'est que de second ordre ; nous
avons constaté, à l'aide du manomètre indicateur du vide,
que la force d'aspiration des poires les mieux construites
n'est guère mesurée que par une dépression de 10 centimètres d'une colonne mercurielle soit ($13,60 \times 10$) environ
$1^m,30$ de colonne d'eau. Or nous avons établi dans notre
travail sur la capacité et la tension de la vessie (1) que le
muscle vésical en tension, cherchant à expulser violemment son contenu, peut produire une pression hydromé-
trique de plus de 2 mètres de hauteur. Il en résulte que dans

---

(1) DUCHASTELET, *Capacité et tension de la vessie*. Th. Paris, 1886.

les cas favorables, ceux où l'opération de la lithotritie se fait
dans une vessie encore puissante, la réaction vésicale sous
l'influence de la sensibilité à la tension (1) est un des principaux éléments de l'intensité du courant d'évacuation, et
les graviers sont d'autant mieux expulsés que le courant
est plus fort. Aussi n'est-il pas étonnant que, dans les vessies vastes, irrégulières et flasques du fait de la distension
par la rétention incomplète chronique, l'évacuation se
fasse avec moins d'intensité ; et comme la contractilité imparfaite marche généralement de pair avec l'irrégularité
des parois et l'hypertrophie prostatique, c'est l'ensemble
de ces conditions défavorables qu'il faut incriminer comme
cause de l'imperfection parfois possible de l'aspiration immédiate.

En somme, dans la question de l'aspiration comme dans
toute autre question de physique transportée sur le terrain
de la clinique, le facteur physiologique doit prendre et garder sa place, à côté du facteur mécanique. Si, au lieu de
nous en tenir au côté expérimental et purement mécanique,
nous avions voulu étudier l'aspiration clinique, nous aurions
dû entrer dans des développements qui montreraient que
la manœuvre, quel que soit l'instrument dont on fait usage,
doit être conduite de telle façon qu'elle s'adapte aux nécessités créées par chacun des cas particuliers qui se présentent
à la pratique.

_____

(1) Pendant le sommeil chloroformique, la vessie est un esthésiamètre qui
ne le cède en rien à l'iris et à la cornée... « Voyez ce qui se passe lorsque,
le broiement terminé, je pratique le lavage de la vessie. L'injection du
liquide provoque des contractions vésicales. Il en est de même pendant
l'aspiration des fragments au moment où, par la pression, je fais brusquement pénétrer dans la vessie le contenu de la poire en caoutchouc... tandis
que l'action du cerveau et de la moelle paraît suspendue et que le bulbe
seul fonctionne encore. » — (*Leçons cliniques sur les affections de la vessie
et de la prostate*, F. GUYON. Paris, 1888, p. 24.)

REVUE CLINIQUE

Trois cas de corps étrangers de la vessie,

Par M. E. CHEVALIER,

Interne de la clinique des voies urinaires à l'hôpital Necker.

Trois malades porteurs de corps étrangers de la vessie viennent de se présenter à la clinique. Nous allons donner sur chacun d'eux quelques renseignements et présenter des réflexions qui auront pour but de signaler des particularités pratiques relatives aux opérations qu'ils ont subies ; nous nous en référerons à cet égard à ce qui a été exposé par M. Guyon dans l'une de ses dernières leçons.

Le premier est un homme de 33 ans qui est amené de la province par son médecin le 10 mai dernier. Trois jours auparavant, dans un but peu avouable, il s'est introduit dans l'urèthre un bout de tube en caoutchouc provenant d'un biberon. Ce tube d'une longueur évaluée à 20 centimètres était resté dans un placard pendant six ans lorsqu'il tenta le malade. Il était donc d'une propreté douteuse et son état de résistance pouvait être défectueux. L'introduction [détermina les phénomènes désirés ; bientôt l'extrémité du tube disparut au delà du méat et, continuant à progresser vers la vessie, s'y logea complètement.

Le malade n'éprouvait que des besoins fréquents et peu douloureux, les urines n'étaient que légèrement troubles ; il désirait, nous avons à peine besoin de le dire, être immédiatement débarrassé.

Sans autre préparation que le lavage antiseptique du gland, du méat, de l'urèthre et de la vessie, M. Guyon procéda séance tenante à l'extraction. Elle fut effectuée du premier coup. Saisi par le milieu, le tube fut attiré en entier à l'extérieur; sa longueur était bien celle que le malade avait indiquée, son diamètre répondait au n° 20 de la filière Charrière, l'élasticité du caoutchouc était conservée; il n'était pas incrusté. Le malade, qui n'avait été ni chloroformé ni cocaïnisé, remit son pantalon et quitta immédiatement la salle pour regagner de suite son département.

Chez le deuxième, il s'agissait d'une bougie conductrice qui s'était séparée de sa monture au cours d'une uréthrotomie interne. La sonde à demeure fut mise à l'ordinaire, laissée en place pendant trois jours; huit jours après on commença la dilatation, et le canal étant facile à parcourir, M. Guyon procéda à l'extraction le 30 juin dernier. Elle fut faite avec un lithotriteur à mors plats n° 1. La bougie fut immédiatement saisie et ramenée fort aisément à l'extérieur. Le lithotriteur l'avait pincée à quelques centimètres de son extrémité, à droite. Chez ce malade antérieurement atteint de cystite, la bougie avait déterminé des besoins fréquents mais peu douloureux : aucun phénomène général; elle était incrustée dans toute son étendue. Le seul phénomène observé à la suite de cette opération fut un soulagement immédiat; pas la moindre réaction. Comme chez le précédent, l'opération avait été rapide et simple, non douloureuse, elle n'avait pas provoqué la moindre perte de sang.

Le troisième malade est un homme de 68 ans, qui fut amené à la clinique par notre ancien collègue, le docteur Récamier. Cet homme était à la fois rétréci et prostatique. Il se sondait depuis de longues années et venait de se briser dans la vessie une sonde en gomme du n° 14 de très mauvaise qualité. Les morceaux qu'il présentait étaient en effet très friables. Il ne souffrait d'ailleurs pas, n'avait aucun phénomène général et continuait à se cathétériser comme d'ordinaire. Le jour même, 21 juin, M. Guyon après avoir pris les précautions antiseptiques ordinaires, tenta d'introduire le lithotriteur n° 1. Le canal s'y opposa comme il était arrivé l'avant-veille à M. Récamier. Une sonde à demeure fut placée pour déterminer l'élargissement du canal. Deux ten-

tatives faites trois jours et huit jours après la dernière, sous
le chloroforme, restèrent infructueuses malgré la présence
permanente de la sonde. La taille hypogastrique fut alors
proposée. Elle ne fut acceptée par le malade qu'à la condition que l'on tenterait encore l'extraction par les voies naturelles. C'est ce qui fut fait, mais inutilement, avant de procéder à la taille. La vessie incisée, le doigt reconnut que
la sonde était repliée en trois ; que l'un des segments était
transversalement placé au-dessous du col et que les deux
autres s'appuyaient sur la partie latérale gauche. Elle fut
alors doucement et facilement ramenée vers la plaie par le
doigt un peu replié et put être extraite par une plaie qui
avait été calculée de façon à donner seulement passage à
l'indicateur. La sonde examinée alors était en effet trois fois
repliée, mais chacun des segments était inégal ; le plus
long était celui qui était couché au-dessous du col. Sa longueur était environ de 8 centimètres et celle des deux
autres de 5 à 6 ; l'ensemble mesurait donc 19 à 20 centimètres. Le tissu de la sonde était macéré, écailleux et incrusté ; si l'extraction en avait été possible elle eût été certainement fragmentée. La taille fut faite le mercredi
2 juillet ; à la date où nous écrivons, 8 juillet, le malade
est dans les meilleures conditions locales et générales.

Dans ce dernier cas, l'extraction par la taille s'imposait
en raison de l'impossibilité de l'introduction d'un lithotriteur à travers un canal rétréci à parois épaisses que la dilatation permanente ne rendait à aucun degré distensible
malgré son élargissement. L'extrême friabilité de la sonde
militait aussi en faveur de l'opération sanglante. Cependant
cette condition ne suffit pas pour que semblable détermination soit imposée. Les malades, et cela est naturel, préfèrent l'extraction par les voies naturelles, et celui-ci, nous
l'avons vu, la réclama jusqu'au dernier moment. M. Guyon
a plusieurs fois dans ces cas pratiqué l'opération par
l'urèthre. La friabilité extrême des instruments qui restent
accidentellement dans la vessie est en effet chose habituelle.

Ce ne sont pas les bonnes sondes qui s'y brisent en quelque sorte spontanément, comme il arrive dans ces cas. Aussi faut-il avant tout tenir compte des conditions imposées au chirurgien dans ces faits de pratique courante. Cela conduit d'abord, ainsi que le fait depuis longtemps notre maître, à ne pas faire usage des instruments imaginés par les spécialistes ou les fabricants pour l'extraction des sondes. Sans doute, ils sont fort ingénieux, mais pour se servir d'un plicateur, pour imprimer au bout de sonde un mouvement qui le ramène dans l'axe du canal, il faut avant tout que le corps étranger se prête à la manœuvre. La première de toutes les conditions nécessaires à son succès serait une résistance suffisante; nous savons qu'il l'a perdue, car sans cela il ne serait pas resté dans la vessie. Ce qui réussit lorsque l'on fait une démonstration théorique sur une sonde bien portante, n'aboutit pas sur une sonde de constitution débile qui se brise sous le moindre effort. Aussi M. Guyon ne fait-il usage, dans ces cas, que du lithotriteur; il choisit les mors plats et prend un instrument de petit calibre n° 1.

Si le canal avait été facile, il eût procédé chez notre troisième malade comme il a l'habitude de le faire. Sans se préoccuper de la fragmentation inévitable ou à peu près inévitable en pareille circonstance, il eût introduit le lithotriteur et ramené tout ou partie du corps étranger. S'il n'avait pu qu'en obtenir des fragments, il eût continué ses introductions successives jusqu'à ce que la sonde eût été reconstituée dans sa longueur supposée ou démontrée par l'inspection de la partie restante. Il n'eût cessé ses manœuvres que lorsque le corps et l'extrémité de l'instrument eussent été repêchés. Il eût enfin terminé en faisant de grands lavages et de l'aspiration méthodique comme après la lithotritic. C'est en effet une véritable lithotritie du corps étranger à laquelle on est souvent alors conduit.

Ces manœuvres, si elles sont bien faites, si les précautions antiseptiques ont été prises, si l'on fait ensuite porter

pendant vingt-quatre ou quarante-huit heures une sonde à
demeure, qui permet l'évacuation régulière de la vessie et
des lavages répétés, ne sont suivies d'aucune espèce d'accident local et général.

Mais on comprend, sans que j'y insiste, qu'elles nécessitent un bon canal ou du moins un canal dans lequel les
manœuvres d'entrée et de sortie des instruments puissent
se faire régulièrement et simplement. C'est pourquoi la
taille devait être préférée chez notre malade; c'est pourquoi M. Guyon a insisté pour qu'il l'autorisât à la pratiquer
et n'a pas craint d'user de l'autorité de sa parole pour
vaincre ses vives répugnances.

Autant il était du devoir du chirurgien de proposer et de
faire accepter l'opération sanglante dans le cas que nous
venons de rapporter et de discuter, autant il était tenu de
donner la préférence à l'extraction par les voies naturelles
dans les deux autres. Lorsque l'on y a assisté, on est amené
à conclure que rien n'est plus simple dans son application
et dans ses suites que ce mode d'extraction des corps étrangers de la vessie. C'est à peine si le malade a la conscience
de l'acte opératoire, bien qu'il ne soit soumis à aucune influence anesthésique, et l'on peut dire qu'il est immédiatement guéri. Nos deux malades des Observations I et II en
fournissent la preuve. Aussi ne croyons-nous pas inutile,
bien que cela ait été déjà exposé, de dire quelles sont les
règles posées par M. Guyon pour rendre simple et précise
l'extraction des corps étrangers de la vessie.

Nous ferons d'abord remarquer que les accidents de cystite ne sont pas ceux qu'une théorie non appuyée sur l'observation a pu faire prévoir. Alors même que le corps
introduit est septique comme le caoutchouc du premier malade, alors même que la vessie est déjà contaminée comme
chez le second, l'apparition de phénomèmes douloureux
témoignant d'une modification pathologique sérieuse de la
vessie se fait longtemps attendre. Il y a deux ans, M. Guyon
voyait en province un malade chez lequel une bougie con-

ductrice resta dans la vessie par suite d'un défaut de fabrication; le canal ne permettait pas l'extraction immédiate.
La santé du malade et diverses circonstances l'obligèrent à
ne venir à Paris que trois mois après. La vessie était restée
dans de telles conditions d'absence de douleurs que le malade
avait prolongé le terme primitivement indiqué, et l'extraction se fit dans les conditions les plus simples, en tous
points semblables à celles que nous venons d'observer chez
nos deux opérés de la clinique de Necker.

Et il n'y a pas lieu d'être surpris de semblable évolution.
Elle ne semble illogique que lorsque l'on ne sait pas, ou
lorsque l'on oublie que la contamination de la vessie n'a
toutes ses conséquences que lorsqu'elle n'est pas facilement,
complètement et régulièrement évacuée. Nos deux malades,
ainsi que celui que nous venons de citer d'après M. Guyon,
étaient de jeunes hommes à canal libre ou rendu libre, à
vessies bien contractiles capables de se vider effectivement.
Chez le contaminé soumis à l'uréthrotomie, des lavages
furent faits après l'opération et pendant que la sonde à
demeure resta en place, puis on le laissa uriner seul et
l'on suspendit les lavages. Cela ne veut pas dire qu'il faille
surseoir systématiquement à l'extraction d'un corps étranger. Mais cela nous apprend que, lorsque les circonstances
l'exigent, on peut et l'on doit attendre.

Eût-il été sans inconvénients de vouloir immédiatement
faire l'extraction du corps étranger chez notre uréthrotomisé? On sait combien sont bénignes les incisions méthodiques de l'urèthre, mais combien peuvent être graves les
déchirures que l'on y ajoute par l'introduction de gros instruments faite immédiatement après l'uréthrotomie. Il y a bien
longtemps que M. Guyon a démontré que l'une des conditions de la bénignité de l'uréthrotomie interne était l'abandon de la pratique de l'introduction des grosses sondes
immédiatement après la section. Il eût donc été irrationnel
de vouloir faire l'extraction immédiate. Aussi M. le docteur
Albarran, chef de clinique, qui fit cette uréthrotomie, s'en

garda-t-il soigneusement. Pour s'en référer à cette sage
pratique, il faut savoir que la vessie supporte très facilement les contacts et que les conséquences de l'infection de
sa cavité n'ont de gravité que lorsqu'elle ne s'évacue pas
ou n'est pas évacuée.

A côté de ces principes qui régissent en bien d'autres
circonstances la pratique des interventions sur les voies
urinaires, il faut que nous mettions en terminant les règles
de l'extraction. Elles ont été définies à l'aide de l'observation clinique et de l'expérimentation ; c'est à l'un de ses
élèves les plus distingués, le docteur Henriet, mort chirurgien des hôpitaux, que M. Guyon confia dès 1869 le soin de
prouver la vérité de ces observations.

Partant de cette idée que les corps étrangers de la vessie
doivent y subir une accommodation analogue à celle qui
détermine la position du fœtus dans la matrice, M. Guyon,
après avoir étudié avec M. Henriet la façon dont la vessie
se dilate et se ferme, est arrivé aux conclusions suivantes.
Le seul diamètre qui ne soit pas modifié lorsque la vessie
est vide est le diamètre transverse qui mesure de 10 à 12 centimètres. Comme la fermeture de la vessie s'opère par le
rapprochement et la superposition de ses faces supéro-pos-
térieures et inféro-antérieures, ou, comme il l'a dit, à la
façon de deux mains qui s'appliquent et non du poing qui
se ferme, le diamètre transverse dans la vessie fermée se
trouve nécessairement dans la région la plus antérieure, au
niveau même de son col, contre lequel est appliquée la
paroi postérieure dans une vessie évacuée.

Cela étant donné, un corps étranger de dimensions et de
consistance convenables, tel que les sondes, doit être
ramené dans la direction de l'espace toujours libre, c'est-à
dire du diamètre transverse et toujours, *si la vessie se vide
bien*, au contact de la région du col.

Aussi, chez le premier sujet comme chez le second, notre
maître put-il annoncer la façon dont il saisirait le corps
étranger.

Pour le tube en caoutchouc, si l'élasticité était conservée comme il semblait résulter de l'usage trop facile que le malade en avait fait, une partie devait être au contact de la région du col, et le reste, vu sa longueur, adossé contre les parties latérales. Il y avait chance que le plein du corps étranger répondît à la partie moyenne du diamètre transverse. S'il était resté solide, en le saisissant immédiatement au-dessous du col on pouvait le ramener en le doublant. C'est en effet ce qui se produisit. Le tube du biberon fut pincé juste à sa partie moyenne, et comme il était resté résistant et élastique, ramené en entier à l'extérieur. S'il eût été friable il eût cessé d'être élastique et cette tentative en eût amené la rupture. On l'aurait alors ramené fragment par fragment.

Chez l'homme qui portait une bougie d'uréthrotome, les choses étaient plus simples. Lorsqu'elle est poussée par le conducteur, la bougie s'enroule dans la vessie. Aussi ces corps étrangers se présentent-ils toujours pelotonnés en quelque sorte au-dessous du col. Si on fait la prise au centre, on peut avoir trop d'épaisseur. En dirigeant le bec du lithotriteur vers l'une des extrémités du diamètre transverse, on a chance de se rapprocher de l'une des extrémités. L'expérience de M. Guyon lui a appris que souvent on pouvait ainsi le saisir par l'extrémité elle-même. Dans le cas que nous analysons, nous savons que la prise se fit à peu de distance du bout détaché de l'armature.

La position transversale des bouts de sonde ou de bougie dans la vessie est donc encore une fois démontrée par ces deux extractions ; elle l'a été d'une façon, en apparence au moins, plus probante par la taille hypogastrique, ainsi que nous l'avons dit.

Nous n'avons plus qu'une remarque à faire à propos de la manœuvre de l'instrument. Il ressort de tout ce que nous venons de dire qu'il faut opérer le long du col. La branche mâle y est appliquée, la branche femelle éloignée de 2 ou 3 centimètres, on pivote au contact de l'orifice vésical pour se diriger au centre ou à droite, voire même à gauche ; l'on effectue la prise en relevant plus ou moins le manche de l'instrument suivant la profondeur du bas-fond. Enfin, pour ne pas donner plus d'étendue qu'il ne convient au champ opératoire, on ne garnit que faiblement la vessie de liquide.

Sonde molle de trousse,

Par M. le docteur E. Desnos.

Les inconvénients de la sonde ordinaire de trousse ne sont plus à démontrer. Sa courbure, calculée sur des moyennes, convient mal à la plupart des cas où le cathétérisme présente quelque difficulté ; chez les prostatiques en particulier, les fausses routes sont presque toujours produites par cet instrument. On s'accorde à reconnaître que les sondes de gomme, surtout de *forme béquille*, sont moins offensives et répondent à un plus grand nombre d'indications. Mais la sonde d'argent démontante possède l'avantage d'être transportée facilement dans une trousse de poche.

C'est pour faciliter et vulgariser l'emploi de la sonde molle que j'ai prié M. Vergne, fabricant à Paris, de construire l'instrument représenté ci-dessus. Il n'est autre qu'une sonde-béquille, n° 17 (Charrière), coupée par son milieu et dont les moitiés sont réunies l'une à l'autre au moyen d'une armature en pas de vis. Cette dernière rétrécit sensiblement la lumière de la sonde ; mais le calibre intérieur reste encore égal à celui de la sonde d'argent démontante. La forme béquille, qui me paraît devoir être généralement préférée, pourrait, bien entendu, être remplacée par un tout autre type. D'ailleurs un mandrin métallique s'introduit facilement dans la sonde et en modifie la direction générale, à condition toutefois qu'il s'agisse d'une courbure de grand rayon ; une petite courbure, une coudure ne passerait pas au niveau de l'armature métallique. Cet instrument s'emploie également chez la femme.

Les deux moitiés de la sonde sont contenues dans un étui de maillechort nickelé, percé de trous à chaque extrémité pour permettre à la sonde qui vient de servir et d'être lavée, de sécher librement. D'autre part, en introduisant un peu de ouate au fond de l'étui et de son couvercle, au niveau des

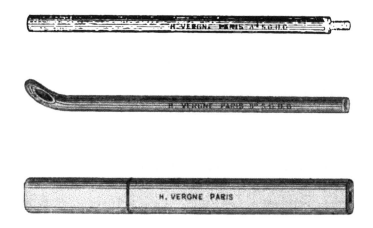

trous, on peut placer le tout dans une étuve à 100 ou 120 degrés pour obtenir et conserver ainsi un instrument stérilisé. Le tissu dont elle est fabriquée, et dont M. Albarran a déjà signalé ici même les propriétés (1), résiste à la chaleur et à l'emploi des antiseptiques ; une grande solidité et une longue durée sont donc assurées à cet instrument.

Je dois ajouter que je décline ici toute prétention de priorité et d'invention ; en effet, après avoir donné les indications nécessaires à la construction de cette sonde, j'ai appris que des sondes molles démontantes avaient déjà été fabriquées ; mais l'usage s'en est assurément peu répandu, car leur transport et leur conservation présentaient quelque difficulté. Il me semble au contraire que le modèle ci-

(1) ALBARRAN, *Recherches sur l'asepsie dans le cathétérisme (Annales gén. ur.*, janvier 1890.

dessus décrit, contenu dans un étui, est appelé à rendre des services aux praticiens en leur permettant d'avoir sous la main un instrument peu offensif et facile à conserver sans le détériorer et le salir par des contacts.

Sur la stérilisation des instruments en gomme,

Par M. le docteur HEINRICH ALAPY,

Chirurgien à Budapest.

En janvier 1888, au laboratoire de M. le docteur Bouchard, à Paris, et plus tard, à la clinique de médecine de Budapest, j'ai essayé les différents procédés préconisés pour la stérilisation des sondes et bougies non métalliques.

Le meilleur m'a paru celui dont M. le docteur Albarran a donné la description dans un des derniers numéros des *Annales.* Cependant j'ai cessé de les employer dans la pratique, parce que j'ai trouvé que chacun de ces procédés a des inconvénients assez sérieux : aucun n'est sûr, toujours incommode, mais leur plus grave défaut c'est de détériorer les instruments en un temps plus ou moins rapproché. J'emploie depuis quelques mois un procédé qui me paraît exempt de tous ces inconvénients.

Je ne parle pas des sondes en caoutchouc rouge, car celles-ci, si elles sont d'assez bonne qualité, résistent au sublimé au 1000e pendant des semaines et même pendant des mois sans se détériorer. Le seul désagrément de ce procédé, c'est qu'il est nécessaire d'enlever le sublimé, accolé à la sonde, si l'on veut éviter l'irritation de l'urèthre produite par ce médicament. Pour cela un lavage ou un essuyage sont nécessaires, ce qui peut compromettre la stérilité de l'instrument.

Les instruments en gomme, au contraire, ne supportent pas l'antisepsie par les produits chimiques. Ces sondes plongées pendant quelques minutes seulement dans une solution de sublimé au millième et surtout dans une solution phéniquée à 5 p. 100 perdent leur qualité la plus précieuse, c'est-à-dire le poli de leur surface : elles deviennent rugueuses, collantes, et après un séjour de quelques heures sont complètement hors d'usage. D'un autre côté, j'ai constaté en plusieurs occasions que ces mêmes sondes, plongées dans ces solutions pendant quinze à vingt minutes, n'étaient pas devenues stériles, même lorsque ces solutions sont injectées pendant tout cet espace de temps dans ces sondes. Je dois ajouter que cette méthode de stérilisation m'a surtout réussi quand les instruments étaient infectés par des cultures de *micrococcus ureæ*. M. Albarran dit qu'un lavage préalable à l'alcool rend la stérilisation plus sûre, mais il ajoute que par ce procédé les instruments en gomme se gâtent plus vite.

La stérilisation par l'étuve sèche est encore plus désastreuse pour les sondes en gomme. Contrairement à l'opinion de M. Albarran, j'ai trouvé que ces instruments, lorsqu'ils ne sont pas de première qualité, alors même qu'ils sont placés dans des tubes en verre bouchés avec de la ouate, se détériorent totalement à la température de 120 à 130°. A ce degré de chaleur, même sur les meilleures (celles de M. Vergne, à Paris), le vernis se fond, de telle sorte que les sondes collent au tube de verre, et l'on ne peut plus s'en servir après deux ou trois stérilisations.

La stérilisation à l'autoclave a aussi son inconvénient qui n'a pas encore été relaté, et qui est inévitable avec les procédés actuels. Lorsque l'on sort de l'étuve le tube qui est fermé au bas et bouché au haut avec de la ouate, il se forme aussitôt de la vapeur d'eau condensée qui vient se déposer sur la surface interne du tube. Cette humidité endommage les instruments qui doivent rester dans ce tube jusqu'à leur emploi.

C'est probablement à cause de ces inconvénients que M. Guyon, dans son service, ainsi que je crois le comprendre

par le rapport de **M.** Albarran, emploie pe‹
par la chaleur, tout en en appréciant les ava
que la désinfection s'y fait presque exclus
antiseptiques, **M.** Vergne étant parvenu à f
ment des instruments recouverts d'une c‹
percha et de caoutchouc, qui par cela
mieux aux solutions antiseptiques.

Je ne sais si les nouveaux instruments ¡
les qualités précieuses pour valoir les anc
certain que les anciennes sondes résistent, sa
une très grande quantité de fois à mon pr‹
sation.

Ma méthode est bien simple : j'expose l
enveloppés dans du papier à de la vapeur
J'enveloppe de papier buvard ordinairemen
les laboratoires (il est probable qu'un pa¡
rendrait le même service) les sondes, les in
préalablement lavés avec du savon et séch
les coins vides du fourreau de papier, de so‹
des instruments sont clos, ensuite je me s‹
papier pour entortiller davantage les instru‹
encore une fois les bouts du papier, puis j'¡
tenu. Une demi-feuille de papier suffit pou‹
3 à 4 sondes au moins ou bien de 6 à 8 ins
il faut faire en sorte qu'une couche de pap
jours se placer entre deux instruments.

Plusieurs de ces paquets préparés de c
ensuite exposés pendant une demi-heure d
verre qui est fermé en bas et bouché au-de
ouate, à l'influence de la vapeur d'eau chau
rature de 100°. Ceci fait, et lorsque les paq‹
du tube, ils sont absolument propres à être ¡
ment et l'on peut même les transporter con
mettre dans sa poche ou dans un étui, etc.

Cette méthode est très *commode* partout o
existe, comme dans tous les hôpitaux mod‹

serve les instruments à tel point que ni mes sondes de caoutchouc, ni celles de gomme soumises au moins 50 à 60 fois
à ce procédé n'en gardent aucune trace. Il faut supposer *a
priori* que la stérilisation par cette méthode est *sûre;* mais
bien souvent déjà après le procédé décrit plus haut j'ai
essayé de soumettre à une preuve de sensibilité des instruments infectés préalablement de plusieurs manières par les
urines septiques et par les cultures des microbes pyogènes,
de l'érysipèle et de *microccocus ureæ.* La preuve s'est faite
de la façon suivante. J'ai trempé le bout de la sonde dans du
bouillon, j'ai placé dans l'autre bout une pipette stérilisée,
et j'ai fait passer le bouillon à plusieurs reprises à travers
la sonde. J'ai mis ensuite le bouillon pendant le temps de
48 heures à l'étuve à 37° et j'ai trouvé qu'après un séjour
de 30, 25 ou bien même 20 minutes dans la vapeur d'une
température de 100° les instruments sont devenus, presque
sans exception, stériles.

Je crois que la *stérilisation discontinue* n'est non seulement pas nécessaire, mais je n'en comprends même pas la
portée. Ce procédé est basé sur le fait connu que les spores,
restées peut-être vivantes malgré la chaleur de 100° se développent *dans des matières nutritives* telles que bouillon,
gélatine, etc., dans l'espace de temps compris entre deux
stérilisations, et les microbes ainsi formés sont détruits par
la stérilisation suivante. Mais cette germination ne saurait
naturellement point se faire *sur un instrument sec;* en conséquence les spores, s'il y en a, arrivent dans les vapeurs,
le lendemain ainsi que le surlendemain, etc. D'ailleurs, les
micro-organismes pyogènes et probablement ceux de la fermentation d'urine, qui nous intéressent ici quant à la pratique, ne possèdent point de spores.

Ce qu'il y a d'avantageux dans mon procédé c'est que
l'instrument enveloppé dans du papier et placé dans un
endroit sec, *garde sa stérilité.* Ainsi par exemple, deux
paquets, contenant chacun une sonde, étaient, depuis le moment où j'ai achevé mes expériences, au fond de mon

armoire. Les paquets se recouvrirent d'une couche de poussière assez épaisse; l'épreuve a prouvé néanmoins *qu'après dix-huit mois* encore les instruments sont restés stériles.

Je ne crois nullement que ma méthode soit capable de remplacer tous les autres procédés de stérilisation des instruments en gomme; je ne souhaite autre chose que de contribuer à la propagation de l'usage des sondes stérilisées, et ceci même par la recommandation d'un procédé commode, sûr et conservant les instruments.

REVUE DES JOURNAUX

PRESSE FRANÇAISE

1° Taille hypogastrique et suture primitive de la vessie chez les enfants, par le docteur H. Duret (*Journal des sciences médicales de Lille*, 30 mai 1890). — Après avoir rappelé que M. le professeur Guyon préconise, après la taille hypogastrique, non la suture totale de la vessie, mais la suture partielle, en haut et en bas de l'incision, M. le docteur Duret pense que si cette opinion est parfaitement juste chez l'adulte, il n'en peut être ainsi chez l'enfant. Là, l'appareil consécutif à la taille hypogastrique est d'une application plus difficile ; les tubes de Périer, la sonde à demeure sont plus difficilement appliqués, sont mal tolérés et parfois ne sont pas supportés.

D'autre part, les conditions anatomiques de la taille sont un peu différentes dans les deux cas. D'où il résulte que l'on peut se demander s'il n'y a pas avantage, chez l'enfant, à tenter la suture totale de la vessie.

M. Duret cite l'observation d'un enfant de 7 ans, chez lequel la réunion immédiate par la suture primitive a réussi et la guérison a été complète en douze jours. — Calcul de 2 centimètres et demi au petit diamètre, 4 centimètres et demi au grand, forme ellipsoïdale très allongée. — La suture vésicale est faite au moyen de cinq points séparés au fil de soie, par le procédé de Lembert.

Les points ne sont pas éloignés de plus de 3 à 4 millimètres : la portion adossée des tuniques vésicales forme une bordure d'au moins 3 millimètres de largeur; les fils sont serrés : pour éviter tout phlegmon prévésical, dans le cas où, la suture cédant, l'urine s'épancherait dans le tissu cellulaire, il est placé un drain en avant de la vessie, puis on fait les sutures cutanées au crin de Florence. On met une sonde à demeure (sonde Nélaton, n° 15), qui est fixée.

M. Duret dégage, de cette observation, les trois déductions suivantes :

1° Au point de vue anatomique, la vessie est plus accessible pour les sutures chez les enfants que chez les adultes. Quoique ses parois soient assez minces, elles se replient mieux et s'adaptent plus étroitement, quand on serre les fils appliqués d'après le procédé de Lembert.

2° L'application des tubes est difficile chez l'enfant.

3° Les urines étant moins chargées de sels sont plus inoffensives chez l'enfant.

2° HÉMATURIE DANS LES NÉOPLASMES DE LA VESSIE : SUTURE TOTALE DE LA VESSIE APRÈS LA TAILLE HYPOGASTRIQUE, par M. le professeur GUYON (*Gazette des hôpitaux*, 27 et 29 mai 90). Clinique de Necker. — Chez un malade de 30 ans qui a des hématuries, depuis dix ans, hématurie qui ne se produit qu'à la fin de la miction, au moment où s'écoulent les dernières gouttes d'urine, M. le professeur Guyon reconnaît, par l'examen endoscopique, au voisinage du col vésical, une petite tumeur pas plus volumineuse que l'extrémité du petit doigt et présentant un pédicule mince. Cette tumeur, si elle existait chez une femme, pourrait être enlevée par les voies naturelles ; mais chez l'homme une des difficultés de l'ablation des tumeurs par l'urèthre est l'incertitude où le chirurgien se trouve relativement au siège que l'examen endoscopique ne fixe pas. Le malade n'a pas eu la santé altérée par l'hématurie ; mais il n'y a aucun rapport entre le volume de la tumeur et l'abondance des pissements de

sang. Le degré d'hématurie ne peut donner aucun renseignement, ni sur le volume, ni sur l'âge, ni sur la nature du néoplasme vésical. On ne peut admettre que l'hématurie soit produite par des néoplasmes toujours ulcérés : les néoplasmes
vésicaux, non ulcérés, peuvent occasionner des hématuries
extrèmement abondantes.

M. le professeur Guyon résume ensuite comment il pratique
l'ablation des tumeurs de la vessie. Le néoplasme est saisi
avec une pince qui est placée au delà du point d'implantation
de la tumeur ; une autre le saisit en avant.

En ce qui concerne la suture complète de la vessie, M. Guyon
ne voit pas grand avantage à cette manière de faire. La guérison est aussi rapide quand la vessie est drainée. Cependant,
n'étant pas complètement hostile à cette suture complète quand
la vessie est aseptique, il la tentera chez ce malade si les conditions sont favorables. Le drainage par la plaie vésicale donne
une sécurité absolue. On a dit que la cicatrice qui se produit
quand le chirurgien a complètement suturé la vessie est plus
solide. M. Guyon termine en disant que ce qu'il peut affirmer,
c'est que le drainage vésical n'empêche pas la production d'une
cicatrice à toute épreuve.   .

3° CONTRIBUTION A LA·CURE RADICALE DE LA CYSTOCÈLE INGUINALE,
par. M. le docteur HEDRICH (*Gazette médicale de Strasbourg*,
1er juin). — M..le docteur Hedrich complète son étude sur la
cystocèle inguinale par une observation d'un malade atteint
d'une double hernie, dont l'une est compliquée de déplacement
de la vessie à travers l'anneau inguinal.

Dans ce cas encore la vessie est ouverte pendant l'ablation
de la tumeur herniaire. Cette observation, ajoutée aux dix autres, est intéressante au point de vue de l'étiologie, de la topographie pathologique et du traitement de la cystocèle. Elle
conduit l'auteur aux conclusions suivantes :

La cystocèle est de nature secondaire, c'est-à-dire consécutive à la tumeur herniaire formée par un kyste ganglionnaire ou
vésical ?

La partie herniée de la vessie est non recouverte de péritoine, puisque sa lésion, ayant eu lieu en dehors de l'anneau
inguinal externe, a laissé le péritoine intact lors de l'opération.

La portion herniée de la vessie ne présentant probablement que le volume d'une noix et l'aspect des parties herniées étant trouvé tout autre que dans les cas ordinaires de kélotomie pour cystocèle, la vessie dans ce cas dut rester méconnaissable avant la lésion.

Sans les complications coïncidentes du côté de l'intestin (étranglement de la hernie gauche et rétrécissement de l'*S* iliaque), le malade aurait pu supporter l'opération et être débarrassé des troubles urinaires et des douleurs que lui causait sa hernie.

Dans le cas de rétrécissement de l'urèthre, la lésion involontaire ou volontaire de la cystocèle ne peut être traitée par la suture immédiate.

Il reste à ajouter que la coïncidence des signes d'obstruction intestinale avec une hernie irréductible et douloureuse a conduit presque nécessairement à l'erreur de diagnostic qui attribuait l'obstruction à la hernie.

4° DE L'ACTION DIURÉTIQUE DU SUREAU, par GEORGES LEMOINE (*Gazette médicale de Paris*, 4 juin 1890). — M. Lemoine emploie le sureau dans les conditions suivantes. On fait bouillir une forte poignée de seconde écorce fraîche de sureau dans un litre et demi d'eau, jusqu'à réduction d'environ un quart. Le liquide obtenu par cette décoction, mélangé à du sirop de sucre et aromatisé par de l'essence de menthe, est bu dans les vingt-quatre heures.

C'est principalement dans la néphrite albuminurique que l'on constate les heureux effets du sureau, surtout quand il s'agit d'une néphrite aiguë à forme congestive ; l'action du médicament est plus lente à se montrer dans les néphrites anciennes, ou du moins la lésion lui offre une résistance plus grande.

L'auteur pense que le sureau est un médicament diurétique simple, excitant la filtration de l'urine par irritation de l'épithélium rénal, sans résultat nuisible pour les reins.

5° DE L'INSUFFISANCE RÉNALE ET DE SON TRAITEMENT, par M. le docteur DUJARDIN-BEAUMETZ (*Bulletin général de thérapeutique*, 30 mai 1890). — Dans cette clinique, M. le docteur Dujardin-Beaumetz établit d'abord les principes suivants : Avec l'azote total des

urines, le chiffre des matériaux solides, la densité, le clinicien
est le plus souvent suffisamment éclairé pour savoir si l'urine
que l'on a sous les yeux est suffisante ou insuffisante. La quantité des urines ne joue qu'un rôle secondaire au point de vue
de l'insuffisance. Le rôle de l'albumine est bien déchu. Les
états les plus graves peuvent très bien n'avoir qu'une quantité
d'albumine peu appréciable, tandis que l'on peut rencontrer
jusqu'à 5 grammes et même davantage avec un état satisfaisant
de la santé.

Il y a donc lieu de s'occuper bien plus du chiffre des matières
solides que de celui de l'albumine.

Dans le cas d'insuffisance rénale, deux grandes indications
à remplir : 1° favoriser autant que possible l'élimination des
toxines accumulées dans l'économie par les purgatifs, les diurétiques et les sudorifiques. — 2° réduire à son minimum le
chiffre des toxines introduites par l'alimentation ou résultant
du travail d'assimilation et de désassimilation.

Les diurétiques sont très utiles tant qu'il subsiste des parties
saines du rein. En tête des diurétiques, il faut placer la digitale.
En prescrivant la digitaline, on doit avoir bien soin d'ajouter
« digitaline du Codex » et de spécifier si elle doit être amorphe
ou cristallisée : c'est cette dernière qui est la préférable. — On
doit l'administrer d'un quart, un demi-milligramme à un mil-
ligramme dans les vingt-quatre heures. — A côté de la digitaline se place le strophantus qui a une action immédiate. La
spartéine ne vient qu'à un rang secondaire ainsi que l'adonis
et le convallaria. Mais il est un médicament qui doit occuper
une place prépondérante : c'est la caféine, avec la formule suivante :

Caféine pure. . . . . ⎱
Benzoate de soude. . . . . ⎰ a à 2 grammes.
Eau bouillie. . . . .   6 grammes.

Injecter une seringue entière de cette solution, deux ou
trois fois par jour.

A côté de la caféine, la théobromine, enfin l'infusion de kola,
à la dose de 8 grammes par jour pour l'alcoolature et de
4 grammes pour la teinture.

La lactose et la glycose sont aussi des diurétiques.

On doit formuler la glycose, de la manière suivante :

Glycose solide purifiée. . . . . . **750 grammes.**
Eau . . . . **250 grammes.**

Pour un litre de sirop.

Teinture de zeste de citron, quelques gouttes pour aromatiser.

5 cuillerées à bouche dans les vingt-quatre heures.

La lactose se donne à la dose de 500 grammes en dix doses (une dose pour un litre d'eau). — Prendre deux litres de ce mélange par vingt-quatre heures.

Quant aux purgatifs, il faut obtenir ce résultat que tout malade atteint d'insuffisance urinaire doit aller à la garde-robe et cela avec des selles liquides, au moins deux ou trois fois par jour.

Lotions journalières sur la peau avec de l'eau tiède additionnée d'eau de Cologne. Enfin, en dernière ressource, les émissions sanguines.

Comme médicaments capables de 'combattre les fermentations vicieuses, on doit employer le salicylate de bismuth, la magnésie anglaise, le bicarbonate de soude et le naphtol α.

Le régime doit être un régime végétarien : le malade devra se nourrir exclusivement de lait, d'œufs, de féculents, de légumes verts et de fruits. Jamais de liqueurs, jamais de vin pur. Aux cas graves, régime lacté exclusif.

6° DIAGNOSTIC ET TRAITEMENT DES TUMEURS DE LA VESSIE, par M. le professeur GUYON, clinique de Necker (*Gazette médicale de Paris*, 17 juin 1890). — Le symptôme capital dans le diagnostic des tumeurs de la vessie est l'hématurie; le caractère dominant de cette hématurie, est la spontanéité. Cependant il y a des exceptions et des variantes à cette évolution ordinaire de ce symptôme. Trois malades ont été opérés pour néoplasmes vésicaux, qui n'avaient jamais rendu de sang : l'endoscope s'impose alors comme moyen de diagnostic. Tantôt l'hématurie s'installe d'emblée définitivement et le sang coule sans interruption pendant des semaines et des mois, et dans quelques cas jusqu'à la mort : le traitement anti-hémorrhagique ne réussit pas dans ces cas d'hématurie par néoplasme.

D'autres fois l'hématurie n'apparaît qu'à des intervalles très éloignés, 4 ans, 7 ans.

La sonde métallique donne peu de renseignements, la sonde molle est plus utile. Après son introduction, on lave la vessie, puis on laisse la sonde à demeure : les dernières gouttes du liquide ressortent d'abord limpides, puis, au bout d'un certain temps, on voit des gouttes de plus en plus rouges sortir de la sonde, puis enfin du sang presque pur.

Dès que le diagnostic est bien établi, il faut proposer l'opération au malade.

La tumeur peut être pédiculée ou sessile ;

Dans la plupart des cas, il s'agit d'épithéliomas (19 sur 22 tumeurs opérées) et non de papillomes. Cependant, beaucoup de ces tumeurs sont mixtes et c'est toujours à la base que l'on rencontre la structure épithéliomateuse. — Après l'ablation de ces tumeurs, la récidive est la règle. Mais cette récidive est plus ou moins retardée et peut l'être indéfiniment. M. le professeur Guyon termine cette clinique par l'exposé du manuel opératoire tel qu'il l'a déjà indiqué dans les *Annales*.

7° NÉVRALGIE DE LA VESSIE, GUÉRISON PAR LE ZINC ET L'ARGENT, par M. le docteur MORICOURT (*Gazette des hôpitaux*, 22 mai 1890). — M. X... 37 ans, vient pour consulter le 15 février 1885 le docteur Moricourt pour des névralgies de la vessie dont le début remonte à quinze ans. Elles ont commencé deux ans après une blennorrhagie qui avait duré six mois. Les crises, dont la durée est de deux heures environ, se reproduisent quelquefois pendant quinze jours de suite. Mais les intervalles de répit n'ont jamais dépassé trois semaines. Elles s'accompagnent d'émissions fréquentes d'urine assez claire. — Métalloscopie : le zinc et l'argent ayant été reconnus comme les métaux ayant le plus d'effet, le 8 mars, il est institué le traitement suivant : 1° Prendre, matin et soir, une pilule argentée contenant 1 centigramme d'oxyde de zinc, — augmenter d'une pilule tous les quatre jours jusqu'à trois matin et soir. — 2° Appliquer la nuit, sur les quatre membres et l'abdomen, en ayant soin de changer chaque fois les points d'application, les armatures d'argent.

Le 15 mars les crises sont moins fortes et ne se montrent

plus tous les jours. Le sommeil est meilleur. Le malade n'est plus réveillé par des picotements au col de la vessie et va plus facilement à la garde-robe.

Le 22 mars, le malade prend cinq pilules d'oxyde de zinc, chaque jour, puis trois seulement.

Le 19 avril, M. X... n'a plus qu'une crise légère tous les quinze jours. On prescrit des pilules de chlorure d'argent de 2 milligrammes, une matin et soir, augmentées tous les quatre jours jusqu'à quatre par jour.

Le 28 juin, le zinc est prescrit de nouveau sous la forme de pilules de sulfate de zinc de 5 milligrammes, une matin et soir, augmentées d'une pilule tous les huit jours jusqu'à six par jour.

. Le 6 septembre, pas de crise depuis un mois.

Enfin le malade prend deux pilules d'oxyde de zinc de 1 centigramme par jour.

Quelques mois après, le malade n'avait plus de crises.

Donc une cystalgie rebelle à tout traitement pendant quinze ans, avait cédé au bout de quelques mois à l'emploi du zinc et de l'argent.

8° TRAITEMENT ULTRA-ABORTIF DE LA BLENNORRHAGIE, par M. le docteur DIDAY (*Lyon médical*, 25 mai 1890). — M. Diday établit que dans les injections abortives argentiques, la dose nécessaire de nitrate est en proportion de la douleur. Les injections, quelle qu'en soit la dose, qui ne provoquent pas de douleurs, donnent un échec. La douleur est donc pour lui le critérium nécessaire d'un effet médicateur suffisant. Il emploie toujours une solution forte (1 gramme pour 20 grammes d'eau). Le malade doit être prévenu que l'injection va le faire souffrir. Il y a d'abord un saisissement produit par l'injection : cette sensation est toute différente de la vraie douleur qui commence à la quatrième ou cinquième seconde et va en augmentant.

L'injecté ressent-il, sur l'heure, une souffrance aiguë, atroce, continue, il ne faut pas laisser séjourner le liquide plus de 15 à 20 secondes.

Même conduite, si vers la quarantième ou cinquantième seconde, la douleur, au début quoique très supportable, progresse encore.

Hors ces cas, quand la douleur se maintient uniforme, vivement mais non intolérablement ressentie, on peut et l'on doit
maintenir le liquide dans le canal jusqu'à deux minutes
environ.

Mais il peut se faire que le malade manifeste plus de douleur
qu'il n'en ressent : dans ce cas, il faut faire de suite une
deuxième injection.

M. Diday, depuis un an qu'il emploie cette méthode, a plus
souvent réussi dans ses tentatives d'abortion et réussi à des
périodes plus avancées de l'évolution blennorrhagique.

9° LA CAPSULE ADIPEUSE DU REIN, AU POINT DE VUE CHIRURGICAL,
par M. le docteur TUFFIER (*Revue de chirurgie*, mai 1890). —
L'étude de M. le docteur Tuffier a pour but de démontrer l'intérêt de la capsule adipeuse du rein au triple point de vue
anatomique, physiologique et chirurgical.

L'étude anatomique de cette région ne doit pas être faite par
dissection, mais au moyen de coupes transversales de tout le
corps sur des sujets congelés et préalablement injectés. Il a été
procédé sur 17 cadavres, dont 10 d'adultes et 7 d'enfants ; le
tronc a été débité en rondelles de 2 centimètres d'épaisseur.
Les résultats suivants ont été obtenus. La capsule est constante chez tous les sujets. Elle varie avec l'âge : chez l'adulte
l'épaisseur est toujours notable. Elle varie aussi avec le sexe,
étant beaucoup plus abondante chez la femme que chez
l'homme, et avec l'adipose générale du corps.

Les néphrites chirurgicales, surtout les pyélonéphrites à
évolution chronique, provoquent une hypertrophie énorme
de cette capsule. Mais ce tissu peut au contraire disparaître
dans certaines pyélo-néphrites et être alors remplacé par un
tissu lardacé, dur, scléreux et friable.

Cette couche graisseuse manque presque complètement à la
face antérieure du rein. A la face postérieure, elle acquiert au
contraire une épaisseur considérable, 2, 3, 4 centimètres. Sur
le bord convexe, elle se continue avec la graisse dans laquelle
baigne le gros intestin ; sur le bord concave, elle se localise
en un noyau épais correspondant au hile de la glande et descendant le long de l'uretère. Aux deux extrémités du rein, elle
forme deux bourrelets épais. La friabilité extrême de cette

couche graisseuse rend bien compte des insuccès quand on veut y prendre un point fixe.

Au point de vue physiologique, la capsule graisseuse ne sert pas seulement à fixer le rein, mais encore et surtout à lui permettre ses mouvements normaux d'expansion et de translation.

Au point de vue chirurgical, la fluidité rend cette capsule facilement dissociable par les suppurations; les épanchements sanguins traumatiques trouvent à son niveau une vaste surface où ils peuvent diffuser largement.

Enfin, les malades chez lesquels on intervient contre une lésion rénale ayant toujours un appareil excréteur en assez mauvais état, il est de toute nécessité d'employer avec beaucoup de précautions les moyens antiseptiques, car cette capsule adipeuse molle et friable présente au plus haut degré des propriétés d'absorption.

10° UNE FAMILLE D'HYPOSPADES (*Revue biologique du nord de la France*, mai 1890). — Le nommé D..., le père, est âgé de 45 ans. Il n'est pas hypospade, mais l'ouverture du canal de l'urèthre est située un peu plus bas que normalement. Il n'a jamais rien entendu dire qui pût lui faire supposer que ses parents aient été atteints de quelque anomalie.

Les parents de sa femme sont tous bien conformés. Il a eu 7 enfants : 4 garçons et 3 filles.

L'aîné, Georges, a 11 ans et demi. Il est atteint d'un hypospadias balanique peu accentué, l'ouverture du canal étant située un peu en avant du frein.

Le second, Édouard, aurait 9 ans; il est mort d'une maladie éruptive. Il était, au dire du père, conformé comme le premier.

Le troisième, Adolphe, âgé de 8 ans, est également hypospade, et à un degré plus avancé que les précédents. Le prépuce n'existe plus, le frein manque, et l'ouverture qui tient lieu de méat est située tout à fait à la base du gland.

Viennent ensuite 3 filles qui n'ont rien d'anormal, et l'hypospade qui vient de naître.

Il faut remarquer que 3 garçons, présentant tous le même arrêt de développement, ont été mis au monde avant les gicalement la cure, et Herczel relate deux cas où, en deux mois, la guérison complète d'une fistule traumatique fut obtenue. Chez un autre malade, où la fistule était due à la perforation dans la vessie d'un diverticule siégeant à 26 centimètres au-dessus de l'anus, la laparotomie ne donna pas sur la fistule un accès suffisant : le malade mourut.

Viennent ensuite les fistules d'origine inflammatoire ou néo-plasique : pour celles-là les lieux d'élection sont la partie moyenne du rectum et l'S iliaque. Pour ces diverses fistules, on a proposé la côlotomie : elle n'a jamais donné la guérison, et il faut la réserver aux fistules néoplasiques, pour lesquelles le traitement palliatif est seul indiqué. Le vrai procédé consiste dans l'avivement et la suture de l'orifice. On peut la pratiquer par la vessie, après taille hypogastrique (Thompson), mais le mieux est d'aborder l'orifice par le rectum (M. Sims, Billroth, Simon, Maas, Weinlechner, Czerny). Quant à la laparotomie (Dittel, Cripps), Czerny l'a tentée, mais n'en a pas eu un bon résultat; mieux vaudrait, si la fistule était haut située, l'attein-dre à l'aide de l'opération de Kraske.

5° ENDOSCOPIE VÉSICALE (*Ueber die praktische Bedeutung der modernen Kystoscopie*), par HELFERICH (*Münch. med. Woch.*, 1890, n° 1, d'après *Centr. f. Chir.*, p. 357). — L'auteur a pour but de montrer toute l'importance du diagnostic précoce des affections vésicales tel qu'on peut le poser aujourd'hui grâce à l'endo-scope de Nitze. Après avoir indiqué sommairement la technique, il passe en revue, à l'aide d'observations personnelles, les cas où la cystoscopie est utile : corps étrangers, pierres (et surtout dans les diverticules), revision après litholapaxie, tumeurs au début.

6° LAVAGE DE LA VESSIE SANS SONDE (*Ausspülungen der männli-chen Harnblase ohne Catheterismus*), par E. ROTTER (*Münch. med. Woch.*, 20 mai 1890, n° 20, p. 356). — Court article qu'il suffit de mentionner, car il n'y est question que de technique opéra-toire, et sans détail nouveau.

7° NÉPHRECTOMIE POUR SARCOME (*Ein Fall von Nieren-exstir-pation bei einem 3 jæhrigen Kinde*), par DOHRN (*Centr. f. Gynäk.*,

19 avril 1890, n° 16, p. 273). — Une fille de 3 ans fut apportée à l'hôpital pour une tumeur abdominale développée depuis trois semaines, sans douleur, sans troubles urinaires, sauf une légère albuminurie. La tumeur était latérale droite ; au-devant d'elle existait la sonorité du côlon. La néphrectomie fut faite avec succès, et, deux mois après, l'enfant est encore en bon état. L'examen histologique fait par Nauwerck a prouvé qu'il s'agissait d'un sarcome parsemé de fibres musculaires striées, et dès lors cela semble bien être, suivant la théorie de Cohnheim, une tumeur d'origine embryonnaire, un tératome.

A propos de ce fait, Dohrn rappelle le travail récent de Fischer sur la néphrectomie chez l'enfant, et y ajoutant des observations de Schede, de Czerny (*Arch. f. Kinderheilk.*, 1890, Hft 4; voyez *Annales,* p. 384) et de Roberts (*Schmidt's Jahrb.*, 1889, p. 11), il montre que la mortalité est de 44,9 p. 100 ; elle est de 48 p. 100 dans le relevé de Schede.

M. J. Israel a présenté à la *Société de médecine berlinoise,* le 11 juin 1890, un garçon de 16 ans auquel il a enlevé il y a deux ans le rein droit cancéreux. Depuis 1881 il avait souffert de douleurs qu'on attribuait à une pérityphlite et on le lui adressa avec le diagnostic d'hydronéphrose. Dans l'hypochondre droit le 16 juin 1888, il trouva une tumeur qui suivait les mouvements respiratoires, mais était distincte du foie. Sa forme était arrondie, sa surface lisse, sa consistance égale et élastique. Il n'y avait jamais eu d'altérations de l'urine. Une ponction exploratrice amena du sang mêlé à des particules cancéreuses caractéristiques. Le 31 juin, l'extirpation fut faite par voie lombaire, à l'aide d'une incision en T. Avec le rein furent enlevés quatre ganglions, dont trois longeaient la veine cave. La réunion par première intention fut obtenue. L'examen histologique démontra un sarcome alvéolaire.

Il faut d'abord remarquer que le début a eu lieu à 14 ans, période de la vie où les tumeurs rénales sont exceptionnelles, c'était une cause de plus qui rendait le diagnostic difficile : la ponction exploratrice n'en a eu que plus de valeur ; or en général on lui dénie toute utilité dans les cas de ce genre.

En outre, ce cas est le premier où les ganglions accompagnant la veine cave aient été systématiquement extirpés.

Israël a opéré quatre fois pour des tumeurs malignes du rein.

Un homme atteint de carcinome survit en bon état depuis
vingt-trois mois ; avec un sarcome il a eu une survie qui, aujourd'hui, a deux ans. Chez une femme il a abordé par la voie
péritonéale un carcinome qu'il a reconnu inopérable et qui a
causé la mort quelques mois plus tard. Son quatrième malade
est mort au troisième jour d'accidents urémiques, dus probablement à l'action de l'iodoforme sur le rein restant.

Au total, il pense que si l'opération est précoce, les statistiques ne resteront pas aussi sombres qu'elles le sont aujour-
d'hui. Le cancer du rein reste, en effet, pendant longtemps
localisé, n'envahit même que tard les ganglions.

Le malade qu'il présente est celui qui, à la suite de la néphrectomie, a été atteint de rein flottant du côté opposé, fait
dont il a déjà parlé (voyez *Annales*, n° 5, p. 298) et qu'il explique par la diminution de la tension intra-abdominale.

M. Küster pense que le pronostic opératoire est très mauvais.
Il a bien un malade qui vit après qu'il lui a enlevé un adénome
de la capsule surrénale. Mais il a eu une mort opératoire, par
embolie de l'artère rénale ; et deux récidives rapides pour un
carcinome rénal et pour un sarcome rétropéritonéal ayant envahi le rein.

M. H. RIEDER (Primäres Nierensarkom, *Münch. med. Woch.*,
29 avril 1890, n° 17, p. 306). — Dans cette observation, recueillie dans le service d'Angerer, il s'agit d'un homme de 37 ans
chez qui le début avait été marqué, cinq mois auparavant, en
pleine santé, par une hématurie abondante. Affaiblissement à
partir de ce moment; puis, depuis deux mois, douleurs dans le
côté droit. On note tous les signes physiques d'une tumeur
rénale (avec ballottement et varicocèle). Angerer fit la néphrectomie, avec succès. La tumeur était un cysto-sarcome à cellules rondes. Pas de renseignements sur l'évolution ultérieure.

8° NÉPHRECTOMIE POUR HYDRONÉPHROSE (*Beitrag zur Chirurgie
der Nieren und der Pankreas*), par P. RUGE (*Deutsche med. Woch.*,
15 mai 1890, n° 20, p. 426). — Sur une femme de 35 ans, chez
laquelle, après avoir songé à un kyste du foie, Ruge admit définitivement une hydronéphrose droite, il préféra à la néphrotomie, toujours suivie de fistule, la néphrectomie, et, vu la
proéminence de la tumeur vers l'abdomen, il pratiqua la né-

phrectomie abdominale. L'opération fut très facile et fut terminée en vingt-cinq minutes. Ruge pense que la voie abdominale doit, même pour les tumeurs bénignes et petites — et surtout pour celles du rein droit — être préférée à la voie lombaire, car : 1° l'opération est plus rapide ; 2° on peut par le palper examiner l'autre rein avant de prendre un parti opératoire définitif.

Dr A. BROCA.

REVUE DES SOCIÉTÉS SAVANTES

I° Société de chirurgie.

1° NÉPHRECTOMIE TRANSPÉRITONÉALE POUR TUMEUR TRÈS VOLUMINEUSE ; GUÉRISON MAINTENUE DEPUIS DEUX ANS, par le docteur TERRILLON (4 juin 1890). — La malade, âgée de 45 ans, avait maigri de 10 kilos depuis six mois : elle se plaignait de douleurs rénales et présentait des hématuries et une énorme tuméfaction du rein gauche. Cette masse était tellement volumineuse qu'il fallut renoncer à l'extraire par la voie lombaire et pratiquer la néphrectomie transpéritonéale suivant les préceptes de M. Terrier. La paroi abdominale fut incisée sur le bord externe du muscle grand droit dans une étendue de 25 centimètres environ ; la tumeur se présentant recouverte du gros intestin, celui-ci dut être refoulé en dehors pour permettre l'incision du feuillet péritonéal postérieur. La décortication de la tumeur fut extrêmement pénible : il fallut plus d'une heure pour libérer le rein, qui mesurait 22 centimètres de long sur 18 à 20 de large et présentait des bosselures très adhérentes à la coque voisine. Le pédicule, également induré, fut enserré dans une double ligature en soie. Comme la plaie était considérable, tous les lambeaux provenant de la décortication furent suturés à la plaie abdominale, et la poche ainsi fixée fut bourrée de gaze iodoformée. Malgré la durée de l'opération et les manœuvres laborieuses qu'elle avait nécessitées, la guérison fut parfaite en peu de temps. La sécrétion urinaire s'est rétablie dans de bonnes conditions ; la quantité d'urine rendue journellement est à l'heure actuelle de 1200 grammes environ. L'opérée a engraissé très rapidement et aujourd'hui, *deux ans et trois mois après* sa néphrectomie, elle est très bien portante.

L'examen du rein enlevé a montré que toute sa partie supérienre était constituée par des bosselures volumineuses de tissu blanchâtre nettement épithéliomateux (ainsi que l'a prouvé l'analyse histologique) ; quant à la partie inférieure de l'organe, elle était saine.

M. Lucas-Championnière estime que le côté le plus intéressant de cette observation est la longue survie post-opératoire. Ce fait vient à l'encontre des idées actuelles qui poussent peut-être trop à différer ou à négliger l'intervention chirurgicale en pareilles circonstances. On abandonne trop souvent les tumeurs du rein ou on les opère trop tard.

2° Opération pour exstrophie vésicale, par le docteur P. Segond (4 juin 1890). — M. Segond présente à la Société un petit malade auquel il vient de pratiquer une opération d'exstrophie de la vessie à l'aide du lambeau préputial, comme il l'a préconisé au dernier congrès de chirurgie (voir le n° 4 des *Annales* du mois d'avril 1890). Contrairement à ce qui a lieu ordinairement, l'opération a pu être terminée en une séance. L'enfant se trouve ainsi muni d'une cavité dont la surface interne, exclusivement muqueuse, le met à l'abri de la formation des calculs, complication qui survient fréquemment avec l'emploi des autres procédés d'autoplastie vésico-uréthrale.

II° Société de dermatologie et syphiligraphie.

Traitement de l'orchite par le stypage au chlorure de méthyle, par le docteur Du Castel (8 mai 1890). — Comme médication interne, la teinture d'anémone pulsatile à la dose de 30 gouttes et surtout le salicylate de soude (6 grammes par jour) diminuent rapidement la douleur de l'orchite et activent la résorption des exsudats inflammatoires ; l'antipyrine est sans effet marqué.

Comme traitement externe, les suspensoirs ouato-caoutchoutés, s'ils permettent au malade d'aller et venir, n'amènent que très lentement la résolution. La réfrigération continue par les vessies de glace accélère davantage la guérison, mais force le malade à garder le lit ; l'emploi de chlorure de méthyle est bien plus commode et en même temps plus actif.

Le procédé employé par M. Du Castel depuis plusieurs années est celui du stypage. Un tampon de ouate ordinaire, refroidi par la projection d'un jet de chlorure de méthyle, suivant la méthode du docteur Bailly, est appliqué pendant dix à vingt secondes à la surface des bourses du côté malade : le dartos se contracte énergiquement, la peau se refroidit et pâlit. Il ne faut pas trop prolonger l'application du froid pour éviter les lésions cutanées, érythème persistant, vésication, sphacèle, dont l'apparition pourrait gêner la continuation du traitement quotidien.

Cette application du froid est en effet répétée chaque matin ordinairement, et matin et soir chez les malades violemment atteints. Une main très exercée pourrait, au lieu du stypage, employer la projection directe du jet de chlorure de méthyle, suivant la méthode du professeur Debove, mais c'est là un mode d'application délicat, exigeant une grande habitude de ce genre de manœuvre.

Une diminution immédiate et considérable de la douleur est ordinairement la conséquence du premier stypage, et souvent les malades réclament d'eux-mêmes une seconde application. La durée totale du traitement est en moyenne d'une semaine, et la durée du séjour des malades atteints d'orchite à l'hôpital du Midi, dans le service de M. Du Castel, est de 11 à 12 jours, Or, avec les anciennes méthodes, ce séjour était ou est encore. d'après les registres de l'hôpital, de trois semaines. Bien entendu, l'induration d'un épididyme ou d'un testicule qui a été enflammé peut persister longtemps encore après que le malade a quitté l'hôpital et repris ses occupations. Par guérison, il faut entendre ici la disparition définitive de la douleur et du gonflement exagéré de l'organe, c'est-à-dire la possibilité de marcher et de travailler.

En somme, soulagement considérable et immédiat, diminution de la durée de la maladie et, par suite, du séjour du malade à l'hôpital, tels sont les résultats du traitement de l'orchite par le stypage. Son application est facile, puisque, en dehors de l'ap-

plication quotidienne ou bi-quotidienne du tampon, qui dure
quelques secondes, il ne nécessite l'addition d'aucun traitement,
soit interne, soit externe.

III° Société de médecine de Paris.

DE L'EMPLOI DES EAUX MINÉRALES DANS LE DIAGNOSTIC DES CALCULS
VÉSICAUX, par le docteur P. BOULOUMIÉ (9 novembre 1889),
— Comme il l'a fait en 1876, M. Bouloumié s'élève à nouveau
contre la pratique infidèle et dangereuse, qui consiste à
faire boire à outrance au malade des eaux diurétiques de Vittel ou de Contrexéville, pour rendre évidente, dit-on, la présence d'une pierre dans la vessie. Les faits observés par l'auteur
depuis quinze ans, joints à ceux qu'a publiés Brongniart,
confirment absolument cette manière de voir. En effet, ou bien
on exagère les symptômes et on les transforme en accidents, ou
bien on les atténue et on les dissipe même pour un temps.
Dans le premier cas, on met le malade dans des conditions
plus mauvaises pour supporter l'intervention chirurgicale nécessaire ; dans le second, on retarde le moment de cette intervention en laissant à tort au calcul le temps de s'accroître. De
sorte que, même lorsqu'on a obtenu un résultat symptomatique
favorable, on a été à l'encontre du but à atteindre, qui est de
débarrasser au plus tôt le malade de sa pierre.

A l'appui de son dire, M. Bouloumié cite une observation
très intéressante et relative à un malade, qui certainement
avait déjà une pierre dans la vessie en arrivant à Vittel, mais
dont les symptômes furent tellement améliorés par la cure
hydro-minérale, que cet homme arrivait à supporter la voiture
pendant plusieurs heures, ce dont il était incapable auparavant.
Aussi le résultat de cette sédation momentanée fut que le malade ne consentit à se laisser explorer la vessie que plusieurs
mois après, quand le calcul avait atteint alors un volume considérable.

Donc, d'après M. Bouloumié, si l'on soupçonne une pierre
vésicale chez un malade qui va partir pour Vittel ou Contrexéville, il faut sans retard explorer sa vessie avec la sonde métallique, et, s'il y a calcul, l'opérer de suite, sauf indications
contraires, avant de lui permettre la cure hydro-minérale.

IV° Société des sciences médicales de Lyon.

ÉLECTROLYSE DANS LES RÉTRÉCISSEMENTS DE L'URÈTHRE, par le docteur CORDIER (avril 1890). — L'auteur de cette communication fait connaître les résultats qu'il a obtenus de l'électrolyseur de Fort, perfectionné par Lafay, dans le traitement de 40 cas de rétrécissements de l'urèthre. Les résultats immédiats ont été, il est vrai, satisfaisants, mais les résultats éloignés l'ont été beaucoup moins, en ce sens que sur 23 opérés revus un an après l'électrolyse, 10 seulement urinaient à plein canal.

Dans les rétrécissements durs ou compliqués de fistule, ajoute M. Cordier, l'uréthrotomie interne reste toujours supérieure à l'électrolyse, celle-ci 'ne semblant applicable, en somme, qu'aux rétrécissements justiciables de la dilatation simple.

M. AUBERT accepte les conclusions de M. Cordier, en insistant surtout sur la supériorité de l'électrolyse par rapport à la dilatation rapide telle que la pratique M. Horand et qui déchire toujours le canal. Après celle-ci, il y a une ascension thermique dans le courant de la journée; il n'y en a ordinairement pas après l'électrolyse.

M. MONOYER fait remarquer que la dénomination d'électrolyse appliquée à ce procédé de traitement des rétrécissements uréthraux, est absolument défectueuse: elle devrait être réservée à l'emploi des courants en vue de déterminer la coagulation du sang dans une tumeur érectile, par exemple. Dans le cas actuel, l'expression de galvanocaustique chimique serait seule acceptable pour rendre compte du mécanisme opératoire.

V° Société nationale de médecine de Lyon.

VAGINITE BLENNORRHAGIQUE VRAIE, par le docteur P. AUBERT (5 mai 1890). — Chez deux jeunes femmes (17 et 18 ans), M. Aubert a constaté une vaginite blennorrhagique vraie, c'est-à-dire la production de gonocoques dans la muqueuse vaginale même. Toutes deux ont de l'uréthrite blennorrhagique, mais chez toutes les deux l'utérus est indemne de blennorrhagie et ne renferme pas de gonocoques. L'existence de la vaginite blennorrhagique vraie, niée par bon nombre d'auteurs, mais nettement admise par Welander en Allemagne, par Horand en France, est donc incontestable, quoique l'urèthre, presque toujours atteint, soit généralement le foyer essentiel de l'affection. Ici, la réaction de la sécrétion vaginale, qui est acide à l'état normal, était devenue alcaline, ce qui explique la possibilité du développement des gonocoques dans la paroi du vagin.

M. ERAUD croit que la vaginite blennorrhagique n'existe jamais isolément : il ne l'a rencontrée que deux fois sur plus de 200 malades, et encore, dans ces cas, elle était consécutive à la métrite. Il pense que, chez les deux malades de M. Aubert, un examen répété permettra peut-être de constater dans l'utérus la présence des gonocoques.

M. AUBERT, dans ce cas, considérera alors l'infection blennorrhagique de l'utérus comme consécutive à celle du vagin. Il ajoute qu'il croit la vulve aussi réfractaire que le vagin à l'inflammation gonococcienne, du moins chez la femme adulte. Chez les petites filles, au contraire, l'inflammation vulvo-vaginale est fréquente : or, il faut remarquer que ses deux malades n'étaient âgées que de 17 à 18 ans. Quant à la sécrétion de la glande de Bartholin enflammée, contrairement à l'opinion de Küss, elle renferme rarement des gonocoques : on n'en trouve jamais dans les follicules qui entourent le méat.

REVUE D'UROLOGIE

PRESSE ALLEMANDE

I. ACIDE BORIQUE DANS L'URINE, par M. MARSH. — L'auteur cite un cas dans lequel il a trouvé de l'acide borique cristallisé dans l'urine d'un malade ayant ingéré vingt grammes d'acide borique, quatre fois par jour, pendant trois jours. L'urine avait été abandonnée au repos vingt-quatre heures. Le dépôt montrait de nombreux et volumineux cristaux, de formes diverses.

Ce dépôt évaporé à siccité et additionné d'alcool présentait la flamme caractéristique de l'acide borique. Le malade souffrant d'une cystite fut soulagé par le traitement, qui ne produisit aucun désordre dans les organes digestifs. L'urine, conservée dans une bouteille non bouchée pendant trois semaines, ne laissait voir aucun organisme et ne présentait pas d'odeur désagréable (*Illustr. medical News* et *Medical Abstract*, IX, May 1889, 87).

II. SUR LA PRODUCTION D'ACIDE GRAS VOLATILS DANS LA FERMENTATION AMMONIACALE DE L'URINE, par M. SALKOWSKI. — Par l'observation d'une odeur particulière dans une urine en putréfaction, s'accentuant sous l'influence de l'acide sulfurique, l'auteur a été amené à faire une série d'essais comparatifs, dans le but de rechercher la présence possible des acides gras volatils dans l'urine fraîche et dans l'urine en état de fermentation ammoniacale. De ses recherches, il conclut que l'urine normale, devenue ammoniacale, renferme une quantité non négligeable d'acides gras volatils.

Pour le moment Salkowski ne voit pas d'autre source probable de la genèse des acides gras volatils que dans les hydrates de carbone (*Zeitschrift für physiolog. Chemie*, XIII, 3 et *Archiv. der Pharmacie*, XXVII, 1889, 467).

III. SUR L'EXAMEN MICROSCOPIQUE DE L'URINE, par M. WENDRINGER. — Parmi les inconvénients que l'on éprouve dans l'examen microscopique de l'urine pour la recherche des cylindres, des cellules épithéliales et d'autres éléments, on observe ceux qui résultent de la présence d'un dépôt d'urates, masquant les éléments délicats par leur granulations, et ceux qui proviennent d'un état de fermentation ou de putréfaction de l'urine.

Pour y remédier, et aussi pour conserver un certain temps les spécimens, l'auteur conseille l'addition à l'urine d'une solution saturée de borax et d'acide borique. Cette dernière dissout les urates et empêche la fermentation de l'urine; en même temps, elle n'exerce pas d'action nuisible sur les cylindres et les épithéliums. On la prépare en ajoutant 12 parties de borax pulvérisé à 100 parties d'eau chaude, puis 12 p. 100 d'acide borique, en agitant et filtrant chaud. Après un long repos, il se

TRAVAUX DE LA CLINIQUE DU PROFESSEUR E. DE RENZI
(DE NAPLES)

3° SUR L'ÉLIMINATION DU CALCIUM PAR LES URINES. *Sull' eliminazione del calcio per le urine*, par le docteur LUIGI TOBALBO, assistente della clinica (*Il Morgagni*, mai 1890, p. 290). — L'auteur a fait 50 analyses, 3 se rapportant à des individus sains et 47 à des malades divers. L'urine, alcalinisée pour qu'elle ne contienne plus d'acides capables d'agir sur l'oxalate de chaux, est traitée par l'acide acétique et précipitée par l'oxalate d'ammoniaque; après 24 heures, le précipité est recueilli sur un filtre et calciné dans un creuset de platine. Le résidu est Ca O.

Chez les individus sains, la quantité d'urine journalière correspondant à une moyenne de 1658 cc. a donné 0^{gr}, 21336 de calcium. Partant de cette moyenne qui est sensiblement la même que celle donnée par les observateurs précédents, l'auteur cherche la quantité de calcium éliminée dans diverses affections.

Maladies broncho-pulmonaires. — Dans la tuberculose pulmonaire, 13 observations, faites sur 11 malades, ont donné pour une quantité journalière d'urine de 910 cc. le chiffre moyen de 0^{gr},26038. Le minimum se trouva de 24 milligrammes chez une femme trois jours avant sa mort. Le maximum se trouva être de 0^{gr},48846 de calcium pour la quantité d'urine excrétée en 24 heures. Les observations de l'auteur semblent démontrer que, dans la tuberculose pulmonaire, il y a au début une augmentation notable dans la quantité de calcium éliminée. A mesure que l'affection progresse, la quantité redevient normale ou descend au-dessous de la normale.

Dans les observations faites chez des individus atteints de pneumonie fibrineuse, la quantité de calcium éliminée fut, dans un cas, de 0^{gr},0972, et, dans un autre, de 0^{gr},477. Dans ce dernier cas, l'observation a trait à un malade qui présentait de graves symptômes cérébraux et un délire très intense.

Maladies du système nerveux. — La moyenne de la quantité de calcium émise en 24 heures, dans 14 cas, fut trouvée égale à 0^{gr},34244 pour une quantité journalière d'urine de 970 cc. L'auteur note que dans cinq cas de chorée idiopathique, pour 855 cc. d'urine, quantité excrétée en un jour, il y avait 0^{gr},3944 de calcium, et que dans trois cas de chorée symptomatique, pour 1166 cc. on n'en trouvait que 0ᵍʳ,22911.

Diabète sucré. — Chez un malade, pendant la période de glycosurie, pour 6000 cc. d'urine, on trouvait 1ᵍʳ,0252. La plus forte proportion decalcium éliminée en un jour fut de 2ᵍʳ,58186.

Anévrysmes. — Dans un cas d'anévrysme du tronc brachiocéphalique et dans un autre d'anévrysme de l'aorte, on observa une notable augmentation. Pour 865 cc. d'urine en 24 heures, on trouva 0ᵍʳ,61753 de calcium.

Maladies diverses. — L'auteur note une augmentation de la quantité de calcium éliminé dans le saturnisme chronique, le cancer du foie, l'hémoglobinurie et la chylurie, — une diminution dans l'ictère catarrhal et la leucémie splénique.

4° SUR L'ÉLIMINATION DU MAGNÉSIUM PAR LES URINES, par PERELLI VITTORIO EMANUELE (*Ibid.*, p. 293). — Après avoir éliminé la chaux par l'oxalate d'ammoniaque, l'auteur ajoute de l'ammoniaque jusqu'à réaction fortement alcaline. Le précipité de phosphate ammoniaco-magnésien est transformé par une calcination appropriée en pyrophosphate ($P^2 O^7 Mg^2$) dont le poids moléculaire est 222, et qui contient 48 de magnésium ou 80 d'oxyde de magnésium.

De ses recherches, l'auteur tire les conclusions suivantes :

Dans l'état de santé, la quantité moyenne de magnésium, contenue dans l'urine d'un jour, est d'un quart de gramme ; cette quantité est juste la moitié de celle trouvée par les observateurs allemands. L'auteur explique cette différence par l'incomparable supériorité de l'alimentation des Allemands.

Quant à l'absorption du magnésium, d'après les expériences faites sur les chiens, elle atteint son maximum, dans les cas où l'on administre les sels de magnésium par petites quantités. En en donnant plus, il se produit de la diarrhée et l'absorption cesse.

La quantité journalière maximum se trouva être, dans un cas de saturnisme chronique, de 1ᵍʳ,029 ; la quantité minima fut observée dans un cas de tabes : 0ᵍʳ,04217.

Dans deux cas d'épanchement pleural, la quantité de magnésium fut inférieure à la normale.

Dans 11 cas d'affections du système nerveux, la quantité

fut constamment inférieure à la normale, et oscilla autour de
$0^{gr},133$.

Dans le diabète sucré, la quantité de magnésium excrétée
augmente sensiblement. Dans deux cas d'anévrysmes thoraciques, la quantité fut à peu près normale. Finalement elle fut
inférieure à la normale dans un cas de cancer du foie, d'anémie,
de leucémie, splénique, de mal de Pott, d'érysipèle, de rhumatisme articulaire aigu, de fièvre typhoïde, d'hémoglobinurie et
de chylurie.

5° SUR L'ÉLIMINATION DE L'AMMONIAQUE PAR LES URINES, par GIO-
VANNI RINALDI (*Ibid.*, p. 295.) — La recherche se fait par la méthode de Schlœsing-Neubauer. L'auteur a fait 49 observations
expérimentales et 37 cliniques.

1° *Observations expérimentales.*

A) *Sur les chiens.* — L'auteur trouve, comme quantité normale
d'ammoniaque ($Az H^3$), excrétée en un jour: $0^{gr},16467$, pour
123 cc. d'urine en moyenne. Pratiquant ensuite des injections
hypodermiques de 2 grammes de chlorure ammonique ($Az H^4 Cl$)
soit seul, soit associé à une solution aqueuse contenant $0^{gr},20$
d'acide sulfurique, il arrive aux résultats suivants.

L'injection de chlorure ammonique produit chez le chien une
diminution de la quantité d'urine qui de 123 cc. tombe à 75,25,
et dont le poids spécifique augmente de 1 039 à 1 047 et même
1 050 ; il y a augmentation de la quantité d'ammoniaque excrétée
le premier jour, et diminution dans les trois jours suivants.
En administrant simultanément le chlorure ammonique et
l'acide sulfurique, la quantité d'ammoniaque excrétée augmente
pendant les quatre premiers jours.

B) *Expériences sur les lapins.* — Dans les conditions normales, sur 8 lapins sains, 5 ne présentèrent pas trace d'ammoniaque dans les urines. L'injection de $0^{gr},25$ à 1 gramme de
chlorure ammonique produisit la mort dans 2 cinquièmes des cas,
dans un espace de temps variant d'une à cinq heures. Quant à l'ammoniaque excrétée, elle suit à peu près les mêmes variations
que chez les chiens.

Influence de l'acide carbonique. — Cet acide a, sur l'élimination
de l'ammoniaque, une action absolument opposée à celle des
acides minéraux. La quantité d'ammoniaque diminue. Ce fait

est en accord avec l'hypothèse de la transformation en urée du carbonate d'ammoniaque (Schmiedeberg). Les inhalations d'acide carbonique pratiquées sur deux lapins donnèrent les résultats suivants. Au lieu de $0^{gr},1\,0625$ et de $0^{gr},07$ d'ammoniaque excrétée en temps ordinaire, on n'en trouva plus que $0^{gr},00\,995$ et $0^{gr},00\,492$ après inhalation.

Influence de l'ammoniaque. — Soit par inhalation, soit par injection, l'ammoniaque absorbée se retrouve en partie dans les urines. Un lapin de 2 800 grammes qui n'éliminait pas de traces sensibles d'ammoniaque, en présenta, après inhalation, $0^{gr},07288$ dans les urines des premières vingt-quatre heures.

Les alcalis fixes font diminuer la quantité d'ammoniaque éliminée par les urines.

$2°$ *Recherches cliniques.* — Les principaux résultats donnés par l'auteur sont les suivants.

Dans 12 observations faites sur des individus sains, on trouva une quantité moyenne d'ammoniaque de $0^{gr},66406$ pour les urines des 24 heures.

Dans 4 cas de tuberculose, la quantité moyenne journalière fut supérieure à la normale: $0^{gr},8729$.

Chez un individu de 60 ans, atteint d'insuffisance mitrale, l'ammoniaque, de $0\,\,\,,408$, monta, par l'usage de la digitale, à $1^{gr},130$. Dans un cas de cirrhose hépatique, on en trouva $1^{gr},24312$ pour les urines d'un jour. Dans un cas de diabète sucré, la moyenne de quatre analyses fut $1^{gr},86575$.

Dr E. LEGRAIN.

INDEX BIBLIOGRAPHIQUE

1889

Urèthre. — *Sur la sensibilité de l'urèthre chez l'homme*, par GUYON (*Arch. de phys.*, n° 4, octobre.) — *Les maladies de l'urèthre et de la prostate*, par GÜTERBOCK. (In-8°, Vienne.) — *De l'uréthrite postérieure*, par JADASSOHN. (*Verhandl. d. deut. dermat. Gesels. Cong. de Prague*, p. 172.) — *Sur la régurgitation de pus de la partie postérieure de l'urèthre dans la vessie*, par FINGER. (*Ibid.*, p. 189.) — *Des avantages du nitrate d'argent dans*

les affections de l'urèthre profond, par G. Brewer. (*Internat. J. of surgery,*
p. 155, juillet.) — *Quelques aphorismes sur le traitement du rétrécissement
uréthral,* par Stein. (*N.-York med. Record.,* p. 565, 25 mai.) — *Résumé d'une
expérience de dix-sept ans dans l'opération de la dilatation de l'urèthre avec
uréthrotomie,* par Otis. (*Ibid.,* p. 57, 20 juillet.) — *Le facteur essentiel des
rétrécissements, son influence au point de vue de la cure radicale,* par Bryson.
(*Journ. of cutan. dis.,* août.) — *Leçons cliniques sur les rétrécissements de
l'urèthre et leur traitement,* par Rivington. (*Lancet,* 14 septembre.) — *Électrolyse dans le traitement des rétrécissements de l'urèthre,* par Daywalt.
(*Occidental med. Times,* janvier.) — *L'imperméabilité des rétrécissements
uréthraux d'après les données cliniques et son traitement par le cathétérisme
rétrograde suivant la méthode de Ruggi,* par E. Micheli. (*La Riforma medica,* 20, 21, 22 et 23 mai.) — *Uréthrotomie externe pour rétrécissement traumatique,* par O. Perkins. (*Boston med.,* 18 juillet, p. 62.) — *Rétrécissement
de l'urèthre, gangrène partielle du corps caverneux, uréthroplastie,* par Guermonprez. (*Gaz. des hôp.,* 22 octobre.) — *Cas d'uréthroplastie,* par Langenbuch.
(*Berlin. klin. Woch.,* p. 290, 1er avril.) — *De la création d'un urèthre contre
nature (cystostomie sus-pubienne) dans les rétentions d'urine d'origine prostatique,* par Ant. Poncet. (*Lyon méd.,* p. 217, 10 février.) — *Section complète de l'urèthre et des téguments du pénis par une ficelle. Réparation de la
difformité par deux opérations autoplastiques. Guérison,* par Le Dentu.
(*Bullet. Soc. de chir.,* XV, n° 3, p. 195.) — *Fibromyome de l'urèthre,* par
Tillaux. (*Ann. de gynéc.,* septembre.) — *Un nouvel uréthrotome,* par A. Car-
pentieri. (*Rivista clinica e terapeutica,* p. 403, août.)

OUVRAGES REÇUS AUX BUREAUX

*Nouveau traitement chirurgical des maladies inflammatoires des reins et
des uretères chez la femme,* par le Dr Sherwood-Dunn. Paris,1889. O. Doin.

*De la médecine thermale et de la chirurgie dans le traitement des névral-
gies utéro-ovariennes graves,* par le Dr F. de Ranse. Paris, 1890. O. Doin.

De l'oxalurie rénale étudiée à Contrexéville, par le Dr Debout-d'Estrées.
Paris, 1890.

*Du rôle physiologique et thérapeuthique de l'azote gazeux, eaux minérales
des Pyrénées,* par le Dr Dubourcau. Toulouse, E. Privat, 1890.

Contribution à l'étude de gros calculs biliaires, par le Dr E. Quelletty.
Mâcon, Protat, 1890.

*Contribution à l'étude des céphalalgies, névralgies et migraines d'origine
nasale,* par MM. Coupart et Saint-Hilaire.

Le salol et ses emplois thérapeutiques, par M. le Dr Hermann-Sahli.

Annales de la policlinique de Toulouse, n° 1er juin 1890.

Le Rédacteur en Chef, Gérant : Dr DELEFOSSE

ANNALES DES MALADIES

DES

ORGANES GÉNITO-URINAIRES

Août 1890.

MÉMOIRES ORIGINAUX

Hôpital de la Pitié. — M. le docteur Lancereaux.

LA POLYURIE SIMPLE ET SES VARIÉTÉS

Polyurie chez des buveurs d'absinthe : sa coexistence avec des crises convulsives. — Polyurie chez les alcooliques. — Polyurie traumatique. — Polyurie à la suite d'émotions vives. — Polyurie héréditaire. — Pathogénie. — Indications pronostiques et thérapeutiques.

Leçon recueillie et publiée par M. AD. LAFFITTE, interne du service.

La polyurie est un état morbide caractérisé par une émission exagérée et non passagère d'urines d'un poids spécifique faible, sans sucre ni albumine. Cet état n'est pas une maladie, mais un syndrome que l'on rencontre dans un certain nombre d'affections; il n'a de valeur diagnostique qu'autant qu'il se trouve uni à d'autres symptômes concomitants, indices de la maladie première. Le hasard réunit en ce moment dans nos salles un certain nombre de malades qui offrent différents types de polyurie. Je vous exposerai d'abord leur histoire; puis je chercherai à remonter à la cause première de leur mal, et je vous montrerai quels en-

seignements se dégagent de l'anatomie et de l'expérimentation. Enfin, dans un dernier chapitre, je vous exposerai les
indications pronostiques et thérapeutiques.

Je veux d'abord vous présenter un groupe de malades
atteints de polyurie simple et qui, par une singulière coïncidence, sont intoxiqués par l'absinthe, et présentent des
crises convulsives assez comparablés pour chacun d'eux.

Le malade que vous voyez couché au n° 54 de la salle
Piorry est un jeune homme de 24 ans, employé à la Halle
aux vins. Depuis l'âge de 18 ans, il fait des excès alcooliques
de toute espèce, mais il est plus spécialement adonné à
l'absinthe dont il boit jusqu'à huit ou dix verres par jour.
Menacé de perdre son emploi à cause de sa conduite, il a
essayé à plusieurs reprises de résister à ses habitudes ; et de
fait il y arrive assez bien pendant un certain temps, quelques
semaines par exemple. Mais un moment arrive où le besoin
de boire devient impérieux, où il oublie ses résolutions antérieures, et se met à boire jusqu'à tomber dans la rue.
Notre homme n'est pas seulement alcoolique, il est dipso-
mane. Il y a deux ans, il marchait dans la rue, allant à ses
affaires, quand il est pris brusquement d'un étourdissement
et perd connaissance. Il tombe sur le trottoir, ses membres
sont agités de violentes secousses ; une écume blanchâtre
s'écoule de ses lèvres. La crise dure environ quinze minutes ;
on transporte notre homme à la Pitié où il reprend ses sens
au bout de quelques heures. Il est tout étonné de se trouver
à l'hôpital ; il n'a aucun souvenir de ce qui s'est passé, et les
renseignements qu'il nous donne lui ont été fournis par les
personnes qui avaient assisté à la scène et l'avaient accompagné. Le lendemain même de cet accident, les urines
augmentent très notablement de quantité ; on les examine,
et on n'y trouve aucune matière anormale. La polyurie a
toujours persisté depuis cette époque ; les besoins d'uriner
sont fréquents, diurnes aussi bien que nocturnes, et ne
s'accompagnent jamais de douleurs. La veille de son entrée
à l'hôpital, vers la fin d'avril 1890, à la suite de libations

copieuses, il tombe sur la voie publique ; une nouvelle crise épileptiforme se produit et le malade est porté à l'hôpital dans notre service. C'est un garçon pâle, assez fortement musclé ; l'œil est égaré et dur. Il se plaint d'une céphalalgie frontale intense et d'engourdissement musculaire. Son sommeil est agité, troublé par des rêves terrifiants, et des réveils en sursaut. Les lèvres et la langue sont agitées d'un tremblement très marqué, visible à distance. Le réflexe plantaire est extraordinairement exagéré ; il suffit de titiller légèrement la plante des pieds pour provoquer des soubresauts convulsifs dans les membres inférieurs. La pression de la paroi abdominale au niveau des hypocondres est très douloureuse, s'accompagne de la projection de l'abdomen en avant, avec incurvation de la colonne vertébrale : on observe un véritable arc de cercle analogue à celui des hystériques dont on comprime la région ovarienne. De plus, la pression des masses musculaires sur les côtés du sternum et au niveau des gouttières vertébrales est ressentie très douloureusement. Vous savez que je considère cette hyperalgésie comme caractéristique de l'intoxication chronique par les essences, absinthe, anis, badiane, etc. Notre malade est de plus en plus polyurique ; il rend, dans les vingt-quatre heures environ, 7 litres d'une urine très claire, légèrement acide, ne renfermant ni sucre ni albumine. L'urée totale est de 30 grammes en moyenne, c'est-à-dire qu'elle ne dépasse pas la normale. Enfin, la quantité des phosphates et celle des chlorures n'est pas augmentée. Il s'agit donc d'une polyurie simple, sans modification du taux des éléments normaux.

Le deuxième malade que je veux vous présenter est couché au n° 39 *bis*.

C'est un nommé G... Jules, âgé de 36 ans, journalier, qui est entré à plusieurs reprises dans notre service et qui présente des accidents absolument analogues à ceux que je viens de vous rapporter. Je l'ai vu pour la première fois au mois de juillet 1889. Il entrait à l'hôpital se plaignant de

troubles dyspeptiques, douleurs épigastriques, pyrosis,
pituites, et d'une insomnie complète avec rêves et cauchemars. Il avouait des habitudes alcooliques invétérées ; depuis l'âge de 14 ans, il aurait fait usage de l'absinthe, et
aurait cessé de boire seulement depuis quelques semaines,
l'estomac étant devenu tout à fait intolérant. Dans son hérédité et dans ses antécédents personnels, je ne trouve rien
de spécial à signaler. Comme le précédent malade, il a le
réflexe plantaire très exagéré, il accuse une vive douleur
à la pression de la paroi abdominale et à la pression des
lombes. Le lendemain du jour où il entre dans mon service, il est atteint d'une attaque convulsive avec cri initial,
perte complète de connaissance et chute. Les membres,
d'abord énergiquement raidis, se détendent bientôt brusquement, et sont agités de secousses cloniques à larges
oscillations. La face est congestionnée et bouffie. Les lèvres
ne laissent pas s'écouler de salive spumeuse, il n'y a pas
d'incontinence d'urine. La quantité d'urines émises, la
journée suivante, est de 4 litres ; je pense d'abord à une
polyurie passagère ; mais la sécrétion continue les jours
suivants avec la même abondance et ne s'arrête pas. Dès ce
moment, la polyurie est constituée et elle n'a jamais cessé
depuis. La quantité du liquide urinaire a varié dans de
larges limites suivant le moment de l'observation, et surtout
suivant le traitement prescrit. La courbe a oscillé en effet
entre 10 litres et 3 litres et demi, pour se maintenir à
6 litres en moyenne dans les vingt-quatre heures. Je dois
vous faire observer que l'usage de la valériane à haute dose
a agi très favorablement à plusieurs reprises. Les urines
ont toujours été limpides, jaune pâle ; leur densité moyenne
est de 1 002 ; elles n'ont jamais contenu ni sucre ni albumine.
Enfin, la quantité d'urée a été dosée à plusieurs reprises, et
jamais elle n'a dépassé la normale. Pendant son séjour à
l'hôpital, le malade a eu, à deux reprises différentes, de petites crises se traduisant par une sensation de congestion à
la tête avec rougeur, par de la constriction au niveau du

larynx, et par une perte de connaissance de courte durée, une demi-minute environ. Les convulsions cloniques notées dès la première atteinte n'ont jamais reparu depuis. J'attire encore ici votre attention sur la coïncidence de l'intoxication par l'absinthe, des crises convulsives, de la polyurie. Ici, comme dans le cas précédent, la santé générale est bonne, l'appétit excellent, l'appareil cardio-vasculaire intact.

Voici encore une observation analogue. Il s'agit d'un nommé B..., Charles, horloger, âgé de 37 ans, qui est entré dans mon service le 31 décembre 1889. Ses parents vivent encore ; ils sont en bonne santé, et il n'existe chez eux aucune tare nerveuse. Lui-même a eu la fièvre typhoïde à l'âge de 10 ans ; c'est tout ce que je relève dans ses antécédents morbides. A 16 ans, il entre en apprentissage et, entraîné par ses camarades, il se laisse aller à boire de l'absinthe, dont il avoue avoir fait abus pendant plusieurs années. Vers le milieu de 1886, étant âgé de 34 ans, il tombe dans la rue pour la première fois. Il perd complètement connaissance, se blesse à la tempe gauche, et est transporté à l'hôpital Lariboisière, dans le service de M. Duguet. Il observe à ce moment qu'il éprouve des besoins pressants d'uriner ; il se lève cinq ou six fois chaque nuit et émet un liquide jaune clair, extrêmement limpide. L'attention du médecin est attirée sur ce fait, et l'on constate qu'il s'agit d'une polyurie simple, sans modification aucune de la composition du liquide urinaire. Il reste environ deux mois à Lariboisière ; il reprend son travail, mais les attaques épileptiformes se montrent de nouveau. A plusieurs reprises, il tombe sur la voie publique, et on le transporte à l'hôpital le plus voisin. C'est ainsi qu'il a été successivement soigné à Necker, à l'Hôtel-Dieu, à Saint-Antoine. C'est dans des circonstances analogues qu'il a été amené dans mon service. C'est un homme bien constitué, la peau brune, les lèvres lippues et tremblantes. Il offre les signes caractéristique de l'absinthisme sur lesquels je ne reviens pas ici. Il se plaint d'une diminution sensible de la mémoire, surtout pour les faits récents. Il a souvent des scintillements devant les yeux, parfois le contour des objets lui apparaît diffus, comme irisé. Trois jours après son entrée, au moment où, descendant de son lit, il était occupé à mettre ses chaussures, il est tombé sans connaissance, la face en avant. Ses muscles se sont d'abord raidis, puis ont été agités par de brusques mouvements de flexion et d'extension; sa face est congestionnée, sa bouche écumeuse. Le patient, porté sur son lit, dut y être maintenu. L'attaque a duré vingt minutes environ, et s'est terminée peu à peu sans ronflement ni coma. Ces phénomènes se sont reproduits cinq fois dans l'espace de quatre mois, et toujours avec des caractères analogues. Je dois ajouter que, dans l'intervalle de ces attaques à grand fracas, le malade a parfois des vertiges analogues au petit mal épileptique; il lui semble qu'il va tomber, sa vue se trouble; mais il a le temps d'atteindre un meuble, un objet quelconque, après lequel il se cramponne, et tout se termine ainsi au bout de quelques secondes. Les urines sont abondantes, et leur quantité varie entre 6 et 9 litres dans la journée; elles sont limpides, décolorées, sans dépôt, et l'analyse n'y décèle rien d'anormal. Comme dans l'observation précédente, le traitement a une influence manifeste sur le taux de leur émission ; mais leur quantité n'a jamais été au-dessous de 3 litres.

Les malades dont je viens de vous retracer l'histoire se ressemblent à tel point que leurs observations paraissent calquées l'une sur l'autre. Absinthisme, crises convulsives, polyurie, tels sont les trois symptômes cardinaux que chacun d'eux présente, et qui offrent chez tous des caractères semblables. Quelle relation pouvons-nous établir entre eux ? Quelle est leur subordination ?

Je connais depuis longtemps déjà les accès convulsifs que l'on rencontre chez certains individus après une absorption exagérée d'absinthe. Je me souviens d'un garçon de pharmacie de l'hôpital Laënnec qui, s'étant enivré avec de l'essence d'absinthe, fut pris de convulsions généralisées. Il tomba sans connaissance, la face injectée, l'écume aux lèvres, le corps ployé en arc de cercle à la façon des hystériques. Puis de grandes secousses musculaires se produisirent ; les membres étaient projetés au hasard. Ces accidents, liés à une intoxication aiguë par l'absinthe, disparurent avec elle pour ne plus se reproduire. J'ai vu d'autres faits du même genre, ils ne sont pas comparables à ceux que nous observons ici.

Comment interpréter ces derniers ? Si nous nous rapportons aux données de la physiologie, nous pouvons supposer qu'il existe au niveau du bulbe un désordre matériel ou fonctionnel provoqué par l'absinthisme et donnant lieu d'une part à la polyurie, de l'autre aux convulsions. Si vous voulez toute ma pensée, je ne crois pas que cette lésion existe. En effet, les accidents que l'alcool ou les essences produisent sur le système nerveux ont pour caractères d'être disséminés et symétriques. Rappelez-vous les cas de paralysie alcoolique que je vous ai souvent montrés, et dont nous avons encore plusieurs exemples dans nos salles. Il me paraît donc difficile d'admettre qu'une lésion localisée au bulbe, ait une origine alcoolique. Mais une autre explication pourrait être tentée. Vous savez que l'inflammation chronique des méninges est assez fréquente chez les éthyliques ; ne pourrait-on pas supposer chez nos malades l'existence d'une pachyméningite diffuse, et un désordre au niveau du bulbe qui donnerait la clef des accidents observés ? Cette explication est plausible ; mais les signes de pachyméningite font défaut chez nos patients ; et à part une céphalée frontale dont se plaignent deux d'entre eux, nous ne trouvons aucun autre symptôme favorable à l'hypothèse que j'émets. Je suis donc forcé pour le moment de constater la coexistence de la polyurie et des accès épileptiformes chez des absinthiques, et d'attendre que des faits nouveaux ou des examens nécroscopiques viennent nous éclairer.

A côté de ces faits, peuvent se ranger des observations moins complexes où des excès alcooliques ont été simplement suivis de polyurie. Nous avons eu sous nos yeux un certain nombre de malades que je pourrais vous donner comme exemples, mais je me contente de vous signaler un cas caractéristique qui concerne le n° 46 de la salle Piorry. C'est un homme de 46 ans, robuste en apparence, exerçant la profession de forgeron. Il avoue avoir commencé à boire de l'absinthe dès 1870 ; il en absorbait des quantités énormes, parfois vingt à trente verres dans une même journée. A un moment, sa passion était tellement violente qu'il en avait toujours un carafon sur lui, et le soir il en mettait une certaine provision sous son oreiller. En 1888, à la suite de libations copieuses, il tombe sur la voie publique, et est porté à l'Hôtel-Dieu où il a une crise de délire alcoolique avec rêves terrifiants, hallucinations et agitation extrême ; on lui met la camisole de force qu'il garde pendant deux jours. Il ne sait pas si à cette époque la quantité des urines a augmenté ; jamais son attention n'a été attirée sur ce point. Le 4 avril 1890, il finit de purger une condamnation à six mois de prison, durant lesquels il lui a été impossible de se livrer à aucun excès alcoolique. Aussitôt sorti, il court chez le marchand de vins, et là se livre à une véritable orgie ; pendant une semaine, il absorbe des verrées d'absinthe coup sur coup. Le 11 avril au soir, il est amené à la Pitié ; il a du délire ; il voit des serpents autour de lui, ses dents grincent, il pousse des cris inarticulés. On lui administre du chloral à l'intérieur, on lui fait des injections de morphine, et deux jours après le délire avait cessé : de la céphalalgie et des nausées persistent seules. Dès le lendemain du jour de l'admission dans nos salles, nous avons remarqué que les urines étaient pâles et abondantes ; il en rendait 3 litres dans la journée. Depuis ce moment la polyurie a persisté et a même augmenté d'une façon progressive : de 3 litres, le taux des urines s'est élevé à 4, 5, 8 et 10 litres par vingt-quatre heures.

Par l'administration de l'extrait de valériane, nous n'avons obtenu qu'une amélioration insignifiante, et encore aujourd'hui, 10 juillet, les urines atteignent la quantité de 7 litres. A aucun moment elles n'ont contenu de sucre ni d'albumine ; jamais la quantité d'urée ni celle des phosphates n'a dépassé la moyenne normale. L'état général est d'ailleurs excellent, les digestions régulières, et le malade a même sensiblement augmenté de poids. Ce fait est un bel exemple de polyurie, survenant à la suite d'une intoxication aiguë par l'absinthe.

Je veux vous rapporter ici l'histoire d'un malade que j'ai soigné dans ce même hôpital en 1882, et qui peut servir de trait d'union entre les observations précédentes. Il s'agit d'un absinthique qui présentait des crises épileptiformes, mais qui n'avait pas de polyurie. Agé de 36 ans, employé de commerce, il entrait dans mon service le 8 juillet 1882. Une de ses sœurs est morte tuberculeuse à 18 ans, et un de ses frères à succombé à un mal de Pott et à une tumeur blanche du genou ; quant à lui, il n'a jamais eu de maladie grave. Depuis huit ans, c'est-à-dire depuis son arrivée à Paris, il a fait un usage quotidien d'absinthe et de vermouth ; il en buvait cinq ou six verres par jour. Il rêve, a des cauchemars ; la nuit, il est réveillé en sursaut, il éprouve des crampes très pénibles dans les muscles du mollet et dans ceux de la cuisse. Il offre une hyperalgésie très marquée de la peau, et le simple contact de la pulpe du doigt avec la paroi de l'abdomen provoque d'énergiques mouvements réflexes. Tout le long de la colonne vertébrale, on constate l'existence d'une série de points très douloureux à la pression et symétriques. Depuis un an, ce malade éprouve une fatigue inaccoutumée, de l'inaptitude au travail, une céphalalgie intense après le moindre travail intellectuel. Il y a huit jours, pour la première fois, étant assis devant son bureau, il perd connaissance, laisse tomber la plume de ses doigts et a des mouvements convulsifs dans tout le côté droit du corps. On s'empresse autour de lui, on le porte sur un lit, et au bout d'un quart d'heure la crise était passée, et ne laissait aucun souvenir. Depuis ce jour, abattement, incapacité au travail, admission à l'hôpital. Il survient, à partir de ce moment, une seule crise peu intense, avec des mouvements convulsifs limités au côté droit du corps. Les urines sont normales comme quantité et comme qualité. La polyurie fait défaut dans ce cas, et les accidents convulsifs sont la seule manifestation qui accompagne l'intoxication chronique par l'absinthe.

Voici un autre type de polyurique. C'est un jeune garçon de 18 ans, tailleur de pierres, qui est à Paris depuis deux ans. Son père, âgé de 58 ans, est atteint de douleurs rhumatismales chroniques avec déformation des mains et des orteils ; sa mère est âgée de 55 ans, et aurait souffert de gravelle. Il a deux frères bien portants et non polyuriques. Il était d'une bonne santé habituelle, robuste et bien développé, quand, il y a un an environ, il s'est aperçu que ses forces diminuaient progressivement et qu'il était tourmenté par une soif extrèmement vive. En même temps, ses urines devenaient très claires et étaient très abondantes. Depuis deux mois, l'appétit a diminué sensiblement, et la polydipsie à augmenté d'une façon inquiétante. Enfin, l'amaigrissement qui s'est montré dans ces derniers temps a effrayé notre jeune homme, qui s'est décidé à venir réclamer nos soins ; il est entré dans le service le 14 mai 1890. Il se présente à nous la figure pâle, l'air triste, les muqueuses décolorées. Il est imberbe et assez médiocrement développé pour son âge. L'examen des organes est tout à fait négatif. Les urines qu'il rend sont absolument décolorées, et marquent 1003 au densimètre ; elles atteignent le chiffre de 10 litres par jour. Malgré le traitement qu'on lui prescrit, la polyurie fait peu à peu des progrès, et le 30 mai il a rendu 15 litres d'urines dans la journée. Ces urines ont une densité de 1001 ; il n'y a ni azoturie ni phosphaturie. Nous tenons ce malade en observation depuis deux mois, et depuis ce moment nous n'avons noté aucune amélioration sensible. Cependant, sous l'influence du régime lacté absolu, l'appétit a augmenté, et, chose bizarre, la quantité des urines a diminué de plusieurs litres. Nous sommes ici en présence d'un cas bien net de diabète insipide.

Un autre type de polyurique est ce malade qui occupe le lit 47 de la salle Piorry. Agé de 50 ans, journalier, cet homme a joui d'une santé excellente jusqu'en 1888. Au mois de décembre de cette année, il fait une chute de cheval et tombe lourdement sur ses fesses ; il se fait une double contusion avec ecchymoses. On le porte dans son lit, et la douleur qu'il ressent est si vive qu'il garde un repos absolu pendant huit jours. Dès le lendemain de l'accident, il s'aperçoit que ses urines ont augmenté de quantité dans une grande proportion. Au bout d'une semaine, il émettait environ 8 litres d'une urine très peu colorée ; la soif devenait très vive, et la polyurie tourmentait notre homme surtout la nuit, car il était réveillé presque toutes les heures par un besoin impérieux de vider sa vessie. L'analyse des urines a été pratiquée plusieurs fois, et jamais rien d'anormal n'y a été révélé. La polyurie a toujours persisté depuis lors, ainsi que la polydipsie. Vous voyez qu'il urine aujourd'hui 5 litres environ dans les vingt-quatre heures, et que les divers traitements employés ont été à peu près impuissants à diminuer la sécrétion morbide des urines.

Dans d'autres cas, le début du mal est occasionné par une émotion morale vive, par une grande frayeur. L'observation suivante que m'a communiquée un de mes meilleurs élèves, M. Thiroloix, interne des hôpitaux, est un bel exemple de ce genre. Il s'agit d'un nommé X..., âgé de 47 ans, mécanicien, qui entre en 1888, à l'Hôtel-Dieu, salle Saint-Charles, dans le service de M. le docteur Empis. Il n'existe chez ses ascendants aucun antécédent héréditaire, aucune tare nerveuse, le père et la mère vivent encore. Il a eu la fièvre typhoïde à l'âge de 20 ans, et, depuis, sa santé a toujours été bonne. Pendant vingt-cinq ans il a été employé sur les navires en qualité de mousse, de matelot, et enfin de mécanicien. C'est un homme bien bâti, très grand, fortement musclé. Son système pileux est bien développé; il a une chevelure épaisse, mais toute blanche. Il n'a plus, dit-il, d'aptitude au travail; la mémoire, l'intelligence ont notablement décliné, ce dont se rend bien compte le malade. Il y a huit ans, étant à bord d'un navire, il tombe à la mer pendant une manœuvre. On le retire de l'eau quelques minutes après, et c'est seulement au bout de plusieurs heures qu'il aurait repris connaissance. Cet accident lui causa une frayeur extrême. Dès le lendemain, survint un phénomène qui l'a vivement frappé : lui qui, la veille, urinait normalement, il se met à pisser plusieurs litres dans la journée. Cette polyurie n'a jamais cessé depuis lors, mais elle a présenté des oscillations nombreuses; elle s'exagère par périodes durant lesquelles le malade rend jusqu'à 16 litres par jour. En moyenne il urine 5 à 6 litres dans les vingt-quatre heures. Un examen approfondi du malade ne révèle aucune lésion organique : le cœur, les vaisseaux, le rein, les poumons sont sains. Notre homme répond nettement à ce que l'on lui demande; mais il reste abattu, sans énergie. Pour retenir un fait, il est obligé de le lire plusieurs fois; il passe toute la journée à lire le même journal, les mêmes passages, qu'il oublie très vite, dit-il. Il mange bien et dort bien. Il n'y a pas de tremblement des mains, pas de troubles de la sensibilité. L'analyse des urines a été faite plusieurs fois; jamais on n'y a trouvé de sucre ou d'albumine. La quantité d'urée variait entre 15 et 18 grammes par jour. Le malade est resté deux mois et demi dans le service; il n'a présenté aucun phénomène autre que cette polyurie. L'emploi du bromure de potassium à hautes doses a été de nul effet. Le valérianate de zinc à la dose quotidienne de 25 centigrammes a fait baisser la quantité d'urines de 16 litres à 4 litres. Le malade est sorti de l'hôpital en mai 1888, urinant encore de 3 à 4 litres dans les vingt-quatre heures.

Enfin, dans certains cas, l'hérédité peut être regardée comme cause de polyurie; car il se rencontre non seulement des individus polyuriques dès leur enfance, mais aussi des malades dont les ascendants et les collatéraux ont été atteints de la même affection. Ce sont ces cas qu'on a décrits et publiés sous le nom de *polyurie héréditaire*. J'ai cité ailleurs (1) l'observation d'une jeune femme de 24 ans, de bonne santé habituelle, et qui depuis neuf mois, à la suite du sevrage de son enfant, a été tourmentée par une soif des plus vives. Son père et son frère furent glycosuriques. Le frère mourut du diabète; le père succomba à la phthisie pulmonaire, et ses urines ne renfermaient plus de sucre quelques jours avant la mort. Quant à la malade qui présentait les signes d'une tuberculose commençante, elle rendait en moyenne 9 litres d'une urine très pâle, marquant 1 000 au densimètre, sans sucre ni albumine; l'urée et les chlorures furent trouvés en quantité normale. La diurèse subit une légère diminution sous l'influence de la valériane. La quantité d'urines tombe à 6 litres par jour, et la densité remonte à 1 006. A ce moment la malade est perdue de vue.

Pain (2), dans sa thèse, publie une observation très intéressante de polyurie héréditaire qui est résumée dans le tableau suivant :

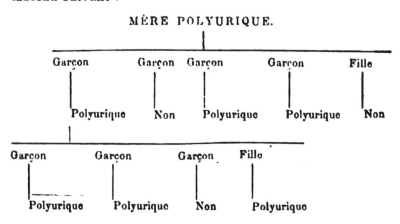

MÈRE POLYURIQUE.

Cette observation est très démonstrative, puisque l'hérédité de la polyurie se maintient pendant trois générations.

Je viens de faire passer devant vos yeux un certain nombre de polyuriques ; ils représentent des types que vous rencontrerez le plus souvent, et c'est pourquoi je me suis si longuement étendu sur leur étude. Mais mon rôle n'est pas fini, et il me faut chercher avec vous s'il est possible d'expliquer la cause de cette hypersécrétion morbide de l'urine.

La physiologie permet dans une certaine mesure de comprendre les modifications que subissent les éléments du rein dans la polyurie. Quelle que soit l'idée qu'on se fasse de la sécrétion urinaire, qu'on admette avec *Bowmann* que les glomérules de Malpighi laissent seulement filtrer l'eau du sérum, les autres principes solides étant sécrétés par l'épithélium glandulaire, — qu'on pense avec Ludwig que les glomérules laissent transsuder l'eau, les sels et les matières extractives, — qu'on adopte les idées de Kuss, pour lequel le sérum filtre tout entier à travers le bouquet glomérulaire, l'albumine étant ensuite résorbée par l'épithélium des tubuli, — on doit reconnaître que deux grands phénomènes commandent à cette sécrétion : la filtration du sérum sanguin, d'une part ; l'activité épithéliale glandulaire de l'autre. Il résulte de là que les influences qui peuvent modifier la sécrétion rénale agissent, soit sur la pression sanguine, soit sur les fonctions de l'épithélium. Quelle part revient à chacune de celles-ci dans la production de la polyurie ? Goll a démontré que lorsqu'on augmente artificiellement la pression sanguine dans l'artère rénale, la sécrétion urinaire augmente. Inversement, si l'on modère l'afflux du sang par une ligature incomplète du vaisseau artériel, la quantité des urines diminue. Claude Bernard (1) a cherché à augmenter la pression sanguine chez un chien en lui liant les deux artères carotides, les deux brachiales

(1) CL. BERNARD, *Leçons de physiologie expérimentale*, 1854-1855.

et les deux fémorales. Il a produit de la polyurie. Sur d'autres animaux, il a fait une expérience contraire. Il a diminué la tension vasculaire en les soumettant à un jeûne prolongé ou en pratiquant une saignée abondante. Dans les deux cas, il a vu une diminution considérable dans la quantité des urines excrétées. L'augmentation de la pression dans les vaisseaux a été encore obtenue d'une autre manière. C'est ainsi que Bock, Hoffmann, en injectant de l'eau dans le torrent circulatoire, ont produit des polyuries intenses, mais passagères.

Un premier point est donc établi. Certaines polyuries peuvent reconnaître pour cause l'augmentation de tension sanguine dans le système artériel. Peut-être est-ce ainsi que s'expliquent les polyuries symptomatiques de l'artériosclérose ; on sait en effet que, dans ce cas, le cœur est hypertrophié et le sang soumis à une pression considérable dans toute l'étendue de l'arbre circulatoire.

Mais il est évident qu'une modification locale de la circulation rénale peut aussi amener des troubles de la sécrétion urinaire. Cette modification, ne pouvant être que l'effet d'un trouble contractile ou paralytique, est nécessairement liée à une action nerveuse. Remarquez de suite que les caractères mêmes de la polyurie, son intensité variable, sa marche capricieuse, ses oscillations, parfois ses rechutes rapides, semblent bien indiquer une lésion d'ordre nerveux. Mais comment ce désordre nerveux peut-il arriver à produire la polyurie ? Ici l'expérimentation trouve sa place, et c'est le lieu de rapporter l'expérience célèbre de Claude Bernard (1). Voici comment s'exprime notre physiologiste : « Quand on pique sur la ligne médiane du plancher du quatrième ventricule, exactement au milieu de l'espace compris entre l'origine des nerfs acoustiques et l'origine des nerfs pneumogastriques, on produit à la fois l'exagération des deux sécrétions hépatique et rénale. Si la

(1) Cl. Bernard, loc., cit., pp. 337, 345, 412.

piqûre atteint un peu plus haut, on ne produit très souvent que l'*augmentation dans la quantité des urines*, qui
sont alors souvent chargées de matières albuminoïdes ; au-
dessous du point précédemment signalé, le passage du
sucre s'observe, et les urines restent troubles et peu abondantes. Il nous a donc paru qu'il pouvait être possible de
distinguer là deux points correspondant, l'inférieur à la
sécrétion du foie, le supérieur à celle du rein. » Et il ajoute :
« Seulement, comme ces deux points sont très rapprochés
l'un de l'autre, il arrivera le plus souvent qu'en traversant
la région où ils se trouvent, d'une manière oblique, et c'est
là le cas le plus fréquent, on les blesse tous deux ensemble,
et que l'on produise les deux effets simultanément, de sorte
que l'animal est à la fois diabétique et polyurique. » Cette
expérience démontre donc que le système nerveux exerce
une action manifeste sur la fonction urinaire, et que cette
fonction est exagérée par l'excitation d'un point, d'un centre
éloigné de ce système. Mais ce point n'est pas le seul dont
l'excitation puisse produire la polyurie.

Eckard (1) a prouvé que la polyurie se montre après l'irritation de la moelle allongée et du cervelet, au niveau du
vermis inferior ; de même les excitations ou la section du
grand splanchnique produisent une augmentation de la
sécrétion urinaire.

Ces expériences démontrent que la lésion d'une partie
quelconque du système nerveux peut retentir sur le rein et
provoquer la polyurie. Mais quelle voie suivent ces irrita-
tions pour arriver jusqu'au rein ? C'est ce qu'il est difficile
d'établir aujourd'hui.

Roberts (2) et Kien (3) admettent qu'il s'agit d'une action
vaso-motrice. La cause unique et immédiate de la polyurie
est la dilatation des vaisseaux capillaires du rein, dont les

(1) ECKARD, *Beitrage für Anat. und Physiol.* Giessen, 1867.
    W. ROBERTS, *A pratical treatise on urinary and renal diseases.* Lon-
'965.
    .IEN, *De la polyurie*, Th. de Strasbourg, 1865.

parois amincies laissent filtrer la portion aqueuse du sang. Cette dilatation des vaisseaux ne peut être attribuée qu'à un changement dans le calibre des vaisseaux, et conséquemment c'est dans le système des nerfs vaso-moteurs, qu'il faut chercher la raison première de la polyurie. Pour ces auteurs, il existe, au niveau du plancher du quatrième ventricule, un groupe de cellules nerveuses d'où partent les nerfs dilatateurs des vaisseaux du rein. Les lésions de ce plancher provoquent l'irritation du centre en question; l'excitation chemine le long des nerfs vaso-moteurs spinaux jusqu'aux vaisseaux du rein, et donne lieu à une dilatation active de ces vaisseaux et à une augmentation dans la tension du sang, d'où l'apparition de la polyurie. Quand l'excitation part d'un point quelconque de l'encéphale ou de la moelle épinière, elle remonte jusqu'au bulbe où elle se réfléchit. L'excitation vaso-motrice, suivant les cas, serait directe ou réflexe.

Eckard nie cette influence purement vaso-motrice. Il admet l'existence de nerfs sécréteurs venant du bulbe, quittant la moelle avec les nerfs thoraciques, suivant l'aorte et l'artère rénale et pénétrant avec les divisions de celle-ci dans le parenchyme.

M. Vulpian, de son côté, met aussi en doute cette infinence vaso-motrice directe ou réflexe. On n'a pas démontré l'existence des vaso-moteurs du rein, et probablement ils n'existent pas. L'augmentation de la pression sanguine joue un rôle secondaire dans la production de la polyurie comme dans la sécrétion normale du rein. De même qu'on peut augmenter la circulation de la glande sous-maxillaire sans augmenter sa sécrétion (Cl. Bernard), de même on peut, par l'injection de chloral hydraté par exemple, déterminer une congestion active du rein telle qu'il y a quelquefois de l'hématurie, et cependant la diurèse n'est en rien augmentée. La vraie cause de la polyurie, pour cet auteur, paraît résider dans l'excitation sécrétoire de l'épithélium rénal. Les injections d'eau dans le torrent circulatoire agissent en modifiant la constitution des cellules des tubuli bien plus qu'en élevant la tension vasculaire. Reste à expliquer comment agissent les lésions du système nerveux pour amener cette irritation sécrétoire de l'épithélium glandulaire. M. Vulpian pense qu'il existe des filets excito-sécrétoires qui jouent vis-à-vis du rein le rôle de la corde du tympan à l'égard de la glande sous-maxillaire.

Quelle que soit la valeur de ces théories, deux faits ressortent clairement de notre exposé ; d'abord il est possible de produire expérimentalement la polyurie ; — en second lieu, ce syndrome morbide est sous la dépendance d'une modification du système nerveux, qu'il s'agisse d'une action vasculaire par l'intermédiaire des vaso-moteurs ou d'une action cellulaire par irritation des nerfs excito-sécrétoires. Nous pouvons donc concevoir qu'une lésion agissant sur ces filets nerveux, dans un point quelconque de leur trajet depuis le bulbe jusqu'au rein, pourra produire de la polyurie.

Ces connaissances pathogéniques nous permettent de comprendre pourquoi, en clinique, la polyurie est toujours plus ou moins liée à une influence nerveuse. En effet, si nous exceptons les polyuries symptomatiques de la néphrite atrophique et du rein amyloïde, dont je ne veux pas m'occuper ici, nous voyons que la plupart des polyuries sont sous la dépendance du système nerveux. Par exemple, celles que je vous ai signalées comme consécutives à l'absinthisme ou à l'alcoolisme chroniques me paraissent liées à l'action de l'alcool ou des essences sur les centres. Vous savez d'ailleurs l'action élective de ces substances sur les éléments nerveux. De même l'influence nerveuse doit être invoquée pour expliquer les polyuries survenant à la suite d'une émotion morale vive, comme dans le fait que je vous ai cité plus haut, et les polyuries héréditaires. Cette influence est encore plus marquée dans les cas où l'affection est consécutive à un traumatisme ; car ici l'ébranlement des éléments nerveux ne peut être mis en doute ; et peut-être se traduit-il alors par des lésions matérielles.

Que pouvons-nous tirer des connaissances pathogéniques au point de vue des indications pronostiques et thérapeutiques? Bien certainement le pronostic de la polyurie est subordonné à la cause qui lui a donné naissance. La polyurie qui est conditionnée par un traumatisme est de beaucoup la moins sérieuse; elle est temporaire, peut disparaître au bout de quelques jours, et ne persiste jamais au delà de quelques mois. Les polyuries héréditaires, celles qui sont liées à l'hystérie ou à une émotion vive, sont ordinairement de durée assez longue, mais elles évoluent sans modifier notablement la santé générale. Celles qui reconnaissent pour cause une intoxication chronique, soit par l'alcool, soit par les essences, me paraissent beaucoup plus tenaces, et, si j'en crois les faits assez nombreux que j'ai pu recueillir, on peut arriver à les modifier, à les atténuer, mais non à les faire complètement disparaître, témoin l'absinthique dont il a été question plus haut, chez lequel la polyurie persiste d'une façon ininterrompue depuis trois ans. Tenez grand compte de l'état général pour formuler votre pronostic; méfiez-vous des polyuriques qui maigrissent, surtout quand l'amaigrissement est considérable et rapide, car leur existence peut être menacée. Surveillez attentivement la quantité des matières excrémentitielles éliminées par vos malades; si l'urée, par exemple, descend brusquement au-dessous de la normale, redoutez des accidents urémiques. Quoi qu'il en soit, je crois que la polyurie simple est une affection sérieuse, mais non très grave; je tiens le pronostic bien moins dangereux que celui de la polyurie avec azoturie, phosphaturie et surtout glycosurie.

Le traitement de la polyurie simple se ressent évidemment de la pauvreté de nos connaissances pathogéniques. Si, comme j'en suis convaincu, cette polyurie est le résultat d'un désordre nerveux, l'indication thérapeutique rationnelle doit viser tout d'abord le système nerveux. C'est dans ce but que je prescris l'hydrothérapie, sous forme de douches froides de très courte durée sur la colonne verté-

brale et sur la racine des membres. L'eau froide est encore
l'agent qui réussit le mieux dans tous les cas où l'on soupçonne une modification des centres encéphalo-médullaires;
elle agit de plus comme tonique et reconstituant, comme
rénovateur des globules rouges.

Les préparations pharmaceutiques mises en usage varient
suivant les auteurs, et aussi suivant l'idée pathogénique
que l'on se fait de la polyurie. Je ne passerai pas en revue
la liste de tous les médicaments employés : ce serait là une
besogne aride, longue et inutile. Je vous parlerai seulement
de ceux qui paraissent avoir une action manifeste sur l'affection que j'étudie.

L'ergot de seigle et l'iodure de potassium ont été employés
dans le but de diminuer le pouvoir réflexe des centres nerveux. Mais ces agents thérapeutiques paraissent n'avoir
donné que des résultats inconstants, malgré les cas de succès
attribués autrefois à l'iodure de potassium.

L'administration des toniques, des ferrugineux, a donné
de bons résultats, surtout entre les mains des médecins
anglais (1), mais cette médication n'a jamais amené qu'une
amélioration passagère.

Le professeur Le Fort a obtenu d'heureux résultats par
l'application des courants électriques continus. Ces effets
favorables concordent avec ceux obtenus par Seidel (2) et
que j'ai rapportés dans ma thèse d'agrégation. Cet auteur
pratiquait l'électrisation en appliquant l'un des pôles d'une
forte batterie sur la région lombaire, près de la colonne
vertébrale et l'autre sur l'hypocondre correspondant.

Enfin, si j'en crois ma propre expérience, c'est surtout
aux antispasmodiques qu'il faut s'adresser. On a successivement employé le castoreum, l'assa fetida, le camphre, la
valériane. C'est ce dernier agent qui m'a surtout réussi. Je
donne la valériane sous forme d'extrait à la dose de 6 à

---

(1) FRASER, *On diabetes. London Hospital Reports*, t. III, 1868.
(2) SEIDEL, *Jenaische med. Zeitschrift*, III, p. 350, 1865.

12 grammes par jour, en augmentant progressivement la dose suivant les effets obtenus jusqu'à 24 et 25 grammes. Trousseau (1) avait déjà reconnu l'heureuse influence de ce médicament; et dans un cas où il porta peu à peu la dose de valériane de 10 à 30 grammes dans les vingt-quatre heures, il fit rapidement tomber les urines de 29 à 6 litres. Mais l'intolérance arriva; on dut cesser l'usage du médicament et la polyurie reparut bientôt. Moi-même, j'obtiens facilement chez mes malades une diminution notable de la quantité des urines; mais l'amélioration ne se maintient pas toujours, d'autant que dans cette médication, les effets d'accoutumance se manifestent souvent. Quoi qu'il en soit, la valériane est encore la préparation la moins infidèle; c'est à elle que je vous conseille de vous adresser, et si vous ne pouvez vous flatter d'amener toujours la guérison de vos polyuriques, du moins vous les aurez soulagés.

Quelques notes sur l'uréthrotomie interne antiseptique,

Par M. le Dr DELEFOSSE.

Dans ces dernières années, l'antisepsie est devenue une des bases de la chirurgie générale, il était donc tout naturel que la chirurgie spéciale des voies urinaires acceptât cet auxiliaire précieux : aussi n'existe-t-il plus de manuel opératoire sur ces organes qui ne fasse une large place aux diverses méthodes employées, soit pour aseptiser les instruments, soit pour rendre complètement indemne le champ opératoire.

Cependant, si la première partie de ce programme rela-

---

(1) TROUSSEAU, Clinique médicale de l'Hôtel-Dieu. Paris, 1862.

tive à l'antisepsie des instruments est assez facile à remplir,
il n'en est plus de même de la seconde qui se rapporte à
l'antisepsie de certains organes urinaires dans quelques états
morbides : par exemple, l'antisepsie du canal de l'urèthre
rétréci quand l'uréthrotomie interne est indiquée comme
traitement du rétrécissement.

La fièvre urémique est l'accident principal consécutif après
l'uréthrotomie interne ; aussi, avant d'étudier les moyens les
plus appropriés pour aseptiser l'urèthre qui doit être uréthrotomisé, il est utile de passer rapidement en revue les
opinions généralement admises : 1° sur la fréquence de la
fièvre après l'uréthrotomie interne ; 2° sur les causes de
cette fièvre. De ce résumé, il sera possible de tirer quelques conclusions qui permettront d'envisager, à leur juste
valeur, les avantages de l'antisepsie dans cette opération
spéciale.

Presque tous les chirurgiens sont d'accord pour admettre
que l'uréthrotomie interne, aussi bien avant les procédés
listériens qu'actuellement, est suivie généralement d'un
état de malaise, avec élévation légère de la température, le
soir, ou le lendemain de l'opération. « Un assez grand
nombre de nos opérés, écrit Reverdin (thèse 1871), n'ont pas
présenté le moindre accident fébrile, ils ne se sont plaints
d'aucun malaise, et le thermomètre est venu démontrer que
la température ne subissait aucune élévation ; mais ces cas
ne sont pas les plus fréquents. Presque tous les opérés ont
eu, le jour même de l'opération, un mouvement fébrile caractérisé par une lassitude générale, l'accélération du pouls,
l'élévation de la température. »

Il serait même assez extraordinaire qu'il en fût autrement.
Lorsque le chirurgien se décide à employer l'uréthrotome,
ce n'est qu'après avoir utilisé les différents modes de traitement des rétrécissements : on s'attaque donc à un organe
déjà susceptible d'une irritation sourde, dont la muqueuse
a été plus ou moins enflammée, inflammation qui a pu se
répercuter sur les reins et sur la vessie : il existe aussi le

nervosisme de tout individu qui va subir une opération ayant pris à ses yeux une importance souvent très considérable.

Plusieurs causes rendent donc parfaitement compte de cet état fébrile léger que, pour ma part, j'ai presque toujours rencontré, le soir ou le lendemain de l'incision.

Ces cas légers ne doivent donc pas être portés au passif spécial de l'uréthrotomie interne : ils sont les suites ordinaires de beaucoup d'opérations de petite chirurgie. Mais il existe d'autres cas plus graves, et on les a classés en deux ou trois catégories suivant leur intensité.

Marx, dans sa thèse de 1861, établit deux catégories d'accès fébriles après les opérations sur l'urèthre : les accès simples qui ne demandent qu'un traitement en quelque sorte hygiénique et les accès pernicieux.

Reverdin (1871) admet trois catégories de phénomènes fébriles : les accès simples et les accès graves dans lesquels les malades sont pris, soit de frissons violents et d'accès fébriles marqués, soit de douleurs du côté des organes urinaires.

Malherbe, dans une excellente thèse faite sous les inspirations du professeur Guyon (1873), adopte les conclusions suivantes :

1° La plupart des uréthrotomies sont suivies d'une fièvre légère ; peut-être pourrait-on la considérer comme une fièvre traumatique.

2° Quelques-unes ne déterminent pas d'élévation sensible de température.

3° D'autres sont suivies de défervescences chez les malades qui avaient déjà la fièvre par suite de la rétention d'urine.

4° Enfin, quelques uréthrotomies internes sont suivies de grands accès de fièvre urémique.

Il faut remarquer que ces opinions ont été émises au moment où l'antisepsie chirurgicale était encore dans l'enfance. Reliquet avait bien indiqué dans une thèse remarquable (1865) l'influence de l'intoxication urineuse pour la production de la fièvre ; mais, comme nous le verrons tout à l'heure, l'antisepsie des instruments et de la partie à opérer n'étaient pas en cause. (Gosselin se contentait de délayer les urines.)

Guyon, dans ses leçons cliniques (1881), a signalé la fièvre dans un tiers des cas analysés (300 environ).

L'année dernière, Thompson, tout en pratiquant l'antisepsie, attache une plus grande importance à certaines pratiques spéciales, et il ajoute dans ses leçons : « Ce qui m'a toujours surpris dans l'uréthrotomie, c'est sa parfaite innocuité. Autrefois, je croyais que cette opération devait s'accompagner de sérieux dangers et je ne l'employais que dans des cas absolument urgents. Aujourd'hui, avec l'expérience que j'ai acquise, la question des dangers que le malade peut courir ne m'arrête plus, car vraiment il n'y en a pas. »

Quelle est la cause de cet accès fébrile ?

Nous avons vu que, dans les cas légers, cette cause est d'ordre général.

Dans les cas plus graves, il faut admettre le passage ou plutôt la stagnation de l'urine sur la plaie. Reybard n'employait jamais de sonde après l'uréthrotomie ; il avait des accidents fébriles fréquents. Depuis les travaux de Maisonneuve (thèse de Saint-Germain 1861), de Sédillot (Académie des sciences de 1861), de Reliquet (1865), etc., cette cause est admise par presque tous les chirurgiens.

Marx (1861) ne l'établit pas encore nettement : « Si on recherche la cause productrice de ces accidents, on est bien obligé de reconnaître l'influence, toujours facile à constater, d'une manœuvre chirurgicale pratiquée sur l'urèthre. Quant à leur nature intime, tout en laissant à l'infection purulente, qui peut se produire ici comme dans tous les traumatismes, la part qui lui revient, on ne peut nier qu'elle soit le plus souvent insuffisante pour donner l'explication des faits cliniques. Dans les cas pernicieux, le rein est attaqué. »

Reliquet (1865) rapproche les deux séries d'opérations faites par Gosselin ; dans l'une, la sonde à demeure après l'incision de l'urèthre n'est pas employée, et toujours il y a contact douloureux de l'urine avec la plaie fraîche, toujours il y a accès de fièvre débutant par un frisson violent. Dans la seconde série, sonde à demeure, pas d'intoxication.

Reverdin partage aussi cette manière de voir : « Il paraît satisfaisant de supposer que, dans les premiers cas, il y a eu absorption de l'urine par la plaie au moment même de l'opération et, dans le second cas, le frisson se produisant dans la journée qui suit l'enlèvement de la sonde à demeure, on peut supposer que la plaie était encore dans des conditions favorables à l'absorption. Une circonstance qui vient plaider en faveur de cette hypothèse, c'est que c'est souvent après une miction un peu douloureuse qu'éclate le frisson du troisième jour. »

Thompson adopte cette opinion : « Il n'est pas rare, ce qui est cependant loin d'être la règle, de voir l'opéré pris de frisson et de fièvre après l'ablation de la sonde à demeure. La première fois que le malade urine sans elle, il peut être exposé à cet accident. Une goutte ou deux d'urine ont-elles pénétré en un point de la plaie non encore cicatrisée, et l'absorption de ce liquide détermine-t-elle alors l'apparition de la fièvre? Il est permis de le supposer sans toutefois pouvoir l'affirmer avec certitude. Pour moi, je me déclare tout disposé à admettre cette explication. »

Guyon (1881), après avoir démontré que le plus grand nombre des accès fébriles éclate à la fin du deuxième jour et surtout dans le courant du troisième, plus particulièrement dans la nuit du deuxième au troisième jour, retient de ce fait l'influence évidente de la sonde à demeure qui est en définitive antifébrile. Il pense qu'un facteur important de la production de cette fièvre est la manière dont la sonde est conduite ; il faut l'introduire sans frottement et se servir d'un petit calibre, mais cette production est certainement favorisée par le contact de la plaie et de l'urine ; il ajoute : « Il y a une différence absolue à établir entre le contact passager de l'urine, entre son contact permanent ou prolongé et sa pénétration dans les tissus. »

Il est certain que, dans la majorité des cas, le frisson, la fièvre dite urémique est occasionnée par le passage et surtout par la stagnation de l'urine sur la plaie. Cependant, d'autres causes peuvent y contribuer : le simple cathétérisme fait avec toutes les précautions possibles est susceptible d'amener les mêmes effets. Civiale a toujours eu bien soin de recommander un traitement préparatoire avant toute opération sur l'urèthre ou la vessie pour déprimer la sensibilité de la muqueuse uréthrale.

Quoi qu'il en soit, il ressort des considérations précédentes que les accidents consécutifs à l'uréthrotomie interne sont occasionnés par des phénomènes qui sont peu sous la dépendance de l'antisepsie, et, sous ce rapport, cette dernière n'est donc pas d'une nécessité aussi absolue que dans les autres opérations faites sur les voies urinaires.

Est-ce à dire qu'il faut la négliger ? Nullement : surtout en ce qui concerne la stérilisation des instruments. D'ailleurs, il est très heureux qu'il en soit ainsi, car il est facile de démontrer qu'ici l'antisepsie du champ opératoire (vessie, urèthre, urine) est d'une difficulté considérable, avant l'incision.

Quand on veut obtenir l'antisepsie de la vessie et de l'urèthre, les procédés sont très simples : en ce qui concerne l'urèthre, jusqu'au ligament de Carcassonne, il suffit d'injecter à canal ouvert une solution antiseptique. Pour l'urèthre prostatique et la vessie, les lavages se font avec la sonde.

Lorsque l'on emploie l'uréthrotomie interne, ces procédés sont presque impraticables. En effet, la nécessité de la section du rétrécissement indique généralement un ou plusieurs obstacles dans l'urèthre et souvent l'impossibilité absolue de passer d'autre instrument qu'une bougie filiforme ; de sorte que les lavages par la sonde, de la vessie et de l'urèthre postérieur, ne peuvent être exécutés et que souvent l'urèthre antérieur ne peut être parcouru par l'injection : cette dernière même viendrait-elle à remplir le but cherché que l'asepsie serait vite perdue, car il n'est pas rare de voir l'urine couler le long de la bougie conductrice, soit avant, soit pendant l'opération.

Il ne reste plus qu'un moyen, c'est d'aseptiser l'urine, par l'introduction stomacale d'agents modificateurs du liquide urinaire, ou la dilution de l'urine par des boissons abondantes. Ce dernier procédé, préconisé d'abord par Gosselin, n'est pas toujours réalisable ; car il fait arriver dans une vessie, qui généralement se vide mal, par, suite de l'obstacle uréthral, une quantité considérable de liquide, ce qui peut amener des accidents pour la miction.

L'aseptisation des urines, au moyen des médicaments internes, n'est pas toujours réalisée : les résultats n'en sont pas aussi satisfaisants qu'il serait permis de l'espérer. Terrier a préconisé, depuis plusieurs années, le biborate de soude à la dose de 4 à 5 grammes par vingt-quatre heures pendant les jours qui précèdent l'opération. Le salol est aussi employé à la dose de 2 grammes par jour ; l'acide borique paraît, d'après Albarran, moins efficace sur la bactérie septique de la vessie que les deux produits précédents.

Il est donc bien certain que dans l'uréthrotomie interne les soins du chirurgien doivent non seulement porter sur l'antisepsie des instruments, mais aussi, surtout, sur les moyens qui peuvent éviter le plus possible le contact de l'urine avec la plaie : c'est là que gît la cause principale de ces accès urémiques ; et cela est tellement vrai que le professeur Guyon n'a pas hésité à recourir à l'uréthrotomie, lors même qu'il existe des lésions graves de la vessie ou des reins, et que les urines sont de mauvaise nature. Ce contact de l'urine est évité par la sonde à demeure après l'opération. L'uréthrotomie externe préconisée dans ce but par Wills, après l'uréthrotomie interne, est complètement inutile.

Depuis quelques années, j'emploie les procédés suivants que je vais décrire sommairement et qui m'ont donné d'excellents résultats, lors même que l'opération est faite dans des conditions qui, au premier abord, paraissent les plus défavorables.

Trois ou quatre jours avant l'opération, le malade prend, non pas des boissons délayantes, mais quelques grammes de borate de soude en quantité proportionnelle à l'état des urines, ou de l'acide borique. Les lavages de l'urèthre et de la vessie sont faits aussi à l'eau boriquée, mais ces cas favorables sont très rares, la grande majorité des cas d'uréthrotomie étant nécessités, comme je l'ai déjà indiqué plus haut, par un canal considérablement rétréci, en un ou plusieurs endroits.

Une demi-heure avant l'opération, le malade prend un cachet de sulfate de quinine de $0^{gr},25$; cette dose du médicament est absorbée de nouveau aussitôt après l'opération ; le gland est lavé avec une solution de sublimé au 2/1000', entouré de compresses imbibées de la même solution. L'opération est faite avec des instruments aseptisés : après la section, je place une sonde n° 16 à 18 à demeure pour quarante-huit heures en moyenne. Cette sonde permet de faire de suite un lavage vésical : elle reste débouchée pendant son séjour dans le canal. L'écoulement de l'urine est surveillé toutes les deux ou trois heures, et deux fois par jour il est pratiqué un lavage vésical ; de même, avant l'enlèvement définitif de la sonde, la vessie est lavée. Si le malade ne peut supporter la sonde, il faut essayer de la maintenir autant que possible dans le canal par des suppositoires calmants ou des injections de cocaïne au niveau du col, au moyen de cette sonde même ; dans le cas d'impossibilité du maintien de l'algalie, les sondages sont nécessaires. En un mot, éviter autant que possible le passage de l'urine sur la plaie, tant que cette dernière n'est pas recouverte d'une pellicule empêchant l'absorption urineuse. J'ajouterai qu'il ne faut pas oublier que l'uréthrotomie interne est une opération des plus bénignes, mais elle n'en exige pas moins les soins les plus minutieux.

Pour faire valoir certaine soi-disant nouvelle méthode de traitement des rétrécissements non dilatables, méthode qui a d'ailleurs, quoi qu'on dise, déjà été essayée et aban-

donnée et qui a reparu sous le nom d'électrolyse linéaire,
on n'a pas hésité à accuser l'uréthrotomie interne d'accidents consécutifs d'une gravité extraordinaire : hémorrhagie, fièvre continue à température élevée, etc. Il est
inutile de discuter de pareilles opinions; cette opération
est tellement fréquente que tous les chirurgiens ont pu en
étudier les conséquences *de visu*. Certainement l'uréthrotomisé ne doit pas aller se promener immédiatement et
même monter à cheval le soir même de l'opération, mais
une méthode de traitement ne peut pas être jugée sur des
considérations d'une si minime importance; ce qu'il est
judicieux surtout d'étudier, c'est l'opération en elle-même
et le pronostic : jusqu'à ce jour, la dilatation temporaire et,
si cela est nécessaire, l'uréthrotomie interne, sont, de
l'avis de la grande majorité des chirurgiens, surtout en
France, les opérations de choix pour les rétrécissements de
l'urèthre. Il est de la plus grande facilité de rendre de suite
à l'urèthre rétréci son calibre normal : incision, électricité, dilacération, divulsion, sont autant de moyens qui se
présentent à l'esprit du chirurgien; et comme je l'écrivais déjà en septembre 1886, dans ce journal, les résultats excellents fournis par Le Fort en suivant son procédé,
les 703 guérisons sur 714 cas fournis par Holt en employant la divulsion, enfin les autres statistiques excellentes indiquées par Syms d'Édimbourg avec l'uréthrotomie
externe, sont là pour prouver que toutes ces opérations
ouvrent le canal et donnent d'emblée un libre parcours à
l'urine. — Tout autre est la question pour les chirurgiens,
qui, laissant de côté les résultats immédiats, voient plus
loin qu'une simple ouverture à faire dans cette circonstance, qui, en un mot, s'occupent des résultats consécutifs.
Quel est le procédé qui permet de rétablir la lumière du
canal en ne touchant qu'à l'anneau fibreux, sans endomma-
ger les parties environnantes? quel est celui qui donne la
plaie la plus nette, la récidive la moins fréquente? sont des
questions bien plus sérieuses à élucider que de savoir si par

tel ou tel procédé le malade restera au lit vingt-q
quarante-huit heures après l'incision, ou pourra
jour même de l'opération. En outre, les accidents
tifs de l'uréthrotomie interne, telle que cette der
actuellement pratiquée, ont maintenant une si mi
portance, que ce n'est pas sur leur disparition e
appuyer une nouvelle méthode de traitement des
sements de l'urèthre, non susceptibles d'être dilat

REVUE CLINIQUE

Note sur la stérilisation des seringues
à lavages vésicaux,

Par M. le Dʳ J. ALBARRAN.

Dans un article publié dans les *Annales* en janv
nier, je me suis surtout occupé de la stérilisation des
laissant un peu de côté ce qui regarde l'asepsie de
gues destinées à pratiquer des lavages vésicaux. Mor
le professeur Guyon s'est tout particulièrement pr
de cette question et, après plusieurs essais, a fait co
par M. Collin un nouveau modèle de seringue faci
riliser.

On pourrait se demander s'il est bien nécessair
servir de seringues pour laver la vessie et si un
quelconque ne pourrait les remplacer avec avanta
conque est souvent en rapport avec des malades u
peut facilement répondre à cette question : la s
n'est pas un simple réservoir dont le liquide e
d'une manière inconsciente, mais bien un de nos m

instruments d'exploration. M. Guyon nous a appris depuis longtemps l'importance de la sensibilité de la vessie à la tension et rien ne peut remplacer, pour en avoir la connaissance exacte, la sensation. si nuancée que nous donne le piston de la seringue; avant même que le malade en ait conscience, le chirurgien a la notion de la moindre contraction de la vessie. Lorsque dans certaines opérations, comme dans la taille hypogastrique, on doit mettre la vessie en tension, la seringue nous indique physiologiquement la quantité de liquide à injecter, variable dans chaque cas particulier.

Si donc la seringue est un instrument qui présente une incontestable utilité, il est naturel de la perfectionner pour la rendre aseptique. A première vue la grande difficulté est dans le piston, et j'ai essayé moi-même de seringues sans piston analogues à celles de Koch dont on se sert dans les laboratoires ; avec le volume de l'instrument dont nous avons besoin dans la pratique, l'instrument n'est pas très commode.

Le piston d'amiante ou celui de moelle de sureau employé dans les petites seringues de laboratoire ne peut se faire dans les dimensions voulues, et, se trouvant en face de ces difficultés, M. Guyon nous a demandé d'essayer par l'étude des cultures la valeur de nos seringues ordinaires.

Un fait à noter est que les seringues en caoutchouc rouge ou les petites seringues en verre dont on se sert pour les injections ou les instillations de nitrate d'argent sont toujours stériles; de là à l'idée de stériliser nos seringues par le nitrate d'argent, il n'y avait qu'un pas.

Actuellement nous nous servons à Necker de la seringue construite par M. Collin d'après les indications du professeur Guyon. Ces seringues, dont la capacité est de 160 grammes, ont un corps en verre gradué, ce qui permet de constater la propreté macroscopique du liquide contenu ; la pièce de verre qui forme le corps de la seringue, termine

dans sa partie inférieure par une portion rétrécie sur laquelle est fixée par un pas de vis extérieur l'armature
métallique qui forme le bout de l'instrument. Cette disposition a un double avantage : en premier lieu, on évite les
saletés qui pourraient s'accumuler dans un pas de vis ordinaire qui serait en contact avec le liquide et, en second lieu,
comme le piston n'arrive pas jusqu'à l'extrémité de l'instrument, il reste une petite partie qui forme une chambre
toujours remplie d'un liquide antiseptique.

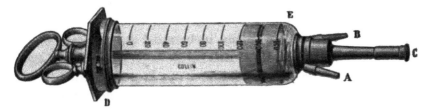

A, B, Canules de rechange ; — C, Obturateur ; — D, Fermeture
à baïonnette ; — E, Réservoir pour liquide antiseptique.

Le piston de nos seringues est graissé avec de l'huile phéniquée au 15 p. 100, et lorsque nous nous en sommes servis,
nous laissons la seringue pleine d'eau phéniquée au 5 p. 100
jusqu'au lendemain ; au besoin on peut vider l'instrument
et se contenter de la petite quantité d'eau phéniquée qui
reste dans la portion inférieure du corps de la seringue.

M. Guyon a fait construire aussi des seringues analogues
dont les parties métalliques sont argentées au lieu d'être
nickelées, cela permet d'employer pour la stérilisation le
nitrate d'argent à 1/500 au lieu de l'eau phéniquée.

Ce procédé si simple de stérilisation est à la portée de
tout le monde, et il peut être employé aussi aisément en
ville qu'à l'hôpital. Quant à son efficacité, elle est bien
démontrée par toute une série de cultures que j'ai faites,
soit sur du bouillon, soit sur de la gélatine, en procédant
comme il suit.

1° Remplir la seringue d'eau boriquée à 4 p. 100, ordinairement employée dans le service, et en laisser tomber quelques gouttes dans le milieu de culture.

2° Agir de la même manière en remplissant la seringue d'eau stérilisée.

3° Gratter la canule de la seringue ou son piston avec une aiguille de platine stérilisée, et inoculer les milieux.

Lorsqu'on a eu soin de stériliser les seringues comme nous l'avons exposé en se servant de l'eau phéniquée au 5 p. 100 ou du nitrate d'argent au 1/500, ces inoculations restent stériles.

Quant aux seringues en caoutchouc rouge dont on se sert pour les lavages vésicaux au nitrate d'argent et aux seringues à instillations, si M. Guyon a jugé inutile de les modifier, c'est qu'elles sont naturellement stérilisées par le nitrate d'argent. La stérilisation est si complète qu'elle persiste même lorsqu'on ne se sert que très rarement de l'instrument. A titre d'exemple je citerai trois seringues qui ont été trouvées stériles dans les conditions suivantes : la première était une seringue en caoutchouc rouge servant aux lavages de nitrate d'argent dans la ville ; une autre seringue de l'hôpital, en verre, était brisée, et le piston en contact de l'air depuis vingt-quatre heures, lorsque nous avons essayé les cultures ; enfin la troisième était une seringue à instillations déjà abîmée par l'usage et mise au rebut depuis plusieurs jours.

Si donc il est nécessaire de prendre des précautions pour les seringues servant aux lavages ordinaires, il est inutile de changer celles actuellement en usage pour les solutions de nitrate d'argent, car ce liquide assure leur antisepsie.

———

Polype de l'urèthre, accompagné de vaginisme et de ténesme uréthral intense. Destruction du polype par le thermo-cautère. Guérison.

Observation recueillie et publiée par M. ARNOULD,

Interne du service de M. Guyon.

P..., Narcisa, née à Bolivar, âgée de 26 ans, entre le 2 juin 1890 dans le service de la clinique des voies urinaires pour des douleurs extrêmement vives au moment de la miction.

Ses antécédents ne nous apprennent rien de particulier au point de vue vésical, mais elle a toujours eu des douleurs névralgiques particulièrement violentes du côté de la face ; on a même pratiqué la résection du maxillaire supérieur, il y a dix ans, pour névralgie faciale. Ni enfants ni fausses couches. Règles toujours normales. Leucorrhée de temps en temps. Pas de tuberculose.

Elle nous apprend qu'il y a dix-huit mois, elle est prise de douleurs extrêmement vives au moment de la miction. Entrée à l'hôpital Laënnec, elle est opérée d'un polype de l'urèthre. En sortant elle se trouve manifestement améliorée. Mais depuis quelques mois, nouvelles douleurs pendant la miction qui devient difficile. Aujourd'hui cette douleur vive est bien localisée au méat, elle accompagne et suit la miction, elle dure quelques instants. Il y a, de plus, des spasmes de l'urèthre avec rétention complète d'urine qui dure quelquefois une heure. La malade se plaint surtout de douleurs spontanées, presque continuelles, vers la vulve, le vagin, n'ayant de trêve ni jour ni nuit, avec sensation de constriction pénible.

Troubles nerveux manifestes, anesthésie pharyngée totale et insensibilité cornéenne, diminution du champ visuel, surtout à droite, etc. C'est, en un mot, une hystérique qui, de plus, est atteinte de phénomènes de vaginisme : les contacts et le toucher sont en effet extrêmement pénibles. Mais les contractures douloureuses du vagin sont surtout d'origine réflexe ; car, en touchant l'orifice du méat, on les réveille avec violence, provoquant du ténesme vésical avec envie d'uriner. L'inspection révèle à ce niveau l'existence d'une petite tumeur implantée sur le bord inférieur du méat, un peu à gauche. Du volume d'un petit pois, ce polype du méat est rouge, absolument sessile. L'exploration de l'urèthre est douloureuse, mais la vessie supporte parfaitement le contact et la distension. Pas de cystite.

Des applications de solution de cocaïne au vingtième ne donnent qu'un soulagement passager, les lavages et injections vaginales à l'acide borique ne sont pas tolérées. L'introduction de la canule détermine des crises douloureuses qui durent quelques heures.

Le 6 juin la malade est endormie, et M. Guyon procède à la destruction du polype selon le procédé qu'il a depuis longtemps imaginé, mais qu'il n'a pas encore décrit. Afin d'obtenir à la fois la destruction complète et la limitation exacte de la cautérisation, il procède par petites cautérisations successives et rapides. L'urèthre convenablement entr'ouvert à l'aide d'une pince à forcipressure introduite à une faible profondeur ou d'un petit speculum spécial construit par Collin, la pointe du thermo-cautère est portée successivement sur la surface tout entière du polype. A peine a-t-il agi qu'il est immédiatement éloigné, puis réappliqué. Ces destructions partielles sont répétées de façon à substituer à la petite tumeur une escarre parfaitement plate comprenant toute l'étendue et toute l'épaisseur de la production morbide. C'est dire que le thermo-cautère est réappliqué aussi souvent que le chirurgien le juge nécessaire, pour arriver à une destruction totale par un ensemble de petites cautérisations.

On peut immédiatement s'assurer que seule la partie de l'urèthre soumise au thermo-cautère a subi ses effets. Aucune trace de brûlure ne se voit sur le reste du pourtour de son orifice. Aussi la malade ne ressent-elle aucune douleur au réveil et les mictions peuvent-elles s'accomplir le jour même sans provoquer de crises. Les phénomènes douloureux de la miction furent donc immédiatement supprimés, le vaginisme ne tarda pas à disparaître et, bien que l'on ait continué les douches hydrothérapiques et le bromure prescrits dès l'entrée de la malade, il n'est pas douteux que la sensibilité de la vulve n'ait cédé par le fait de la cessation de la douleur du méat.

Lorsque la malade nous quitta le 5 juillet, on pouvait exercer le contact au niveau de tout le contour de la vulve, pénétrer dans le méat et le vagin sans déterminer de sensations pénibles.

Elle revenait cependant quelques jours après, se plaignant de souffrir de la vulve. Il s'y était développé, sous l'influence de pertes blanches, un érythème assez prononcé qui céda rapidement à des injections vaginales avec la solution de sulfate de cuivre à 5/1000 qui furent parfaitement supportées. Revue le 23 juillet, la malade restait guérie.

La cautérisation thermique est recommandée dans le traitement des polypes de l'urèthre, mais les chirurgiens en font en général usage après avoir pratiqué l'excision. Dans la pratique de notre maître, à moins qu'il ne s'agisse de productions assez volumineuses pour comporter l'exérèse, la cautérisation fait tous les frais de l'opération. Elle a l'avantage de simplifier l'acte opératoire. On sait que l'excision provoque un saignement abondant et qu'il n'est pas facile, pour ces petites excroissances le plus souvent sessiles, d'en bien préciser la limite; de là sans doute le conseil de cautériser après avoir excisé. Mais à ce moment il est assez difficile de faire une cautérisation méthodique dont on règle avec sûreté l'étendue et la profondeur. Rien de plus simple lorsqu'on s'en remet à elle pour accomplir toute l'opération. On n'est à aucun moment gêné par un saignement quelconque, car on ne voit pas une goutte de sang, et si l'on a manié le thermo-cautère en suivant les règles précises qui empêchent les parties saines du méat de subir le rayonnement, l'escarre très sèche qui remplace l'excroissance polypeuse permet à la miction de s'exercer sans que le contact de l'urine détermine la moindre cuisson. C'est en raison de ses avantages immédiats et de ses bons résultats définitifs que nous avons cru devoir faire connaître cette petite opération.

REVUE CRITIQUE

JANET. — *Les troubles psychopathiques de la miction.*
(Thèse de Paris, 4 juin 1890.)

La classe de malades que M. le professeur Guyon a désignée sous le nom très approprié de *faux urinaires* a un caractère commun qui est que la cause de leurs troubles urinaires est éloignée des organes urinaires. Elle peut être divisée en 3 groupes : 1° les névropathes urinaires à lésions nerveuses ; 2° les névropathes urinaires hystériques et épileptiques ; 3° les psychopathes urinaires.

C'est ce dernier groupe que M. le docteur Janet a eu en vue dans sa thèse inaugurale.

Dans la première partie de ce travail, l'auteur décrit la psycho-physiologie de la miction, en insistant surtout sur ses anomalies. La miction est une fonction physiologique dont une partie, l'excitation vésicale, échappe à notre contrôle et l'autre, le relâchement du sphincter vésical, est sous la dépendance de la volonté. Mais les devoirs sociaux, les convenances personnelles finissent par transformer ce besoin naturel en une habitude urinaire, et nous arrivons à commander à notre vessie au lieu de lui obéir. D'un autre côté, la corrélation intime qui existe entre notre cerveau et notre vessie amène ce résultat que toute idée consciente ou même inconsciente se rattachant à la miction détermine aussitôt une contraction vésicale. D'autres idées ne se rattachant qu'indirectement à la miction produisent le même effet, à condition qu'elles s'associent à notre esprit avec ce phénomène. En résumé, le besoin d'uriner n'est plus déterminé physiologiquement par la résistance de la vessie à telle ou telle tension, mais par des habitudes urinaires créées de toutes pièces pour notre commodité personnelle.

Le phénomène de la miction a été bien souvent étudié : il n'est guère d'auteurs ayant écrit sur la physiologie urinaire qui n'aient consacré quelques pages à décrire la manière dont il comprenait ce phénomène : et l'on peut ajouter, autant d'auteurs, autant d'opinions différentes. M. Janet admet une double action : 1° une action dynamogénique qui fait contracter la paroi musculaire de la vessie ; 2° une action inhibitive qui relâche le sphincter uréthral. Cette dernière action ne peut être produite que par l'oubli pour ainsi dire complet de ce muscle : notre attention doit en être détournée. Tout phénomène actif de notre part ne pourrait qu'entraver le relâchement du sphincter uréthral. Cette distraction est involontaire à l'état normal. Les individus qui sentent la nécessité de cette distraction momentanée ont un premier trouble, très léger, dans la miction. Plus tard, le cas s'aggrave quand l'individu est incapable d'uriner, quand il pense à l'acte qu'il exécute. Dans le même ordre de faits, on trouve, à l'état plus grave, un trouble bizarre que J. Paget a appelé *bégaiement urinaire* : ces malades ne peuvent uriner quand on les regarde, quand on les attend, etc. La rétention complète d'origine psychique a besoin pour se produire d'une cause occasionnelle ou de quelque accident qui affaiblisse encore la contractilité vésicale : c'est ainsi qu'agissent la rétention volontaire et les traumatismes. Une opération chirurgicale amène souvent une rétention d'urine chez les femmes.

Après avoir passé en revue les caractères du spasme

uréthral, les troubles qu'il occasionne dans la miction, après avoir fait une étude complète et très intéressante de la pollakiurie psychopathique, M. Janet aborde la deuxième partie de son mémoire et s'occupe des caractères cliniques de la psychopathie urinaire, de son diagnostic et de son traitement. Laissant de côté l'étude des troubles de la miction des hystériques et des épileptiques, il s'attache surtout à démontrer qu'il existe une forme spéciale de psychopathie qui a une tendance marquée à se localiser sur les organes d'expulsion de l'urine. Cette affection est caractérisée par une triade symptomatique à peu près constante : 1° incontinence d'urine dans l'enfance ; 2° pollakiurie simple, douloureuse ou spasmodique après la guérison de l'incontinence ; 3° hypochondrie urinaire généralement combinée à l'hypochondrie génitale que le malade a de la peine à en séparer.

La cause principale de tous ces troubles réside uniquement dans la concentration de l'attention du malade sur ses organes expulseurs de l'urine.

Elle est entretenue par toutes les causes qui exagèrent encore cette concentration, la blennorrhagie par exemple.

Les conclusions de M. Janet résument parfaitement les caractères principaux de ces psychopathes. Ces malades sont généralement des héréditaires, des dégénérés, souvent des neurasthéniques qui sont timides de caractère, redoutent le coït, prennent des habitudes de masturbation. Dans l'enfance, il y a de l'incontinence d'urine ou de la pollakiurie nocturne simple ; quelque temps après il s'établit une pollakiurie simple ayant une cause purement psychique : elle est produite par l'excitation continuelle que les préoccupations anxieuses du malade relativement à la vessie transmettent à cet organe et entretenue par de mauvaises habitudes. La tolérance de la vessie n'en reste pas moins normale. Ce n'est que plus tard, lorsque les troubles s'aggravent, que la pollakiurie ancienne s'accompagne de douleurs névralgiques et de spasme uréthral. Enfin le malade tombe progressivement dans la plus profonde hypochondrie. Ces psychopathes urinaires ne doivent pas être confondus avec les malades qui présentent les troubles préataxiques de la miction.

Le meilleur moyen d'améliorer les psychopathes urinaires consiste à leur faire oublier leurs maux le plus possible et à détacher leur pensée de leur vessie. La cocaïne, en calmant un instant leurs douleurs, remplit assez bien ce but. Mais la pierre d'achoppement est ici l'hypochondrie. La cocaïne doit être introduite sous forme d'injection uréthrale.

M. Janet recommande celle de Schnitzlex, de Vienne :

Chlorhydrate de cocaïne . . . . . . 2 à 5 grammes.
Glycérine . . . . 20 grammes.
Eau distillée. . . . . 30 —

Cette thèse est très intéressante, car elle donne une vue d'ensemble sur un sujet encore peu ou mal connu.

LORIN. — *Du traitement de l'orchi-épididymite d'origine uréthrale par les courants continus.* (Th. Paris, 22 mai 90.)

A l'appui de sa thèse, M. le docteur Lorin rapporte dix observations d'orcbi-épididymite d'origine uréthrale traitée par les courants continus ; dans ces dix cas, d'après l'auteur, les résultats ont été rapides et excellents. Dans neuf cas, l'induration avait complètement disparu au bout de quinze jours. Dans un seul, il persistait au bout de ce temps un léger noyau épididymaire du côté droit (orchite double), qui diminue petit à petit. Les malades ont pu marcher dès le quatrième jour, et le sperme, au microscope, est devenu normal.

Voici, d'après M. Lorin, les principes de technique opératoire.

Emploi de la pile de Gaiffe, avec rhéophores formés par une lame de plomb de la largeur de la main au moins pour le pôle positif et d'une largeur moindre au pôle négatif ;

ces deux électrodes recouvertes de peau de lapin. Le nombre des couples varie progressivement de 12 à 18 (deux couples en augmentation tous les deux jours). Les premiers jours, deux séances seulement d'un quart d'heure chacune, 8 heures du matin et 3 heures de l'après-midi.

Vers le 4ᵉ jour la durée est d'une heure, chiffre qui n'a pas été dépassé. La peau des bourses et du pli inguinal préalablement lavée, le malade était placé dans le décubitus dorsal, le rhéophore positif est appliqué sur le testicule de façon à être en quelque sorte moulé sur lui. L'électrode négative est placée sur le trajet du cordon. Les deux rhéophores sont imbibés d'un liquide acidulé, précaution très importante.

A la fin de la séance, au niveau du rhéophore négatif une rongeur assez vive se montre : elle disparaît par l'application d'un cataplasme pendant une demi-heure environ.

Miropolsky. — *Traitement de l'arthrite blennorrhagique par le cataplasme de Trousseau.* (Th. Paris, 17 avril 1890.)

M. le docteur Miropolsky expose dans cette thèse le procédé journellement employé à l'hôpital Necker, dans le service de M. le professeur Dieulafoy, pour le traitement de l'arthrite blennorrhagique au moyen du cataplasme de Trousseau.

Ce cataplasme, auquel M. le professeur Dieulafoy a donné le nom de cataplasme de Trousseau, se prépare de la manière suivante :

On prend 1 à 2 kilogrammes de mie de pain coupée en petits morceaux et trempée dans l'eau pendant 5 minutes : puis on la débarrasse de cette eau. La pâte ainsi pétrie est étalée sur une compresse de toile ayant la forme d'un rectangle allongé, on étend sur la surface une mixture composée de camphre, 7 grammes ; extrait d'opium, 5 grammes ; alcool, q. s.; puis un peu d'alcool camphré. S'il y a de fortes douleurs, on peut ajouter de l'extrait de belladone à la dose

tout est assujetti par des bandes sur l'ar-
qui est immobilisée. Le cataplasme est
2° jour : il peut être renouvelé dans les
, s'il est nécessaire.

ıs sont rapportées : 6 ont pour siège le

de la forme de l'arthrite, 6 étaient aiguës,
ıombre des cataplasmes nécessaires a été
ois.

deux contre-indications à l'emploi de ce
ınd la douleur est trop vive, il faut atten-
nent relatif de la douleur; 2° quand il y
; abondant : dans ce cas, on doit d'abord

— *Contribution à l'étude de la fonction*
Thèse de Paris, 12 juin 1890.)

ıle est-elle un simple filtre ou se com-
ıe une glande ordinaire? M. Bergeret-
ıs, au laboratoire de physiologie de la
ériences pour rechercher si le rein fonc-
ıne glande ordinaire, l'influence de la
re sur l'excrétion rénale n'étant qu'un
l, la fonction se continuant avec des va-
ularités telles qu'en présentent les glandes
ıst donc proposé de chercher : 1° Suivant
élimination d'une substance par le rein?
; temps une quantité donnée de la sub-
-elle? 3° Y a-t-il une relation entre la
ıation de la substance et l'élimination de
Y a-t-il une relation simple entre la quan-
éliminée en un temps très court et la
ance contenue dans le sang ou, d'une
ns l'organisme à ce moment-là?
loyé pour son étude le sucre de canne, et

ses expériences ont été faites sur des chiens. Il en est arrivé à formuler les conclusions suivantes :

1° La fonction rénale est variable : ces variations sont assez constantes, mais non nécessaires.

2° Les reins éliminent d'autant plus de quantité de saccharose qu'on en introduit davantage dans l'économie.

3° La durée de l'élimination varie suivant le degré d'activité de cette fonction.

4° Il existe des oscillations périodiques de la fonction rénale.

En résumé, l'excrétion rénale n'est pas une filtration, un passage pur et simple du liquide urinaire à travers les parois des capillaires glomérulaires, comme à travers une simple membrane animale; c'est plus que cela, une espèce de sécrétion, ne rentrant pas dans l'ordre des sécrétions salivaire et pancréatique, en ce sens que le rein ne fabrique rien, mais s'en rapprochant par ce fait qu'elle est soumise aux mêmes irrégularités et aux mêmes variations.

D' DELEFOSSE.

REVUE DES JOURNAUX

PRESSE FRANÇAISE

1° SUR LES MODIFICATIONS ÉPITHÉLIALES DE L'URÈTHRE APRÈS LA BLENNORRHAGIE CHEZ L'HOMME, par L. BABABAN, agrégé à la Faculté de médecine de Nancy (*Revue médicale de l'Est*, 15 juin). — L'auteur commence son travail par constater de grandes différences dans les diverses descriptions qui ont été données de l'épithélium du canal. A l'étranger, l'on considère en général ce revêtement comme un épithélium cylindrique, simple, avec cellules

de remplacement dans la profondeur : le mémoire d'Oberdieck,
le manuel d'histologie de Klein, les traités d'histologie de Frey,
Kölliker, Stöhr, Toldt, etc. sont de cet avis, à quelques détails
près. En France au contraire, avec Robin et Cadiat, on admet
que l'épithélium de l'urèthre masculin est cylindrique stratifié,
à trois ou quatre assises cellulaires.

Où est la vérité? L'auteur n'hésite pas à adopter l'opinion
de Robin et Cadiat, car il a pu en vérifier l'exactitude sur une
verge amputée, et d'autre part un récent mémoire de Posner,
publié dans les *Archives de Virchow*, donne raison aux auteurs
français. Il reste cependant encore quelques obscurités, notamment en ce qui concerne l'urèthre postérieur; ayant pu recueillir l'urèthre d'un décapité, M. Baraban avait espéré y trouver
des éclaircissements, mais malheureusement ce canal n'était
pas sain. En revanche, les lésions qu'il présentait ont un intérêt
qu'il me paraît bon de signaler parce qu'elles nous montrent
l'urèthre à une période de blennorrhagie que l'on n'a peut-être
jamais observée au microscope.

Cette période paraît être en effet celle qui succède immédiatement à la cessation de l'écoulement, pendant laquelle il n'y a plus
blennorrhagie au sens étymologique du mot, quoiqu'il persiste
cependant des signes d'inflammation dans le tissu conjonctif
de la muqueuse. La figure 1 montre en quoi consistaient ces
traces d'uréthrite au cas particulier et comment elles étaient
disséminées dans la région bulbaire sous la forme de nodules
inflammatoires plus ou moins arrondis, situés dans les couches
superficielles du chorion. Partout la couche épithéliale existait,
mais avec des modifications bien curieuses dont le maximum
d'intensité se rencontrait précisément en cette région bulbaire,
siège des uréthrites prolongées.

Ces modifications consistaient en un changement complet du
type épithélial qui était devenu pavimenteux stratifié, non pas
sur toute la circonférence du canal, mais suivant une configu-
ration très irrégulière. Les figures numérotées de 5 à 17 de la
planche ci-jointe qui représentent autant de coupes pratiquées
dans la région bulbaire à un demi-millimètre l'une de l'autre
environ, donnent une idée suffisante de la distribution du nouvel épithélium (les points où l'épithélium est resté cylindrique
sont marqués par un simple trait, et la figure 17 a été orientée

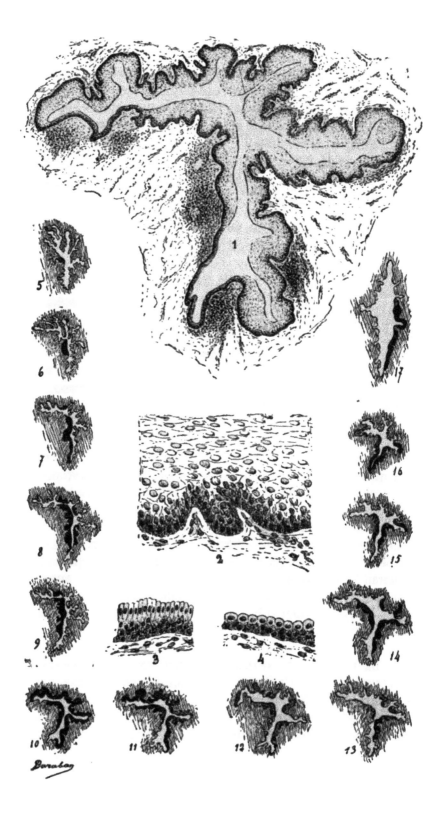

autrement que les autres ; son bord droit représente la demi-circonférence inférieure du canal. Les figures 2 et 3 permettent de se rendre compte immédiatement de la netteté avec laquelle se manifestaient les deux types d'épithélium. La figure 4 montre comment l'épithélium du canal s'était modifié sur quelques points de la portion spongieuse de l'urèthre, en avant du bulbe. Suivent quelques détails sur les relations de l'épithélium modifié avec les points encore enflammés du derme sous-jacent.

En résumé l'épithélium du canal est devenu épidermoïde là seulement où la blennorrhagie peut persister longtemps avant de disparaître.

Pareille transformation a été signalée au niveau des rétrécissements uréthraux par Neelsen, il y a deux ans, et qui suivant en attribue la raison à l'influence du tissu cicatriciel sous-jacent. M. Baraban, s'appuyant sur l'observation qu'il a faite de cet urèthre où manquait le tissu cicatriciel pense que l'opinion de Neelsen doit être réservée jusqu'à ce que l'on ait observé au microscope des cicatrices uréthrales consécutives au traumatisme. En attendant, il est porté à croire que ces modifications résultent plutôt de l'influence exercée sur les cellules épithéliales par le microbe de la blennorrhagie. Les recherches de Lagrain et de Fuerbringer, entreprises dans un autre but, leur ont fait voir qu'à une certaine période de l'écoulement blennorrhagique, l'on trouve une forte proportion de cellules pavimenteuses dans le pus, et ceci chez des individus qui n'ont pas de rétrécissement ni de cicatrices. La présence prolongée des gonocoques dans la couche épithéliale déterminerait une irritation spéciale des éléments anatomiques, une déviation de nutrition qui continuerait à se faire sentir alors même que le parasite aurait disparu, et établirait ainsi définitivement, dans une partie du canal, un type épithélial bien différent du type normal. Toute chaudepisse lente à guérir exposerait à cette déviation.

2° DE L'EMPLOI DES ANTISEPTIQUES DANS LE TRAITEMENT DES RETRÉCISSEMENTS DE L'URÈTHRE PAR L'URÉTHROTOMIE INTERNE, par M. WILLS (*Mercredi médical*, 25 juin). — L'uréthrotomie interne peut être suivie d'un accès de fièvre urineuse qui n'est pas d'origine nerveuse, mais produite par l'absorption, à travers la blessure, de quelque élément toxique ou septique de l'urine. Se basant sur ce principe, le docteur Wills pense que cette fièvre peut être évitée en employant des antiseptiques localement et à l'intérieur. Harrison, pour éviter le passage de l'urine sur la plaie uréthrale, combine l'uréthrotomie interne avec l'uréthrotomie externe, et place un drain dans une boutonnière périnéale. Dans vingt cas ainsi traités, il n'y eut ni fièvre urineuse, ni frisson.

M. le docteur Wills n'a eu qu'à se louer de la méthode suivante, pratiquée dans 7 cas de rétrécissement très serré, contre lesquels la dilatation avait complètement échoué.

L'uréthrotomie interne étant décidée, le malade est confiné au lit et mis au régime lacté pendant quelques jours : aucun instrument n'est introduit dans l'urèthre : ventre libre. 3 fois par jour on administre une potion à l'acide borique qui permet à l'urine de reprendre rapidement son acidité normale et exerce une action antiseptique sur la muqueuse vésicale.

L'opération est pratiquée avec l'uréthrotome de Teevan, soigneusement phéniqué. Le malade est anesthésié et on injecte dans l'urèthre 40^{gr},26 d'huile phéniquée. Après l'incision on passe plusieurs sondes, puis on vide la vessie avec un cathéter d'argent par lequel on lave à l'eau boriquée. Le cathéter retiré, une bougie à l'iodoforme est poussée dans le canal jusqu'au col de la vessie. Le malade ne devra pas, autant que possible, uriner avant six ou huit heures. Le lendemain de l'opération, on reprend les lavages à l'acide borique. Le quatrième jour on fait de nouveaux passages de bougies stérilisées. La moyenne du séjour à l'hôpital est de douze jours. Il y a contre-indication à l'uréthrotomie interne quand l'urine reste alcaline ou purulente, lors même que l'acide borique a été employé pendant trois semaines. Il vaut mieux alors employer l'uréthrotomie externe.

3° CONTRIBUTION A L'ÉTUDE DU TRAITEMENT DE L'ATROPHIE TESTICULAIRE D'ORIGINE OURLIENNE PAR LES COURANTS ÉLECTRIQUES, par M. le docteur OLIVIER (*Recueil de médecine militaire*, n° de juin). — Dans une petite épidémie d'oreillons, qui se déclara, au quartier Grouchy qu'occupe à Saint-Étienne le 19° dragons, 44 hommes furent atteints : l'orchite se produisit 14 fois comme complication. Sur ce nombre 8 malades furent soumis au traiment électrique; chez les 6 autres, l'inflammation resta livrée elle-même par le fait de circonstances diverses.

Le traitement fut commencé aussitôt après la cessation des hénomènes inflammatoires, avec un appareil ultra-faradique, u bisulfate de mercure. Chaque malade fut soumis à une noyenne de 15 séances d'une durée de 15 à 20 minutes chaune, un pôle de l'appareil étant appliqué sur l'anneau inguinal, autre à la partie inférieure des bourses.

Sur les 14 cas d'orchite, le traitement électrique a été mis n pratique 5 fois pour des orchites unilatérales et 3 fois pour es orchites doubles. La lecture des observations permet de onstater que toutes les orchites unilatérales se sont terminées ar la guérison complète ou une amélioration très sensible de organe. En ce qui concerne les orchites doubles, on a enreistré deux succès complets et un incomplet. Au contraire, les cas confiés au traitement ordinaire, cataplasmes et onguent apolitain, ont donné les résultats suivants : 1° 4 orchites simles ayant abouti à une diminution de volume, même à l'atrohie complète de l'organe ; 2° 2 cas d'orchites doubles dans lsquels un des testicules a été réduit au volume d'une grosse oisette, son congénère n'ayant subi qu'une diminution modérée e volume et de consistance.

L'auteur tire de ses observations les conclusions suivantes :

1° Les courants électriques induits sont susceptibles de guérir atrophie testiculaire d'origine ourlienne ;

2° Le traitement doit être employé aussitôt la cessation des hénomènes inflammatoires et aux premiers signes d'atrophie.

4° DU TRAITEMENT CHIRURGICAL DE L'HYDRONÉPHROSE, par M. le octeur JEANNEL (de Toulouse), (*Gazette hebdomadaire de méde-* *ne*, 12, 19 juillet). — M. le docteur Jeannel, dans la discussion laquelle il s'est livré au sujet de l'hydronéphrose et de son aitement chirurgical, a considéré exclusivement les cas d'hyronéphrose unilatérale volumineuse avec intégrité de l'autre in, et est arrivé aux conclusions suivantes:

1° La guérison de l'hydronéphrose volumineuse par la néphromie est l'exception, la néphrotomie devant être suivie, dans majorité des cas, d'une néphrectomie secondaire.

2° La néphrectomie secondaire par hydronéphrose est certainement d'une exécution moins facile et d'une bénignité moindre que la néphrectomie primitive.

3° Il faut traiter l'hydronéphrose, même volumineuse, comme un kyste de l'ovaire adhérent ou non adhérent, et s'il faut savoir se résigner à l'incision suivie de suture de la paroi à la plaie cutanée, ce doit être comme un pis aller, lorsqu'il est impossible de mieux faire.

La première conclusion de l'auteur est basée sur des preuves théoriques et des preuves statistiques. L'hydronéphrose a pour condition pathogénique indispensable l'obstruction de l'uretère ; or, la néphrectomie ne peut procurer la guérison qu'à deux conditions : désobstruction de l'uretère, espoir chimérique ; le parenchyme rénal ne doit être ni distendu ni désorganisé, ce qui n'est pas le cas pour les hydronéphroses volumineuses qui s'accompagnent toujours de distension définitive du parenchyme. La statistique démontre qu'au moins dans les deux tiers des faits la néphrectomie aboutit à la formation d'une fistule rénale.

La deuxième conclusion est basée sur l'interprétation des faits. La mortalité de la néphrectomie secondaire pour fistule consécutive à une pyonéphrose est de 30 p. 100, pour 25 opérés, tandis que celle de la néphrectomie primitive est de 28 p. 100 pour 39 opérés. En ce qui concerne l'avantage à considérer, la néphrectomie comme opération de choix et la néphrotomie comme opération de nécessité, M. Jeannel se base sur les causes de mort relatées dans la néphrectomie : elle sont dues presque toujours soit à une faute opératoire, soit à une opération qui ne devait pas être faite vu l'état du malade. Deux contre-indications seules s'opposent à la néphrectomie pour hydronéphrose volumineuse : l'absence ou l'état pathologique du rein non opéré, les difficultés opératoires insurmontables résultant d'adhérences périphériques avec le péritoine, l'intestin, etc.

5° DE LA POLYURIE SYPHILITIQUE, par MM. LECORCHÉ ET TALAMON (*la Médecine moderne*, 26 juin 1890). — Le diabète insipide, le diabète hydrurique, la polyurie simple ou essentielle, sont caractérisés par deux phénomènes principaux : augmentation normale de la quantité d'eau excrétée par les reins et soif exagérée ; on ne rencontre, dans l'urine, ni sucre, ni albumine, ni urée en excès, ni acide oxalique en quantité anormale.

De l'étiologie du vrai diabète hydrurique, les deux causes qui se dégagent le plus nettement sont: l'influence héréditaire et les lésions cérébrales. De ces lésions cérébrales de la base, certaines ressortissent-elles à la syphilis? Cela paraît assez probable, mais les auteurs n'en font pas mention. MM. Lecorché et Talamon publient une observation où l'origine syphilitique de la polyurie n'est pas discutable: cette observation a été rédigée par le malade lui-même, homme instruit et intelligent; elle offre comme un aperçu général de toutes les indications qui peuvent être dirigées contre le diabète insipide; elle peut se résumer ainsi: syphilis en 1879: traitement énergique pendant trois ans, accidents secondaires presque nuls. En 1882 premiers troubles nerveux qui indiquent une tendance à la localisation de la syphilis vers la moelle allongée, difficulté dans l'articulation de certains mots, morsures involontaires de la langue, névralgie cervico-faciale gauche avec quelques mouvements involontaires dans les doigts. Deux ans après, apparition brusque d'une polyurie de 5 à 6 litres, accompagnée de vomissements, d'inappétence, d'excitabilité nerveuse générale. L'amaigrissement et l'affaiblissement font des progrès si rapides que, cinq mois après le début de la polyurie le malade est obligé de prendre le lit: iodure de potassium à haute dose; aucune médication depuis n'a donné de résultat, sauf quand on reprenait les mercuriaux et les iodures.

Après avoir cité une autre observation déjà produite, MM. Talamon et Lecorché concluent:

1° Que la syphilis a une influence certaine sur la production du diabète insipide;

2° Que la polyurie syphilitique résulte probablement d'une localisation scléro-gommeuse au voisinage du plancher du 4° ventricule, peut-être aussi des lésions syphilitiques des artérioles de cette région;

3° Qu'elle est précédée ou accompagnée de troubles nerveux dus à l'irritation des troncs qui émergent de la région bulbo-protubérantielle;

4° Que ces troubles nerveux peuvent persister ou disparaître, le diabète insipide restant alors le seul symptôme de la lésion bulbaire syphilitique.

Dr DELEFOSSE.

PRESSE ANGLO-AMÉRICAINE

1° INCONTINENCE D'URINE ET SON TRAITEMENT CHEZ LES ENFANTS, par le docteur SWANEY. — L'auteur établit d'abord que l'incontinence d'urine chez les enfants peut être due à des causes différentes, qui sont les suivantes : 1° hyperacidité de l'urine déterminée ordinairement par une production excessive d'acide urique ; 2° irritabilité extrême de la couche musculaire de la vessie, alors même que l'urine est neutre ; 3° faiblesse du sphincter, qu'on peut soupçonner quand le jet est plus lent et moins fort ; 4° action réflexe engendrée fréquemment par une balano-posthite (phimosis, adhérences entre le gland et le prépuce, accumulation de smegma, etc.) ; 5° boissons prises en trop grande quantité pour la capacité vésicale d'un enfant ; 6° calcul de la vessie ; 7° malformations diverses, telles que, par exemple, l'abouchement d'un ou des deux uretères dans le canal de l'urèthre ; 8° diminution de la capacité vésicale due à l'hypertrophie de la couche musculaire de la vessie : cette dernière, en pareil cas, arrive à ne plus contenir que 30 à 40 grammes de liquide.

Le traitement de l'incontinence est naturellement subordonné à la cause de celle-ci. L'acidité excessive de l'urine est efficacement combattue par l'administration des alcalins, et notamment de l'acétate de potasse, ou même par l'usage habituel des fruits, dont les acides végétaux sont transformés en leurs bases alcalines dans l'économie. En cas d'excès d'excitabilité vésicale, la belladone est indiquée : cinq gouttes de sa teinture d'abord sont données trois fois par jour, puis l'on augmente progressivement d'une goutte, jusqu'à ce qu'on détermine de la sécheresse de la gorge et de la rougeur de la peau ; à ce moment, si la belladone doit agir, elle aura produit tout son effet. Si l'action du sphincter est insuffisante, on a recours à l'ergot de seigle à fortes doses : cinq ou six gouttes de son extrait fluide, injectées dans le tissu cellulaire de la fosse ischio-rectale, donnent ordinairement d'excellents résultats. Enfin, comme le petit malade a besoin presque toujours d'être tonifié, le sirop d'iodure de fer et la strychnine sont à prescrire (*Medical Record* de New-York, 3 mai 1890).

2° EFFICACITÉ DE LA BELLADONE CONTRE LES DOULEURS
TIQUES, par le docteur W. MURRAY. — Ce chirurgien rap
porte trois observations dans lesquelles il semble ne
établi que, au cours d'une colique néphrétique, la m
du gravier rénal a été hâtée et la douleur notablemen
nuée par l'administration de la belladone. Peut-être l'a
ce médicament est-elle la même, en pareil cas, sur l'uret
sur l'intestin, dans l'obstruction intestinale (*the Dublin*
of medical science, juin 1890).

3° TUMEUR OBTURANT LE COL VÉSICAL, par le docteur A.
— Il s'agit, dans cette observation, d'un vieillard ayan
plusieurs années des hématuries et de la dysurie ; en
lieu, il est atteint de rétention complète avec distentio
dérable de la vessie. Les cathétérismes sont particuli
difficiles et déterminent des hémorrhagies abondantes à
l'évacuation. La situation s'aggravant, on pratique la cys
sus-pubienne : les parois de la vessie ont plus d'un cer
d'épaisseur et sa cavité contient à peine une tasse à
liquide. A sa base, au niveau du trigone, est implantée
meur allongée et conique, donnant au doigt la sensatio
col utérin, moins l'orifice. Ce néoplasme est situé à 2 cen
environ du méat interne et, chose curieuse, l'index p
facilement introduit dans la portion prostatique de l'
Telle est du moins la disposition que l'on constate lo
vessie est à peu prés vide et le malade couché. Dans le
traire, la base de la tumeur devient presque verticale
sommet vient obturer hermétiquement l'orifice int
l'uréthre, de telle sorte que c'est à peine si quelques
d'urine peuvent être expulsées au prix de grands ef
alors on veut pratiquer le cathétérisme, le bec de la so
ou faire une fausse route à travers la masse morbide,
sinner péniblement entre le pubis et la tumeur. On co
ainsi pourquoi la miction était moins difficile pour le
quand il était couché sur le dos et que sa vessie conte
d'urine (*Edinburgh med. Journ.*, mai 1890).

4° LUXATION DE LA VERGE ET DES TESTICULES, par le
FIELD. — A la suite d'un accident où plusieurs roues lui

sur la cuisse gauche, un homme présente une vaste plaie située
à la base du triangle de Scarpa et communiquant avec une
fracture comminutive de l'extrémité supérieure du fémur. Il
est apporté à l'hôpital dans un état désespéré et il succombe
en effet au bout d'une demi-heure. Quelques instants avant sa
mort, il s'était plaint de ne pouvoir uriner et le médecin de
garde, le docteur Simpson, voulant le sonder, n'avait pu parvenir à trouver sa verge. En effet, seule l'enveloppe cutanée
de ce pénis et des testicules existait encore, ces organes ayant
disparu et leur présence ne pouvant être constatée dans les
régions inguinale, pubienne, périnéale, etc., même par un
examen des plus minutieux. Cependant, immédiatement au
dessus de l'arcade crurale, on sentait de chaque côté une petite
masse arrondie et fuyant sous le doigt, ayant à peu près le
volume d'un testicule.

. L'autopsie n'ayant pas été permise, on dut se contenter d'introduire deux doigts par la plaie de la cuisse jusque dans la
cavité abdominale; ils ramenèrent le petit corps rond, senti
au niveau du ligament de Poupart : c'était bien le testicule.
Enfin, l'index, enfoncé dans la peau du pénis comme dans un
doigt de gant et recourbé ensuite en crochet, ramena le gland
au dehors et ainsi la verge fut reconstituée, de telle sorte
qu'une sonde passée immédiatement retira de la vessie une
centaine de grammes d'urine sanglante ; mais, on ne put savoir
exactement à quel endroit s'était logé le pénis pendant sa luxation. La facilité du cathétérisme subséquent prouve que l'urèthre
n'avait pas été rompu (*Boston med. and surg. Journ.*, 24 avril 1890).

5° TAILLE HYPOGASTRIQUE POUR UN VOLUMINEUX CALCUL, par le
docteur WILLIAM NEILL. — Cette opération ne présente rien de
particulier, si ce n'est que, dans ce cas, elle a été exécutée
presque extemporanément par un médecin de campagne, sans
ballonnement rectal. Le calcul (probablement d'acide urique)
mesurait près de 7 centimètres en longueur, 5 et demi en largeur et 4 en épaisseur; il pesait environ 180 grammes. Les
lèvres de la plaie vésicale furent suturées au catgut à celles de
plaie abdominale, et le tube à drainage fut enlevé au bout de
quelques heures parce que le malade ne pouvait le supporter.
L'urine sortit par la plaie durant quatorze jours avant de

reprendre son cours normal. Guérison rapide et complète
(*Medical Record* de New-York, 17 mai 1890).

6° RÉTRÉCISSEMENTS DE L'URÈTHRE CHEZ LA FEMME, par le docteur
VAN DER WARKER. — L'auteur croit que généralement on n'accorde pas assez d'attention ni d'importance aux rétrécissements
de l'urèthre chez la femme : on a même prétendu qu'ils n'existaient pas, et que le canal était enflammé, mais non rétréci.
Par contre, chez l'homme, le diagnostic rétrécissement se fait
trop facilement, et il arrive parfois qu'on opère des strictures
qui existent seulement dans l'imagination du chirurgien.

Les rétrécissements chez la femme sont en général annulaires
et situés près du méat ; pour les constater, la sonde est un instrument très défectueux : il faut se servir de l'explorateur à
boule olivaire.

Quant au traitement, il se fait d'ordinaire par la dilatation,
bien qu'on ait signalé un cas de péritonite à la suite d'une dilatation uréthrale chez la femme. Quelquefois, il convient de
laisser la bougie à demeure pendant un temps plus ou moins
long. Pour ce qui est de l'électrolyse, l'auteur la considère
comme une manœuvre difficile à supporter et même nuisible
pour un urèthre délicat (*Medical Record*, 31 mai 1890).

7° EXFOLIATION DE LA VESSIE CHEZ LA FEMME, par le docteur
HAULTAIN (d'Edimbourg). — Une femme de 26 ans, ayant déjà
eu quatre enfants, entre à l'hôpital, se plaignant d'avoir depuis
un mois de l'incontinence d'urine ; en même temps, son ventre
est devenu rapidement, dit-elle, gros et douloureux, et sa santé
générale s'est notablement altérée. De plus, elle se croit enceinte, car elle n'a pas vu ses règles depuis quatre mois. On
examine cette malade et l'on reconnaît qu'elle est atteinte de
rétention d'urine, la vessie remontant à 5 centimètres au-dessus
de l'ombilic ; l'utérus gravide est en rétroversion. Avec la sonde,
on retire près de 3 litres d'urine très foncée, et, à la suite
de cette évacuation, la tuméfaction abdominale s'affaisse entièrement ; on parvient, non sans difficulté, à ramener l'utérus
en position normale. Malheureusement, les manipulations nécessaires à cet effet déterminent un avortement le lendemain.
Cinq semaines après, la malade quitte l'hôpital tout à fait guérie,

si ce n'est qu'elle a toujours de l'incontinence ; le traitement a consisté seulement en lavages vésicaux avec une solution antiseptique.

Huit jours après sa sortie, cette femme entre de nouveau à l'hôpital dans la même situation que la première fois, mais présentant en outre à la vulve une masse membraneuse qui paraît sortir de l'urèthre. A l'aide de quelques tractions douces et modérées, on extrait cette membrane, puis on retire de la vessie par la sonde encore environ 3 litres d'urine fétide. Même traitement que la première fois, et même rapidité de la guérison, mais l'incontinence persiste toujours. Revue dix-huit mois plus tard, cette femme dit ne s'être jamais mieux portée ; néanmoins, elle perd encore ses urines ; son urèthre très élargi permet l'introduction facile de l'index.

La membrane, retirée de la vessie par le canal, mesurait dans ses plus grands diamètres 35 centimètres sur 18 une fois étalée, et son épaisseur était de 3 à 5 millimètres. Un examen histologique minutieux montra que cette membrane était constituée par la muqueuse vésicale tout entière, doublée de son tissu conjonctif sous-muqueux et de nombreuses et épaisses fibres musculaires longitudinales et transverses.

M. Haultain, à cette occasion, passe en revue, compare et discute les 34 cas semblables au sien, qu'il a pu recueillir dans les publications anglaises, françaises et allemandes. Aprés avoir examiné toutes les théories émises pour expliquer ces faits, il semble adopter de préférence celle de la compression des vaisseaux du col vésical. Quand il y a eu au préalable rétention d'urine, la circulation serait arrêtée par la compression des veines seules ; quand l'exfoliation est post-puerpérale, la stase artérielle participerait également au processus nécrobiotique, qui s'effectuerait lentement et progressivement dans le premier cas, d'une manière rapide et aiguë dans le second (*Edinb. med. Journ.*; juin 1890).

8° VALEUR DE L'URÉTHROSCOPIE, par le docteur DEARER, de Philadelphie. — L'auteur de ce travail se sert depuis longtemps de la lampe à incandescence de Leiter pour le diagnostic et le traitement des écoulements chroniques de l'urèthre. L'extrême simplicité de cet uréthroscope est une garantie de son bon fonctionnement habituel : des trois pièces qui le composent, manche, tubes et lampe, cette dernière seule a besoin d'être remplacée de temps en temps quand elle est noircie : il suffit, pour cela, de desserrer deux petites vis. Pour examiner commodément un canal, le malade doit être couché sur une table ou un lit de hauteur convenable, les genoux écartés et les jambes pendantes. Des tubes de gros calibre peuvent être employés, à condition toutefois de ne pas faire saigner le canal, car alors on ne distingue plus rien.

D'après ses nombreux examens uréthroscopiques, M. Dearer a distingué trois variétés d'uréthrite chronique : l'uréthrite simple, l'uréthrite folliculaire et l'uréthrite ulcérative. Deux de ces états anatomiques coïncident rarement sur une même muqueuse uréthrale; en tous cas, il est tout à fait impossible de reconnaître cliniquement, sans l'aide de l'uréthroscope, quelle est la lésion qui entretient l'écoulement. Des figures en grand nombre et des planches coloriées, montrant d'une part l'instrument et ses différentes pièces ainsi que les piles qui l'actionnent, et d'autre part de nombreuses vues intra-uréthrales, accompagnent cet intéressant travail (*Medical Record*, 7 juin 1890).

ÉTUDE SUR LA NÉPHRORRAPHIE, par le docteur KEEN, de Philadelphie. — Ce mémoire débute par une étude très détaillée du rein mobile et du rein flottant au point de vue des causes, des symptômes et du diagnostic. Abordant ensuite la question du traitement, l'auteur se contente de signaler l'application de bandages contentifs, qui doit toujours être essayée au début, et la néphrectomie qui donne de 20 à 30 p. 100 de mortalité, tandis que la néphrorraphie en fournit à peine 2 p. 100. C'est surtout le manuel opératoire de cette dernière qui est développé dans les pages suivantes. M. Keen regarde comme insuffisant le procédé qui consiste à ne suturer que l'enveloppe adipeuse du rein. Il en est à peu près de même des sutures comprenant seulement la capsule fibreuse. Quant à la fixation du parenchyme rénal, partiellement décortiqué au préalable, l'auteur avoue n'avoir pas encore une expérience suffisante du procédé pour se former une opinion tout à fait précise à son égard. Jusqu'à présent, il s'est contenté de passer des fils de soie dans l'épaisseur du parenchyme rénal (non dépouillé de sa capsule) et s'en est toujours bien trouvé; en tous cas, il condamne hautement la fixation du rein aux côtes comme extrèmement dangereuse. Après avoir décrit en détail sa manière d'opérer, M. Keen donne un tableau de 120 cas de néphrorraphie, et il termine par le résumé de quatre observations qui lui sont personnelles (*Boston med. and surg. Journ.*, 5 juin 1890).

10° TUBERCULOSE DE LA VESSIE, par le docteur ALEX. STEIN. — Cette leçon clinique, absolument classique, expose l'état actuel de la question de l'infection de la vessie par le bacille tuberculeux, mais sans y apporter toutefois aucun élément nouveau : nous nous contentons donc de la signaler (*Medical Record*, 3 mai 1890).

Dr ROBERT JAMIN.

REVUE DES SOCIÉTÉS SAVANTES

I° Société de chirurgie.

TRAITEMENT DE LA CYSTOCÈLE VAGINALE PAR LA CYSTOPEXIE, par le docteur F. TERRIER (18 juin 1890). — M. Terrier lit un rapport sur trois travaux adressés à la Société par MM. de Walcas, Dumoret et Tuffier, et relatifs à ce sujet.

M. de Walcas a pratiqué deux fois cette fixation de la vessie qu'il appelle *gastro-cystorraphie* et qu'il trouve plus facile et plus efficace que tous les procédés agissant par le vagin et, par suite, indirectement. Dans le premier cas, il s'agissait d'une femme de 36 ans, atteinte de cystocèle vaginale simple qui entraînait des troubles notables de la miction et des douleurs vives. Après avoir distendu et redressé la vessie en injectant dans sa cavité 450 grammes d'une solution résorcinée faible, le chirurgien pratiqua une incision de 6 centimètres à l'hypogastre et plaça deux points de suture perdue au catgut n° 4;

les fils partaient d'un côté de la paroi abdominale sans intéresser la peau, traversaient les couches superficielles de la
vessie et venaient ressortir du côté opposé de la même façon.
Pendant les premiers jours seulement, il fallut sonder la malade
matin et soir. Six mois plus tard, la réduction de la vessie s'était
maintenue et les troubles de la miction n'avaient pas reparu.
— La seconde observation de l'auteur est en tous points identique à la première.

L'observation communiquée par M. Dumoret est celle d'une
femme de 48 ans, ayant à la fois et depuis longtemps une cystocèle vaginale énorme et une chute de l'utérus ; une amputation du col en 1878 avait amélioré cette dernière sans modifier
la cystocèle. Celle-ci présentait finalement le volume d'une
tête de fœtus. M. Dumoret pensa guérir sa malade par la suspension de la vessie, en raccourcissant l'ouraque par torsion :
il l'opéra en décembre 1889, après avoir obtenu l'asepsie du
vagin et de la vessie par des lavages longtemps continués. La
vessie étant distendue par une injection boriquée, il fit une
incision hypogastrique de 5 centimètres. Le péritoine des faces
latérales de la vessie fut suturé à la paroi abdominale (sauf la
peau) par quatre points de suture de chaque côté : trois autres,
destinés à renforcer la fixation, furent placés sur la face antérieure au-dessous du cul-de-sac péritonéal. La cystocèle était
réduite : une sonde fut fixée à demeure et tout alla bien pendant quelques jours ; mais bientôt la malade succomba à une
broncho-pneumonie probablement de nature grippale. — L'autopsie permit de constater que la plaie prévésicale était bien
réunie : la vessie adhérait complètement à la paroi abdominale
par toute sa face antérieure et les sutures de soie étaient solides.
Toutefois, il existait encore un léger degré de prolapsus de la
paroi vésicale postérieure dans le vagin. Concluant à l'insuffisance de la fixation antérieure de la vessie pour obtenir sa
réduction totale, M. Dumoret conseille, non seulement d'opérer
de bonne heure, mais de faire l'hystéro-cystopexie et parfois
l'élytrorraphie.

Dans son mémoire, M. Tuffier rapporte tout d'abord les
résultats d'expériences, faites par lui sur des chiennes, pour
rechercher si la vessie continue à fonctionner normalement
lorsqu'elle est fixée par des adhérences et si les uretères ne sont

pas courbés. S'étant assuré que tout se passait convenablement ainsi, il constata en outre qu'on pouvait opérer sans ouvrir le péritoine, en décollant ce dernier sur les faces latérales, la cloison vésico-vaginale formant un seul tout qui se laisse facilement entraîner.

La première cystopexie de M. Tuffier remonte au mois de mars 1889, de telle sorte qu'il est le premier à avoir employé cette opération. Il s'agissait d'une femme de 29 ans, ayant déjà subi une hystéropexie pour un prolapsus utérin. Après avoir distendu la vessie et l'avoir mise à nu par une incision hypogastrique, le chirurgien décolla prudemment le péritoine des faces latérales de la vessie jusqu'à la paroi vaginale et remonta à 2 centimètres plus haut pour s'éloigner de l'uretère. De chaque côté, quatre sutures réunirent la paroi vésicale dénudée à la paroi abdominale, les fils de soie n'étant pas trop tendus, mais seulement assez pour réduire le prolapsus. On termina par une suture en étages de la plaie abdominale. M. Tuffier ajoute que peut-être, lorsque la chose est praticable, il serait bon de raccourcir l'ouraque si la fixation ne semble pas suffisante. Au quinzième jour, la malade se levait; toutefois, sept mois plus tard, elle dut subir une petite opération complémentaire, l'uréthrorraphie antérieure, afin de combattre la saillie de l'urèthre et de la partie antérieure de la vessie : depuis lors, tout prolapsus a disparu.

La seconde cystopexie de M. Tuffier, exécutée sur le même plan que la première, est encore trop récente pour que l'on puisse juger de ses résultats.

M. Terrier fait remarquer que seules les opérations de M. Tuffier ont été extra-péritonéales: vu le petit nombre des observations, il ne croit pas pouvoir se prononcer sur la valeur de ces différentes méthodes. Personnellement, il n'a pas eu l'occasion de pratiquer la cystopexie, la colporraphie et l'élytrorraphie lui ayant toujours suffi jusqu'ici.

M. Bouilly considère ces sortes d'intervention comme des opérations d'expériences destinées à disparaître: elles reposent en effet sur une conception fausse du mécanisme du prolapsus vésical, puisque celui-ci dépend de la laxité de la paroi vaginale qui devient trop ample et du manque de résistance du plancher périnéo-vaginal. Dans ces conditions, on aura beau

tion pour la combattre efficacement, c'est-à-dire faire la colporraphie antérieure ou la colpo-périnéorraphie, opérations
exclusivement vaginales, moins difficiles et moins dangereuses
que la cystopexie. Quant au raccourcissement de l'ouraque, il
ne semble à M. Bouilly ni facile ni pratique.

M. VERNEUIL partage entièrement toutes les opinions que
vient d'émettre M. Bouilly.

M. Pozzi est également du même avis. D'ailleurs, quand il
s'agit de prolapsus, toutes les sutures sont sujettes à caution:
c'est non pas sur le fil, mais sur les adhérences qu'il faut compter. Or, celles-ci sont toujours susceptibles de se relâcher par
le fait de la pesanteur. La colporraphie est une très bonne
opération pour tous les prolapsus génitaux: il faut rétrécir
l'orifice du vagin et rétablir le contact des parois, et la cystocèle vaginale doit être traitée par la colpo-périnéorraphie.

M. RICHELOT ne comprend pas qu'on essaye de substituer
d'emblée et de parti pris la cystopexie à la colporraphie: c'est
tout au plus quand celle-ci aurait échoué qu'on serait peut-être
autorisé à recourir à l'opération nouvelle.

M. TERRIER répète qu'il ne prend parti ni pour ni contre la
cystopexie, parce qu'il n'a pas une expérience suffisante de ce
mode d'intervention. Cependant, il faut bien se convaincre que
de la fixation de la vessie ne dépendra pas nécessairement la
fixité de la paroi vaginale. Ce qui est certain, c'est que par les
opérations plastiques on a de bons résultats. Aussi, sans vouloir condamner *a priori* la cystopexie, M. Terrier déclare qu'en
cas de cystocèle et jusqu'à nouvel ordre, il s'adressera de préférence au plancher périnéal.

II° Société de médecine de Paris.

DEUX OBSERVATIONS DE CALCULS VÉSICAUX VOLUMINEUX DÉVELOPPÉS
AUTOUR D'ÉPINGLES A CHEVEUX, par le docteur E. DESNOS (25 janvier 1890). — La première de ces deux malades, jeune femme
de 18 ans, avouait s'être introduit une épingle à cheveux dans
l'urèthre sous un prétexte quelconque neuf à dix mois aupara-

vant. Une cystite des plus intenses existait au moment de l'examen, et l'état général était assez grave, bien qu'il n'y eût pas de retentissement uretéro-rénal. La fréquence des mictions était telle que les urines s'écoulaient presque constamment au milieu de souffrances atroces. L'existence d'un volumineux calcul dans la vessie est facilement diagnostiquée. En présence du volume de la pierre, de la nature de son noyau (épingle à cheveux) et de l'acuité de la cystite remontant à plusieurs mois déjà, M. Desnos se décide à pratiquer la taille vaginale de manière à extraire plus facilement le calcul et à laisser ensuite la vessie largement ouverte. L'extraction fut des plus difficiles, car c'était, non pas une, mais quatre épingles à cheveux qui servaient de noyau au calcul et dont plusieurs s'étaient enfoncées par leurs pointes dans la paroi vésicale. La malade guérit bien de cette opération et sa cystite disparut peu à peu, mais il lui resta une fistule vésico-vaginale, que M. Desnos trois fois et M. Ch. Monod deux fois tentèrent vainement de fermer et qui fut oblitérée, après plusieurs échecs, par M. Polaillon.

Le second cas est celui d'une femme de 34 ans, chez laquelle l'introduction de l'épingle à cheveux remontait à sept mois environ. La cystite était un peu moins intense que chez la précédente malade, et surtout l'intolérance vésicale était moindre; le calcul ne semblait pas dépasser 5 centimètres dans son plus grand diamètre. Tout d'abord, l'extraction fut tentée par l'urèthre préalablement dilaté jusqu'à 2 centimètres et demi de diamètre. Mais il fallut bientôt renoncer à cette voie et inciser encore cette fois la cloison vésico-vaginale. En effet, la pierre ne pouvait être mobilisée, pour cette raison que l'épingle autour de laquelle elle s'était développée, était solidement enfoncée dans la paroi vésicale et comme si elle y avait pénétré de dehors en dedans; en un mot, les deux pointes de l'épingle se trouvaient dans la cavité vésicale où elles avaient provoqué la formation du calcul et l'anse était intra ou peut-être même extra-pariétale, si bien qu'en tirant sur les deux pointes, c'est-à-dire sur la pierre, on attirait en même temps la paroi. On comprend sans peine l'énorme difficulté que présenta l'extraction du calcul même fragmenté d'une part, et de l'épingle d'autre part. Néanmoins, les suites de l'opération furent des plus heureuses : la plaie vésico-vaginale, qui avait été à dessein incomplètement suturée, se cicatrisa promptement. La sonde à demeure fut supprimée et l'opérée se leva dès le douzième jour. Les premières mictions d'abord un peu douloureuses et un peu fréquentes ne tardèrent pas à redevenir normales.

III° Société de médecine de Nancy.

HÉMATOCÈLE SCROTALE PAR ÉPANCHEMENT INTRA-PARIÉTAL, par le professeur HEYDENREICH (12 mars 1890). — Il s'agit d'un vieillard de 66 ans, sujet aux hydrocèles, et qui s'était habitué à se ponctionner lui-même sa tunique vaginale tous les six ou huit mois. Un jour, sa ponction ne donne issue qu'à une goutte de sang; il en fait une seconde à côté de la première et, à force de malaxer ses bourses, il parvient à faire écouler tout le liquide de son hydrocèle. Trois heures après, la bourse gauche avait acquis des dimensions énormes et la peau était devenue noirâtre. Le malade dut garder le lit trois semaines : l'ecchymose se dissipa, mais la bourse resta grosse (les deux poings), et c'est pour cette tumeur que le malade entra à l'hôpital plusieurs mois après son accident.

M. Heydenreich ouvrit la vaginale, d'où s'écoulèrent environ 350 grammes de liquide jaune brun : la tunique vaginale était seulement un peu épaissie et le testicule normal. Mais, sur la face externe du feuillet pariétal de cette séreuse, on trouvait une tumeur adhérente, dure, aplatie, de 10 centimètres sur 7. Elle fut enlevée, et, pendant sa décortication laborieuse, elle se déchira en laissant échapper 50 grammes environ d'un liquide roux noirâtre, tenant en suspension de gros caillots noirs. La vaginale et les téguments furent suturés et drainés séparément. Suites opératoires à peu près normales et guérison complète.

IV° Société anatomo-clinique de Lille.

TUMEUR FIBRO-MYXOMATEUSE DE LA VESSIE, par M. BRIQUET, interne des hôpitaux. — Le malade, âgé de 64 ans, et porteur de cette tumeur, n'a séjourné que peu de temps à l'hôpital où il était entré pour une cystite ayant débuté quatre ou cinq ans auparavant et s'étant accompagnée à diverses reprises de légères hématuries, puis d'incontinence d'urine en dernier lieu.

A l'autopsie, la vessie a le volume d'une tête de fœtus; ses parois hypertrophiées ont 1 centimètre d'épaisseur et sa muqueuse présente les lésions de la cystite chronique. Au niveau du col, un peu en arrière et à gauche, on trouve une tumeur grosse comme une petite noisette, rétrécie à son insertion, de consistance assez molle, qui devait s'appliquer à chaque miction sur l'orifice du col et l'obstruer. Une coupe antéro-postérieure de cette tumeur et de son pédicule montre son indépendance absolue de la prostate. Celle-ci, un peu hypertrophiée dans sa partie supérieure sous forme de barre, surélève légèrement la ligne des uretères. Ces derniers, ainsi que les reins, offrent peu de lésions mécaniques, mais leurs lésions inflammatoires très accentuées ont dû être la cause de la mort (pyélonéphrite ascendante). — Le microscope a montré que cette tumeur était un fibro-myxome.

L'auteur insiste surtout, dans les réflexions dont il accompagne cette observation sur les lésions d'amont qui ont déterminé la mort, et particulièrement sur la rareté d'un fibromyxome dans la vessie d'un vieillard, sur l'unicité de cette tumeur et sur la lenteur de son évolution, ces trois points étant rarement observés avec ce genre de néoplasme.

V° Société império-royale des médecins de Vienne.

TRAITEMENT DES RÉTRÉCISSEMENTS DE L'URÈTHRE PAR L'ÉLECTROLYSE, par le docteur LANG (9 mai 1890). — M. Lang présente un malade qui était atteint d'un rétrécissement assez peu étroit de la portion bulbaire de l'urèthre, puisqu'il admettait une bougie n° 8 ou 9 de la filière Charrière. Ce malade a été opéré par le chirurgien viennois suivant un procédé d'électrolyse qu'il a imaginé et qui ne ressemble en aucune façon à ce qu'on a appelé électrolyse linéaire. En effet, l'appareil se compose : 1° d'une bougie ordinaire en gomme, capable de pénétrer à frottement doux dans le rétrécissement ; 2° d'une sonde droite en gomme également, mais plus courte, et ouverte à ses deux bouts : cette sonde, qui a le calibre que l'on veut atteindre, est cerclée, à l'une de ses extrémités, d'un anneau

métallique, lequel est en communication àvec ui
opérer, on commence par faire pénétrer la bo
rétrécissement; puis on enfile la sonde sur cette b(
la sonde à bouts coupés de l'uréthrotomie interne
que l'anneau métallique vienne buter contre la
anneau est situé au pôle négatif du courant, le
étant appliqué sur la cuisse. Peu à peu, on
courant, au fur et à mesure que l'on pousse très
sonde excentrique de l'appareil, la bougie interne
restant en place et immobile tant que le rétréciss
pas franchi par la sonde. Chez le malade en questi
employer 17 milliampères et l'opération a duré (
environ; il est vrai que le rétrécissement était
puisque, avant l'intervention, il admettait une bo(
même 9 un peu serrée. Immédiatement après, òn
une bougie n° 20.

Dr Robert

ERRATUM

—

N° de juillet, page 125, 12° ligne, lire: au lieu d(
lout réussi, — n'a pas surtout réussi, etc.

OUVRAGES REÇUS AUX BUREAUX DU JOUR

Maladies des organes génitaux de la femme, par M. le p₁
SCHRŒDER, 2° édition française. A. Manceaux. Bruxelles, 189(
Traité de petite chirurgie gynécologique, par M. le Dr Pat
duction par M. le Dr LAUWERS. A. Manceaux. Bruxelles, 1890

Le Rédacteur en chef Gérant :]

Paris.   Typ. Georges Chamerot, 19, rue des Saints-Pères. — 3(

ANNALES DES MALADIES

DES

ORGANES GÉNITO-URINAIRES

Septembre 1890.

MÉMOIRES ORIGINAUX

Hôpital Necker. — M. le professeur Guyon.

CLINIQUE DES MALADIES DES VOIES URINAIRES

Cystites et pyélites diathésiques,

Leçon recueillie par M. le Dr ALBARRAN, chef de clinique.

Rien de plus communément observé que la suppuration de l'appareil urinaire. Aucune de ses parties n'y échappe. Nous le constatons |chaque jour, aussi bien pour l'urètre que pour la vessie, pour les uretères que pour les reins.

Rechercher les causes d'un phénomène si habituel est assurément l'un de nos plus importants devoirs. Aussi nous voyez-vous minutieusement poursuivre les enquêtes nécessaires. Ce n'est pas le moment d'exposer tous leurs résultats, cela nous conduirait bien au delà des limites qu'impose une leçon, et je ne retiendrai votre attention que sur un seul point.

L'examen attentif des faits démontre que, dans la très grande majorité des cas, le cathétérisme a été la cause première, la cause certaine de la suppuration. Il nous permet aussi de mettre hors de'doute l'influence de la **blennorrhagie**, de nous habituer à en retrouver les traces, d'**en constater** l'action à une époque souvent fort éloignée de **ses premières** manifestations, et de reconnaître qu'il n'y a **pas prescrip-** tion pour ses effets. Mais il est des cas qui ne **rentrent pas** dans ce cadre étiologique. Les malades n'ont pas **été sondés**, ils nient tout écoulement urétral ; l'examen du **canal, fait** d'une façon méthodique et complète suivant les règles que vous connaissez et que j'ai depuis longtemps établies, con- firme leur dire ; il en est d'autres qui sont dans des condi- tions d'âge et de manière de vivre, qui empêchent de les soup- çonner. Il parait alors impossible de déterminer la cause de la suppuration que l'on constate. C'est de ces cas particu- lièrement intéressants que nous allons nous occuper.

Une première question se présente : à l'état normal, l'urètre peut-il permettre l'introduction spontanée des germes jusque dans la vessie? Nous avons le droit de ré- pondre par la négative. La clinique, l'expérimentation et la physiologie prouvent que cela n'est pas possible.

J'ai démontré que les prostatiques arrivés à la troisième période offrent à leur maximum, les conditions de récepti- vité qui favorisent l'invasion microbienne de l'appareil urinaire. J'ai pu cependant constater que l'urine de ces malades reste absolument aseptique, qu'elle ne cultive jamais, tant qu'un cathétérisme contaminateur n'est pas in- tervenu. Et cette immunité s'observe alors même que les ma- lades sont atteints d'incontinence. Il semblerait que l'écou- lement continuel de l'urine qui les oblige à laisser la verge plonger dans un urinal malpropre, devrait offrir les condi- tions voulues pour l'inoculation par l'urètre. Il **n'en est** cependant rien. L'urètre protège donc efficacement **la vessie** contre les contages. Cela est du moins ainsi chez **l'homme;** je suis loin d'être aussi affirmatif pour la femme. **La briè-** veté du conduit, sa largeur, la faible puissance de **son appa-** reil de fermeture, son contact avec les sécrétions **vaginales** et vulvaires créent des conditions différentes. J'**ai lieu de**

soupçonner que les cystites, d'ailleurs communes dans le
sexe féminin, reconnaissent assez fréquemment cette origine ; ce qui revient à dire que les organismes pathogènes
qui vivent dans le vagin et sur la vulve peuvent remonter
spontanément dans la vessie. Aussi laisserai-je de côté,
pour la discussion que je poursuis, les cas observés chez la
femme. Ceux que l'homme nous offre suffisent largement
et ne peuvent prêter aux contestations.

Aux preuves tirées de la clinique j'ai ajouté la démonstration expérimentale. Lorsque l'on détermine la rétention
d'urine par la section de la moelle, l'animal meurt avec des
urines aseptiques. Le rôle protecteur de l'urètre est d'autant plus évident ici que les conditions dans lesquelles la
rétention est produite favorise tout particulièrement la pul-
lulation des organismes que l'on introduit directement dans
la vessie ; nos expériences nous l'ont prouvé et vous savez
que la clinique le démontre. Je vous l'ai fait remarquer
toutes les fois que nous avons eu en observation des malades
atteints de lésions médullaires. Les cas de fracture de la
colonne vertébrale avec compression de la moelle sont particulièrement comparables à ceux que l'expérimentation
nous a permis d'étudier. L'influence des troubles trophiques
sur la vessie a d'ailleurs été démontrée depuis longtemps
par M. Charcot.

La physiologie enfin nous met en présence de faits dont
la concordance est absolue. Vous savez que M. Pasteur enseigne que les urines normales sont aseptiques, qu'elles ne
contiennent aucun microbe nuisible, que lorsqu'elles sont
cultivées dans des milieux appropriés et avec les précautions voulues, les expériences sont négatives ; les préparations restent stériles. Il faut donc que, malgré le contact
continuel du méat avec l'extérieur, l'urèthre s'oppose à la
pénétration des germes dans la vessie, il faut même qu'il
n'en contienne pas, que l'accès du canal leur soit interdit.

A défaut d'une porte d'entrée leur donnant directement
accès dans l'appareil urinaire, les microbes pathogènes

capables de provoquer la suppuration peuvent **y pénétrer**
par l'intermédiaire de la circulation. Nous ne **pouvons**
douter qu'il n'en soit ainsi chez les malades **dont nous**
parlons. Mais pour que les conséquences de **cette introduc-**
tion détournée soient bien comprises, ou **du moins, pour**
que leur interprétation clinique demeure d'accord **avec les**
faits, il ne faut pas perdre de vue les résultats **généraux de**
l'observation. Deux choses sont à retenir : l'infection **ascen-**
dante de l'appareil urinaire est de beaucoup **la plus fré-**
quente, l'histoire des suppurations de cet appareil **suffirait**
à le démontrer ; ce mode d'infection offre suivant **les sujets**
des particularités fort différentes.

Sans entrer dans l'exposé de questions qui **comporte-**
raient de grands développements, prenons comme **exemple**
ce qui se passe dans la blennorrhagie. L'égalité **des indi-**
vidus pour l'infection gonococcique n'existe **guère que**
pour l'urètre antérieur. Il y a néanmoins, chacun le **sait, des**
affinités particulières qui disposent à subir avec **plus ou**
moins de facilité les effets du contage. Mais ce **qui n'est**
qu'admissible pour l'urètre antérieur est de **toute évidence**
pour le postérieur. En d'autres termes, la propagation de
l'urétrite dans les parties profondes du canal varie **suivant**
les sujets. Chez tel malade vous la verrez rapidement **s'ac-**
complir et indéfiniment persister ; chez un autre **la blen-**
norrhagie s'épuisera sans atteindre l'urètre postérieur **ou n'y**
fera pour ainsi dire qu'une apparition, elle ne s'y **fixera que**
temporairement. Dans la première catégorie de **sujets ce**
n'est pas à l'urètre profond que se limitera et **s'arrêtera la**
propagation. Dans ce carrefour où plusieurs voies **lui sont**
ouvertes, la blennorrhagie prendra le chemin de l'épididyme par l'intermédiaire des conduits éjaculateurs, **de la**
prostate ou de la vessie. L'orchite, la prostatite, la **cystite**
compliqueront l'urétrite. L'étape vésicale pourra quelquefois être franchie ; l'uretérite, la pyélite et la néphrite
d'origine blennorrhagique seront observées.

Dans l'urètre, une disposition anatomique et des **condi-**

tions physiologiques sur lesquelles j'ai bien souvent insisté expliquent sans doute la localisation possible à l'urètre antérieur. Dans la vessie l'urine joue certainement un rôle, et ce rôle n'est probablement pas seulement mécanique, un grand nombre de remarques et de recherches, dont je ferai connaître en leur temps les résultats, me permettent de penser que l'urine modifie les fonctions microbiennes. La qualité de ce liquide interviendrait donc dans la limitation du processus infectieux. Mais pour que cette qualité limitante ou empêchante s'exerce, il faut apparemment que la composition de l'urine soit entièrement normale.

Puisqu'il est aujourd'hui démontré que la puissance pathogène des produits microbiens est sous la dépendance de la vitalité plus ou moins grande, de la santé plus ou moins parfaite des organismes qui les sécrètent, il n'est pas téméraire de supposer que l'urine peut différer, sinon dans sa composition exprimée par une analyse chimique, du moins dans ses propriétés, mises en lumière par une réaction biologique suivant l'individu qui la produit.

Toujours est-il que, même en faisant complètement abstraction de ces possibilités, l'observation pure et simple, l'observation clinique, démontre péremptoirement que l'évolution de l'infection blennorrhagique est influencée par la constitution du contractant. J'ai coutume de dire qu'elle sert de pierre de touche. Le blennorrhagique chez lequel la maladie évolue sans propagations et dont la durée est faible, celui qui s'en tire à son honneur, peut en toute assurance se considérer comme doué de cette résistance qui fait la santé. Celui qui, par contre, voit s'éterniser ou, surtout, se propager l'infection, doit se tenir pour averti. Ce n'est après tout qu'une question de terrain, et le laboratoire vous apprend l'influence prépondérante du milieu sur le développement des microbes et sur leurs fonctions.

Nous ne saurions donc nous étonner des résultats de l'observation clinique, puisque le malade fournit le terrain et que l'on ne saurait séparer le malade de la maladie pour apprécier dans leur vérité les nuances d'un état morbide.

Alors même que l'urètre malade s'est laissé déposséder de son pouvoir protecteur et lorsque les microbes pyogènes ont accès dans la vessie, l'envahissement des différents départements de l'appareil urinaire et celui des différentes parties qui les constituent, ne se produit pas dans les mêmes conditions et suivant un mode uniforme. Non seulement l'ascension, que nous disions tout à l'heure être le mode le plus fréquent de la propagation de la suppuration, ne se produit pas toujours, mais dans les parties inférieures de l'appareil contaminé les localisations qui s'effectuent demeurent presque indéfiniment limitées. L'examen de certains urètres en témoigne à tout instant.

S'il en est ainsi lorsque la muqueuse urinaire est directement mise au contact d'organismes pyogènes, les mêmes influences doivent entrer en jeu lorsque la circulation les lui apporte. Pour qu'ils puissent se fixer sur une des portions de l'appareil urinaire après avoir pénétré par un point quelconque de l'organisme ; pour que les barrières qui nous protègent contre de semblables envahissements aient été impuissantes ; pour que, l'effraction microbienne accomplie, un de nos appareils les plus éliminateurs subisse d'une façon durable les effets de l'infection, il faut un état particulier, une manière d'être spéciale, il faut en un mot une prédisposition. C'est ce que la clinique démontre.

Toutes les fois que l'urine charrie du pus sans que l'on puisse établir que la contamination s'est faite directement et qu'à cette absence de causes définissables s'associe la durée du phénomène dont l'origine nous échappe, nous devons, quelle que soit l'importance actuelle des symptômes, soupçonner le sujet qui nous les présente. Isolées, l'absence de cause et la durée ont déjà une importance séméiologique de premier ordre ; réunies, elles sont les indices certains de lésions de haute gravité. Dans l'espèce, elles signifient le plus souvent tuberculose.

Les antécédents héréditaires ou personnels du sujet, les

modifications actuelles de sa santé et parfois aussi ses modifications futures en fourniront la preuve. Les faits ne m'ont pas seulement appris la valeur séméiologique de la suppuration spontanée, ou en apparence spontanée, de l'appareil urinaire, ils m'ont aussi démontré sa valeur pronostique. En clinique, il faut, à mon avis, d'autant plus tenir compte de l'importance pronostique de cette espèce et de ce mode de suppuration, que le diagnostic anatomique de la tuberculose urinaire n'est pas toujours possible.

Vous savez que chez l'homme la coïncidence des lésions génitales est d'une telle fréquence qu'il est presque toujours possible de constater les bosselures caractéristiques soit dans les vésicules séminales, soit dans la prostate, soit dans les épididymes. Pour qui sait les chercher à leur place et avec la méthode nécessaire, pareilles constatations font bien rarement défaut. Il n'en est plus de même chez la femme, où l'interrogation de l'appareil génital ne peut donner de résultats et chez laquelle, d'ailleurs, l'association de la tuberculose urinaire et de la tuberculose génitale n'est plus la règle. Pour posséder une preuve anatomique, il faut donc, dans certains cas, recourir à l'analyse bactériologique.

Elle est malheureusement, vous le voyez par les nombreuses recherches que nous faisons dans la salle des femmes, bien souvent négative. Avons-nous pour cela la possibilité de conclure ? Je ne saurais surprendre ceux qui ont poursuivi assidûment ces recherches en ne répondant pas par l'affirmative. Non, l'absence de la constatation de bacilles de Koch dans l'urine ne permet pas de conclure et de dire que les lésions ne sont pas tuberculeuses.

Il m'est facile de le prouver en vous donnant le résultat des recherches faites dans mon laboratoire. Ce n'est que dans la proportion de 40 à 50 p. 100 que nous avons trouvé les bacilles de la tuberculose dans les urines de tuberculeux urinaires avérés. Cliniquement, le diagnostic ne peut donc laisser aucun doute, et la recherche du bacille peut être négative alors même qu'on la répète à plusieurs reprises, comme nous avons pris soin de le faire. L'inoculation expérimentale peut elle-même ne pas donner de résultats dans ces mêmes conditions. Elle m'en a fourni cependant, alors que les recherches bactériologiques avaient été négatives ; c'est donc une ressource à ne jamais négliger dans les cas douteux ; c'est un moyen précieux d'arriver, non à la certitude, puisque la clinique peut la donner en dehors même de la constatation directe des lésions, mais de fournir la signature anatomique du diagnostic.

C'est ainsi que, chez une malade à laquelle j'ai donné des soins l'année dernière, plusieurs recherches bactériologiques faites par mon élève M. Clado étant restées stériles, cet expérimentateur distingué arriva par l'inoculation à fournir la preuve directe de la tuberculose vésicale. Je n'avais jamais douté de sa réalité, car la cystite était venue sans cause, elle se prolongeait inexorablement malgré les médications, et la malade avait dans ses antécédents un abcès par congestion guéri.

Mais il est des cas où l'on n'obtient ni la démonstration bactériologique, ni la preuve expérimentale, et où aucun antécédent personnel ou héréditaire ne permet d'orienter le diagnostic étiologique. On est en présence d'une vessie qui suppure, qui suppure avec persistance et même avec abondance. Vous contenterez-vous du diagnostic banal de cystite purulente, contre lequel je ne cesse de m'élever et que l'on ne paraît cependant pas disposé à abandonner de sitôt, malgré les erreurs de traitement auxquelles conduit fatalement cette diagnose si imparfaite ? Vous voudrez savoir si le pus que charrie l'urine vient seulement de la vessie ou à la fois de la vessie et de l'urètre, s'il n'est pas sécrété dans les bassinets et dans les uretères ; vous ne serez satisfaits que lorsque vous aurez reconnu et le siège et la cause de la suppuration de l'appareil urinaire.

En procédant de la sorte, vous reconnaîtrez que, de toutes les parties de l'appareil urinaire, la vessie est celle qui suppure le plus souvent d'une façon spontanée ; après elle viennent les bassinets. Je n'ai jamais vu l'urètre antérieur suppurer sans cause appréciable, mais quelques faits me font admettre cette possibilité pour l'urètre postérieur. Cette région du canal est d'ailleurs, à tons les points de vue, une dépendance de la vessie ; s'il peut y avoir des urétrites postérieures sans cystite, j'ai depuis longtemps montré qu'il n'y avait pas de cystite sans urétrite postérieure. C'est donc des cystites et des pyélites que vous observerez dans les conditions que nous venons de définir.

Si les pyélites sont certainement plus rares, si elles ne sont pas en général primitives, ce qui revient à dire que, même dans ces cas, l'évolution ascendante joue son rôle, il n'en est pas moins certain que les bassinets peuvent être pris d'emblée, fournir à eux seuls tout le pus charrié par les urines.

Dernièrement encore j'étais consulté pour un enfant d'une dizaine d'années, de nationalité russe, de belle apparence mais évidemment entaché de lymphatisme. J'arrivai après la crise et l'on me présenta un bel enfant bien portant et de vilaines urines. Il n'était en effet malade que lorsque ses urines devenaient claires ; il souffrait alors dans le flanc droit et avait de la fièvre. Le rein, au moment où je l'examinai, n'était ni augmenté de volume ni douloureux, mais les urines étaient fortement purulentes. Le diagnostic s'imposait, ainsi que la nécessité d'une surveillance du côté atteint et d'un traitement général. Rien dans les ascendants, dans les antécédents, dans l'examen de l'enfant, n'expliquait pareils phénomènes.

Leur interprétation était cependant simple, il s'agissait d'une pyélite d'emblée survenue sans cause, quelquefois compliquée de rétention et se transformant alors en pyonéphrose. Malgré l'évidence de tels faits j'ai eu la preuve encore plus expérimentale de leur réalité.

Chez un jeune homme de 30 à 35 ans auquel je fis l'été dernier l'ouverture du rein gauche pour une pyonéphrose, je constatai dès le lendemain que les urines jusqu'alors for-

tement purulentes étaient devenues absolument limpides.
J'appris, par les personnes qui avaient suivi jour par jour le
malade depuis sa naissance, qu'aussi loin que remontaient
leurs souvenirs, les urines avaient toujours et invariablement été troubles. La rétention du pus dans le rein n'était
donc qu'à l'état incomplet, ainsi qu'on l'observe le plus
habituellement. Il est fort remarquable de constater que la
vessie ait pu rester si longtemps indemne malgré le passage
continuel du pus. Aucun symptôme vésical ne s'était d'ailleurs jamais manifesté, mais rien ne pouvait mieux prouver
que la pyélite était bien primitive que la subite transformation de l'urine devenu claire du jour au lendemain, alors
qu'elle était trouble depuis plus de trente ans. Ce malade, d'apparence chétive, avait eu deux ans auparavant une pleurésie
droite dont l'évolution avait été fort longue, qui n'avait pas
suppuré, mais qui avait laissé un épaississement notable de
la plèvre. Aucun signe stéthoscopique ne permettait d'admettre la tuberculose pulmonaire, nous en avions pour
garant l'examen du professeur Jaccoud. De même je ne
trouvai ni dans le pus ni dans les urines les bacilles de
Koch. Mais n'est-on pas tenté d'admettre qu'un pareil sujet était virtuellement tuberculeux?

Ce n'est pas seulement la pyonéphrose qui peut succéder
à ce genre de pyélites. J'ai aussi observé la suppuration
périnéphrétique. Le cas m'a été offert par un garçon d'une
douzaine d'années qui depuis longtemps avait du pus dans
les urines.

Ces cas se rencontrent surtout chez les jeunes sujets, enfants, adultes ou adolescents ; ils s'observent dans les deux
sexes. Je n'ai exclu les petites filles et les femmes de notre
exposé que parce que la genèse de l'infection peut, ainsi que
je l'ai dit, prêter à la discussion et que je crois vous avoir
prouvé qu'il en est tout autrement chez l'homme, puisqu'il
ne peut s'infecter spontanément par l'urètre. Mais les sujets
féminins sont tributaires de ces mêmes lésions ; il m'a été
donné d'observer des cas qui ne m'ont pas laissé de doute.

La marche de ces pyélites et de ces cystites est trop lente, les accidents déterminés ne sont pas assez pressants pour qu'il m'ait été permis de souvent revoir ces malades. Je ne puis dire ce qu'ils deviennent au point de vue de la tuberculose. Aussi, malgré la tendance que j'ai à considérer ces sujets comme des tuberculeux de l'avenir, ne suis-je pas encore en droit de conclure dans ce sens.

Je me crois cependant autorisé, en tenant compte de l'influence si démontrée de la tuberculose sur la suppuration en apparence spontanée de l'appareil urinaire, du mode d'apparition, de la marche de ces pyélites et de ces cystites. de leur durée. à les ranger dans une catégorie particulière.

Faute de meilleure dénomination, j'ai pris l'habitude de les désigner sous le titre de cystites et de pyélites diathésiques. Lorsque leurs terminaisons seront connues, à cette épithète un peu vague nous pourrons sans doute en substituer une plus significative. Mais cette appellation, que je considère comme une désignation d'attente, n'en a pas moins une signification clinique dont je viens de chercher à justifier l'importance.

Certes, devant une lésion dont la cause lui échappe, mais dont le siège lui est connu, le chirurgien ne perd pas le droit d'agir, et je ne crois pas que, dans les cas dont nous poursuivons l'étude, le traitement médical seul suffise à toutes les indications. Mais ce serait commettre une bien grave erreur que de ne pas lui accorder la prépondérance, que de ne pas soumettre ces sujets à une médication variée dans ses moyens, où l'hygiène, l'alimentation et les agents médicaux seraient simultanément mis en œuvre; de ne pas exiger à côté de la multiplicité, de la combinaison des moyens, la persistance dans leur emploi. Je vous l'ai dit, l'évolution de ces lésions est lente, fort lente; à la durée, à la torpidité de l'affection, il faut opposer la continuité et la durée du traitement. Il ne peut être efficace qu'à cette condition. Ce sujet, dont l'organisme a livré passage à des agents pathogènes capables de déterminer la suppuration des reins ou de la vessie, d'y prendre droit de domicile, a besoin d'être profondément modifié; sa constitution doit être refaite alors même qu'il a pour lui les apparences de la santé. Ce n'est point avec un médicament plus ou moins spécifique, mais avec une médication que vous pourrez arriver à semblable résultat, et ce n'est qu'en employant des années à cette œuvre que vous pourrez être utiles.

Vous serez utiles aussi en n'oubliant pas que, s'il vous est permis de directement agir, les indications de vos actes se tirent non de la maladie mais de ses complications. Vouloir soumettre ces malades aux introductions d'instruments, aux topiques portés dans la vessie, aux lavages, aux instillations, c'est se préparer des insuccès ou s'exposer à des aggravations.

La cystite, qui seule se prête à semblable traitement, évolue chez ces sujets à l'état absolument subaigu ; il n'y a pas de douleurs, les mictions ont une fréquence modérée. Le traitement local sera impuissant, c'est ce qui peut vous arriver de mieux, ou il sera nuisible en faisant passer à l'état aigu des lésions qui évoluaient sans troubler sérieusement les habitudes et le repos du malade. Je n'ai pas vu ces cas arriver à l'état douloureux qui relève du traitement opératoire, et je me crois en droit de vous conseiller de vous en tenir au traitement médical tant qu'il ne s'agira que de la vessie. J'ajouterai que, dans vos prescriptions, vous utiliserez beaucoup plus les médicaments qui s'adressent à l'état général que ceux qui agissent sur l'appareil urinaire.

Il en sera de même lorsque vous serez en présence de localisations rénales ; votre rôle restera purement médical tant que vous n'aurez affaire qu'à la pyélite.

La pyonéphrose ou la périnéphrite pourront au contraire vous imposer l'obligation d'agir, ainsi que le démontrent les exemples que je citais tout à l'heure.

Note sur les micro-organismes des abcès urineux péri-urétraux,

Par MM.

TUFFIER   et   ALBARRAN
Agrégé de la Faculté. Chirurgien   Interne médaille d'or des hôpitaux.
des hôpitaux.

Les observations d'abcès urineux dans lesquelles l'étude bactériologique du pus ait été faite, ne sont pas nombreuses.

En août 1888, M. Hallé et l'un de nous, signalent la présence de la *bactérie pyogène* dans ces abcès, ce microbe y existait à l'état de pureté (1).

En décembre de la même année, M. Clado nous apprend qu'il a trouvé cet organisme (bactérie septique) dans deux cas de phlegmon urinaire du périnée coexistant avec des microbes pyogènes (staphylocoques et streptocoques) (2).

Devant ce petit nombre de faits, nous croyons intéressant de faire connaître quatre observations d'abcès péri-urétraux que nous avons pu étudier ensemble pendant les vacances de notre maître commun M. Guyon : trois fois la bactérie pyogène s'y trouvait à l'état de pureté; une fois elle était associée à des microcoques.

Voici le résumé succinct de ces quatre observations.

OBSERVATION I. — Abcès urineux; le pus contient la bactérie pyogène à l'état de pureté.

Michel R... 69 ans. Entre le 8 octobre, salle Civiale, n°17, à l'hôpital Necker pour se faire soigner d'une tumeur périnéale survenue depuis quelques jours et présentant tous les signes de l'abcès urineux.

---

(1) ALBARRAN et HALLÉ, *Note sur une bactérie pyogène et sur son rôle dans l'infection urinaire. Acad. de méd.* 19 août 1888.

(2) CLADO, *Bactérie septique de la vessie. Soc. anat.* 30 novembre 1888.

Après plusieurs blennorrhagies dans sa jeunesse, il eut une rétention d'urine en 1870, il a toujours uriné difficilement depuis cette époque. Huit jours avant son entrée les mictions sont devenues plus pénibles et le scrotum s'est tuméfié, si bien que la rétention est aujourd'hui complète.

Incision de l'abcès sur la ligne médiane, — issue d'un pus fétide recueilli avec toutes les précautions bactériologiques. Drainage ; le soir même le malade urine spontanément. Le drain est enlevé le 16 octobre, l'exploration du canal montre deux rétrécissements à 3 et 6 centimètres du méat, les parois de l'urètre sont rigides dans toute l'étendue et on passe difficilement une bougie filiforme à travers un troisième rétrécissement siégeant au niveau du bulbe.

Le 3 novembre le malade sort de l'hôpital ; on lui passait le Béniqué n° 34.

Bactériologie. — Le pus de l'abcès examiné sur lamelles colorées ne laisse voir aucun microbe d'une manière bien nette.

Les cultures sur gelose, gélatine et bouillon réussissent toutes très bien ; dans toutes ces cultures nous reconnaissons la bactérie pyogène qui paraît être le seul organisme développé.

Des cultures sur tubes roulés de gélatine faites directement avec le pus de l'abcès et avec une première culture sur bouillon nous démontrent que la bactérie pyogène existe seule, à l'état de pureté. Un cobaye inoculé dans le péritoine avec un centimètre cube et demi de culture sur bouillon âgée de quatre jours, meurt en vingt-sept heures avec les lésions ordinaires déterminées par la bactérie pyogène : les cultures faites avec le liquide péritonéal et le sang du cœur de ce cobaye donnent le même microbe à l'état de pureté.

Obs. II. — Abcès urineux. Le pus contient la bactérie pyogène à l'état de pureté.

J. Quidam, entré le 7 octobre 1889, salle Civiale, n° 1.

C'est un vieillard de 76 ans, pâle et amaigri, répondant mal aux questions qui lui sont posées, si bien que nous ne pouvons obtenir de lui que des renseignements succincts.

Il eut une gonorrhée vers l'âge de 20 ans, et depuis quelques années des fréquences et des difficultés de miction. Il y a un mois il fut pris de frissons, de fièvre et d'incontinence d'urine ; en même temps une tuméfaction apparut au périnée.

A son entrée on constata une tumeur, non encore fluctuante, longue de 6 centimètres située sur la ligne médiane en arrière des bourses.

L'urètre présente plusieurs rétrécissements péniens et bulbaires ; on peut passer une *sonde bougie n° 12 qui reste à demeure*. La prostate est un peu développée à gauche. La vessie se vide mal. Rien aux reins. L'état général est assez bon ; pas de fièvre, appétit conservé.

Le 1er octobre on change la sonde à demeure et on place un n° 16.

Le 12 la tumeur périnéale devient fluctuante, M. Tuffier l'incise et trouve une vaste cavité remplie de pus au fond de laquelle on sent l'urètre disséqué sur une étendue de 6 à 8 centimètres.

Lavage à l'eau phéniquée. Pas de fièvre : l'urine ne sort pas par la plaie qui devient très belle.

Le 29 octobre tentative de réunion primitive secondaire qui échoue. Le 2 novembre les fils sont enlevés et on place un drain fixé au *plafond*.

Le 22 novembre le drain est encore en place.

Bactériologie. — Sur les lamelles colorées, nous parvenons à grand'peine à distinguer deux bacilles ressemblant à la bactérie pyogène et quelques granulations qui pouvaient être des microcoques.

Les cultures faites dans les mêmes milieux que pour le pus du malade n° 1 donnent le même résultat ; dans le pus de cet abcès, la bactérie pyogène se trouve seule.

Un lapin inoculé avec une culture sur bouillon où l'on

malade a un violent frisson et la température monte de 37 à 40°. Pendant trois autres jours la fièvre continue, le soir de 38 à 38°,5; le matin elle tombe à 37°. A partir du 4 novembre la fièvre disparaît sous l'influence des lavages de la vessie au nitrate d'argent et du sulfate de quinine; en outre la sonde avait été enlevée dès le 2 novembre.

Rien à noter dans la suite, si ce n'est que le malade perd un peu d'urine par sa plaie périnéale.

Bactériologie. — Comme pour les cas précédents, rien de bien net à l'examen sur lamelles colorées.

Les cultures examinées le second jour (bouillon), paraissent ne contenir que la bactérie pyogène: il existe pourtant des microcoques déterminant une liquéfaction secondaire de la gélatine.

Dans ce cas la bactérie pyogène domine, mais elle est associée à des microcoques.

Obs. IV. — Abcès urineux ancien : urétrotomie interne et incision de l'abcès; fièvre consécutive. Le pus, très pauvre en microbes, contient la bactérie pyogène pure.

Burelin, François, 33 ans, entré le 31 octobre, salle Civiale, n° 2.

1ʳᵉ chaudepisse à 18 ans. 2ᵉ à 25 ans; elle laisse à sa suite un suintement urétral le matin.

Depuis plus d'un an gêne de la miction et depuis six mois grosseur au périnée. A l'examen on trouve une série de retrécissements péniens et dans la portion scrotale un rétrécissement étroit laissant passer une bougie filiforme. La vessie ne se vide que fort incomplètement. Abcès médian en arrière du scrotum, très volumineux et franchement fluctuant. Bon état général, température 37°.

Le 2 novembre M. Tuffier pratique l'urétrotomie interne et l'incision de l'abcès périnéal. Lavage du foyer purulent. Sonde à demeure n° 16, lavage de la vessie.

Le soir la température monte à 39°,8; le lendemain à 38°,8 le matin; 40°,4 le soir.

Le 3 novembre 37°,6 le matin, 39°,6 le soir. — Le 4, 36°,6 le matin, 38° le soir ; la sonde à demeure est retirée ; la plaie va bien. La fièvre disparaît le lendemain 5 novembre.

Dilatation commencée le 10 : tout marche bien, le malade sort de l'hôpital sa plaie guérie, et le 22 novembre on lui passe à la consultation le 40 béniqué.

Bactériologie. — A l'examen du pus sur lamelles colorées, on ne peut distinguer aucun micro-organisme d'une manière certaine. Une culture sur bouillon et une autre par piqûre sur la gélatine restent stériles. Sur la gélose à l'étuve nous n'obtenons sur deux tubes ensemencés en strie qu'une seule colonie très faible : elle est formée par la bactérie pyogène.

Sur un tube roulé de gélatine il ne se développe aussi qu'une seule colonie qui grandit lentement ; cette colonie est formée par la bactérie pyogène comme le démontrent et l'examen direct et les cultures en série.

Cet abcès urineux était donc remarquablement pauvre en micro-organismes et au moment de l'ouverture la bactérie pyogène seule existait encore.

Le premier fait à relever dans l'ensemble de ces examens, c'est la présence constante de la bactérie pyogène. Dans trois cas elle existait à l'état de pureté ; dans un quatrième elle était associée à quelques micrococoques, mais elle prédominait.

Nous avons donc trois cas d'infection bactérienne pure, et un seul cas d'infection mixte ou combinée. Il y a lieu d'insister sur ce résultat, car les propriétés de la bactérie pyogène ont été niées et discutées. Ce fait s'ajoute à ceux déjà multiples que l'un de nous a rapportés avec Hallé à l'appui de la *puissance pyogénique* de ce microbe. D'ailleurs la suppuration provoquée par cet agent ne diffère en rien à l'œil nu de celle qui est le résultat de l'action des microbes vulgaires de la suppuration.

Ce premier résultat nous permet d'affirmer avec MM. Albarran et Hallé que la bactérie pyogène peut à elle seule provoquer un abcès urineux, et si nous nous rapportons à nos observations et à celles qui ont déjà été publiées, cette bactérie serait l'agent habituel de ces suppurations.

Le second fait à remarquer c'est la faible teneur de ces abcès en micro-organismes, et cette remarque s'adresse surtout à ceux qui contrôleront nos recherches. Les examens sur simples lamelles colorées ne suffisent pas; ils peuvent donner des résultats négatifs alors que le liquide contient la bactérie pyogène ainsi que nous l'avons constaté dans les observations précédentes. La pauvreté de ces abcès en micro-organismes s'explique parce que leur ouverture est en général tardive. A propos des suppurations rénales l'un de nous (1) a fait cette remarque que « lorsque le milieu s'épuise, les microbes disparaissent peptonisés par leurs propres ptomaïnes. C'est pourquoi, quand on étale sur une lamelle une goutte de pus de formation récente, les organismes sont nombreux, tandis que dans les foyers plus anciens on ne peut apercevoir que leurs débris. »

Il est donc nécessaire, non seulement pour affirmer la présence d'un organisme spécial à l'état de pureté, mais même pour constater sa présence dans les abcès urineux, de faire des cultures. Les conclusions sont alors bien différentes. Les cultures sur gélose à l'étuve à 33° donnent après vingt heures de belles colonies dans lesquelles on peut rapidement constater si la bactérie pyogène existe ou si elle prédomine; pour s'assurer qu'elle est à l'état de pureté, il est nécessaire de faire, soit avec le pus, soit avec une culture sur bouillon âgée de vingt-quatre ou quarante-huit heures, des plaques ou des tubes de gélatine roulés. C'est alors seulement que l'on peut connaître complètement la nature et la prédominance de chacun des éléments contenus dans ces abcès.

----

(1) *Rein des urinaires*, p. 34.

░░░░░░░░░ ░░░░░░░░░ ░░░ ░░ ░░░. — Le ░. ░░░░░░░ ░░░░░░░░░░░░░░░░ est retirée; ░░░░░░░ ░░ ░░░, ░░ ░░░░ ░░░░░░ le lendemain 3 no-
░░░░░.

░░░░░░░░ ░░░░░░░░░░ ░░░░░░░░░░░░, le malade ░░ ░░ ░░░░░░ ░░░░░░ ░░░░░ ░ le 22 novembre on lui ░░░░ ░░░░░░░░░░ ░░ ░░░░░░.

Bactériologie. — À l'examen du pus sur lamelles colo-░░, ░░ ░░ ░░░ ░░░░░░░ ░░░ ░░░░░░░░░ d'une ░░░░░ ░░░░░. Une ░░░░░ sur bouillon et une autre ░░ ░░░░░ sur la gélatine ░░░░ ░░░░░. Sur la gélose à ░░░ ░░░ ░░░░░░ sur deux tubes ensemencés en strie ░░░ ░░░░ ░░░░░░ ░░ ░░░, elle est formée par la bac-térie pyogène.

Sur ░░ ░░░ ░░░ de gélatine il ne se développe aussi ░░ ░░░ ░░░░ qui grandit lentement; cette colonie est formée par la bactérie pyogène comme le démontrent et l'examen direct et les cultures en strie.

Cet abcès ░░░░░ était donc remarquablement pauvre en micro-organismes et au moment de l'ouverture la bactérie pyogène seule existait encore.

Le premier fait à relever dans l'ensemble de ces examen... c'est la présence constante de la bactérie pyogène. Da... trois cas elle existait à l'état de pureté; dans un quatr... elle était associée à quelques microcoques, mais e... dominait.

Nous avons donc trois cas d'infection bac... et un seul cas d'infection mixte ou com... d'insister sur ce résultat, car les prop... pyogène ont été niées et discuté... déjà multiples que l'un de nou... l'appui de la *puissance pyogénique*... la suppuration provoquée pa... l'œil nu de celle qui est le... vulgaires de la suppura...

Enfin la clinique et la bactériologie **se joignent, pour**
expliquer un dernier phénomène qui **s'est passé chez deux**
de ces quatre malades : la fièvre qui a **accompagné l'uré-**
trotomie faite après incision de l'abcès. **La section du**
rétrécissement de l'urètre pratiquée comme **nous le faisons,**
c'est-à-dire aseptiquement, ne s'accompa**gne pas d'éléva-**
tion de la température et nous n'assistons plus **aujourd'hui**
à ce solennel frisson dont nos anciens nous **avaient laissé la**
description.

Chez deux de nos opérés nous avons vu brusquement
éclater un accès franc de fièvre urineuse, frisson, élévation
thermique à 40°, sudation consécutive, rien n'y manquait.
Cet accident, qui d'ailleurs n'eut aucune suite grave,
s'explique par les conditions particulières dans lesquelles
l'intervention a été pratiquée. La section de l'urètre a créé
une plaie étroite en plein foyer infecté, puisque l'abcès urineux siégeait au voisinage du rétrécissement. De plus, les
produits d'infection n'avaient qu'une voie de décharge imparfaite du côté de l'incision périnéale. La sonde elle-même,
en obstruant en partie le canal, empêchait l'écoulement des
liquides urétraux. Tout était donc disposé pour une absorption de la bactérie pyogène, par la plaie opératoire, et
la pratique n'a pas démenti la théorie.

C'est pour éviter ces accidents fébriles que M. Guyon
conseille à juste titre d'opérer ces malades en deux temps :
tout d'abord faire l'incision de l'abcès, puis, quand la plaie
périnéale est en plein bourgeonnement, pratiquer la section
du point rétréci. C'est la pratique de Necker et nous la
suivons habituellement.

J'ai manqué avec intention à ce principe chez mes malades, parce que je croyais les chances de fistules consécutives à ces incisions périnéales d'autant plus grandes que le
canal a été abandonné plus longtemps à la suppuration.
Les événements m'ont prouvé que la cicatrisation est ainsi
très rapide, que l'on peut même éviter l'écoulement d'urine
par la plaie, mais ils m'ont instruit sur ce point, c'est que,

pour être bénigne, l'intervention ainsi pratiquée demande une asepsie complémentaire. Puisque l'absorption du poison pyogène se fait par la plaie opératoire, il suffira, après l'avoir faite, d'en pratiquer l'antisepsie exactement comme nous le faisons dans une opération pratiquée sur une autre région. Rien n'est plus facile que de laver le canal avant d'introduire la sonde à demeure, et c'est une pratique que nous comptons bien mettre à l'épreuve la première fois que nous en aurons l'occasion.

REVUE CLINIQUE

La burette de Mohr, son utilité dans l'analyse des urines,

Par M. le docteur HENRI PICARD.

La burette de Mohr, ainsi nommée du nom de son inventeur, se compose d'un tube de verre, long de 50 centimètres en général et large d'à peu près 1 centimètre et demi. Ce tube, parfaitement cylindrique dans toute sa hauteur, largement ouvert en haut, se termine inférieurement par une pointe en forme de compte-gouttes surmontée d'un robinet en verre. Le tube est divisé, sur sa circonférence extérieure, par des traits gravés, en centimètres et en dixièmes de centimètres cubes. Le trait supérieur est marqué 0 ; l'inférieur d'un nombre correspondant à la somme de centimètres cubes contenus dans le tube.

Avec cet appareil dont la figure ci-jointe donnera une idée plus exacte que la description et dont le maniement est des plus simples, le praticien pourra *doser exactement les chlorures, les phosphates et la glycose* contenus dans l'urine.

Pour doser *les chlorures*, on se sert d'une solution de nitrate d'argent titrée, qu'on obtient en faisant dissoudre 29^{gr}, 075 de nitrate d'argent cristallisé dans un litre d'eau distillée et on en remplit une burette de Mohr.

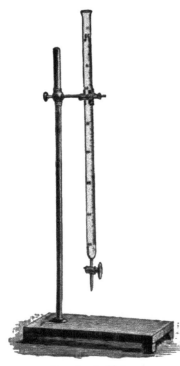

Burette de Mohr.

D'autre part, on mesure 10 centimètres cubes d'urine, ou mieux on en pèse 10 grammes. Si c'est de l'urine polyurique, la dose doit être double.

On additionne cette urine de deux ou trois gouttes d'une solution *absolument saturée* de chromate neutre de potasse, après l'avoir rendue *très faiblement acide* par quelques gouttes d'acide acétique. Cet acide empêche la précipitation des phosphates par le nitrate d'argent, comme l'acide azotique dont on se sert quelquefois; mais sans avoir, comme lui, la propriété de dissoudre le chromate d'argent.

Si la liqueur était trop acide, il faudrait la neutraliser par quelques gouttes d'une solution de carbonate de soude.

On laisse alors couler, goutte à goutte, de la burette de Mohr, la solution de nitrate d'argent dans l'urine ainsi préparée, qu'on agite continuellement. Chaque goutte qui tombe fait apparaître un point rouge dont la couleur disparaît dans le reste du liquide en devenant blanche, jusqu'à ce qu'enfin ladite coloration persiste, malgré l'agitation.

Cette persistance indique la fin de l'opération et qu'il faut s'arrêter, tout le chlore du chlorure de sodium ayant été précipité à l'état de chlorure d'argent.

Que s'est-il produit, en effet? A chaque goutte tombante, un précipité rouge de chromate d'argent qui se détruisait par l'agitation pour laisser place à un précipité blanchâtre de chlorure d'argent. Mais, une fois tout le chlorure précipité, le chromate d'argent persiste avec sa couleur rouge qui constitue un point de repère certain.

L'opération, telle que nous venons de la décrire, suffit parfaitement à la pratique : l'exécution en est facile et à la portée de tous. Mais s'il s'agissait de recherches exigeant une grande précision, il ne faudrait pas se contenter d'opérer sur l'urine brute. On devrait l'additionner d'un gramme d'azotate de potassium, l'évaporer au bain-marie et dessécher le résidu doucement jusqu'à fusion et disparition des dernières traces de charbon. On remplacerait alors le liquide évaporé par une quantité égale d'eau distillée qu'on traiterait comme l'urine elle-même.

Je viens de dire qu'il faut dessécher doucement le résidu. C'est qu'en effet, le chlorure de sodium mélangé à divers sels, comme il l'est dans l'urine, est décomposé en tout ou en partie, à une température élevée, et perd du chlore; déperdition qui rendrait les résultats inexacts si elle venait à se produire.

Quoi qu'il en soit, la réaction terminée, on lit sur la burette de Mohr le nombre de centimètres cubes de solution argentique employée et on en déduit, par un calcul très simple, la quantité de solution de chlorure de sodium contenue dans les 10 grammes d'urine. En effet, la solution de nitrate d'argent est dosée de telle sorte que chacun de ses centimètres cubes précipite 1 centigramme de chlorure de sodium ou 6 milligrammes de chlore.

Supposons donc que la quantité d'urine rendue soit 1 250 grammes et qu'il ait fallu 5 centimètres cubes de la solution d'azotate d'argent, pour précipiter tout le chlorure

de sodium des 10 centimètres cubes d'urine, on obtiendra
le résultat au moyen de la proportion suivante :

$$\frac{1\,250 \times 0^{gr},05}{10} = 6^{gr},05.$$

Le *dosage des phosphates* de l'urine est fondé sur la propriété qu'a l'acétate d'urane de précipiter l'acide phosphorique des phosphates alcalins et terreux à l'état de phosphate d'urane, et sur celle que possède ce phosphate d'urane de donner une coloration brun rougeâtre au contact d'une solution de ferrocyanure de potassium.

Ceci étant connu, on se sert pour ce dosage, d'une part :

1° D'une burette de Mohr ;

2° D'un verre gradué de 50 centimètres cubes ;

3° D'une pipette graduée contenant 5 centimètres cubes.

D'un autre côté, on prépare :

1° Une solution d'acétate de soude composée de la manière suivante :

Acétate de soude cristallisé.	100 grammes
Acide acétique fort.	100 —
Eau distillée.	q. s.

pour que le total soit exactement un litre ;

2° Une solution d'acétate d'urane composée de telle sorte que chaque centimètre cube de cette solution précipite 5 milligrammes d'acide phosphorique.

Pour la préparer, on fait dissoudre 21 grammes d'oxyde d'urane dans 100 grammes environ d'acide acétique concentré et chaud et on parfait un litre avec de l'eau distillée.

3° Enfin, une solution concentrée de ferrocyanure de potassium à 50/1000.

Mesurant alors 50 centimètres cubes de l'urine à analyser, on la filtre et, avec la pipette graduée, on y ajoute 5 centimètres cubes de la solution d'acétate de soude et on chauffe à 90°.

Ayant, d'autre part, empli de la solution d'acétate d'urane

la burette de **Mohr** jusqu'au **zéro**, on la laisse tomber
goutte à goutte dans l'urine tant qu'il se produit un précipité. Quand on pense que celui-ci n'augmente plus, on
prend, avec une baguette de verre, une goutte du mélange,
préalablement bien agité, et on la porte au contact d'une
petite quantité de ferrocyanure de potassium déposée dans
une capsule de porcelaine. Si la coloration brune ne se produit pas, on laisse couler une nouvelle quantité d'acétate
d'urane et on recommence l'essai jusqu'à ce que ladite coloration apparaisse.

Il ne reste plus qu'à lire sur la burette de **Mohr** combien
de centimètres cubes de la solution d'acétate d'urane ont
été employés. Les 50 centimètres cubes d'urine en expérience contiendront autant de fois 5 milligrammes d'acide
phosphorique que de centimètres cubes de solution employée. Supposons qu'il en ait fallu 20 centimètres cubes,
il y aura dans 50 centimètres cubes d'urine 10 milligrammes
d'acide phosphorique.

Si, d'autre part, le malade rend 1 200 grammes d'urine
par jour, on aura la quantité totale d'acide phosphorique
au moyen de la proportion suivante :

$$\frac{0,1 \times 1\,200}{50} = 2^{gr},4$$

Ce chiffre représente l'acide phosphorique total, c'est-à-
dire des phosphates alcalins (potasse et soude) et terreux
(chaux et magnésie).

Pour avoir celui des phosphates terreux, on verse 200 à
300 grammes d'urine dans un récipient ; on les additionne
de 50 centimètres cubes d'ammoniaque liquide ; on mélange
bien et on laisse déposer pendant vingt-quatre heures. Au
bout de ce temps, on reçoit sur un filtre le mélange de
phosphate de chaux et de phosphate ammoniaco-magnésien
qui s'est formé ; on le dissout dans l'acide acétique, on additionne d'acétate de soude, et on dose l'acide phosphorique
par l'acétate d'urane, comme précédemment. On obtient
ainsi la quantité de cet acide contenue dans les phosphates

terreux et, en la retranchant de l'acide phosphorique
la différence représente celle de l'acide phosphoriqu
phosphates alcalins.

Pour doser *le sucre* de l'urine, avec la burette de ?
on se sert de la liqueur de Knapp, dont la compositio
fondée sur la propriété que possède la glycose de préci
tout le mercure d'une solution bouillante de cyanu
mercure additionnée d'un alcali caustique ; le poids du
cure précipité étant proportionnel à celui de la glycose

Pour préparer la liqueur de Knapp, on dissout 10 gran
de cyanure de mercure pur et sec et 100 grammes
solution de soude caustique, marquant 1,140 à l'aréom
dans une quantité d'eau distillée telle que le tout fass
litre. La composition de cette liqueur est telle que 10
tigrammes de glycose en réduisent 40 centimètres cu

Pour opérer, on s'y prend de la manière suivante : d
part, on emplit de l'urine à essayer, préalablement fi
dans tous les cas et débarrassée de son albumine, si ell
contient, par l'ébullition et la filtration, la burette de ?
jusqu'au 0. D'autre part, on verse, dans une capsule de
celaine, 40 centimètres cubes de la liqueur de Knapp q
maintient à l'ébullition pendant toute la durée de l'opéral
et on y laisse tomber l'urine goutte à goutte.

Pour savoir quand la réaction est terminée, on verse
un verre à expérience quelques gouttes de sulfhyd
d'ammoniaque, et on le coiffe de papier à filtre suéc
Sur ce papier, une goutte de liqueur de Knapp produit
tache brune ou noire de sulfure de mercure qui cesse d
paraître quand tout le mercure en a été précipité à l'
métallique par la glycose.

Le moment précis où la liqueur ne brunit plus le pa
imprégné de vapeurs de sulfhydrate d'ammoniaque ind
la fin de la réaction.

Supposons que l'urine essayée s'élève à 2 000 gramme
vingt-quatre heures et qu'il ait fallu 30 grammes de
urine pour réduire les 40 centimètres cubes de liquer

Knapp. Ces 30 grammes renfermant, par conséquent, 10 centigrammes de glycose, on obtiendra le résultat cherché en résolvant la très simple proportion suivante :

$$\frac{0,10 \times 2\,000}{30} = 6^{gr},66.$$

Cette méthode de dosage du sucre est, selon moi, la meilleure pour le praticien. Avec tant soit peu d'exercice, il en obtiendra des résultats certains et presque mathématiques, que les dosages par la liqueur de Fehling ou la méthode de Duhomme lui fourniront moins aisément et avec moins d'exactitude.

La burette de Mohr sert encore au dosage de l'urée par la méthode de Liebig ; méthode excellente et précise, mais qui, dans la pratique, est surpassée par le procédé si simple de Régnard. Je crois, en conséquence, inutile de la décrire ici.

Je ne décrirai pas non plus le dosage des sulfates, quoiqu'il puisse aussi s'effectuer avec la burette de Mohr; parce qu'il exige des manipulations délicates et minutieuses dont le médecin n'a pas l'habitude. Ce que j'ai voulu, en effet, c'est appeler son attention sur un procédé très simple qui puisse lui fournir très vite des résultats précis sur les matériaux les plus importants contenus dans l'urine normale ou pathologique.

REVUE CRITIQUE

LEFÈVRE. — *Contribution à l'étude de la maladie d'Addison.* (Thèse de Paris, 1890.)

Ayant eu l'occasion d'observer deux cas de maladie d'Addison dans le service de M. le docteur Duguet, M. Le-

fèvre a profité de cette occasion assez rare pour en faire
le sujet de sa thèse et étudier dans ce travail les particularités remarquées dans l'origine, les symptômes, la marche et les lésions anatomo-pathologiques de cette affection chez les deux malades.

Il publie en outre trois autres observations dues à
l'obligeance de M. le docteur Rendu et de Mlle Wilbouts-
chewitch.

La maladie d'Addison est rare dans l'enfance. Dans les
cinq observations l'âge varie de 25 à 48 ans, et tous les
cinq malades sont tuberculeux.

Chez un des malades on a observé la description classique
de la mélanodermie d'Addison : teinte brune particulière du
visage, des mains et de diverses parties du corps ; elle est
surtout prononcée en haut et en dedans des cuisses, sur la
verge et le gland.

Chez un autre malade, la mélanodermie a présenté les
symptômes particuliers suivants : elle a été le symptôme
primitif de la maladie, s'est montrée d'abord à la face interne
des jambes, puis de là a envahi toute la surface du corps et
la muqueuse buccale en huit jours. A l'autopsie les deux
capsules surrénales ressemblent à des kystes. Les parois de
ces cavités sont tapissées de fausses membranes : il y a peu
de liquide dans ces cavités.

En résumé, ces 5 observations se rapprochent beaucoup
des types indiqués dans les différents mémoires publiés sur
ce sujet.

L'auteur termine par les conclusions suivantes :

La maladie d'Addison est due à une altération des
capsules surrénales.

L'altération des capsules est le plus souvent de nature
tuberculeuse.

On ne peut affirmer que la lésion du sympathique abdominal soit consécutive à celle des capsules.

La mélanodermie nous paraît plutôt due à la cachexie
qu'à l'irritation du sympathique.

GEORGIADÈS. — *Considérations sur les fistules uréthro-pé-niennes*. (Thèse de Paris, 1890.)

Après une étude sur un sujet qui a été déjà bien souvent traité, M. le docteur Georgiadès donne les conclusions suivantes :

1° Ouverture de bonne heure des abcès péri-uréthraux.

2° La fistule formée, il faut toujours opérer.

3° En cas de rétrécissement, commencer par le faire disparaitre.

4° Quant au traitement de la fistule, il faut considérer les trois cas suivants :

α. La fistule est très étroite : cautérisation aux caustiques chimiques ou au thermo-cautère.

β. Plus étendue, mais sans grande perte de substance : uréthrorrhaphie avec avivement oblique et suture aux fils métalliques ou au crin de Florence.

γ. Dans les cas plus graves, autoplastie en employant de préférence le procédé à double plan de lambeaux d'Arlaud ou celui de Nélaton avec dédoublement et adossement des surfaces.

AUSTIN. — *Sur le diagnostic précoce des néoplasmes de la vessie et du rein au moyen du cystoscope.* (Thèse de Paris, 1890.)

M. Austin a suivi dans sa thèse la ligne la plus rationnelle pour démontrer l'utilité du cystoscope dans les affections néoplasiques des reins et de la vessie. Après avoir établi que c'était à l'école de Necker que l'on devait une grande partie des moyens de diagnostic naturels de ces affections et que les chances de salut étaient en rapport avec la découverte précoce de ces mêmes affections, M. Austin étudie les cas où ces moyens naturels sont impuissants et par conséquent ceux où un moyen artificiel est nécessaire.

Les cystoscopes actuellement employés sont
provenances. M. Austin les passe tous en revu
celui de notre confrère Boisseau du Rocher co
utile.

Il faut trois choses pour pouvoir faire un exam
pique : la voie que doit suivre l'instrument doit é
vessie doit pouvoir se laisser distendre et le mi
doit être transparent.

La vessie ne doit pas **contenir plus de**
liquide, et ce liquide doit **être injecté et faci**
lable avec l'instrument restant en **place.**

Comme une hématurie peut facilement
cystoscopique, que ce dernier doit **être fait a**
maladie pour être utile ; qu'enfin, **comme j'a**
que, on ne doit avoir recours à la **cystoscopie**
tous les autres moyens de diagnostic **ont échoj**
de cet instrument est bien limité.

Le travail de M. Austin n'en est pas moins t
sant, et il sera consulté avec fruit par ceux qui jug
venable d'avoir recours à la cystoscopie.

Dʳ DELEF

REVUE DES JOURNAUX

PRESSE FRANÇAISE

1° Diagnostic des tumeurs malignes du testicule
professeur Le Dentu (*Gazette des hôpitaux*, 31 juille
Profitant d'un malade âgé de 46 ans, entré dans
pour une tumeur du testicule, M. Le Dentu a fait

Saint-Louis une leçon sur le diagnostic des tumeurs malignes du testicule, en prenant pour type de comparaison la tumeur maligne du testicule la plus fréquente, c'est-à-dire le carcinome encéphaloïde.

L'absence de phénomènes inflammatoires doit être signalée au début du cancer du testicule, tandis que les autres affections de la glande commencent d'ordinaire par des manifestations inflammatoires plus ou moins marquées.

Le testicule grossit sans cause apparente. La douleur, le plus souvent, n'existe pas au début. Il faut donc être prévenu de la crainte d'une tumeur maligne quand un malade indique l'accroissement du volume de son testicule sans manifestation d'inflammation ou de douleur. Cependant le testicule tuberculeux peut débuter d'une façon aussi insidieuse. Dans ce cas les lésions se limitent soit à l'épididyme seul, soit à l'épididyme et à la glande elle-même. Le cancer se localise tantôt à l'épididyme, tantôt au testicule.

La syphilis du testicule peut se confondre plus facilement avec la tuberculose qu'avec le cancer. La gomme du testicule a une fermeté plus grande, un volume moindre et une évolution plus lente que dans le carcinome encéphaloïde.

Quelquefois le diagnostic est difficile et la ponction n'apprend pas grand'chose.

Le cancer à la troisième période est très facile à diagnostiquer.

En résumé, le cancer est une tumeur localisée, surajoutée, moins dure que l'épididyme tuberculeux, que les altérations syphilitiques, que les indurations chroniques simples, plus dure que l'hydrocèle : sans phénomènes inflammatoires, souvent indolore, se développant régulièrement et se ramollissant peu à peu.

Dans sa deuxième phase, le cancer ressemble à une vaginalite exsudative hémorrhagique. Dans les deux cas, il n'existe pas de transparence et, en pratique, on se trouve toujours en présence du diagnostic différentiel entre l'hématocèle et le cancer du testicule. L'hématocèle a une pesanteur moindre qu'une tumeur solide. La consistance est la même : il y a dans l'hématocèle une sensation de coque qui enveloppe la tumeur, qui n'est pas sans valeur.

2° ANTISEPSIE RÉNALE ET ANTISEPSIE VÉSICALE, par M
fesseur GUYON (*Mercredi médical*, 30 juillet 1890). — D
leçon, M. le professeur Guyon étudie l'antisepsie des v
naires, antisepsie qui doit être à la fois médicale et chir
et examine la valeur relative des deux méthodes.

Il n'est pas sans intérêt de rechercher ce que donne
tique l'antisepsie rénale qui ne peut être que médicale
tisepsie vésicale, qu'il est facile de rendre chirurgicale

M. Guyon prend d'abord pour types 5 rétrécis, do
été soumis à une médication antiseptique : tous les :
uréthrotomisés. L'examen d'ensemble des feuilles de l
ture montre que dans 3 cas la fièvre a cessé immédi
après l'uréthrotomie et n'a pas reparu : dans les 2 aul
a persisté quelques jours et s'est éteinte graduellemer
les 3 premiers tracés, deux des malades qui les ont fourni
été soumis à une médication : le troisième, dont l'état é
ticulièrement grave, a été opéré d'emblée en pleine fièv
des deux autres fut également opéré en pleine fièvre s
dication préalable ni consécutive : l'autre ingéra, au co
pendant 15 jours consécutifs du sulfate de quinine à la
$1^{gr},50$ à 2 grammes par jour.

En résumé il résulte de ce coup d'œil général et de
des détails de chaque cas, que la part de la médicatic
l'atténuation progressive ou dans l'immédiate disparit
accidents fébriles est difficile à faire et même pas très fav
Ce qui ressort principalement, c'est que l'on peut att
l'uréthrotomie la disparition de la fièvre et conclure
peut être faite malgré l'élévation de la température.

M. Guyon établit qu'il a déjà signalé, depuis longte
bénéfice immédiat, en l'état fébrile, de l'uréthrotomie i
Ce bénéfice est dû à ce que l'incision permet l'évacuatic
plète et régulière de la vessie et les lavages répétés d
dernière. L'uréthrotomie agit chez nos malades comme
cisions de décharge, de drainage et les lavages agisse
les cas où l'on s'attaque à un foyer quelconque. Elle i
prime pas les lésions, elle ne détruit pas les éléments
gènes, mais elle supprime les conditions qui leur permet
nuire. C'est surtout en préservant du renouvellement des
'ions infectantes que l'on agit.

En ce qui concerne l'antisepsie chirurgicale, le nitrate d'argent et l'acide borique sont les agents qui répondent le mieux aux nécessités de la pratique de la chirurgie des voies urinaires.

Pour l'antisepsie médicale, le salol n'a pas donné de résultats, le biborate de soude éclaircit les urines, mais ce n'est pas là une garantie d'asepticité.

Chez les urinaires aseptiques, l'antisepsie chirurgicale suffit à empêcher l'infection.

Chez ceux déjà infectés, il est également possible d'agir avec sécurité, à la condition d'être bien convaincu que c'est surtout de la vessie qu'il faut se préoccuper.

3° DE L'HYDROCÈLE EN BISSAC, par M. le professeur VILLENEUVE, de Marseille (*Mercredi médical*, 6 août 1890). — La leçon faite par M. le professeur Villeneuve a pour sujet l'observation d'un malade atteint d'une hydrocèle qui offrait ceci de particulier et de spécial, qu'elle communiquait à travers le canal inguinal avec un sac fermé, clos de toutes parts et situé dans la cavité abdominale.

M. Villeneuve fait l'historique de l'étiologie ; il se rallie à l'opinion généralement admise actuellement, c'est que cette hydrocèle est congénitale. Elle est due à l'arrêt, pour une cause quelconque, de la marche de l'oblitération pysiologique du sac séreux produit par la descente du testicule, entraînant devant lui un prolongement en doigt de gant du péritoine.

Par suite du développement ordinairement considérable de la tumeur, etc., il y a souvent des contusions, des petits traumatismes répétés, qui transforment l'hydrocèle en hydro-hématocèle et même en hématocèle véritable.

Les cas d'hydrocèle en bissac sont rares et M. le professeur Villeneuve n'a pas réuni plus de 18 observations.

L'extraction totale du sac est l'opération à laquelle il faut recourir, chaque fois que la poche à un certain volume et surtout que les parois de cette dernière sont épaisses.

C'est à cette méthode de traitement que l'éminent chirurgien de Marseille a eu recours. Le malade a pu sortir un mois après l'opération.

Cependant cette méthode n'est pas sans danger, mais elle est préférable, dans les cas déjà qualifiés, non seulement aux injec-

tions, mais aux incisions simples avec drainage du sac supérieur
et surtout à l'incision prolongée jusqu'au-dessus de l'anneau
postérieur du canal inguinal ; car, dans ces cas, on court le risque d'ouvrir le péritoine.

4° GRAND KYSTE SÉREUX DU REIN GAUCHE, ABLATION DU REIN, GUÉ-
RISON, par M. le docteur TERRIER (*Revue de chirurgie*, 10 juillet
1890). — Chez Mme D..., âgée de 39 ans, existait un rein déplacé à
gauche. Ce rein était gros et descendait presque jusqu'à la fosse
iliaque gauche ; quand on y touchait un peu, la malade se plaignait et présentait quelques troubles nerveux : quand on faisait
reprendre au rein sa position normale, il survenait une crise
hystérique violente avec perte de connaissance. Le port d'une
ceinture n'ayant amené aucun résultat, les crises hystériques se
produisant deux fois par jour, M. Terrier propose de fixer le rein
mobile et même de l'enlever s'il est reconnu malade.

Opération le 30 mai 1889 : à ce moment, les urines sont normales en quantité (1000 à 1200 grammes) et en qualité ; rien
du côté de l'abdomen.

Incision parallèle à la masse sacro-lombaire gauche et un peu
en dehors d'elle ; cette incision s'étend de bas en haut de la crête
iliaque jusqu'au delà de la 12° côte.

Le rein mis à nu, on reconnaît un kyste du rein, du volume
du poing, puis le rein est enlevé.

La malade se lève un mois après l'opération.

Le 10 février 1890, les phénomènes nerveux existent toujours
et la malade ne peut marcher que pliée en deux. En résumé
aucun bénéfice de l'opération, ainsi que l'avoue franchement
M. Terrier.

Cette observation est suivie d'une étude très intéressante et
très complète sur les kystes séreux du rein.

M. Terrier étudie les trois points suivants : Nature des kystes
séreux du rein? Dans quelle proportion se rencontrent-ils lors
du rein déplacé? Enfin, quelle thérapeutique est-il logique de
leur appliquer quand on a pu reconnaître leur présence.

Les kystes séreux du rein sont assez mal connus, il suffit de
lire les diverses opinions émises par les auteurs à leur sujet.

Comme l'a parfaitement indiqué le docteur Desnos, ces kystes apparaissent à l'âge de l'artério-sclérose (40 à 60 ans), et le

tissu qui les entoure devrait être étudié au point de vue de la néphrite interstitielle.

Le diagnostic de ces tumeurs est des plus difficiles.

M. Terrier termine son article par quelques mots du traitement chirurgical applicable aux grands kystes du rein.

La ponction ne sera jamais que palliative, et on peut se demander si elle ne pourrait pas donner naissance à des hémorrhagies intra-kystiques, par suite de l'altération des parois des vaisseaux voisins.

La ponction, avec injection iodée, ne paraît pas une heureuse innovation.

La néphrotomie ou plutôt l'ouverture du kyste et la fixation de ses parois, soit en arrière au niveau des lombes, soit latéralement avec le flanc, soit un peu en avant, selon que la tumeur est plus facilement accessible par l'un de ces points, est très logique et la méthode de choix.

La néphrectomie est indiquée quand le kyste est volumineux et qu'il a atrophié la plus grande partie du rein, et *a fortiori* quand son volume est tel que la tumeur a été prise pour un kyste ovarique.

Dʳ DELEFOSSE.

PRESSE ITALIENNE

1° OPÉRATIONS SUR LES ORGANES GÉNITAUX DE L'HOMME, par le docteur FRANCESCO PARONA (*Gazetta medica Lombarda*, 10 mai 1890, n° 19. — Dans la statistique de Parona, nous relevons :

Calculs enchâssés dans le prépuce: G. Morelli, 53 ans, phimosis congénital, trois calculs se trouvaient enchâssés dans le prépuce. Ils furent facilement enlevés par la circoncision. Le plus gros avait le volume d'une noisette. Ils étaient composé de matière organique et de phosphates.

Calculs vésicaux: 1 litholapaxie donne 1 guérison ; 1 cystotomie sus-pubienne, faite pour un calcul de 74 grammes, donne 1 guérison. Un malade atteint de calcul prostatique guérit au moyen

de la boutonnière périnéale. Un malade traité par la taille périnéale meurt 15 jours après d'une néphrite chronique.

Kyste colloïde du lobe droit de la prostate, chez un homme
de 57 ans. Incision par le rectum, guérison temporaire. Après
un an, la tumeur s'est reproduite (pas d'autres détails).

Cancer de la verge, avec ganglions iliaques, chez un homme
de 75 ans, amputation et extirpation des ganglions ; mort par
bronchite chronique.

2° CYSTOTOMIES HYPOGASTRIQUES, par FEDE (Soc. ital. de chirurgie. Séance tenue à Florence du 30 mars au 2 avril 1890,
in *Gaz. med. Lombarda*, 7 juin 1890). — L. Bove, 75 ans, atteint
de calculs vésicaux depuis huit ans, considéré comme incurable par deux chirurgiens qui, en raison de son état général, se
bornèrent à faire quelques tentatives infructueuses de lithotritie ; — opéré par la cystotomie sus-pubienne, extraction de
4 calculs relativement volumineux ; guérison en trente-cinq
jours par seconde intention.

Corvisiero (âge?), fistule périnéale, cystite, ischurie presque
permanente ; abcès lombaire, suite de périnéphrite. L'abcès est
incisé. Par la taille hypogastrique on retire trois calculs. L'usage
de la sonde à demeure a raison après peu de mois, de la fistule
périnéale.

2 autres cas ont trait à des militaires chez qui furent extraits
des calculs uniques de 3 centim. et demi de diamètre, et qui
guérirent par seconde intention en vingt et vingt-sept jours.

Dans la même séance, SACCHI rapporte deux cas qui lui sont
personnels.

Dans l'un il s'agit d'un malade calculeux, rétréci, ayant de
fréquentes hémorrhagies. La cystotomie montra que ces hémorrhagies provenaient d'une ulcération produite sur le bas-fond
de la vessie par un calcul phosphatique. Guérison en trois mois.

Dans l'autre, la cystotomie fut faite chez un vieillard calculeux atteint d'une hypertrophie énorme de la prostate. Fistule
persistante, due à un anneau fibro-cartilagineux développé
autour du tube à drainage, au niveau des tendons des muscles
droits. Mort après cinq mois, de pneumonie.

Ensuite BUSSINI, qui considère la cystotomie sus-pubienne
comme la méthode de choix dans les cas de calculs vésicaux,

donné sa statistique de quatre ans (1887-1890). Sur 21 opérés, il eut un seul cas de mort. 14 de ses opérés guérirent en dix à douze, et 6 en dix-huit à trente jours.

Bottini s'élève contre la manière de voir de l'auteur précédent. Il n'admet la taille hypogastrique que quand il s'agit de calculs très volumineux, ou de calculs associés à des papillomes. Dans les cas de calculs peu volumineux, il préfère la taille-périnéale latéralisée.

3° Sur la présence d'éléments des matières fécales dans l'urine, a propos d'un cas de fistule vésico-intestinale, par Dino Battistini (Bollettino delle scienze mediche, mars et avril 1890). — B. C... est atteint en 1880 d'entérite ulcéreuse qui finit par céder aux lavements de nitrate d'argent. Au début de 1887, en descendant de son lit, le malade a subitement la sensation de quelque chose qui tombe de la partie supérieure de l'abdomen dans le bas-ventre, à gauche. On constate du météorisme localisé au côlon transverse et descendant, avec impossibilité d'aller à la selle. Après des purgatifs répétés, on obtient l'expulsion de petites scybales, ce qui fait penser à un rétrécissement cicatriciel de l'S du côlon. Pendant quelques jours, le malade présente les symptômes de l'occlusion intestinale et de la péritonite partielle; puis l'état s'améliore et les matières circulent de nouveau librement.

En avril 1888, perte de sang par le rectum, et issue de gaz intestinaux par l'urèthre. La palpation combinée avec l'insufflation du côlon montre que la fistule part de l'S pour aboutir dans une cavité accessoire creusée au milieu d'un exsudat péritonéal, qui a dû, par contact, ulcérer la paroi postérieure de la vessie. En octobre 1889, le malade émet chaque jour des matières fécales dans ses urines. A l'examen microscopique, on y trouve, en effet, outre des cristaux d'urates : des fibres musculaires, des cellules végétales, des grains d'amidon, avec des globules de pus, des zooglées, des bacilles, et même des acares, tels que Acarus domesticus (du fromage), A. eruditus, et Tyroglyphus farinæ.

Après quelques considérations générales sur le lieu où la fistule peut déboucher dans l'intestin, l'auteur recommande, lorsqu'il subsiste quelque doute, d'injecter dans la vessie une

assez grande quantité de solution colorée sans action sur les
tissus, et d'en provoquer l'issue par le rectum.

4° TRAITEMENT DE L'ENDOMÉTRITE CERVICALE BLENNORRHAGIQUE,
par le professeur BARDUZZI (*Giornale ital. delle malattie veneree
et d. pelle*, mars 1890). — Après avoir rappelé les recherches de
Bumm, Bockardt, de Gerheim, l'auteur distingue les endométrites cervicales blennorrhagiques *primitives*, provenant du coït
avec un individu souvent porteur d'une blennorrhagie chronique, des endométrites *secondaires* produites par propagation de
l'infection ayant pour point de départ le vagin, l'urèthre,
les glandes de Bartholin et les follicules péri-uréthraux.

Dans l'endométrite cervicale, l'auteur trouve insuffisantes les
irrigations vaginales chaudes et antiseptiques. Afin d'empêcher
la rétention du pus, il trouve efficace la dilatation extemporanée
du col par la méthode de Chéron, avec les irrigations endocer-
vicales avec l'eau phéniquée à 1 ou 4 p. 100, ou la liqueur de
Van Swieten dédoublée.

5° HYSTÉRO-OVARIO-SALPINGECTOMIE POUR FIBROMES INTERSTITIELS;
MORT PAR HÉMATÉMÈSE, par le docteur G. CRESPI (*Bull. Soc. Lanci-
siano degli osp. di Roma*, mai 1889.) — L'observation a trait à
une malade d'une quarantaine d'années, souffrant de légers
troubles dyspeptiques, et de métrorrhagies graves dues à de
volumineux fibromyomes utérins à divers degrés d'évolution.
Trois ans auparavant, elle avait déjà été opérée, par la voie
vaginale, d'un fibromyome sous-muqueux gros comme une tête
de fœtus. L'ablation de l'utérus, des ovaires et des trompes
réussit très bien et se fit très rapidement. Dans la nuit qui suivit le troisième jour après l'opération, la malade ressentit une
violente douleur dans l'hypocondre gauche et fut prise de
vomissements. La mort survint le quatrième jour après une
hématémèse abondante.

A l'autopsie, on trouva l'intestin absolument libre de toute
attache, du rectum au pylore. L'estomac, très dilaté, contenait
environ un demi-litre de sang altéré. Un vaste infarctus hémorrhagique se trouvait à la petite courbure et à la région pylo-
rique. La surface de l'estomac, dans toute cette région, présentait des ulcérations de 3 à 4 millimètres de diamètre, atteignant
le tissu sous-muqueux.

6° SUR LA VALEUR ÉTIOLOGIQUE DU GONOCOQUE DE NEISSER DANS LA BLENNORRHAGIE, par le docteur LEONE LEVI (*Giorn. ital. delle m. vener. et d. pelle*, juin 1890). — L'auteur, dans une courte note, rapporte l'expertise médico-légale dont il fut chargé à propos du viol de deux petites filles âgées de 10 et 12 ans. La constatation du gonocoque dans leur écoulement lui fit soupçonner une blennorrhagie chez l'accusé. L'examen de ce dernier confirma ses soupçons. Il n'hésite pas à conclure à une contamination directe des deux petites filles par l'accusé porteur d'une blennorrhagie uréthrale intense. Il rejette l'idée d'un *auto-infection* basée sur l'hypothèse que le gonocoque se trouvant normalement dans les organes génitaux pourrait suffire à déterminer une inflammation aiguë, sous l'influence d'une irritation banale, et sans contamination spécifique (1).

7° SUR LA MANIÈRE DONT SE COMPORTENT LES SPERMATOZOÏDES DANS LES ORGANES GÉNITAUX DE LA FEMELLE DE LA SOURIS, — *Mus Musculus* », par le docteur ROSSI (*Atti dell'Accademia medico-fisica Fio-*

(1) L'auteur de cette Revue a eu récemment l'occasion de faire quelques recherches à propos d'une uréthrite sans gonocoques; ce cas, quoique appartenant à un autre ordre de faits que celui de L. Levi, n'est pas favorable à la théorie de l'*auto-infection* par le gonocoque.

X... 22 ans, rhumatisant, très affaibli et anémié par des habitudes d'onanisme contractées dès son enfance, est atteint, le 27 mai 1890, d'une épididymite gauche aiguë, à la suite, dit-il, d'une marche prolongée. Le malade nie tout rapport sexuel et tout écoulement. Ce dernier existe, mais si faible, qu'après être resté dix heures sans uriner, c'est à peine si on peut obtenir une goutte de pus pour faire des préparations et des cultures. — Le 28 mai, la douleur est telle que le malade doit rester au repos absolu les jours suivants. Cataplasmes, onguent mercuriel. — Le 30 mai, douleurs dans les genoux, mais sans gonflement appréciable et sans épanchement. — Teinture d'iode. — Le 1er juin, les douleurs articulaires disparaissent. — Le 3 juin, le malade peut se lever en portant un suspensoir ouaté. La queue seule de l'épididyme reste encore indurée pendant près d'un mois. Aucun traitement n'a été employé contre l'écoulement qui tarit de lui-même. Le malade dit avoir renoncé à ses habitudes.

Les préparations bactériologiques du pus ne permettent d'y déceler aucun gonocoque, aucun amas de microbes dans les cellules. — De loin en loin quelques micrococoques extracellulaires se colorant par la méthode de Gram. De très rares diplocoques isolés présentent aussi cette réaction. Les cultures permettent d'isoler deux de ces espèces communes dans l'urèthre et sans rapport avec le gonocoque. Mais on trouve, dans les tubes de gélose ensemencés directement avec le pus, de belle colonies de *M. pyogenes aureus*, qu'il est possible d'avoir à l'état de pureté dès la seconde culture.

Dr E. L.

rentina, 22 déc. 1889. Compte rendu dans *lo Sperimentale*, février 1890). — L'auteur, voulant étudier le sort des spermatozoïdes dans les organes génitaux de la femelle, a entrepris ses recherches sur la souris. Il a examiné l'utérus et son contenu à différentes époques après l'accouplement. Dans les premières heures on trouve un grand nombre de spermatozoïdes et quelques cellules lymphoïdes ; après deux à cinq heures, on observe une proportion considérable d'éléments présentant les plus grandes analogies avec les globules blancs, et contenant une ou même deux têtes de spermatozoïdes dont les queues ne sont plus guère visibles ; seize à dix-huit heures après l'accouplement, on ne trouve pour ainsi dire plus trace d'éléments spermatiques, mais seulement un certain nombre de cellules remplies de granulations possédant beaucoup d'affinité pour la safranine. Outre cette disparition des spermatozoïdes absorbés par les leucocytes, l'auteur observe un processus « autorégressif » des spermatozoïdes analogue en partie à celui qu'a décrit Wiedersperg pour ceux du triton. Les conclusions de Rossi sont les suivantes :

1° La disparition des spermatozoïdes dans les organes génitaux internes de la femelle de la souris s'opère en un temps qui varie de seize à dix-huit heures après l'accouplement.

2° Cette disparition se fait en grande partie par un phénomène de véritable phagocytose.

3° Ce processus est dû aux cellules lymphoïdes qui existent normalement dans l'épaisseur des parois utérines ; ces cellules émigrent principalement là où l'épithélium fait défaut, et suivent très probablement la même voie pour rentrer dans les tissus.

4° La disparition des spermatozoïdes s'effectue aussi par un processus « autorégressif ».

Dr E. LEGRAIN.

REVUE DES SOCIÉTÉS SAVANTES

I ⁾ **Société império-royale des médecins de Vienne.**

1° DE LA PROSTATECTOMIE LATÉRALE, par le docteur DITTEL (18 *avril* 1890). — D'une série d'expériences entreprises par M. Dittel, il semble résulter que l'extirpation d'une portion cunéiforme du lobe latéral constitue le seul moyen de permettre à la vessie de se vider complètement dans le cas d'hypertrophie de la prostate. Dans ce but, M. Dittel a imaginé le procédé opératoire suivant qu'il n'a d'ailleurs pratiqué jusqu'à présent que sur le cadavre.

A l'aide d'une incision allant du coccyx à l'anus, incision qu'on prolonge en forme d'arc jusqu'au raphé périnéal, on incise l'insertion du releveur de l'anus au sphincter et aux parties voisines, et l'on arrive ainsi dans la fosse ischio-rectale. La dissection du rectum permet l'accès de la prostate, dont on excise deux coins des lobes latéraux. Avant l'opération, il est nécessaire d'introduire une sonde dans l'urèthre et de l'y laisser pendant toute la durée des manœuvres pour éviter la blessure de cet organe : il faut dans le même but tamponner le rectum. Cette opération, d'après M. Dittel, peut être également utilisée pour la cure des kystes des vésicules séminales et pour l'extirpation totale de la prostate.

M. VON MOSETIG-MOORHOF a essayé trois fois de réduire le volume de prostates hypertrophiées en y pratiquant tous les cinq ou six jours, tantôt dans le lobe droit, tantôt dans le lobe gauche, des injections parenchymateuses d'une émulsion d'éther iodoformé comme dans le goître. Dans les trois cas, la miction spontanée est redevenue possible au bout de trois semaines ; mais on ne sait si l'amélioration a été durable. En tous cas, la réaction inflammatoire et les douleurs consécutives aux injections sont peu considérables.

culaire qui joue peut-être un rôle dans l'occlusion de la
ie, il est à craindre qu'on ne produise de l'incontinence
ine ; 2° on n'est pas toujours sûr d'éviter la blessure des
ies voisines ; 3° enfin, si dans la première période du pro-
sme les malades ne sont pas assez gênés pour se prêter à
i opération, dans les périodes ultérieures ils sont trop
blis pour pouvoir la supporter. En ce qui concerne les in-
ons parenchymateuses, M. Billroth croit que l'iode n'agit
ur la prostate comme sur le corps thyroïde.

Dittel n'a obtenu, en pareil cas, aucun résultat des injec-
s iodées. Quant à l'incontinence consécutive à la prosta-
mie latérale, elle serait, en tous cas, beaucoup moins dan-
use et plus facile à traiter que la rétention que cette
ation est destinée à combattre.

Du rein mobile, par le docteur Kumpf (2 mai 1890). — De la
que personnelle de M. Kumpf, il résulte que le rein mobile
lus fréquent : 1° chez la femme, l'accouchement en étant
ent la cause, et quelquefois un traumatisme ; 2° à droite,
que, sur 36 cas, 29 fois le rein déplacé siégeait à droite,
s à gauche et 6 fois des deux côtés.
rès diverses considérations sur l'étiologie, les symptômes
diagnostic de cette affection, l'auteur aborde la question
aitement et pose en principe que la néphrectomie est très
e, puisque Linder compte 9 morts sur 36 cas. Quant à la
irorraphie, elle n'est pas dangereuse, mais elle ne donne,
., que des résultats peu satisfaisants. Les différents ban-
s ne sont que des moyens palliatifs. Le meilleur traite-
t est celui qui est fondé sur les moyens mécaniques, d'après
éthode de Thure-Brandt.

II° Société clinique de Londres.

TRAITEMENT CHIRURGICAL DE LA CYSTITE TUBERCULEUSE, par le docteur BATTLE (mai 1890). — Chez une jeune femme de 20 ans, née de parents tuberculeux et atteinte elle-même de cystite tuberculeuse, l'endoscope permit de constater à la base de la vessie une ulcération mesurant 5 centimètres de diamètre. On pratiqua le grattage de cette ulcération avec la curette de Volkmann, introduite par l'urèthre : mais l'amélioration consécutive fut peu considérable. Alors, on ouvrit la vessie par la région hypogastrique, on racla de nouveau l'ulcération avec la curette tranchante, puis on cautérisa avec une solution de chlorure de zinc à 7,5 p. 100. A partir de ce moment, la guérison fut rapide, et actuellement l'opérée est en très bonne santé. Le bacille de la tuberculose n'a pu être découvert dans le produit du raclage. M. Battle ajoute qu'il a agi, chez cette malade, comme Guyon et Reverdin l'ont fait en pareil cas, avec cette différence que, pour la cautérisation, il s'est servi du chlorure de zinc au lieu du thermo-cautère Paquelin.

M. CHRISTOPHER HEATH a traité un grand nombre de cas de ce genre chez la femme : il dilate l'urèthre et cautérise directement l'ulcération vésicale avec le nitrate d'argent.

M. R. JOHNSON, dans un cas d'ulcère tuberculeux de la vessie, a employé avec un succès temporaire les injections d'iodoforme en émulsion.

M. HARRY FENWICK, ne croit pas qu'on puisse dire que la malade de M. Battle était atteinte d'ulcère tuberculeux puisqu'on n'y a pas trouvé le bacille caractéristique. Lorsque la lésion est réellement tuberculeuse, le pronostic est toujours douteux, car il y a une grande tendance aux rechutes. M. Fenwick a employé avec un certain succès l'acide lactique (5 p. 100) pour badigeonner les ulcères : il prescrit en même temps des injections à 1 p. 100 de ce médicament dans la vessie.

III° Académie de médecine d'Irlande.

TAILLE HYPOGASTRIQUE POUR CALCUL VÉSICAL ENCHATONNÉ, par le docteur MAC ARDLE (17 janvier 1890). — Cet intéressant travail, publié dans les numéros de mars et d'avril 1890 du *Dublin Journ. of med. science*, débute par une très curieuse observation personnelle. Un homme de 42 ans, qui avait présenté ses premiers symptômes de calcul vésical en 1874, subit en 1888 seulement une lithotritie d'abord, puis une taille latérale, qui ne lui apportent qu'un soulagement insignifiant. Quelques mois après, M. Mac Ardle explore la vessie de ce malade et y trouve un petit calcul près du col et une volumineuse pierre dans le bas-fond, celle-ci appréciable surtout par le toucher rectal. La taille hypogastrique est pratiquée et permet d'enlever facilement le petit calcul habitant le voisinage du col ; mais c'est avec les difficultés les plus considérables que la grosse pierre put enfin être extraite par fragments. Il fallut inciser avec un bistouri boutonné l'orifice de la loge où ce volumineux calcul s'était développé. Les détails de cette opération sont extrêmement intéressants à lire.

L'auteur profite de ce cas pour étudier les nombreux perfectionnements qu'a subis la taille sus-pubienne dans ces dernières années ; il passe en revue dans différents chapitres le ballonnement rectal, la distension de la vessie, la suture vésicale et celle de la paroi, le pansement, le drainage, etc. C'est avec plaisir que, au cours de cette étude et parmi les nombreuses citations de chirurgiens étrangers, nous avons vu l'auteur exposer et préconiser à chaque pas les idées du professeur Guyon et de ses élèves relatives à la taille hypogastrique, et qui ont été développées depuis huit ans dans les *Annales*.

IV° Société médico-chirurgicale de Glasgow.

SARCOME D'UN TESTICULE ECTOPIÉ, par le docteur BEATSON (17 février 1890). — Ce cas de dégénérescence sarcomateuse d'un testicule resté dans l'aine droite chez un homme de 40 ans était particulièrement difficile au point de vue du diagnostic. Cependant, la moitié droite du scrotum était inhabitée, et, par suite, on pouvait supposer que le testicule ectopié était l'origine de l'énorme tumeur inguinale observée (18 centimètres dans son plus grand diamètre). L'extirpation fut facile et le malade guérit vite et bien.

M. KNOX se demande si l'ectopie testiculaire ne pourrait pas être considérée comme une prédisposition à la dégénérescence plus ou moins maligne de la glande.

V° Académie de médecine de New-York.

1° CONSIDÉRATIONS SUR L'URÉTHROTOMIE INTERNE BASÉES SUR UNE STATISTIQUE DE 120 CAS PERSONNELS, par le docteur G. BREWER (*Séance du 9 décembre*). — Les conclusions de cet important travail, impossible à analyser brièvement, sont les suivantes :

1° L'uréthrotomie interne, comme mode de traitement des rétrécissements de l'urèthre antérieur, constitue une opération relativement inoffensive.

2° Par l'application intelligente de quelques précautions bien connues, dans presque tous les cas, tout danger d'hémorrhagie un peu sérieuse peut être évité.

3° Les courbures plus ou moins durables de la verge qu'on observe parfois à la suite de l'opération sont probablement dues à ce que l'incision a dépassé les limites nécessaires.

4° A l'exception du méat, l'urèthre antérieur doit toujours être incisé sur sa paroi supérieure.

5° Il faut se dispenser, autant que possible, de toute introduction instrumentale dans l'urèthre profond, immédiatement après l'opération.

6° La plupart du temps, une section complète et parfaite des points rétrécis permet d'obtenir une guérison radicale et le retour du canal à son calibre normal.

7° Toutes les tentatives de dilatation, destinées à prévenir la récidive d'un rétrécissement qui a été imparfaitement sectionné sont absolument inutiles.

M. OTIS approuve hautement presque toutes les conclusions de M. Brewer : c'est de cette façon qu'il pratique lui-même l'uréthrotomie interne depuis bientôt vingt ans avec un succès constant. Pour lui, la section doit comprendre toute l'épaisseur du rétrécissement et, pour la profondeur à donner à son incision, le chirurgien doit se baser sur le calibre normal de l'urèthre chez chaque malade, calibre dont la mesure est fournie proportionnellement par la circonférence du pénis. M. Otis ne croit pas que les courbures péniennes, très rares et très passagères d'ailleurs, qui succèdent quelquefois à l'uréthrotomie interne,

soient imputables à la profondeur des incisions : il en a
observé à la suite d'incisions très superficielles. Il termine par
un parallèle entre l'uréthrotomie interne, qui permet d'obtenir
la cure radicale des strictures, et la dilatation progressive par
les bougies, qui n'a jamais donné une guérison définitive, tout
en forçant le malade à se passer des bougies toute sa vie, avec
les nombreux dangers inhérents à ces introductions instrumen-
tales continuelles.

M. STURGIS félicite d'abord M. Brewer des excellents résultats
qu'il a obtenus, mais il estime que l'uréthrotome d'Otis n'est
pas sans danger, car les incisions qu'il produit sont trop profondes et causent des hémorrhagies parfois inquiétantes. Il ne
rejette pas la dilatation comme les précédents orateurs et croit
au contraire que certains rétrécissements en sont justiciables
et guérissent aussi bien, sinon mieux, par les bougies que par
l'instrument tranchant.

M. GERSTER pratique ordinairement l'uréthrotomie avec un
instrument de son invention, facile à nettoyer, et grâce auquel
il n'a jamais eu d'accident : il ne commence à passer des bougies que 6 à 7 jours après l'opération, et ces cathétérismes n'ont
jamais déterminé d'orchite, parce qu'il lave souvent le canal
avec des solutions antiseptiques. Mais M. Gerster n'est pas
ennemi de la dilatation, qui a été longtemps son seul mode de
traitement des strictures.

M. BOLTON BANGS regarde l'uréthrotomie interne d'Otis comme
une opération sûre et inoffensive et ne croit pas aux dangers
des incisions profondes : mais le lavage antiseptique de l'urèthre
avant et après l'opération, tel que le pratiquent d'ailleurs
MM. Otis et Brewer, a une énorme importance. En outre,
quelques chirurgiens sont plus qu'imprudents en faisant l'uréthrotomie interne dans leurs cabinets ou cliniques et en ren-
voyant ensuite leurs opérés chez eux : il est résulté parfois de
véritables désastres d'une telle manière de faire. M. Bangs
passe en général la première bougie vingt-quatre heures après
l'opération ; un lavage antiseptique du canal est fait avant et après
chaque cathétérisme, et même parfois après chaque miction.

M. EUG. FULLER commence ordinairement par la dilatation,
quitte à pratiquer ultérieurement l'uréthrotomie, qu'il fait alors
aussi complète que possible : il passe une bougie le lendemain

de l'opération, mais attend ensuite deux ou trois jours avant d'en introduire une autre, qu'il ne laisse jamais pénétrer dans l'urèthre postérieur.

M. Hopkins croit que la divulsion est préférable à l'uréthrotomie interne chez certains vieillards porteurs de rétrécissements moyens.

M. Bryant fait tantôt la dilatation, tantôt l'uréthrotomie, suivant les cas, mais il commence toujours par la première et ne pratique la seconde que si le malade la demande ou s'il ne constate pas d'amélioration suffisante. Pour lui, l'incision interne du canal n'est pas sans danger (et il l'a vue causer des accidents graves), et il ne voudrait pas qu'on en fît un usage inconsidéré.

M. Alexander insiste sur la nécessité des lavages antiseptiques de l'urèthre qu'il continue pendant toute une semaine après l'opération. Il commence la dilatation consécutive le lendemain de l'uréthrotomie; si l'on attend plusieurs jours, le canal et surtout le méat sont déjà rétrécis. L'hémorrhagie dépend du siège de l'incision; elle est extrèmement rare dans les 12 premiers centimètres de l'urèthre : si le rétrécissement siège dans la portion bulbeuse, il préfère l'uréthrotomie externe.

M. Otis dit que, en cas d'hémorrhagie, la compression doit s'effectuer le plus près possible du siège de l'incision et non au méat, comme le font, bien inutilement d'ailleurs, certains opérateurs. La plupart du temps, il suffit, pour arrêter le saignement, d'introduire une sonde dans l'urèthre et d'appliquer sur elle une ligature autour de la verge au niveau de l'incision.

M. Brewer ajoute que la dilatation consécutive est ordinairement beaucoup plus douloureuse si on ne la commence que le troisième jour après l'opération, mais l'extrémité de la bougie ne doit pas pénétrer dans la portion membraneuse : il suffit qu'elle atteigne le point du canal où a été effectuée la section.

2° Curette vésicale, par le docteur G. Hopkins (*même séance*). — Cette curette est munie, près de son manche, d'une vis, à l'aide de laquelle on règle à volonté sa longueur, le degré et la direction de sa courbure en avant, en arrière ou latéralement. Cet instrument a rendu de grands services à son inventeur, la cuisse gauche. Après anesthésie préalable, la fosse iliaque fut incisée au niveau de la région mate ; il s'écoula immédiatement une grande quantité de pus et de lambeaux de tissu cellulaire sphacélé. Un drain, allant de la fosse iliaque à la cuisse, fut installé, et la guérison ne se fit pas attendre.

VI° Société de chirurgie de New-York.

1° TUMEUR DE LA VESSIE, par le docteur MAC BURNEY (11 décembre 1889). — Un homme d'une trentaine d'années, qui avait eu à deux reprises des hématuries, était atteint de rétention d'urine depuis un mois environ. Plusieurs cathétérismes avaient été effectués avec plus ou moins de succès. Au moment de l'entrée du malade à l'hôpital, son état général était extrêmement grave et sa vessie surdistendue remontait au-dessus de l'ombilic, tout en paraissant déviée à droite. Une sonde, introduite par l'urèthre, semble s'enfoncer dans un tissu mou, mais ne retire pas d'urine. Le chirurgien se décide alors à pratiquer une incision hypogastrique médiane à l'endroit où il croit sentir la vessie. Pas une goutte d'urine ne s'écoule ; le doigt, introduit dans la plaie, pénètre dans une masse gélatiniforme. On extrait quelques fragments de cette masse et l'on reconnaît qu'elle est constituée par des caillots sanguins décolorés. Après avoir enlevé plusieurs poignées de ces derniers, on trouva enfin la vessie pleine d'urine et refoulée par la masse des caillots. L'exploration intra-vésicale pratiquée avec le doigt montra que le col était enclavé dans une énorme tumeur, laquelle oblitérait en partie l'orifice vésical.

Malgré l'opération, le malade succomba le lendemain aux symptômes d'urémie qu'il présentait à son entrée. Les reins étaient atteints de pyélonéphrite chronique et les uretères étaient largement distendus ; quant à la tumeur vésicale, elle était de nature sarcomateuse. L'auteur insiste sur l'abondance de l'hémorrhagie produite dans le tissu cellulaire probablement par des traumatismes instrumentaux.

2° NÉPHRECTOMIE SECONDAIRE POUR FISTULE RÉNALE, par le docteur STIMSON (8 janvier 1890). — Il s'agit d'un homme de 30 ans qui avait été opéré d'un abcès de la région lombaire en

1887, et auquel, six mois après, des fistules ayant persisté, le docteur Weir avait enlevé un calcul du rein. Deux ans plus tard, le malade revient à l'hôpital se plaignant de la persistance d'une fistule, située entre la crête iliaque et la dernière côte, à 12 centimètres environ de la colonne vertébrale, et qui fournit un écoulement d'urine et de pus. Le trajet fistuleux, qui avait servi de guide à l'opérateur, fut enlevé en même temps que le rein. Ce dernier était complètement désorganisé et sa substance presque totalement détruite. La guérison fut parfaite.

3° TRAITEMENT CHIRURGICAL DU REIN MOBILE, par le docteur MAC COSH (12 février 1890). — L'auteur a pratiqué quatre fois la néphrorraphie, mais sur trois malades seulement, la dernière ayant dû être réopérée. Ces trois femmes étaient jeunes (28, 34 et 26 ans) et souffraient depuis longtemps de leur rein déplacé. Chez la première, la capsule seule fut fixée, et la guérison persistait au bout de vingt-deux mois ; chez la deuxième, même procédé, même résultat parfait durant encore six mois après l'opération. La fixation de la capsule seule n'échoua que chez la troisième malade, qu'il fallut réopérer en comprenant cette fois le parenchyme dans les sutures ; l'opérée, revue deux mois après, se portait très bien.

M. MAC COSH a réuni, à ce propos, 117 observations de néphrorraphie pratiquée par des chirurgiens américains, anglais, français, italiens et allemands. Après avoir comparé les différents procédés et leurs résultats, il les classe en quatre catégories : 1° ceux dans lesquels l'atmosphère cellulo-graisseuse est seule suturée ; 2° ceux dans lesquels la capsule fibreuse est comprise dans les sutures ; 3° ceux dans lesquels on suture le parenchyme ; 4° ceux dans lesquels on enlève au préalable une portion de la capsule fibreuse, de manière à appliquer directement le parenchyme mis à nu aux surfaces cruentées de la paroi. Malgré les succès qu'il a obtenus personnellement en ne suturant que la capsule, c'est à la fixation parenchymateuse que M. Mac Cosh donne, à juste titre, la préférence.

D' Robert JAMIN.

REVUE D'UROLOGIE

I. Influence du phosphate de soude sur l'élimination de l'acide
urique, par M. Haig. — On sait depuis longtemps que le phosphate de soude est un dissolvant de l'acide urique, et l'auteur a
observé que l'élimination de cet acide est augmentée sous son
influence. Mais tous les spécimens de phosphate de soude
(*Sodii phosphas, British Pharmacopœia*) ne possèdent pas la
même action. Ils diminuent l'élimination ou ne l'augmentent
pas, et même ils peuvent occasionner des douleurs articulaires ou
précipiter une attaque de goutte. L'analyse de nombreux échantillons de phosphate de soude a montré que généralement ce
sel est mélangé à une petite quantité de sulfate de soude. Avec
le phosphate chimiquement pur (Na^2HPhO^4), résultant de la
combinaison de l'hydrate de sodium avec l'acide phosphorique,
l'élimination de l'acide urique a toujours été augmentée pendant tout le temps de son emploi. Avec le même phosphate,
mélangé de 15 pour 100 de sulfate de soude, non seulement il
n'y a pas eu d'augmentation dans l'excrétion de l'acide urique,
mais encore on a observé des douleurs articulaires très accusées, dues probablement à une rétention de l'acide urique.
L'addition d'une petite quantité d'acide phosphorique dilué
n'augmente pas l'élimination, tandis que l'adjonction d'une
faible proportion de bicarbonate de soude détermine une
augmentation marquée dans l'acide urique éliminé. De ces faits,
il résulte que tandis que le phosphate de soude pur (Na^2HPhO^4)
augmente l'excrétion de l'acide urique, son action peut être
entravée ou diminuée par son mélange avec les acides minéraux ou leur sels, en dehors de l'organisme ou dans l'organisme,
par l'action des acides dans l'intestin ou ailleurs. On peut supposer que les acides ou leurs sels enlèvent une certaine proportion d'alcali au phosphate Na^2HPhO^4, et le convertissent plus ou
moins en phosphate acide NaH^2PhO^4, transformation ayant
pour conséquence la diminution du pouvoir d'excrétion relati-

vement à l'acide urique. De plus, comme une modification de cette nature peut survenir pendant la cristallisation, il en résulte que tous les échantillons de phosphate de soude pur n'agissent pas de' même. L'addition d'une petite quantité de bicarbonate de soude est généralement suffisante pour obtenir l'effet désiré. L'emploi du phosphate de soude n'est pas à recommander dans la goutte aiguë, parce que, dans cet état, l'acidité générale est très élevée; il est, au contraire, à utiliser lorsque l'acidité est faible ou décroissante. Lorsque le phosphate agit dans des conditions favorables, il offre de grands avantages sur le salicylate de soude (*British medical Journal*, June 1, 1889, et *Therapeutic Gazette*, July 15, 1889, 476).

II. Recherche du mercure dans l'urine, par M. Ludwig. — Le professeur Ludwig propose le procédé suivant pour la recherche du mercure dans l'urine; on acidule l'urine avec l'acide chlorhydrique, et on ajoute ensuite de la poudre de zinc, qui précipite le mercure; le précipité est lavé et séché; puis le mercure est séparé par distillation sous un courant d'air. On peut ainsi retrouver 97 à 98 p. 100 du mercure contenu dans l'urine.

Dans les recherches toxicologiques, la détermination de la présence du mercure dans les organes offre plus de difficultés. Ayant constaté que les masses grumeleuses jaunes qui se forment lorsqu'on détruit les matières organiques au moyen du chlorate de potasse et de l'acide chlorhydrique, retiennent jusqu'à 40 p. 100 du mercure contenu dans les organes traités, M. Ludwig a modifié de la manière suivante le procédé : il commence par faire bouillir les organes pendant plusieurs heures avec l'acide azotique, afin de favoriser l'oxydation des matières albuminoïdes; lorsque la masse est réduite en bouillie, on l'introduit dans un matras (relié à un réfrigérant) rempli d'acide chlorhydrique de moyenne concentration, et on chauffe pendant trois ou quatre heures en agitant; on laisse refroidir, et on ajoute une petite quantité de chlorate de potasse; on filtre, afin de séparer le précipité insoluble qui se produit, et on ajoute alors la poudre de zinc; on agite pendant une minute; on laisse déposer, et on chauffe de nouveau jusqu'à 50 ou 60 degrés, en ayant soin d'agiter le matras, afin d'obtenir la précipitation complète du mercure; après un jour de repos, on fait une nouvelle addition de zinc en poudre en petite quantité, et on opère comme précédemment; on décante de nouveau la solution, on réunit les précipités sur un filtre; on les lave et on les dessèche sous un courant d'air.

Pour séparer le mercure de l'amalgame de zinc, on prend un tube courbé en **U** à l'une de ses extrémités, dans lequel on introduit d'abord un peu d'amiante, puis une couche de chaux, ensuite une couche d'oxyde de cuivre, et enfin l'amalgame. La partie courbée du tube, qui sert de fourneau, est refroidie par l'eau; on porte au rouge, d'abord la chaux, puis l'oxyde de cuivre, et finalement l'amalgame, en ayant soin de laisser circuler de l'air dans le tube pendant toute l'opération. Le mercure se sépare sous forme de gouttelettes dans la partie du tube refroidie.

On retrouve ainsi 97 à 98 p. 100 du mercure contenu dans les organes.

M. Ludwig a constaté que le mercure est localisé principalement dans le foie, dans la rate et surtout dans les reins. On en trouve peu dans la bile, le cerveau et les os (*Zeitschrift des oesterr. Apoth. Vereins*, 1889).

III. RECHERCHE DE L'ANTIPYRINE DANS L'URINE, par M. MANSEAU. — Si l'on ajoute goutte à goutte, dans une solution d'antipyrine, une solution d'iode, on s'aperçoit que, dans le principe, l'iode est absorbé et que la liqueur reste incolore; l'iode est dissimulé, et il ne se produit aucune coloration quand on plonge dans le liquide une bande de papier amidonné. Mais, à un moment donné, la liqueur devient jaune rougeâtre, et il se forme un précipité persistant.

M. Manseau propose d'utiliser cette réaction pour l'essai de l'antipyrine et pour sa recherche dans l'urine. D'après lui, le perchlorure de fer, qui est ordinairement employé pour la recherche de l'antipyrine dans l'urine, est un réactif sûr, en ce sens qu'il ne peut prêter à aucune confusion, si l'urine renferme soit des alcaloïdes, soit des ferments; mais il le considère comme n'étant pas un réactif suffisamment sensible, attendu que la coloration rouge caractéristique ne se manifeste que dans le cas où l'urine renferme au moins 20 à 25 centigrammes d'antipyrine par litre.

Avec la solution iodo-iodurée suivante :

Iode.	1gr,5.
Iodure de potassium.	25 grammes.
Eau distillée.	1 litre.

M. Manseau a constitué un ensemble de réactions d'une grande sensibilité et ne prêtant à aucune confusion.

Les alcaloïdes s'éliminant par les urines et donnant un précipité avec la solution iodo-iodurée, il y a là une cause apparente d'erreur, mais la difficulté peut être tournée.

S'il ne se forme pas de précipité quand on ajoute quelques gouttes de solution iodo-iodurée à 10 ou 20 centimètres cubes d'urine, on peut conclure à l'absence de l'antipyrine.

En cas de précipité manifeste ne disparaissant pas par l'agitation, on peut soupçonner la présence d'alcaloïdes (quinine, strychnine, etc.).

Si le précipité disparaît par l'agitation, on se trouve en présence, soit de l'antipyrine, soit de certains ferments. Dans ce cas, on met dans un tube 10 centimètres cubes de l'urine à examiner et 2 gouttes d'acide nitrique pur; puis on ajoute 10 gouttes environ de solution iodo-iodurée; s'il ne se forme qu'un louche dans la liqueur : présence de ferments. S'il y a formation d'un précipité rouge obscur et abondant : présence d'antipyrine.

Pour s'en assurer, on met dans un tube 10 centimètres cubes de l'urine et 2 ou 3 centimètres cubes d'une solution d'amidon à 1 p. 100; on ajoute quelques gouttes de solution iodo-iodurée, jusqu'à production de la coloration bleue d'iodure d'amidon. Par l'agitation, ou à l'aide d'une douce chaleur, la liqueur doit se décolorer complètement, en affectant, avant la décoloration complète, une belle coloration violette.

Comme essai confirmatif, on remplit un tube d'urine, et on fait arriver à la surface du liquide des vapeurs de brome. Si l'urine renferme de l'antipyrine, on voit se former presque immédiatement un précipité jaunâtre, qui envahit progressivement la masse du liquide, pour gagner ensuite le fond du tube et disparaître par agitation (*Répertoire de pharmacie*, juillet 1889, 298).

IV. Sur la conservation des cylindres urinaires. — Le docteur Ch. H. Cockey, de Baltimore, à l'encontre de l'opinion générale que l'on ne peut conserver les cylindres urinaires, a fait des préparations contenant des cylindres, des hématies, des épithéliums, aujourd'hui en parfait état de conservation, comme au premier jour, et cela depuis dix ans, et plus. Il emploie deux formules, l'une à la glycérine, l'autre avec l'acétate de potasse. Il préfère la première ; la seconde s'obscurcit avec le temps, et donne lieu à un précipité. L'urine peut être conservée dans un flacon, et employée au moment du besoin, ou les préparations sont montées, de suite, à la manière ordinaire pour la conservation :

Acide salicylique . . . . 2 parties.
Borax . . . . 1 partie.
Glycérine. . . . . Q. s. pour dissoudre.

Ajouter 3 parties d'eau distillée pour les organismes ordinaires, et 5 parties pour ceux de très petites dimensions.

La solution d'acétate de potasse se prépare ainsi :

Solution saturée d'acétate de potasse . . . . 1 partie.
Eau distillée. 16 parties.
Acide salicylique. . . . . A saturation.

D'après le docteur James Tyson, une pincée d'acide salicylique suffit pour conserver 4 onces d'urine (*Philadelphia medical Journal*, 20 mai 1882, 571).

Le docteur J. G. Richardson conserve les cylindres en ajoutant à l'urine un volume égal d'acétate de potasse sec (*même journal*, p. 558).

Le docteur Gray, de Richmond, conserve l'urine par l'addition de 10 à 12 centigrammes de chloral par once (*Pharmaceutical Record*, IX, 1889, 92).

V. Recherche de la bile dans l'urine, par M. Oliver. L'auteur recommande le procédé suivant :

Peptone pulvérisée. . . . . 2 grammes.
Acide salicylique. 0gr,25
Acide acétique. . . . . XXX gouttes.
Eau. . . . . 240 grammes.

Les précipités recueillis n'offraient, par le réactif ¦
aucun des caractères de l'albumine. Examinés au mi¦
ils se trouvèrent composés d'acide urique, sous plu¦
pects différents : des petits cristaux très fins, puis d'a¦
gros, de forme tabulaire, en rectangles ou en losange¦

L'urée, dosée par le procédé Noël, au moyen de l'¦
mite de soude, a été trouvée de 19^{gr},50 par litre. L'¦
que également dosé était de 0,60, ce qui donne un r¦
1 à 32, 5 qui n'a rien d'anormal.

Les précipités ainsi obtenus n'étaient donc point ¦
bumine, ni même à un EXCÈS D'URATES, comme le ca¦
sente quelquefois. En chauffant, ils se dissolvaient,¦
refroidissement le précipité se reformait. M. Ramb¦
noter à quelle température cette précipitation avait 1¦
les réactifs suivants :

Réactif Roberts.	Précipité à
Acide azotique	Précipité à
Réactif Méhu	Précipité ¦
Réactif Esbach.	Rien jusqu'

En résumé, lorsque la température est basse, il est¦
faire légèrement chauffer l'urine, même normale, av¦
sayer certains réactifs de l'albumine. Autrement, il e¦
rable de n'utiliser que ceux qui sont composés d'acides¦
ques, dont l'action n'est guère modifiée par le froid.

En versant avec précaution de l'urine sur de l'acide¦
ou de l'acide sulfurique étendu, et en laissant à une ¦
ture de 5° environ, on obtient au bout de quelques heu¦
surface de contact des deux liquides, de très beaux¦
d'azotate et sulfate d'urée. (*Union pharm.*, février 1889,

VIII. SUR L'ÉLIMINATION DE LA SACCHARINE, par M. BRUY¦
L'auteur a recherché s'il est exact, comme on l'adme¦
saccharine s'élimine entièrement par les urines et ne se¦
dans aucune autre sécrétion.

Pour cela, il a pris lui-même de la saccharine ; puis ¦
ses urines de 24 heures, qu'il a additionnées d'un lé¦
de chlorure de baryum et de baryte caustique ; il l¦
bouillir, filtrées et évaporées à siccité. Le résidu a é¦

par l'alcool à 98°; il a évaporé la solution alcoolique et dissous le résidu dans l'eau. Dans cette solution aqueuse, chauffée à 80°, il a fait passer un courant d'acide azoteux, jusqu'à ce qu'il ne se dégageât plus d'acide carbonique. Il a ensuite neutralisé la solution par le carbonate de potasse ; il l'a évaporée et a fondu le résidu avec un mélange de carbonate et de nitrate de potasse ; enfin, il a pesé, sous forme de baryte, l'acide sulfurique formé, et il a calculé le poids du soufre contenu dans ce sel. Des chiffres ainsi obtenus il a déduit 0^{gr},07 c'est-à-dire la quantité de soufre contenue normalement dans l'urine.

D'autre part, il a calculé la quantité théorique de soufre que doit contenir la saccharine, en la considérant, d'après Salkowski, comme un mélange, à parties égales, d'anhydride sulfamin-benzoïque et d'acide sulfamin-benzoïque.

Il a ainsi constaté une perte variant entre 12 et 20 p. 100 de la saccharine absorbée ; la perte serait encore plus sensible, si le produit commercial était exclusivement composé d'anhydride, parce qu'alors, pour un même poids, il contiendrait nécessairement plus de soufre.

M. Bruylants a ensuite fait une autre expérience, qui prouve que la saccharine ne s'élimine pas exclusivement par les urines, il en a administré à une chèvre en lactation, et il en a retrouvé des traces dans le lait par le procédé Schmidt : ce procédé consiste à traiter le liquide essayé par un mélange à parties égales d'éther sulfurique et d'éther de pétrole ; on ajoute à la liqueur éthérée quelques gouttes de lessive de soude et on évapore ; on chauffe le résidu pendant une demi-heure à 250 degrés, on reprend par l'eau ; on acidule par l'acide sulfurique, et on traite par l'éther sulfurique ; la liqueur éthérée est évaporée, et le résidu, repris par l'eau, fournit, avec le perchlorure de fer, la coloration violette qui caractérise l'acide salicylique (*Archives de pharmacie*, nov. 1888, 492).

IX. ANALYSE SOMMAIRE DES URINES, par le docteur HAGER. — Le procédé proposé par l'auteur consiste à exposer du papier à filtrer, imbibé d'une goutte d'urine à une température de 150 à 200°, sans que le papier subisse de modification importante.

Pour cela, on se sert d'une lampe à pétrole à mèche circulaire, munie d'un verre de 16 à 20 centimètres de longueur au dessus du brûleur et donnant une flamme de 2 millimètres et demi de hauteur. On verse une goutte d'urine sur une bande de papier à filtrer d'épaisseur moyenne, de 4 centimètres de largeur, et.on expose la tache d'urine au-dessus du verre de lampe à 2 ou 3 centimètres du verre pendant 3 à 4 minutes, sans laisser roussir le papier.

D'après Hager, on observerait les phénomènes suivants :

Urine normale : tache à peine visible, sans liséré, quelquefois jaune pâle.

Urine albumineuse : tache jaunâtre ou jaune rougeâtre sans liséré, ou avec liséré très faible.

Urine sucrée : tache jaune brun, brunâtre, brune, brun foncé, suivant la quantité de sucre, et toujours avec un liséré très net.

Urine des morphinomanes : tache jaunâtre avec liséré.

Pour essayer cette méthode au point de vue de la recherche du sucre, et si l'on ne dispose pas d'urine diabétique, on peut opérer avec de l'urine normale à laquelle on aurait ajouté 1 gramme de miel lavé à l'alcool absolu (*1 gramme pour 15 centimètres cubes*). (*Pharm. Zeitschrift für Russland*, XXVIII, 1889, 9).

X. Sur les matières colorantes de l'urine, par M. Rosenbach. — D'après l'auteur, la coloration rouge brun, obtenue en chauffant l'urine avec l'acide azotique, serait un indice d'une affection grave de l'intestin. Dans ce cas, l'urine chauffée à l'ébullition devient peu à peu jaune, mais la coloration rouge brun reparaît par saturation avec la potasse. (*Schweiz. Wochenschrift für Pharmacie*, XXVII, 1889, 58).

XI. Recherche des hydrates de carbone dans l'urine, par M. L. von Udranszky. — Ce sont les réactions du furfurol qui, sans aucun doute, constituent la méthode de recherche la plus délicate pour les hydrates de carbone. H. Schiff emploie un papier d'essai fabriqué en immergeant du papier dans un mélange de parties égales de xylidine et d'acide acétique cristallisable dilué dans de l'alcool et en laissant sécher ce papier. On chauffe avec un léger excès d'acide sulfurique concentré une petite quantité de la substance à examiner, et le papier exposé aux vapeurs qui se dégagent devient d'une belle couleur rouge due à la formation de la furoxylidine, 0ᵍʳ,00007 de glucose en solution aqueuse se décèlent de cette façon. L'auteur emploie une réaction de furfurol encore plus délicate : On mêle une goutte de la solution diluée à essayer avec deux gouttes d'une solution alcoolique à 15 p. 100 et de naphtol alpha dans un tube à essai, et on laisse soigneusement tomber 12 centimètres cubes d'acide sulfurique concentré de matière à former une couche bien distincte. Si une couleur violette se produit à la ligne de contact au-dessus d'une couche verte, c'est qu'il existe des hydrates de carbone.

On peut diluer de l'urine avec 9 volumes d'eau, en prendre une goutte et procéder de la même façon que plus haut. Si la couleur violette ne se produit pas, on peut considérer l'urine comme normale; si, au contraire, la couleur violette apparaît, l'urine peut être considérée comme anormale.

Par ces deux essais l'auteur a découvert des hydrates de carbone dans toutes les urines examinées; il est vrai que de l'albumine parfaitement pure d'hydrates de carbone, chauffée avec des acides concentrés, forme du furfurol, qu'on peut reconnaître par la distillation; ainsi pour la première fois par une réaction chimique s'établit une parenté rapprochée entre les albuminoïdes et les hydrates de carbone. Si l'on veut faire l'essai de l'urine au point de vue des hydrates de carbone, et s'il s'y trouve de l'albumine en grande quantité, il faudra préalablement l'enlever; de petites quantités n'amènent pas une erreur appréciable vu le petit volume d'urine sur lequel on expérimente. La liqueur de Fehling, employée dans les conditions les plus favorables, n'arrive à déceler que 0ᵍʳ,00011 de glucose dans une solution aqueuse; si l'on fait comparativement l'essai de l'urine au moyen des trois procédés, on arrive à conclure que les corps autres que les hydrates de carbone gênent plus dans le procédé de Fehling que dans les autres procédés (*Zeitschrift für physiol. Chemie*, mai 1888).

M. BOYMOND.

INDEX BIBLIOGRAPHIQUE

1889

Urinaires (Voies). — *Névroses uro-génitales réflexes provoquées par un état morbide des voies urinaires, par* MISIEWICZ. *(Centralblatt f. klin. Med., n° 21.)* — *L'incontinence d'urine chez les jeunes filles et les femmes, par* SIMS. *(Americ. Journ. of obstet.,* septembre.) — *Tuberculisation de l'appareil urinaire, abcès périnéphrétique. Néphrectomie. Mort, par* DUMUR. *(Journ. de médec. Bordeaux,* 16 juin.)

Urine. — *L'examen chimico-microscopique de l'urine au point de vue de ses principales altérations morbides, par* O. PUHLMANN *et* J. BORNTRAEGER. *(Berlin,* 1890.) — *Étude microscopique de l'urine au point de vue des sédiments organisés, par* M. WENDRINER. *(Allg. med. Central. Zig.,* n° 8.) — *Urologie de la fièvre intermittente et de la paralysie agitante, par* CRINON. *(Union médicale,* 19 oct.) — *L'urine dans les névroses, par* PEYER. *(Samml. klin. Vorträge,* n° 311.) — *Séméiotique diagnostique de l'urine, par* ROSEN-FELD. *(Breslau.)* — *Sur quelques points intéressants au sujet de la présence du sucre dans l'urine, par* ORD. *(Brit. med. Journ.,* 2 nov.) — *Du sucre normal dans les urines, par* GAUBE. *(Gaz. médic. Paris,* 17 août.) — *Recherches du sucre dans l'urine au moyen de la liqueur cupro-potassique, par* YVON *et* BERLIOZ. *(Arch. de méd. expér.,* n° 15, septembre.) — *Recherches sur l'analyse de l'urine, par* E. DUBOURG. *(Annales Instit. Pasteur,* 25 juin.) — *Présence de maltose de l'urine dans un cancer secondaire du pancréas, par* FRIED. VAN ACKEREN. *(Berlin. klin. Woch.,* p. 293, 8 avril.) — *De quelques corps réducteurs des liqueurs cupro-potassiques dans les urines des oxycrasiques, notamment de l'aldéhyde et de la lactose, par* GAUBE. *(Soc. biologie,* 1er juin.) — *Un cas d'indigurie (présence de l'indigo dans l'urine), par* KAHLER. *(Prager med. Wochenschr.,* 1888, n° 50.) — *Recherches sur la fréquence avec laquelle le plomb se rencontre dans l'urine, par* JAMES J. PUTNAM. *(Assoc. of amer. phys.,* 20 septembre.) — *Recherche de l'iodoforme dans les urines, par* CHOAY. *(Soc. de méd. prat.,* 3 octobre.) — *Sur l'élimination du phénol par les urines, par* L. MAZZENGA. *(Rivista clinica e terapeutica,* p. 400, août.) — *Sur l'élimination du calcium par les urines, par* L. TROO. *(Ibid.,* p. 289, juin.)

Vessie. — *Résection partielle de la symphyse pour les opérations sur la vessie, par* HELFERICH. *(18e Cong. chir. allem.,* avril.) — *La vessie irritable, par* ALEX. PEYER. *(Stuttgart.)* — *Leçons sur l'endoscopie vésicale, par* THOMPSON. *(Brit. med. Journ.,* p. 775, avril). — *L'éclairage électrique de la vessie pour le diagnostic des lésions obscures de la vessie et de l'urèthre, par* HURRY FENWICK *(In-8°, Londres.)* — *Idem, par le même; idem, par* THOMPSON. *(Brit. med. Journ.,* 14 avril.) — *Thérapeutique chirurgicale de la vessie, par* ANNANDALE. *(Edinb. med. Journ.,* juin.) — *Leçon clinique sur l'hématurie, par* BERKELEY HILL. *(Brit. med. Journ.,* p. 1001, ...l.) — *Sur quelques points de diagnostic différentiel entre les affections ... et de la vessie, par* STEIN. *(Journ. of cutan. diseases,* oct.) — *... tie pendant la puerpéralité, par* AUVARD. *(Arch. de tocol.,* oct.) —

Traitement du catarrhe vésical, par Fort. (*Bull. de thér.*, 15 juillet.)
— *Des inflammations gangreneuses de la vessie*, par Orlowski. (*Gaz. lekarska*, n° 14.) — *Traitement chirurgical de la tuberculose vésicale*, par Guiard. (*Journ. de méd. de Paris*, 9 sept.) — *Cystite tuberculeuse, doulou- reuse, taille hypogastrique, drainage de Demons, résultat fonctionnel*, par Blanc. (*Ibid.*, 28 juillet.) — *Du lavage de la vessie sans sonde*, par Lavaux. (*Thèse de Paris*, 8 nov.) — *Du lavage de la vessie sans sonde et du lavage continu de l'urèthre antérieur à l'aide de la pression atmosphérique*, par La- vaux. (*Gaz. des hôpit.*, 18 sept.) — *Exstrophie de la vessie avec épispadias, guérison par le procédé de Tiersch*, par Brachini. (*Gaz. di Ospit.*, n° 48.) — *Pathogénie et variétés de l'exstrophie de la vessie*, par Maurice Hache. (*Revue de chirurgie*, n° 2, p. 818.) — *Tumeur papillomateuse de la vessie diagnostiquée au moyen de l'électro-cystoscope*, par Otis. (*New-York med. Record*, p. 493, mai.) — *Quinze cas de tumeurs de la vessie, diagnostiquées par l'emploi du cysto-endoscope électrique*, par Max Nitzk. (*Lancet*, 21 avril.) — *De l'utilité du drainage du périnée, comme opération préliminaire de l'ablation de certaines tumeurs de la vessie*, par Southam. (*Ibid.*, 26 mai.) — *Cancer primaire de la vessie, femme de 55 ans, opération par dila- tation de l'urèthre, grattage, mort de pleuropneumonie deux mois plus tard*, par Linden. (*Société des médecins finlandais*, 17 mars.) — *Volumineux cal- cul extrait par la taille sus-pubienne*, par Page. (*Brit. med. Journ.*, 6 oct.) — *Calculs de la vessie, taille et litholritie*, par Second. (*Gaz. des hôpit.*, 9 oct.) — *Calcul vésical; lithotomie pratiquée deux fois en deux mois*, par Ward Cousins. (*Brit. med. Journ.*, p. 1164, juin.) — *Calcul vésical volu- mineux extrait par la taille sus-pubienne*, par Baigent. (*Ibid.*, p. 763, oct.) — *Extraction des calculs de la vessie, sept cas*, par Nairxe. (*Glasgow med Journ.*, avril.) — *Un cas de calcul à noyau osseux dans la vessie*, par Vi- tanza. (*Gaz. di Ospit.*, n° 41.) — *Calcul vésical, noyau formé par un cor- don de cuir*, par Rose. (*New-York med. Record*, 17 déc. 1887). — *Diverticu- les multiples de la vessie, calculs dans une de ses poches*, par Van Oieson. (*Ibid.*, 10 déc. 1887.) — *Calcul enkysté, ablation par la taille sus-pubienne, ablation par les ciseaux et le maillet*, par Fenwick. (*Clin. Soc. of London*, 9 nov.) — *Calcul enkysté, ablation par la taille sus-pubienne*, par Browne. (*Ibid.*) — *De la lithotritie rapide*, par Sisco. (*Thèse de Montpellier*, n° 88.) — *De la taille sus-pubienne*, par Packard. (*Amer. surg. Ass.*, 19 sept.) — *Observations de taille sus-pubienne*, par Ernest Humphery, Gilbert Barling, H. Quicke. (*Brit. med. Journ.*, p. 14 et 16, juillet.) — *Taille sus-pubienne et suture vésicale*, par Rendal Franks, Nixon, etc. (*Ibid*, p. 1165, juin.) — *Recherche de l'infiltration urineuse, à la suite de la taille hypogastrique*, par Carat. (*Thèse de Montpellier*, n° 65.) — *Cystotomie sous-pubienne d'après la méthode nouvelle*, par Hassan. (*Ibid.*, n° 73.) — *Note sur l'ouverture de la ves- sie par la symphyséotomie*, par Wilh. Koch. (*Berlin. klin. Woch.*, n° 20, p. 405, 14 mai.) — *Cathétérisme des uretères*, par Poirier. (*Acad. des sciences*, 2 septembre.) — *Stérilisation des sondes en gomme, cathétérisme aseptique*, par Terrier. (*Progrès médical*, 5 octobre.) — *Éclairage électrique de la ca- vité vésicale, avec photographie*, par Hurry Fenwik. (*Brit. med. J.*, p. 989, mai.) — *Contribution à la chirurgie de la vessie*, par Meyer. (*N.-York med. Journ.*, 23 février.) — *Trois cas de ponction hypogastrique pour rétention d'urine avec impossibilité de cathétérisme*, par Posner. (*Berlin. klin. Woch.*, n° 30, p. 687, 29 juillet.) — *De l'hématurie terminale dans la miction*, par Bazy. (*Semaine méd.*, 30 octobre.) — *Traitement de la cystite chronique par l'iodoforme*, par L. Frey. (*Wien. med. Presse*, n° 20, p. 817.) — *Gangrène de la vessie dans un cas de rétroflexion de l'utérus gravide*, par A. Rasch.

(*Trans. of the obst. soc.*, XXXI, 2.) — *Rupture de la vessie à la suite d'une chute sans lésion vésicale ni tégumentaire*, par BARTSCH. (*Viertelj. f. gerichtl. Med.*, L, 199, avril.) — *Exstrophie de la vessie*, par PORTER. (*Americ. med. Assoc.*, 27 juin.) — *Contribution à la connaissance d'un traitement de l'hydronéphrose congénitale et à la genèse de l'exstrophie vésicale*, par THEODOR ROEMER. (*Thèse Bâle*, 1888.) — *Contribution à la connaissance de la tuberculose vésicale*, par JOSEPH ERNIS. (*Thèse Berne*, 1888.) — *Diagnostic des tumeurs de la vessie*, par GUYON. (*Gaz. méd. Paris*, 27 juillet.) — *Deux cas de papillome de la vessie enlevés par la voie périnéale*, par FR. WATSON. (*Boston med. Journ.*, 11 juillet, p. 31.) — *Cancer squirrheux de la vessie avec fistule vésico-rectale*, par KENNEDY. (*N.-York med. Record.*, 10 août.) — *Le choix du traitement des concrétions urinaires*, par GOULEY. (*Americ. med. Assoc.*, 26 juin.) — *Le choix des opérations pour l'ablation des calculs urinaires*, par BRIGGS. (*Ibid.*) — *Idem*, par CABOT. (*Ibid.*) — *Choix d'une opération pour l'ablation des calculs vésicaux*, par BRIGGS. (*N.-York med. Record*, 29 juin.) — *Sur les calculs vésicaux*, par BERESKIN. (*Med. Obosrenie*, n° 7.) — *Formation de calculs vésicaux consécutive à une opération de fistule vésico-vaginale*, par BAAS. (*Centr. für Gyn.*, 25 mai.) — *Sonde retrouvée dans la vessie à l'aide du cystoscope*, par C. KAUFMANN. (*Corresp.-Blatt. f. schweizer Aerzte*, n° 12, p. 375, 15 juin.) — *Calcul vésical de la femme, développé autour d'une aiguille à cheveux, perforant le vagin*, par DORN. (*Berlin. klin. Woch.*, n° 33, p. 747, 19 août.) — *Quatre cas de calculs vésicaux chez des garçons*, par POLLARD. (*Lancet*, 2 novembre.) — *Sur un cas de pierre dans la vessie chez une petite fille de six ans*, par HAMAÏDE et SÉJOURNET. (*Bull. gén. de thérap.* 30 juillet, p. 59.) — *Opération compliquée de lithotomie*, par HAROLD BROWNE. (*Brit. med. Journ.*, p. 661, septembre.) — *Expériences récentes dans la chirurgie des calculs vésicaux; 100 litholapaxies et 32 tailles*, par FREYER. (*Ibid.*, 12 octobre.) — *Calcul d'acide urique chez un malade autrefois albuminurique. Lithotritie en une séance, guérison* par DUBUC. (*Union médicale*, 17 septembre.) — *Taille sus-pubienne dans un cas d'hypertrophie de la prostate et de fausse route*, par STAMM. (*Med. News*, 31 août.) — *Calculs vésicaux extraits par la taille hypogastrique*, par MICHON. (*Lyon méd.*, p. 565, 25 août.) — *Sur une observation de la taille hypogastrique*, par FORT. (*Journ. de médec. de Paris*, 1er avril.) — *Du drainage de la vessie dans la taille*, par BURCKHARDT. (*Cent. f. Chir.*, n° 42, 19 octobre.)

Le Rédacteur en chef Gérant : Dr DELEFOSSE.

ANNALES DES MALADIES

DES

ORGANES GÉNITO-URINAIRES

Octobre 1890.

MÉMOIRES ORIGINAUX

De la suture vésicale,

Par M. le Dr DELEFOSSE.

En 1883, rendant compte dans les *Annales* de la thèse de
M. le docteur Bouley, j'écrivais ceci : « La taille hypogastrique est un des sujets actuellement à l'ordre du jour ;
depuis l'invention du ballon rectal et l'emploi du traitement
antiseptique, cette opération est sortie de l'oubli, d'où la
retiraient, à intervalles éloignés, quelques opérateurs har-
dis. On peut dire, il est vrai, que la taille hypogastrique
qui était pratiquée seulement il y a une dizaine d'années,
ne ressemble pas beaucoup à celle employée de nos jours ;
c'est une refonte complète : il ne reste plus de commun
aux deux opérations que le nom et le lieu d'élection. Aussi
les travaux imprimés, les discussions dans les sociétés
scientifiques, les relations d'observations abondent sur ce
sujet en 1882 et 1883. Y a-t-il exagération dans cet engoue-
ment pour la nouvelle méthode opératoire? Le piédestal

sur lequel on l'a placée, est-il destiné à s'écrouler? Subira-t-elle le sort de la taille de Dolbeau? Il est impossible dans l'état actuel de la question de répondre d'une manière précise et certaine : cependant on peut, je crois, lui prédire une destinée moins précaire. Cette opération se présente actuellement sous un aspect de facilité et de sécurité qui engage à l'utiliser. »

Cette prévision a été réalisée, et actuellement la taille hypogastrique est devenue une opération courante, sans cependant avoir subi, depuis sa réapparition, beaucoup de remaniements dans le nouveau manuel opératoire adopté.

Mais un point est encore à l'étude et divise les chirurgiens : je veux parler de la suture vésicale.

Doit-on faire, après l'opération, la suture complète de l'incision vésicale? Doit-on n'employer qu'une suture incomplète? Enfin peut-on ne pas suturer du tout cette ouverture? Telles sont les trois questions que les praticiens ont résolues suivant leurs idées théoriques et les résultats de leur expérience.

Assez en faveur parmi les chirurgiens étrangers, elle a été pratiquée avec plus ou moins de succès par MM. Ultzmann, Parker, Zezas, Geza d'Antal, Kümmel, Orlowsky, Makawejew, Zancarol, Julliard, Reverdin, Kispert, V. Bergmann, Bassini, Kœnig, Corradi, Petersen, Mickulicz, Pilcher, Dulles, Lister, Keyes, Sklifosowsky, Lindner; elle est repoussée par la majorité des chirurgiens français. Cependant quelques-uns de ces derniers lui sont favorables. MM. Lucas-Championnière, Péan, Schwartz, Pozzi, Tuffier, Marc Sée, Guiard, l'ont employée avec succès. Le professeur Guyon a donné son opinion, sous forme de proposition : « La suture sera hermétique ou ne sera pas. » Thompson, Dittel, Treudelenbourg, Meyer, ne l'utilisent pas.

J'ai envisagé la suture vésicale consécutive à la taille hypogastrique : c'est-à-dire à la plus grande majorité des cas; car cette taille n'est qu'une opération préliminaire destinée à traiter plusieurs causes morbides. L'ouverture chirurgicale de la vessie n'est toujours que le prélude d'une opération ayant pour but, soit l'ablation d'un corps étranger, d'une tumeur, d'un calcul, soit le cathétérisme rétrograde, soit enfin pour amener un soulagement dans les douleurs occasionnées par une cystite tuberculeuse ou par un néoplasme.

D'un autre côté, cette même ouverture artificielle peut être involontaire : les observations où, dans le cours d'une ovariotomie, voire même d'une incision pour la hernie étrangère, la vessie a été ouverte par erreur ne sont pas très rares. Enfin la vessie peut se rompre, soit spontanément, soit par traumatisme.

Ce sont autant de points de vue sous lesquels il est nécessaire de se placer pour étudier la suture vésicale.

Il résulte de ce qui précède qu'il est loisible de suivre deux méthodes dans l'étude de cette opération. Ou bien analyser séparément les avantages et les inconvénients de la suture vésicale dans chacun des cas particuliers que j'ai examinés plus haut, ou bien envisager cette fermeture artificielle dans ses progrès annuels au point de vue général. C'est cette dernière méthode que j'ai cru plus utile de suivre.

La littérature médicale, sur un sujet quelconque de pathologie, s'enrichit chaque jour de documents d'une telle abondance qu'il est difficile de prendre ce sujet dès son origine, sans étendre d'une façon démesurée le travail qui lui est réservé.

Aussi, en ce qui concerne la suture vésicale, je pense qu'en en faisant commencer l'étude à partir de 1881, je prends pour point de départ une année où la taille hypogastrique a fait son apparition dans la pratique courante, c'est-à-dire une époque où cette opération est véritablement utile à connaître et à suivre. Pour les époques antérieures à 1881, les lecteurs pourront se reporter aux excellentes bibliographies contenues dans les thèses de Maltrait (1881), Bouley (1883), Dietz (1890).

Je n'ai pas pris au hasard cette année 1881 pour point de

jouit des propriétés plastiques les plus actives, on obtient vite par ce procédé l'oblitération cherchée. En outre, la vessie en se distendant fait opérer aux lèvres de la plaie un mouvement de rotation ayant la suture pour axe et tendant à mettre en contact les surfaces de section de la couche musculaire et de la couche muqueuse. D'autre part, l'écartement angulaire, à base interne, de ces couches, est rapide-

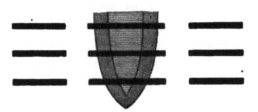

Fig. 2. — Schéma de la suture par points séro-séreux.

ment comblé par des caillots, des exsudats et par le boursouflement particulier de la muqueuse.

Enfin Vincent pense que l'on peut combiner les deux modes de suture et que c'est cette suture mixte qu'il emploierait s'il avait à pratiquer une suture de la vessie chez l'homme. D'ailleurs, il indique, de la façon suivante, le manuel opératoire à suivre dans ce dernier cas, manuel théorique, car en 1881 ce chirurgien ne l'avait pas encore employé pratiquement. Faire d'abord la suture séro-musculeuse avec

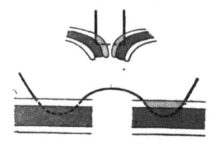

Fig. 3. — Schéma de la coupe de la suture par points séro-séreux (suture dite de Lembert).

des fils de catgut ou plutôt des fils de lin ordinaire, puis suture séro-séreuse avec du fil métallique très fin ou avec du fil ordinaire phéniqué. Pour s'assurer que la suture ne pèche en quelque point, il faudra injecter dans la vessie, modérément, par une sonde uréthrale, du lait. Les endroits marqués par le liquide coloré devront être suturés.

Les sutures doivent être distantes l'une de l'autre d'au

teur Dietz divise en trois classes les procédés qui ont été employés pour la suture vésicale : les procédés *théoriques*, les procédés *expérimentés sur les animaux* et enfin les procédés *appliqués sur l'homme.* Considérant cette division comme très bonne, je l'adopterai : cependant les procédés théoriques étant peu utiles à connaître, je les passerai sous silence ; les procédés expérimentés sur les animaux n'auront que peu de développement. Je m'occuperai surtout du sujet évidemment principal, l'étude des procédés appliqués sur l'homme et leurs résultats.

DES PROCÉDÉS EXPÉRIMENTÉS SUR LES ANIMAUX.

Les principaux procédés expérimentés sur les animaux ont été faits par Vincent (1881), Fischer (1882), Bouley (1883), Maximow et Znamensky (1884, 1885), Corona et Falchi Arimondi (1886), Brenner (1888) et Dietz (1890). M. le docteur Vincent adopte deux sutures vésicales, qui, selon lui, sont excellentes : on pourrait écrire même trois sutures, par la réunion des deux premières sur le même sujet.

La première, qu'il appelle suture avec adossement péritonéal par des points séro-musculeux, consiste dans une disposition que la fig. 1 fait parfaitement comprendre. Il est facile de se rendre compte

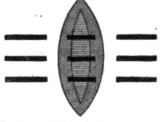

Fig. 1. — Schéma de la suture par points séro-musculeux.

que plus l'entrée et la sortie de l'aiguille sont distantes de la ligne de la plaie, plus l'adossement sera étendu et meilleure sera la suture. Si l'on n'a pas soin de rapprocher beaucoup les fils, cette suture manque quelquefois.

La seconde, désignée par l'auteur sous le nom de suture avec adossement péritonéal par des points séro-séreux en dehors de la plaie, est la reproduction du procédé de Lembert (fig. 2 et 3). Comme la tunique séreuse est celle qui cher les fils les uns des autres, et de friser la muqueuse dans l'intérieur; l'avivement des bords de la vessie ne doit pas être employé. Tous les fils en général, et les fils de catgut en particulier, ont de la tendance à couper rapidement le tissu vésical. En outre, le catgut ne se résorbe pas facilement. Il donne la préférence au crin de Florence.

Maximow établit qu'il ne faut pas comprendre la muqueuse dans la suture, car il y a alors difficulté pour l'affrontement des deux musculeuses et incrustations des fils.

Znamensky fit des expériences de suture sur des chiens après résection partielle de la paroi vésicale.

Il réséqua, dans ses recherches, d'abord la moitié supérieure de la paroi vésicale antérieure, puis toute cette paroi antérieure et enfin toute la vessie, à l'exception de la partie où viennent s'ouvrir les uretères et d'une petite partie de la paroi antérieure pour faciliter la suture.

Tous les chiens de la derniére catégorie moururent : la plupart de péritonite le troisième jour, un seul vécut 16 jours. A son autopsie, on trouva une vessie piriforme, de la grosseur d'une noix, les uretères quadruplés, les bassinets dilatés, plaie abdominale réunie par première intention ; péritoine vésical d'aspect normal ; on ne pouvait reconnaître la place de la suture, mais à un endroit où le péritoine était adhérent à la vessie, on pouvait distinguer au toucher un épaississement de la paroi vésicale. Mort par urémie.

Les animaux auxquels on réséqua la totalité ou une portion de la paroi vésicale antérieure guérirent tous, à l'exception d'un seul, et la réunion eut lieu par première intention. Au chien qui mourut, on avait fait, comme suture profonde, une suture de pelletier qui se relâcha, si bien que, dans la suite, l'animal mourut de péritonite.

Znamensky a donc employé une suture séro-musculeuse, renforcée par une suture séro-séreuse continue, prolongée de 1 centimètre au delà des angles de la plaie vésicale et ré- ~~téée~~ 2 ou 3 fois en étages. Les ciseaux ont été préférés.

~~Pour~~ remédier au manque de séreuse vésicale dans la

vessie, M. le docteur Brenner recommande une double
suture en bourse. Après avoir séparé la muqueuse de la
musculeuse sur les bords de la plaie, on circonscrit celle-
ci par un fil de soie passé dans le tissu sous-muqueux à 2
ou 3 millimètres de la surface de section. Un deuxième fil
est passé un peu plus excentriquement dans l'épaisseur de
la musculeuse. En serrant successivement ces deux fils,
véritables cordons d'une bourse (fig. 5 et 6) dont l'ouverture
serait l'incision vésicale, on obtient un affrontement très
solide, en rosette, au niveau duquel la vessie résiste plus

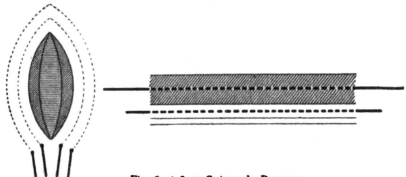

Fig. 5 et 6. = Suture de Brenner.

que partout ailleurs. Les expériences montrent que la vitalité des tissus compris dans cette suture n'est nullement
compromise.

Les avantages de cette méthode seraient :

1° Inutilité d'une sonde à demeure ;

2° Petite étendue de la plaie qui doit se cicatriser rapidement ;

3° Épaisseur et solidité de la cicatrice ;

4° Longueur insignifiante des deux fils abandonnés dans
les tissus ;

Son seul inconvénient serait de diminuer un peu le
volume de la vessie. (Thèse de Dietz.) M. le docteur Dietz
(1890) a expérimenté sur des chiens les différentes sutures indiquées par ses prédécesseurs en expériences, il en
tire les déductions suivantes. (Thèse de Paris 1890.)

« Pour que la réunion d'une plaie vésicale se produise,
il faut que l'occlusion en soit hermétique et, de plus, que les
deux bords soient mis en contact dans toute leur épaisseur.
Ce résultat peut être obtenu par une suture ne portant que
sur l'une des tuniques de la vessie, pourvu que les points
soient assez rapprochés et la coaptation suffisante. Quand
on ne réunit qu'une des couches profondes de la vessie, il
est à craindre que, par la portion non suturée de la paroi, il
ne se produise une hémorrhagie secondaire intra-péritonéale
mortelle.

« Les points de suture doivent être multipliés, avec plan
profond entrecoupé et plan superficiel continu. Il ne faut
jamais se contenter d'une suture continue unique.

« Le procédé « par avivement muqueux au bistouri »
donne de bons résultats.

« La cicatrice avec le procédé de Brenner est très solide.

« Le catgut et la soie sont également bons.

« La réunion est possible sans le secours du cathétérisme méthodique ou de la sonde à demeure. »

En résumé, comme le dit d'ailleurs parfaitement M. Bouley, les faits doivent passer avant les raisonnements plus ou
moins théoriques. Des expériences sur les animaux sont
loin de suffire : on se trouve dans de bonnes conditions de
succès et un état pathologique préalable ne vient pas,
comme chez l'homme, jouer son rôle et influencer le résultat.

C'est donc aux faits eux-mêmes qu'il faut s'adresser et
c'est en les relatant, en résumant les opinions des chirurgiens que l'étude de cette question peut avoir de l'intérêt.

PROCÉDÉS APPLIQUÉS SUR L'HOMME

Dans cette étude, il est nécessaire de passer en revue non
seulement les différentes méthodes de suture mais aussi les
résultats obtenus, les opinions émises par les chirurgiens

compétents, de faire la comparaison entre les procédés de suture complète et ceux de suture incomplète, et enfin ceux où aucune suture n'est employée.

Lorsque en 1881 M. le docteur Vincent présenta le travail relaté plus haut, il n'avait pas encore eu l'occasion d'opérer sur le vivant. Cependant cette occasion ne devait pas tarder à se produire sous forme d'une excision du sommet de la vessie faite en pratiquant une ovariotomie pour un kyste multiloculaire adhérant aux organes du bassin. La perte de substance de la vessie équivalait à une pièce de 5 francs. Les lèvres de la plaie rapprochées mesuraient 7 centimètres de longueur. Le plan profond de la suture (suivant son procédé) fut fait avec du catgut, le plan superficiel avec du fil fin métallique : vers les chefs des anses furent coupées ras et les anses abandonnées librement dans la vessie :

Une injection de lait poussée avec force permit de s'assurer de la solidité de la plaie. Le malade mourut le sixième jour ; la vessie fut examinée vingt-six heures après le décès ; la ligne de suture ne faiblit pas sous le choc d'une forte injection poussée dans la vessie : il n'y avait pas d'urine épanchée dans la cavité péritonéale. M. le docteur Vincent fait suivre cette observation des réflexions suivantes : Laisser complètement la muqueuse de côté ; adosser la tunique musculeuse ; adosser surtout la tunique séreuse et, dans le cas où il n'y a pas de séreuse au point sectionné, pratiquer de larges surfaces cruentées.

Nous verrons plus loin, par d'autres observations, que le succès est presque constant dans les sutures fermant les plaies faites par erreur ; on se rapproche beaucoup, dans ces cas, des expériences pratiquées sur les animaux.

L'idée de gratter la plaie pour en aviver les bords fut plus tard reprise par Duchastelet et par Géza d'Antal (de Budapest), mais n'a pas été adoptée, et cependant la théorie en était séduisante. Dans la taille hypogastrique on incise la paroi antérieure de la vessie ; or cette dernière favorise peu la suture par sa constitution, la couche séreuse n'exis

pas; la couche muqueuse est peu propice à
il ne reste que la couche musculeuse peu
normal; il paraissait donc juste de supplé
tions peu favorables à la réussite par l'avi
oblique des lèvres de la plaie.

M. le docteur A. Monod publia, cette mê
observations de suture vésicale. Les résulta
heureux. Le premier malade mourut d'ér
ment où la guérison était presque complèt
était hors de cause. Le deuxième malade fu
calcul volumineux; les bords de la plaie éta
nés et déchirés : il mourut le cinquième j
putride. Le dernier patient eut le ventre entiè
il mourut dans le coma le cinquième jour a
ne révéla ni infiltration d'urine, ni péritonit
de pus dans l'espace prévésical.

Dans un numéro des *Annales* de 1883,
Pozzi rapporte une observation très intéress
genre que celle de M. le docteur Vincent.
une ovariotomie double, la vessie fut incis
l'incision avait environ 10 centimètres su
faces du viscère, total 20 centimètres. Ce c
séance tenant le parti de refermer exacte
par des sutures du côté de la cavité périton
laissant largement béante à l'extérieur et en p
facile évacuation de l'urine à l'aide d'un d
Dix points de suture au catgut, éloignés cha
mètre, furent placés en arrière et en haut sur
péritonéale de la plaie vésicale; les lèvres de
soigneusement renversées en avant de faço
surfaces séreuses dans une étendue d'au mo
tres. On laissa en avant subsister une ouver
pour admettre facilement deux doigts. Av
duire profondément deux gros tubes en caot
d'un œil à 1 centimètre de leur extrémité,
atre points de suture métallique les lèvr

vésicale conservée béante à celles de la plaie des parois abdominales dans toute leur épaisseur.

M. le docteur Pozzi termina l'opération par un procédé qui n'a pas, je crois, été employé depuis. Une broche fut passée en arrière du sommet suturé de la vessie, de manière à faire basculer celui-ci en avant et à bien le maintenir, en même temps que la pression exercée par le fil jeté en 8 de chiffre au-dessus de cette broche la transformait en une grande suture entortillée jouant le rôle d'une grande suture profonde qui rapprochait à la fois la plaie vésicale et la plaie abdominale.

Cette dernière fut refermée par des sutures à fils d'argent à points séparés ; pas de sonde dans l'urèthre ; guérison après fistule.

M. le docteur Pozzi fait suivre cette observation de quelques considérations dont voici le résumé :

L'abstention de toute suture est mauvaise. Le choix du chirurgien doit être entre la suture totale de la plaie vésicale avec sonde à demeure ou la suture de la portion de la plaie qui fait communiquer la vessie et le péritoine et la conservation de la solution de continuité antérieure permettant une large et prompte évacuation de l'urine. La suture complète est séduisante ; mais les accidents formidables auxquels l'opéré est exposé si un seul point de suture vient à se relâcher ou à sectionner les tissus qu'il étreint, le bouchage de la sonde possible, rendent la suture complète d'une grande solution comme très périlleuse ; avec la sonde à demeure uréthrale on peut craindre une cystite.

Le catgut donne de bons résultats : il a l'inconvénient d'être exposé à se desserrer trop vite ; mais il a l'avantage d'irriter moins les tissus, d'avoir une moindre tendance à les ulcérer et à les couper, enfin de ne pas constituer un corps étranger durable dont la présence dans les parois vésicales pourrait donner lieu à des accidents ultérieurs. Le catgut est donc préférable. La suture doit toujours être faite à points séparés, à 1 centimètre de distance.

Publiant un travail dans les *Annales* (1884) sur les rapports des kystes de l'ovaire avec les organes urinaires, M. le docteur Terrillon indique 25 faits relatés à cette époque, de blessure involontaire de la vessie au cours de l'opération. Le plus souvent cette blessure n'a aucune influence sur la terminaison fatale (14 décès). En ce qui concerne le traitement de la plaie, l'éminent chirurgien préconise la suture de Lembert, l'emploi du catgut ou quelquefois du crin de Florence, le placement d'une sonde à demeure. Les points de suture sont séparés de 1 à 2 millimètres l'un de l'autre. Il penche pour la suture complète, même quand la plaie est très grande. « Si le procédé de la fistule abdominale avec tube à drainage dans la plaie rend des services momentanés, il a l'inconvénient de laisser une plaie, porte ouverte à tous les dangers et aussi, souvent, une fistule très étendue. Celle-ci, à son tour, exige une nouvelle opération, qui peut ne pas toujours réussir. Aussi ne suis-je pas d'avis d'accepter cette pratique comme une règle générale, applicable à tous les cas de plaie vésicale. Je ne suis pas persuadé, pour ma part, que la désunion ait plus de tendance à se faire entre les lèvres d'une plaie de 10 à 12 centimètres que d'une plaie de 5 à 6. L'union intime des tissus étant contractée par le fait des sutures bien appliquées, sera aussi tenace et aussi solide dans un cas grave que dans l'autre. Enfin, il peut arriver dans certaines circonstances que la plaie de la vessie soit postérieure ou latérale, et devienne extrêmement difficile à mettre en communication avec la plaie abdominale. Il vaut donc mieux suturer entièrement avec toutes les précautions nécessaires. »

Nous sommes ici, comme dans l'observation de M. le docteur Pozzi, en présence des cas les plus favorables à la suture, c'est-à-dire : vessie saine, paroi intra-péritonéale incisée. De nombreuses observations du même genre dé‑‑‑‑rent que la suture vésicale complète doit être alors ement la méthode de choix.

ut rapprocher de ces observations d'incision involontaire de la vessie, celles relatives à la rupture indirecte de cet organe, et pour lesquelles l'ouverture du ventre, la suture vésicale et la sonde à demeure ont été préconisées. M. le docteur Bünz, de Berlin, a rassemblé 154 cas de ruptures vésicales indirectes, où il n'y avait ni coups de feu, ni blessures des fragments osseux ou autres analogues. Sur 154 cas, 13 étaient relatifs à des femmes. Le plus souvent la rupture était intra-péritonéale ; une seule guérison fut obtenue par la laparotomie. Il y eut 8 succès dans le cas de rupture extra-péritonéale. L'auteur recommande, dans le cas de rupture extra-péritonéale, le lavage avec sonde à demeure. Dans le cas intra-péritonéal, incision et suture de la vessie. Weir la conseille dans les mêmes conditions.

C'est aussi l'avis du docteur Beck, qui pense que, dans les ruptures extra-péritonéales, les deux faces cutanées ne se réunissent pas, et regarde l'opération de la laparotomie comme contre-indiquée.

D'ailleurs tout réside ici dans le diagnostic, malheureusement très difficile.

En 1884, parurent encore trois travaux très importants que je vais analyser. Un travail du docteur Tuffier, publié dans les *Annales*, la thèse de M. Pousson et celle de M. Garcin, de Strasbourg.

M. le docteur Tuffier, rassemblant les cas de taille hypogastrique de 1879 à 1883, établit que cette dernière a été pratiquée environ 120 fois, avec une mortalité de 27 p. 100.

En ce qui concerne la suture vésicale, ce chirurgien exprime ainsi son opinion.

« Le nombre des observations de la suture de la vessie après la cystotomie sus-pubienne pour calcul est de 22. Malheureusement, le résultat est loin d'être indiqué, même succinctement, dans tous les faits. Il n'y a que 16 observations suffisamment détaillées pour permettre une discussion des accidents survenus après la suture. 20 fois sur 22, la suture a manqué, et du premier au neuvième jour on a vu l'urine sourdre par la plaie. Les causes de l'insuccès ne

peuvent être appréciées par suite du peu de précision dans
la relation des cas. Des deux succès, l'un est dû à une suture au catgut à points rapprochés, l'autre à une suture à
la soie phéniquée et à points relativement éloignés.

« Dans les cas heureux, la durée du traitement a été notablement abrégée : la cicatrisation de la plaie a eu lieu en
trente jours, au lieu de quarante à quarante-deux jours.
Mais dans les cas malheureux, sur les 16 observations
détaillées de suture vésicale, 4 accidents graves sont relevés. Chez un, abcès prostatique ayant persévéré plusieurs
mois, puis guérison : chez trois autres, décès à brève
échéance, dû à une infiltration purulente sous-péritonéale
du petit bassin, et cependant il s'agissait de petits calculs,
chez des malades en bonnes conditions.

« En résumé, dit M. le docteur Tuffier, sur 120 cas de
taille, nous avons relevé 11 cas d'infiltration d'urine suivie
de mort et, sur ces 11 cas, 3 sont imputables à la suture vésicale. Sur 22 cas, 20 fois la réunion fait défaut ; 3 malades
succombent et les plus heureux ne gagnent que douze
jours de traitement... il ne faut pas oublier, que dans certains cas, les plaies non suturées guérissent avec une éton-
nante rapidité. »

Nous verrons plus loin que, d'après M. Dietz, M. le docteur Tuffier est aujourd'hui plus optimiste : il n'en faut
pas moins retenir les dernières lignes de la conclusion de
l'auteur : elles sont importantes pour la discussion à venir.

M. le docteur Pousson, dans sa thèse inaugurale, rejette
d'une façon absolue la suture vésicale après l'incision de la
vessie atteinte de néoplasme : « Outre la difficulté que présente une semblable opération, outre les accidents auxquels
son emploi expose après la lithotomie, on comprend aisément quels nouveaux risques s'ajouteraient aux premiers, si
uturait la vessie débarrassée du produit morbide qui
brait. Ne serait-ce pas le plus sûr moyen de détermi-
erforations secondaires au niveau des points raclés,
mincis par le raclage du néoplasme? La vessie,

grâce à cette suture, est en effet ramenée immédiatement au rôle de réservoir contractile et il n'est pas besoin de réfléchir longtemps pour comprendre quelle chance elle a de se crever en se contractant sur son contenu, surtout si, comme cela arrive parfois, l'organe est fortement irritable. Du reste, il ne faut pas oublier qu'on vient de créer sur la paroi interne de la vessie une surface cruentée destinée à se couvrir de bourgeons charnus et à donner lieu à des produits de suppuration; serait-il donc prudent de renfermer une semblable plaie dans un réservoir aussi disposé aux fermentations que l'est la vessie? C'est en vain qu'on espérerait de l'emploi de la sonde à demeure une élimination suffisante de ces produits; les lavages détersifs eux-mêmes seraient bien illusoires. »

Il me paraît difficile d'exprimer en termes plus nets et plus justes que ceux-ci les raisons qui ont amené les chirurgiens à regarder comme impossible à employer la suture vésicale en cas de tumeur de ce réservoir et cependant, plus la taille hypogastrique entre dans les habitudes chirurgicales, plus son emploi est déterminé par l'exploration, l'excision des tumeurs de la vessie et la palliation des douleurs occasionnées par elles.

Dans la thèse de M. le docteur Garcin, il est rapporté que M. le professeur Bœckel a fait la suture chez un enfant : cette suture n'a pas réussi, de même que dans un autre cas où une fausse route pénétrait dans le cul-de-sac de Douglas.

Sur 7 cas, où l'on fit la suture de la vessie, 5 succombèrent à l'infiltration. L'auteur est donc opposé à la suture, d'autant plus que dans les cas de réussite la guérison définitive n'a eu lieu en moyenne que onze jours plus tôt que dans ceux où l'on n'a pas suturé.

Je terminerai ce qui a trait à la littérature de 1884, en citant l'opinion de MM. les docteurs Malherbe et Willy Weber. Ayant pratiqué une taille hypogastrique pour calcul, M. le docteur Malherbe en communique l'observation dans les *Annales* et, en ce qui concerne la suture, donn le commentaire suivant : « Si nous n'avons pas fait de suture à la paroi vésicale, c'est parce que les statistiques que nous avons consultées ne paraissent pas avoir donné un peu moins de mortalité quand cette suture n'avait pas été faite. »

M. le docteur Willy Weber rapporte la statistique suivante :

Dans 41 cas de suture après la taille hypogastrique pour calculs, il y a eu 16 cas de réunions par première intention, 17 guérisons retardées par l'échec de la suture et l'issue de l'urine par la plaie et 8 morts dont 1 due à l'érysipèle et 7 à des accidents septiques.

En 1885, M. le docteur Hallé, rapportant la technique de M. le professeur Guyon à l'hôpital Necker, insiste vivement sur la suppression de la suture complète après la taille hypogastrique. Cette suture est difficile à faire, le plus souvent incomplète et infidèle, et plus nuisible alors que si on ne l'avait point entreprise. Elle ne peut même pas revendiquer l'avantage d'une oblitération plus rapide de la plaie vésicale. On n'en comprend pas l'utilité quand on voit le bon fonctionnement des tubes-siphons et avec quelle rapidité la plaie vésicale se ferme après leur ablation. Vingt-quatre heures, trois jours au plus après leur suppression et l'établissement de la sonde à demeure, la plaie vésicale est fermée et plus une goutte d'urine ne passe par l'hypogastre.

M. le professeur Thompson a publié en 1886 ses premiers résultats. Sur 8 tailles hypogastriques (6 pour gros calculs, 2 pour tumeurs volumineuses) l'éminent chirurgien de Londres n'a qu'un seul décès, et encore ce dernier n'est pas directement imputable au genre d'opération ; aucune re vésicale n'a été faite.

congrès de chirurgie allemand de la même année, docteur von Bergmann expose sa manière d'opérer.

. vessie est suturée, puis laissant ouverte la plaie pariétale, il la tamponne avec de la gaze iodoformée qu'il n'enlève qu'une semaine après. Dans le tiers des cas opérés, il a obtenu la réunion de la plaie vésicale ; dans les autres, les sutures ont tenu de trois à huit jours. Dans la discussion qui suivit la lecture de ce travail, M. le docteur Treudelenburg prend fait et cause pour les idées de Thompson : il obtient de bons résultats quoique ne faisant pas de sutures.

Rapportant une observation d'ouverture vésicale dans le cours d'une ovariotomie, M. le professeur Reverdin (de Genève) émet les mêmes opinions que MM. les docteurs Pozzi et Terrillon en ce qui concerne les plaies intra-péritonéales faites dans ces conditions ; mais il me paraît utile de reproduire son opinion au sujet de la réunion de la plaie extra-péritonéale. C'est un plaidoyer très serré en faveur de la non-intervention, et elle me permettra de ne pas revenir en détail sur cet argument lors de la discussion qui terminera ce travail.

Après avoir rejeté l'avivement oblique comme difficile et l'idée émise quelque temps auparavant par Geza von Antal, d'introduire un ballon dans la vessie pour faciliter cet avivement, comme peu pratique, M. Reverdin regarde le siphon comme empêchant un pansement antiseptique rigoureux (opinion très discutable), puis il ajoute : « Quand les deux lèvres de la plaie ne sont pas revêtues du tissu péritonéal, il y a des difficultés ; elles sont alors minces, comprennent une couche fibreuse et une couche musculeuse dont l'épaisseur variable n'est jamais considérable, et comme les fils de suture ne doivent pas pénétrer dans la vessie, il ne faut pas tenir compte de la muqueuse. Dans ces conditions, les chances de réunion solide et rapide sont précaires ; tant de causes se trouvent réunies pour faire échouer la suture : difficulté d'exécution, d'affrontement régulier et complet, tissus peu propres à une réunion rapide, minceur de ces tissus, que l'on peut douter du succès. Cependant il y a eu des réussites même dans les cas de calculs où la vessie est plus ou moins enflammée, l'urine altérée,

l'asepsie peu complète ; donc on peut espérer dans ces cas. »
Cette même année 1886, M. le docteur Gross, de Nancy,
fit au congrès de chirurgie français une communication
très complète sur la taille hypogastrique. Étudiant la suture vésicale, M. le professeur Gross cite d'abord la statistique d'Arnold Schmidt qui comprend tous les cas connus,
jusqu'au moment de cette publication, de taille hypogastrique avec suture vésicale. 57 observations ont été réunies. Sur ces 57 observations, il faut en éliminer 2 dont
les résultats n'ont pas été donnés. Sur les 55 restants, on
compte 47 guérisons et 8 morts, soit une mortalité de
14,5 p. 100. — 25 cas concernent des adultes avec une
mortalité de 24 p. 100, et 30, des enfants avec une mortalité
de 6,7 p. 100 seulement. Dans les cas où la suture a échoué
elle s'est ouverte en général du 3ᵉ au 6ᵉ jour.

Il cite ensuite une statistique de 307 observations qu'il a
recueillies personnellement. Sur 307 observations, dans 15
la suture totale de la vessie a été faite ; il n'y a eu que
5 réunions par première intention. Dix fois la suture a
manqué, mais il n'y a jamais eu d'accidents.

La suture complète de la vessie avec suture également
complète des parois abdominales a donné de meilleurs résultats. Sur 9 cas, 4 succès complets. Une fois la vessie seule
s'est réunie. Deux fois les sutures ont manqué. Une fois la
suture vésicale s'est dénouée et a donné un phlegmon dans
la profondeur. Dans 2 cas, les deux sutures ont échoué.

En résumé, pour M. le professeur Gross, dans les 40 cas
connus où la vessie a été suturée, il n'y a que 2 cas de mort,
dont un par érysipèle de la face. La mortalité est donc de
5 p. 100 et même 6 p. 100 avec la mortalité générale qui
est de 21 p. 100 ; par conséquent, la suture vésicale n'est
pas aussi dangereuse qu'on paraît le croire en France.

: « on a prétendu que la suture vésicale n'abré-
la durée de la guérison. Nos chiffres démon-
a sur le rapport de la durée de la guérison une
ès notable en faveur du traitement par la su-

ture ou par le drainage vésical ; mais ils n'indiquent qu'une différence insignifiante entre ces deux méthodes. On doit cependant admettre que la suture vésicale réussira mieux chez les enfants. »

Voici les conclusions de l'auteur sur ce sujet :

« Les conditions de la suture vésicale sont plus favorables chez les jeunes sujets que chez les adultes et les vieillards. La réunion par première intention doit être la règle dans les cas où la vessie et les urines sont peu ou point altérées, comme dans les cas de corps étrangers introduits depuis peu ou de calculs relativement récents.

« La suture vésicale doit être pratiquée avec du fil de soie. Le catgut ne donne aucune sécurité. Il sera toujours prudent de laisser la plaie abdominale ouverte ou de ne la suturer que partiellement avec addition du drainage. La sonde à demeure doit être rejetée du traitement consécutif. Les cathétérismes répétés à des intervalles déterminés sont préférables.

« La suture vésicale a ses indications et ses contre-indications que le chirurgien établira en présence de chaque cas particulier. »

M. Poncet, de Lyon, à la suite de cette communication, dit qu'il a suturé quatre fois la vessie et qu'il a toujours vu l'urine suinter au travers de la suture, sauf dans un cas où le drainage de Demons avait été employé.

Comme il est facile de s'en rendre compte par ce qui vient d'être exposé, jusqu'en 1887, la suture vésicale, plus souvent employée à l'étranger qu'en France, ne donne pas de brillants résultats ; les statistiques ne sont généralement pas en sa faveur et elles ne montrent des succès que dans des cas spéciaux accidentels. Le parallèle n'existe qu'entre la suture complète ou l'absence de suture. L'école de Necker, représentée par MM. Tuffier, Hallé, Pousson, élèves de M. le professeur Guyon, combat la suture complète avec des arguments qui ont toujours, actuellement, la même valeur, et la rejettent dans les cas de tumeurs vésicales.

Cependant, cette année 1887 marque une étape importante : à partir de cette époque les statistiques deviennent plus favorables ; les conditions, les indications, l'antisepsie sont mieux étudiées ; les causes d'insuccès, mieux évitées : nous verrons plus loin si ces insuccès nouveaux doivent changer l'opinion peu favorable existant jusqu'à cette année, et s'ils justifient l'opinion de M. le docteur M. Sée qui regarde la réunion immédiate de la plaie vésicale comme un but vers lequel doivent tendre les efforts des chirurgiens, *dans tous les cas où le succès est possible*. D'un autre côté, cette même année, M. le professeur Guyon adopte, sur le conseil d'un de ses élèves, M. le docteur Guiard, une nouvelle méthode qu'il met encore en usage dans ses opérations actuelles : la suture partielle de la plaie vésicale.

Nous venons de voir que M. le docteur Guiard proposa la suture de la plaie vésicale pour obtenir la sécheresse absolue des pansements et permettre d'obtenir d'une façon constante la dérivation complète de l'urine et, par suite, des pansements antiseptiques. M. le professeur Guyon s'empressa d'admettre cette idée qui lui paraissait rationnelle, et il n'eut qu'à s'en féliciter. « J'ai souvent exprimé, écrit-il, ma manière de voir à propos de la suture totale ; moins encore qu'après la taille, je ne saurais l'accepter après l'ablation des tumeurs. La suture partielle me paraît avoir, au contraire, quelques avantages, et dans mes 7 dernières opérations, je l'ai mise en usage, après y avoir été invité par M. le docteur Guiard, qui eut avant moi l'idée de l'utiliser pour faciliter le drainage. Quelle que soit l'action de la suture partielle, elle n'est à coup sûr ni difficile à faire, ni nuisible. Aussi me paraît-il rationnel de fermer par quelques points de suture très fins le haut de l'incision vésicale : on ne laisse que l'ouverture nécessaire au passage des tubes. Les fils suspenseurs rendent très aisée cette petite pratique. » Quelques mois plus tard, deux élèves de M. le professeur Guyon, MM. Engelbach et Rollin, rapportant une

observation de taille hypogastrique pour tumeur, dans laquelle la vessie fut suturée par M. Guyon en haut et en bas
de telle sorte que l'espace laissé libre pour le passage des
drains, est situé à peu près au milieu de l'incision : cette
modification au procédé de M. le docteur Guiard permet
de placer les drains comme sur un chevalet. La guérison
fut obtenue, 4 nouvelles opérations du même genre réus-
sirent pleinement. Ce qui permit aux auteurs de conclure
que le problème qui consiste à assurer la rapide fermeture
de la vessie est ainsi résolu. « La suture partielle de l'angle
inférieur de la plaie vésicale et des muscles droits au-dessus
du pubis a en effet pour résultat de supprimer la béance de la
plaie du drainage et de provoquer dès l'abord le rapprochement des bords musculaires, que le voisinage des insertions
osseuses rendait difficile sans le secours de la suture. De
plus, enfin, la position élevée de l'ouverture du drainage
détermine un trajet oblique, dont les deux faces se super-
posent avec la plus grande facilité, sous l'influence de la
plus légère compression. »

MM. Clado et Nourri reproduisent les mêmes idées. Dans
une excellente monographie, M. le docteur Jamin, étudiant les tumeurs de la vessie au point de vue chirurgical,
décrit la pratique généralement suivie pour la suture incomplète : « Sauf à l'angle où sortent les tubes, la suture
de la section vésicale est alors exécutée avec trois ou quatre
fils de catgut qui adossent ainsi muqueuse contre muqueuse.
C'est là un acheminement vers l'occlusion complète, qui
n'a encore été pratiquée avec succès qu'expérimentalement.
Un deuxième plan de suture au catgut réunit les bords internes du muscle droit, pour s'opposer autant que possible
à l'éventration consécutive, quelquefois observée après la
taille hypogastrique. »

Il est à remarquer que plusieurs auteurs signalaient déjà
avant 1887 la bénignité relative de la suture chez les enfants.
La statistique de M. Bereskine, de Moscou, n'est pas en faveur de cette opinion. Ce chirurgien a réuni 59 opérations

de taille chez des enfants ; sur 59, il y a eu 8 décès. Dans
20 cas on a fait la suture de la vessie et laissé une sonde à
demeure pendant une période de 2 à 7 jours (3 décès). Dans
39 cas, où il y avait de la cystite, la plaie n'a été fermée
qu'aux angles (5 décès).

Un autre point a été étudié à cette même époque. La suture incomplète étant admise, M. Guiard s'est demandé s'il
ne serait pas possible d'activer la plaie laissée par la sortie
des tubes après l'enlèvement de ces derniers ; il reste là un
trou par lequel l'urine passe pendant quelques jours. Notre
confrère pense que l'on pourrait y remédier de la façon suivante. Il suffit, en terminant l'opération, de passer dans
chacune des lèvres de l'ouverture vésicale, au niveau des
tubes, avant de placer définitivement ces derniers, deux
anses de soie que l'on fixe provisoirement avec du collodion sur l'abdomen, en dehors de la plaie hypogastrique.
Inutiles jusqu'à l'enlèvement des tubes, ces fils servent ensuite à fermer la vessie. On n'a, pour cela, qu'à croiser ensemble les deux anses supérieures, de gauche à droite, et à
en fixer les chefs de chaque côté, sur la peau, avec du collodion. On retire ces fils deux ou trois jours après que l'on
a enlevé les tubes.

Avec ces procédés, M. le docteur Guiard a obtenu un
excellent résultat. Chez un de ses opérés, la vessie était
fermée le septième jour, et le quatorzième jour le malade
pouvait se lever.

Je ne crois pas que cette idée, tout au moins très ingénieuse, ait été adoptée. Il est facile d'en donner la raison :
la vessie, après l'ablation des tubes, se ferme généralement
très vite et rend les fils inutiles.

M. le docteur Keyes rapporte en juillet 1887 :

3 cas de taille hypogastrique ; 2 pour tumeur vésicale,
1 pour calcul volumineux.

Dans les 3 cas l'auteur fit un drainage périnéal et suture
complète de la vessie au catgut.

Puis dans 2 cas la plaie abdominale fut laissée béante

avec tube dans la cavité prévésicale et à l'angle supérieur
de la plaie. Dans le troisième, sutures profondes et superficielles de la plaie abdominale après la pose d'un gros
drain dans l'espace prévésical.

M. le docteur Keyes insiste sur un drainage, mais regar-
dant comme nécessaire la suture complète de la vessie et
que les tubes-siphons ne la permettent pas, il n'hésite
pas à créer une petite incision au périnée ; drain ; sonde
rouge n° 30 ; suture de Lembert 2 plans, un profond et un
superficiel.

En 1888 il faut aller chercher les opinions des chirurgiens, non pas dans les journaux, mais dans des publications d'une plus vaste étendue. Dans ses *Leçons cliniques*,
M. le professeur Guyon reproduit l'opinion qu'il a déjà
exprimée les années précédentes et il ajoute : « Il est remarquable de voir avec quelle rapidité se referme la plaie
vésicale après l'enlèvement des tubes. Dès le second ou le
troisième jour, quelquefois même au bout de vingt-
quatre heures environ, l'urine cesse complètement de passer
par l'hypogastre pour s'écouler entièrement par la sonde. »

M. le professeur Tillaux exprime les mêmes idées, dans
son *Traité de chirurgie clinique*. Il n'est pas d'avis de pratiquer la suture de la vessie et de fermer ensuite complètement
la plaie hypogastrique. Il préfère imiter la conduite de son
collègue, M. le docteur Périer, c'est-à-dire introduire dans
la vessie deux gros tubes en caoutchouc situés parallèlement. Il ferme, avec des points de suture, toute la partie de
la plaie abdominale (non compris la vessie) qui n'est pas
occupée par les tubes et il applique un large pansement de
Lister. Après cinq ou six jours on retire les tubes et on se
contente d'un simple pansement jusqu'à ce que la plaie
hypogastrique se ferme d'elle-même.

M. le docteur Pousson, parlant de la suture de la vessie,
dans son article de l'*Encyclopédie des voies urinaires*,
adopte les conclusions suivantes : « **Toutefois le procès ne**

nous paraît pas suffisamment instruit pour juger sans appel ;
aussi, tout en nous associant à la pratique prudente et sage
des chirurgiens de notre pays et en la recommandant jusqu'à
nouvel ordre, nous ne saurions condamner définitivement
la suture vésicale et désapprouver les efforts que des clini-
ciens éminents et des opérateurs habiles dirigeraient dans
ce but. »

M. le docteur Hache est bien plus radical dans son opinion exprimée à l'article « Vessie » du *Dictionnaire ency-
clopédique*. Elle me paraît devoir être citée textuellement,
car elle résume bien la question.

« Une question plus discutée et plus importante est celle
de la suture vésicale. La méthode numérique ne lui est
pas favorable, quoique les faits récents aient actuellement
amélioré la statistique ; mais nous ne voulons pas nous
appuyer sur cet ordre d'arguments, particulièrement trom-
peur quand il s'agit d'une opération dont le manuel opératoire est encore en voie d'évolution et de progrès comme
celle qui nous occupe. Sans entrer ici en aucune façon dans
la discussion du manuel opératoire, supposons — ce qui
n'est pas encore vrai — qu'on soit arrivé à le perfectionner
assez pour pouvoir compter sur la réussite de la suture
dans la majorité des cas. Que gagne-t-on avec la suture ? On
abrège le traitement d'une dizaine de jours et l'on met
l'opéré dans une situation moins pénible, c'est vrai ; mais
cet avantage secondaire, en somme, au point de vue du
résultat définitif, est acheté au prix d'une prolongation
notable de l'anesthésie qui n'est pas sans inconvénient, et
surtout du danger bien plus grand de l'infiltration d'urine,
si la suture vient à manquer. Enfin, ces dangers fussent-ils
écartés par une technique rapide et sûre, la fermeture de
la vessie resterait encore contre-indiquée dans tous les cas
où la vessie est malade et où les manœuvres intra-vésicales
ont été laborieuses... En somme, sans pouvoir se pro-
ᴧncer encore d'une façon absolue à ce sujet, on peut dire
ᴧla suture de la vessie est tout à fait contre-indiquée

après certaines tailles hypogastriques et que, pour les autres,
les dangers qu'elle fait courir au malade ne sont pas compensés, dans l'état actuel des choses, par les avantages
qu'on peut en attendre. »

Au congrès de chirurgie français de 1888, M. Guyon revient
encore sur ces mêmes idées en ce qui concerne la suture
vésicale : il pense qu'elle doit être partielle et faite au-dessus et au-dessous des tubes-siphons qui sont placés à la partie moyenne de la plaie vésicale. L'avantage de ces sutures
partielles de la vessie a été bien démontré par le fait suivant :
un malade opéré de taille hypogastrique en 1882 est revenu
mourir à Necker d'une infiltration consécutive à la rupture de
la cicatrice au cours d'une rétention prostatique. On a constaté à l'autopsie que les bords de la plaie vésicale primitive
s'étaient enroulés et n'étaient adossés que par leur surface
externe. Par la méthode indiquée plus haut, la cicatrisation
complète de la vessie peut être obtenue en quinze jours, et
les tubes bien appliqués suffisent à empêcher toute souillure du pansement. Il vaut donc mieux pour le moment ne
pas courir les sérieux dangers de la suture totale de la vessie, qui pourra peut-être entrer dans la pratique quand elle
sera sûrement hermétique.

Au congrès de chirurgie allemand d'avril 1888, M. Neuber,
de Kiel, propose la taille en deux temps, qu'il a faite 6 fois
avec succès. Dans le premier temps, on fait la suture de la
vessie, et l'on fait le tamponnement de la cavité prévésicale. Quand la suture tient, le tampon antiseptique est enlevé au bout de six jours et l'on ferme par une suture secondaire la plaie bourgeonnante de l'abdomen.

M. le docteur Pozzi, à la Société de chirurgie (10 avril 1889),
traita de la suture de la vessie. « La question, dit-il,
de la suture complète de la vessie après la taille hypogastrique est actuellement à l'ordre du jour.

« Une pareille conduite offre les avantages suivants : rapidité de la guérison ; possibilité de faire lever le malade

dès les premiers jours et d'éviter aussi la congestion hypostatique si fréquente chez les vieillards ; enfin cicatrice abdominale solide, exempte du point faible qui succède à la guérison, après fistulisation préalable.

« Les dangers qui ont fait hésiter à faire l'occlusion complète de la vessie sont, en première ligne, la crainte de l'infiltration d'urine qui pourrait se produire, si la plaie vésicale redevenait béante sous les téguments suturés. En second lieu, la difficulté d'assurer l'évacuation complète du réservoir urinaire sans provoquer en même temps ou sans exaspérer son inflammation par le séjour d'une sonde à demeure.

« Je crois qu'on peut supprimer à peu près complètement ces deux objections par les précautions suivantes : 1° interposition d'un gros drain entre la suture complète de la vessie et celle des parois abdominales, de telle sorte que, si la suture vésicale manque en totalité ou en partie, l'évacuation de l'urine se trouve assurée par cette soupape de sûreté; 2° cathétérisme fréquent pendant quinze jours au moins, toutes les trois heures, jours et nuit. »

M. Pozzi cite à l'appui de ses conclusions l'observation d'un malade de 80 ans, dont la guérison fut pour ainsi dire immédiate, permettant au malade de se lever le sixième jour et de partir pour un long voyage au bout de trois semaines avec une cicatrice résistante et une simple fistulette qui a été totalement tarie huit semaines après le jour de l'opération.

La suture a été faite dans les conditions suivantes : un surjet au catgut réunit les lèvres de la plaie très près de leur bord, mais sans piquer la muqueuse. Une seconde suture à points séparés très rapprochés, également au catgut, mais plus fort, est placée à quelques millimètres au-dessus de la première et adosse les parois vésicales à la manière de la suture de Lembert. Par-dessus, les parois abdominales fermées, sauf à la partie inférieure où un drain est

— Pas de sonde à demeure, cathétérisme toutes les eures.

A la suite de la lecture de cette observation, M. Segond fait observer que jusqu'à présent les cas de guérison dans ces conditions sont très rares, et que la sonde à demeure est quelquefois impossible, qu'elle se bouche. Dans ce cas, il a inventé une sonde à plusieurs trous allongés.

Dans la séance de la Société de chirurgie du 17 avril 1889, M. Schwartz rapporte qu'il a fait la taille hypogastrique pour enlever de la vessie d'un homme de 42 ans un calcul ayant pour noyau une petite sonde de plomb : la vessie ouverte de 3 centimètres fut suturée par 2 plans de suture superposés, faite avec du fil de soie. Le malade opéré le 23 juillet avait sa plaie fermée le 19 août.

L'auteur ajoute à sa communication qu'il croit que, toutes les fois que la vessie est à peu près saine, l'on est autorisé à faire la suture immédiate en faisant le drainage prévésical et en plaçant une sonde à demeure munie de plusieurs yeux ou en sondant fréquemment l'opéré, si cette dernière n'est pas tolérée.

A ce propos M. Lucas-Championnière rappelle que, le premier en France, il a réussi la réunion immédiate de la vessie après la taille.

Le 30 juin 1887 et le 5 janvier 1888, en opérant des hernies étranglées, il a déchiré très largement la vessie. Dans les deux cas, la vessie fut suturée sur 3 plans et réduite. Chez le premier malade la réunion a été immédiate et parfaite; chez le deuxième malade, fistule urinaire se produisant au bout de dix jours, puis oblitération spontanée au bout de quelques jours.

Le 29 mai 1888, application du même procédé dans une taille hypogastrique pour extraction d'un corps étranger, d'après le dire du malade. Pas de corps étranger, incision de la vessie de manière à laisser passer deux doigts. On fait 3 plans de suture, 5 fils de catgut comprenant la muqueuse et la paroi vésicale, 6 fils de catgut comprenant la paroi vésicale sous la muqueuse, 5 fils de catgut comprenant la paroi vésicale et les parties périphériques.

Une suture superficielle au crin de Florence complétait le tout avec drainage prévésical. La réunion se fit parfaitement : le malade urina seul, vingt heures après l'opération, puis il urina constamment seul, sans sondages et sans lavages de vessie. Le 21° jour après l'opération, le malade quitta l'hôpital complètement guéri.

Je ferai remarquer, ajoute M. Lucas-Championnière, qu'en France, je ne connais aucun cas de réunion immédiate de la vessie après la taille. Je n'en connais aucun à l'étranger antérieur au mien... je me permets de faire remarquer qu'en procédant comme moi sans cathétériser, sans irriter la vessie, ils auront une chance de succès de plus.

Nota. — L'auteur signale que la vessie était grande.

M. le professeur Thompson, dans ses *Leçons cliniques* publiées en 1889, repousse énergiquement la suture. « Jamais, ajoute-t-il, je n'ai voulu essayer la moindre suture de la vessie ; il faut que la plaie soit disposée de façon à faciliter l'écoulement de l'urine et je dois dire que jamais je n'ai observé la moindre trace d'infiltration si la plaie est laissée complètement libre et ouverte. »

En dernier lieu, nous arrivons, pour 1890, à l'excellente thèse soutenue dernièrement par M. le docteur Dietz. Après avoir rapporté les résultats des expériences sur les animaux, expériences que j'ai relatées au chapitre portant cette dénomination, l'auteur donne le résumé de 47 observations qu'il a réunies concernant la suture dans ces dix dernières années. Il comprend les résultats suivants : 2 morts, 14 écoulements d'urine par la plaie et 31 réunions *per primam*, soit 65,95 p. 100.

D'après cette statistique, la durée moyenne du traitement a été de dix-sept jours pour les réunions immédiates, et de ʀ̈ngt-six jours après la filtration d'urine. D'où, suivant ur, la cicatrisation avec les tubes de Périer exigeant tte jours au moins, on gagnerait avec la suture, dans le premier cas vingt-deux jours, et dans le deuxième treize jours.

Je crois que les chiffres indiqués ici prouvent combien la statistique peut faire la démonstration de toute idée qui se base sur elle : c'est une question d'interprétation. Je reviendrai sur cette statistique, dans la discussion générale, en la prenant justement pour base de raisonnement.

Sur ces 47 observations, il y a eu 42 sutures après la taille hypogastrique avec 27 réunions immédiates, d'où 64,28 p. 100. Les 11 sutures faites chez les enfants ont été *per primam*. M. le docteur Dietz donne les conclusions suivantes : « De ces exemples, il résulte qu'avec l'antisepsie la réunion après la suture est possible, même quand l'état constitutionnel ou les voies urinaires sont sérieusement atteints : ils ne doivent pas cependant illusionner le chirurgien ni l'autoriser à se départir d'une prudente ligne de conduite. »

Je crois devoir relater mes résultats personnels avant d'entreprendre la discussion de cette opération secondaire. J'ai, dans ces sept dernières années, eu l'occasion de faire 34 fois la taille hypogastrique, et j'ajoute de suite que, quoique n'ayant jamais pratiqué la suture vésicale quelle qu'elle soit, mes résultats sont plus heureux que ceux avec la suture : j'ai toujours employé les tubes-siphons de M. Guyon. Je n'ai pas eu l'occasion d'avoir à traiter, soit une rupture vésicale, soit un traumatisme occasionné involontairement dans une opération d'ovariotomie ou de hernie étranglée. La section de la vessie a toujours été faite dans un but chirurgical déterminé, par conséquent dans un lieu d'élection et d'une longueur choisis à l'avance. Sur ces 34 observations, 3 tailles hypogastriques ont été nécessaires pour cathétérisme rétrograde, 4 pour corps étrangers, 5 pour l'extraction de petites tumeurs vésicales, 7 pour amener un soulagement dans les souffrances occasionnées par une tumeur vésicale ou une cystite tuberculeuse; le reste pour calculs qui ne pouvaient être enlevés, soit par la lithotritie, tielle de la vessie, l'urine s'écoule par le siphon, mais la sonde à demeure ne fonctionne pas durant un septénaire environ, c'est-à-dire jusqu'à ce que la plaie du réservoir soit en partie comblée.

Parfois les tubes sont insuffisants, l'urine suinte entre eux et la paroi vésicale et baigne la plaie hypogastrique.

Ils retardent la cicatrisation de la plaie viscérale dont la réparation est rapide quand les lèvres en sont parfaitement accolées.

La suture vésicale rétablit immédiatement la fonction du réservoir, elle permet dès les premiers instants l'évacuation de l'urine, ou spontanément, ou par l'intermédiaire du cathéter.

Elle met la vessie à l'abri des parasites et hâte la guérison même quand elle cesse d'être hermétique.

La cicatrice est plus résistante qu'aucune autre partie.

Est-elle rationnellement accompagnée de la suture complète de la paroi abdominale, la durée totale de la réparation est celle de toute autre plaie fermée sans drainage, et l'éventration ultérieure est plus facilement empêchée.

Le vrai moyen d'éviter toute cause d'infection, lorsque l'asepsie est parfaite et la vessie en bon état, serait d'associer à la suture complète de la plaie vésicale et abdominale l'abstention de tout sondage. C'est là le véritable idéal de la taille hypogastrique qui sera réalisé peut-être dans l'avenir. »

Mais avant de discuter ces avantages, il faut examiner les cas où la suture vésicale doit être radicalement abandonnée, du moins comme suture complète : ces cas ont été admis par la grande majorité des chirurgiens : 1° lorsqu'il s'agit de tumeurs vésicales, soit que l'opération ait un but curatif, soit qu'elle ait seulement un but palliatif. Dans ces deux alternatives, la plaie vésicale doit rester ouverte : elle donne passage aux tubes chargés ou d'amener l'urine au dehors, en procurant ainsi un soulagement aux malades, ou de débarrasser la vessie des détritus épithéliaux ; 2° lorsqu'il s'agit de vessies enflammées chroniquement épaissies par suite de catarrhe vésical, généralement de vessies chez les prostatiques ; 3° en présence de cystites tuberculeuses qui exigent aussi la permanence de tubes d'évacuation ; 4° de vessies contenant des urines ammoniacales avec productions répétées et continues de calculs de phosphate de chaux : 5° de vessies enflammées chroniquement par un calcul ou la présence prolongée et ancienne d'un corps étranger. Si l'on élimine tous ces cas, où, je le répète, la suture vésicale n'est pas possible, on n'est plus en présence que de deux types principaux : les incisions faites par erreur, sur une vessie saine et dans la partie intra-péritonéale ou les incisions faites dans un but déterminé sur une vessie saine ou peu altérée et occupant la face antérieure de cette vessie.

La suture vésicale peut être considérée comme de règle dans les incisions au cours d'une ovariotomie : le tissu péritonéal accélère la guérison ; les parois de la vessie sont en pleine vitalité et les observations rapportées ne laissent aucun doute à cet égard.

Reste le seul type que l'on peut opposer à la non-suture ou à la suture incomplète de la vessie. Un chirurgien reconnaît un calcul, un corps étranger dans la vessie d'un enfant ou d'un adulte : les parois vésicales sont saines, les urines normales ; il fait la taille hypogastrique : devra-t-il, après, fermer complètement la vessie ou au contraire ne pratiquer qu'une suture incomplète, ou aucune suture ? Les observations rapportées démontrent que c'est dans ce cas type, je le répète, que la suture a donné les meilleurs résultats, cas qui est bien moins fréquent que celui où il n'y a pas même à songer à la suture. Il faut opposer nettement la suture complète à la non-suture, car la suture incomplète n'est opportune que quand il y a eu une incision dépassant 3 centimètres, c'est-à-dire l'espace nécessaire pour le passage des tubes ; il faut opposer la fermeture complète immédiate d'une incision de 3 centimètres dans une paroi saine celle naturelle de cette même incision.

Les avantages de la fermeture complète seront réellement sûrs si l'on peut démontrer : 1° qu'il y a une cicatrisation plus rapide ; 2° que la cicatrice est plus résistante, 3° que la suture évite toute intervention consécutive ; 4° qu'elle rend la plaie aseptique et à l'abri des parasites ; 5° qu'elle n'a aucun danger.

En ce qui concerne la cicatrisation plus rapide, je crois qu'il n'y a réellement pas de bénéfice sérieux ; les statistiques disent bien que la cicatrisation très avancée le deuxième jour est complète au cinquième : que la durée totale du traitement est de dix-huit à vingt-six jours ; que la guérison est de beaucoup plus prompte qu'avec la méthode rivale.

Mais ces statistiques sont basées, en général, sur les cas les plus favorables à la réunion *per primam* et, malgré ces cas, il ne faut pas compter sur une moyenne de plus de 60 p. 100 de guérisons ; mais ces 60 p. 100, vous les obtenez et au delà quand vous laissez la plaie abandonnée à elle-même dans les mêmes conditions anatomo-pathologiques. La vessie, quand elle est saine, quand ses parois sont au repos, se referme naturellement avec une telle rapidité qu'il faut dans certains cas, même avec des parois attaquées, suturer la plaie vésicale à la plaie abdominale pour la maintenir ouverte. Lorsque la vessie est à l'état normal, les tubes fonctionnent très bien, et si par hasard leur fonctionnement s'arrête, le peu d'urine qui s'écoule au dehors trouve un libre passage et est absorbé par le pansement abdominal. Au contraire, lorsque la plaie vésicale est suturée et qu'il survient une rétention d'urine, la vessie se distend et l'infiltration a lieu. C'est une stagnation d'urine, avec toutes ses conséquences. De sorte que, pour une cicatrisation plus rapide seulement en apparence, le malade court un danger souvent très sérieux. Dans les 47 observations recueillies par M. le docteur Dietz, il y a eu 27 réunions immédiates ainsi que nous l'avons vu, soit 64,28 p. 100. Mais si l'on décompose ces observations par rapport

on les enlève, ils sont facilement remplacés par la sonde à
demeure, dont le séjour dans l'urèthre n'a plus alors les
mêmes inconvénients.

Les quelques cas favorables de fermeture hermétique
cités sans placement d'aucune sonde sont tellement rares,
qu'ils ont étonné leurs auteurs eux-mêmes et qu'il faut les
considérer comme des exceptions. Au contraire, la plaie
abdominale n'étant pas suturée, il y a de grandes chances
pour que, si les tubes ne fonctionnent pas bien à un moment donné, le tamponnement de la cavité de Retzius évite
tout accident. Ce tamponnement est d'une absolue nécessité
aussi dans la suture complète, et il ne faut pas oublier que
l'on doit même drainer la cavité de Retzius. Donc il y a
peu d'avantages comme pansement.

Quant à la suture abdominale complète après la suture
complète vésicale, elle est peu encouragée par la grande
majorité des chirurgiens. Comme l'écrit parfaitement M. le
professeur Guyon : « En fermant trop tôt la plaie cutanée
on s'expose à renfermer, dans les parties les plus profondes de la plaie, de petites parcelles de tissu cellulaire
qui se sphacèlent fréquemment après les manœuvres opératoires et pourraient devenir la cause d'accidents secondaires.

La suture complète réussit parfaitement chez les enfants;
mais la vessie, chez ces derniers, revient très facilement
sur elle-même et dans 3 cas, j'ai eu 3 guérisons en la
laissant indemne de fils.

Nous avons vu que la suture hermétique n'était pas sans
danger; on peut ajouter qu'elle est loin d'être, dans certains cas, facile d'exécution. Il n'est pas toujours commode
de passer un fil dans une paroi amincie sans frôler ou
percer la muqueuse, même avec la plus grande habileté,
surtout quand l'incision se rapproche beaucoup du pubis.

Il résulte donc de cette discussion :

1° Que la suture vésicale est et doit être rejetée dans plus
des deux tiers des cas de taille hypogastrique, à cause, soit du

but de l'opération, soit de l'état des parois vésicales, et de
la vessie elle-même.

2° Qu'elle n'est véritablement indiquée que quand la
blessure a lieu dans une paroi intra-péritonéale, cas très
rare ; quand la paroi atteinte est extra-péritonéale, il faut
que la vessie et les reins soient sains, et les urines normales.

3° Que, dans la grande majorité des cas de taille hypogastrique, là où réussit la suture complète, la suture incomplète ou nulle, avec les tubes-siphons, donnent d'aussi bons
résultats.

Quelles conclusions peut-on tirer de cette exposition
des opinions très diverses sur la suture vésicale en général
et particulièrement sur la suture complète? Le lecteur peut
les faire lui-même, car je n'ai pas craint, au risque d'être
un peu long, de citer textuellement les raisons invoquées
pour ou contre cette opération secondaire de la taille hypogastrique.

Les raisons qui engagent à ne pas employer ou à n'employer que très rarement la suture complète ont été développées, en grande partie, dans le cours de ce travail en
rapportant les principales objections des adversaires de cette
opération. Elles peuvent se résumer dans les quelques
lignes suivantes.

La pratique démontre que, dans plus des deux tiers des
cas qui réclament la taille hypogastrique, la suture complète doit être rejetée par suite de considérations anatomo-
pathologiques. Les cas où la suture complète est au contraire nécessaire sont très limités ; ils sont dus à des erreurs
chirurgicales.

Restent enfin les cas où la suture complète peut réussir,
vu l'intégrité presque parfaite des organes urinaires, l'âge
des malades, la cause de l'opération.

Mais ces cas sont les mêmes que ceux dans lesquels la
suture, incomplète, et l'absence de suture réussissent aussi

le mieux et même avec plus de succès. Je terminerai donc en citant de nouveau l'opinion de M. le docteur Hache, que je partage complètement : « Les dangers que la suture complète fait courir aux malades ne sont pas compensés, dans l'état actuel des choses, par les avantages qu'on peut en attendre. »

Hôpital français de Beyrouth.

CLINIQUE CHIRURGICALE

Taille hypogastrique chez un enfant. — Lithotritie chez un vieillard. — Réflexions,

Par M. le professeur Maurice HACHE

Obs. I. — *Calcul oxalique chez un enfant de 5 ans. Taille hypogastrique. Guérison.* — François, orphelin de l'hospice de Brummana, âgé de 5 ans, se plaint depuis plusieurs années de douleurs du côté de la vessie.

Ses urines ont toujours été parfaitement claires et n'ont jamais contenu ni sang ni pus. Les seuls symptômes sont des mictions fréquentes et douloureuses et une incontinence nocturne presque quotidienne à type infantile (mictions involontaires).

L'exploration me fait constater l'existence d'un calcul volumineux.

Taille hypogastrique le 28 mai 1889, avec l'aide de mon collègue et ami le docteur de Brun.

Anesthésie chloroformique. Pas de ballon rectal. Injection dans la vessie d'une soixantaine de grammes de solution boriquée à 3 et demi p. 100.

Incision médiane de 5 centimètres finissant sur le pubis ; je tombe directement dans l'interstice des muscles droits. Vessie facilement découverte sans voir le péritoine. Plaie baignée avec la solution boriquée à 1/50e.

A ce moment, des efforts de vomissement font saillir dans l'angle supérieur de la plaie le cul-de-sac péritonéal sous lequel on voit une petite masse épiploïque ; le docteur de Brun la refoule et la maintient réduite avec son doigt en crochet.

Incision franche de la vessie sur une longueur de 2 centimètres et demi environ et introduction immédiate d'un doigt de la main gauche dont je me sers pour placer les fils suspenseurs. Sans leur aide les manœuvres ultérieures auraient été pénibles, vu la grande rétraction de la vessie qui l'éloigne de la paroi abdominale.

La pierre est facilement saisie avec de petites tenettes, mais pour pouvoir l'extraire sans violence je dois agrandir en haut d'un centimètre l'incision vésicale, après avoir refoulé le péritoine.

Après l'extraction du calcul, placement de deux tubes-siphons adossés d'Aubry, du calibre 16, et rétrécissement de la plaie vésicale par deux sutures de soie sur les muscles droits ; trois points d'argent et deux superficiels de soie ferment autant que possible la plaie abdominale autour des tubes, fixés à la peau par un fil d'argent traversant les deux lèvres de la plaie pour lesquelles il constitue un quatrième point d'union. Fils suspenseurs laissés en place.

Pulvérisations iodoformées dans la plaie avant les sutures et à sa surface. Gaze iodoformée ; ouate de tourbe. Compression.

Le calcul extrait est un calcul mûral d'oxalate de chaux mesurant 3 centimètres sur 2 centimètres et demi et pesant 10 grammes après dessiccation.

Il est formé d'un noyau mesurant 8 millimètres sur 5 millimètres facile à isoler et hérissé de saillies qui lui donnent absolument l'aspect mûral de l'ensemble du calcul. Sur la coupe transversale ce noyau est séparé de la couche brunâtre d'oxalate de chaux, qui forme l'enveloppe du calcul, par une couche plus pâle et beaucoup plus friable formée de phosphate ammoniaco-magnésien et d'urates en petite proportion. Le noyau est formé exclusivement d'urate de soude, l'écorce seule est de l'oxalate de chaux. Ce calcul est extrêmement dur.

Malgré une agitation et des pleurs qui ont duré deux heures après la cessation du chloroforme, toute l'urine passe par les tubes et le pansement est encore absolument sec le lendemain matin.

Ce jour-là, 29 mai, l'enfant a dormi et mangé, et ne souffre nullement. A cause d'une légère ascension thermique le soir de l'opération, 38°, je change le pansement ; la plaie est en excellent état et la pression autour d'elle n'est nullement douloureuse.

Le lendemain, le fonctionnement parfait des tubes continue, sans qu'il y ait été fait la moindre injection depuis l'opération.

Le 31, matin du 4e jour, second changement de pansement, les tubes-siphons sont enlevés ainsi que les points de suture de la paroi dont la réunion est consolidée par des bandelettes collodionnées. Les tubes suspenseurs sont croisés et fixés par du collodion comme le recommande Guiard, mais leur tension doit être très faible pour ne pas être douloureuse et ils me semblent sans action bien réelle. — Gaze iodoformée. Ouate de tourbe et compression légère. — Sonde à demeure dans l'urèthre, qui est enlevée le troisième jour parce qu'elle fonctionne très mal.

Pendant huit jours toute l'urine passe par la plaie qui a d'ailleurs très bon aspect; le 9 juin, l'enfant commence à uriner par la verge. Le 11, l'urine ne sort qu'au moment de la miction par la plaie abdominale, à travers un pertuis étroit; le 13, en faisant uriner l'enfant toutes les deux heures, le pansement reste absolument sec, mais pendant la nuit il mouille son lit et son pansement.

A partir du 15 juin (17ᵉ jour de l'opération) l'urine cesse de passer par l'hypogastre.

L'enfant nous quitte à la fin du mois, urinant environ toutes les trois heures. Depuis, j'ai souvent eu de ses nouvelles, la dernière fois en juin 1890; il ne souffre plus, a beaucoup engraissé et son incontinence nocturne n'a pas reparu.

Obs. II. — *Calculs multiples d'urate de soude. — Cystite ancienne. — Lithotritie rapide. — Guérison.*

Le Père C... religieux âgé de 70 ans, souffre depuis plus d'un an de troubles urinaires pour lesquels il a suivi sans aucun résultat plusieurs traitements. Il est atteint d'une cystite chronique se traduisant par du trouble de l'urine et des mictions fréquentes et douloureuses. Son état a subi, sans jamais devenir satisfaisant, plusieurs alternatives d'amélioration et d'aggravation; ces alternatives sont survenues sans cause appréciable, la marche et la fatigue sont notamment sans influence nette. Jamais d'hématurie.

Le malade vient me consulter le 1ᵉʳ mars 1890, envoyé par mon excellent confrère le docteur Brigstocke. Les envies d'uriner reviennent toutes les dix minutes, les mictions sont extrêmement douloureuses, l'urine très chargée de pus s'éclaircit à peu près complètement par le repos. Polyurie légère, d'environ 2 litres. La position assise, et toutes les causes de congestion mécanique exagèrent ces symptômes dont l'ensemble éveille l'idée d'une cystite chez un prostatique. Cependant, deux particularités attirent mon attention : les symptômes ont toujours été plus accusés le jour que la nuit et l'arrêt brusque du jet a été noté par le malade un très grand nombre de fois.

L'état général, sans être grave, est peu satisfaisant; le Père C... a maigri et son appétit est presque nul. Il a souvent des accès de fièvre qui le tiennent plusieurs jours au lit et qu'on a considérés comme des accès intermittents.

Localement, le canal est tout à fait libre, la prostate fait une saillie assez prononcée à l'entrée de la vessie qui supporte facilement le contact de l'explorateur souple. Le toucher rectal montre les lobes latéraux de la prostate modérément hypertrophiés. Le malade ayant antérieurement subi plusieurs explorations qui sont restées négatives et l'ont fait beaucoup souffrir, me prie de ne pas employer l'explorateur métallique. La vessie se vide incomplètement, il reste une soixantaine de grammes après la miction.

Je porte le diagnostic de prostatisme avec cystite, en réservant la possibilité d'un calcul. Les reins doivent être un peu altérés, malgré le résultat négatif de l'exploration de la région lombaire et des uretères.

Des lavages très doucement faits tous les deux jours avec la solution d'acide borique, puis des instillations argentiques au centième et au cinquantième, peu douloureuses, guérirent presque complètement la cystite en un mois.

Le malade n'urinait plus que toutes les quatre heures, sans douleurs, l'urine était presque claire et l'appétit avait reparu. Le traitement était réduit à des lavements chauds et à un lavage boriqué hebdomadaire.

Au bout de quinze jours, tous les symptômes antérieurs reparaissent brusquement, sans cause appréciable.

Cette brusque rechute réveille dans mon esprit l'idée de calcul, et je décide le malade à subir l'exploration métallique qui, gênée par la saillie de la prostate, reste négative. Cette exploration est parfaitement indolente et le malade rend le lendemain deux petits graviers uratiques à fine chemise phosphatique. Huit jours après, une nouvelle exploration, faite cette fois avec l'explorateur à long bec de M. Guyon, me fait trouver les calculs. Contact de 2 cent. et demi. Cliquetis.

La lithotritie est décidée pour le surlendemain 26 avril. Le malade prendra tous les jours 25 centigrammes de sulfate de quinine.

Opération sous l'anesthésie chloroformique :

1° Lithotriteur n° 2 fenêtré à long bec, 29 prises en un quart d'heure.

2° Lithotriteur n° 1 et demi, bec plein, 4 prises.

3° Lavages avec la sonde droite n° 4 de l'aspirateur de M. Guyon.

4° Aspiration de huit minutes (53 aspirations). Cliquetis.

5° Réintroduction du lithotriteur 1 et demi, 5 prises en cinq minutes.

'avage.

piration de quatre minutes (25 aspirations). Plus de cliquetis.

vage du canal.

Durée totale de l'opération : trente-cinq minutes.

Résultat : 10 grammes de fragments secs.

Pas de fièvre à la suite de cette opération. Sang dans l'urine pendant deux jours et mictions douloureuses qui disparaissent après le placement d'une sonde à demeure. La langue est très sèche pendant deux jours, mais rosée. Inappétence. Cataplasme sinapisé sur les reins. Potion de Todd. Collutoire au borax et eau de Vichy.

Le 30 avril, fort accès de fièvre le soir. Le lendemain je trouve la langue humide et l'état général bon. J'enlève la sonde à demeure et je donne un peu de quinine pendant trois jours.

Le 2, l'appétit reparaît un peu. Le malade se lève un heure.

Le 3, l'amélioration est considérable et l'appétit plus franc. Mictions toutes les trois heures presque absolument indolentes.

Le 5, je considère la guérison comme définitive et je permets au malade de reprendre sa vie habituelle. Il peut garder trois heures et demie son urine qui dépose par le refroidissement un nuage floconneux. Pas de polyurie. Il a marché une heure la veille sans le moindre malaise et sans augmentation de la fréquence des mictions.

A cause d'une petite fausse route bulbaire que la malade s'était faite en essayant de réintroduire la sonde à demeure, la séance de vérification n'est faite que le 10 mai.

Cette séance est faite sans chloroforme, après anesthésie de la vessie avec une injection de 50 grammes d'eau contenant 1 gramme de cocaïne. 5 minutes d'exploration avec le lithotriteur 1 et demi à mors plats et 3 minutes d'aspiration sans sentir aucun fragment.

Le malade n'a absolument rien senti pendant la manœuvre du lithotriteur et pas grand'chose pendant l'aspiration. Il n'a eu aucun malaise du fait de la cocaïne.

MESSIEURS,

Au point de vue symptomatique chacun des deux cas précédents a présenté des particularités intéressantes.

Chez l'enfant le tableau symptomatique était incomplet, chose habituelle à cet âge, peut-être surtout à cause de la difficulté qu'il y a à obtenir des renseignements précis. Ce qui est à noter chez lui, c'est l'existence d'une incontinence infantile typique disparaissant après sa guérison.

L'incontinence à type infantile symptomatique a été, en effet, rarement signalée. Il est vrai qu'il peut s'être agi ici d'une simple coïncidence et que la relation de cause à effet entre le calcul et l'incontinence n'est pas rigoureusement démontrée.

Chez le vieillard, les symptômes prêtaient à la confusion, les phénomènes de cystite occupant le premier plan et masquant ceux du calcul. Ce malade se comportait comme un prostatique, avec cette particularité anormale que les symptômes étaient plus accusés le jour que la nuit. Cela seul devait faire penser à la présence d'un calcul, malgré l'absence d'hématurie et de toute influence nette de la marche.

L'arrêt brusque du jet souvent observé par ce malade mérite aussi d'attirer l'attention. Mon excellent maître le professeur Guyon a montré que l'application du calcul contre le col qui produit ce symptôme n'a presque jamais lieu que chez les sujets jeunes, sans bas-fond vésical. La contravention à cette règle est d'autant plus frappante ici que le lobe moyen de la prostate était notablement hypertrophié et qu'il aurait dû protéger le col. Aussi avais-je attribué ce symptôme au spasme uréthral.

Les renseignements obtenus au cours de la lithotritie me permettent aujourd'hui d'expliquer cette anomalie : le malade avait des calculs petits et légers que les contractions vésicales faisaient facilement flotter dans l'urine et qui franchissaient ainsi la barrière prostatique.

Quand la guérison de la cystite a rendu ces contractions moins violentes, les calculs sont restés emprisonnés dans le bas-fond pendant quinze jours, et j'ai pu croire le malade guéri jusqu'au jour où, brusquement chassés de cette région, ils sont venus de nouveau irriter les environs du col.

Leur légèreté explique aussi l'absence d'hématurie et l'absence de phénomènes aigus sous l'influence de la marche.

Au point de vue du traitement, quelques particularités méritent aussi l'attention.

Mon second malade souffrait depuis plus d'un an d'une e qu'aucun traitement n'avait soulagée. Les lavages essayés à plusieurs reprises avaient toujours échoué, sans doute parce qu'on fatiguait la vessie par des injections trop brusques ou trop abondantes. Son état a pourtant été très rapidement amélioré par des lavages boriqués faits avec une très grande douceur et en très petite quantité à la fois. Des instillations les ont remplacés dès que la vessie a pu se vider complètement.

En effet, si les lavages sont un puissant moyen d'action contre les cystites, il faut bien savoir qu'ils deviennent facilement nuisibles. Ils le sont dès qu'ils mettent en éveil la sensibilité à la distension, que l'inflammation peut rendre excessive. Il est très utile de savoir que les lavages peuvent être nuisibles même sans être douloureux, la vessie en souffrant pour ainsi dire avant le malade. Dans ces cas ils doivent être remplacés par les instillations qui modifient la vessie sans la distendre.

Pour en finir avec ce malade, je vous dirai un mot de l'action de la cocaïne sur la vessie, que j'ai utilisée pour la séance de vérification.

On connaît bien aujourd'hui l'action anesthésiante des injections intra-vésicales de chlorhydrate de cocaïne, et nombreuses déjà sont les observations dans lesquelles on l'a utilisée pour pratiquer la lithotritie. — Une courte séance de vérification, d'ailleurs négative, faite dans ces conditions, mérite donc à peine d'être mentionnée. Aussi ne m'y arrêterai-je qu'un instant pour dire combien j'ai été frappé de la docilité de la vessie ainsi traitée : elle a laissé manœuvrer mon lithotriteur beaucoup plus facilement que pendant la séance de broiement fait sous le chloroforme. Il est vrai que celle-ci a été beaucoup plus laborieuse et que la vessie débarrassée des calculs devait être moins sensible la seconde fois.

Ce qui me reste à dire a trait à la taille hypogastrique chez l'enfant.

L'emploi du ballon rectal n'est pas nécessaire, la vessie n'étant pas encore à cet âge descendue dans l'excavation;

mais il fant se hâter de placer les fils suspenseurs, dès que la paroi vésicale est incisée. C'est une précaution très facile à prendre à ce moment, et qui permet d'accomplir avec plus de sécurité et de précision le reste de l'opération.

La seule question importante encore discutée à propos de la taille hypogastrique est celle de la suture complète de la vessie.

On l'a surtout recommandée chez les enfants pour deux raisons : l'intégrité habituelle de la vessie et de l'urine qui donne à la suture plus de chances de succès, et l'indocilité des petits malades qui la rendrait plus nécessaire.

Malgré les conditions, certainement plus favorables que chez l'adulte, dans lesquelles se présente chez les enfants la suture de la vessie, je continue à la repousser jusqu'à nouvel ordre, comme le fait encore mon maître le professeur Guyon.

Les procédés actuels de suture échouent en effet dans la grande majorité des cas, c'est-à-dire que les malades ne guérissent qu'après avoir gardé un certain nombre de jours une fistule qui rend illusoires les avantages de la suture. De plus, — et c'est là le plus grave reproche à lui adresser, — la suture augmente beaucoup les chances d'infiltration d'urine ; on fait donc courir aux malades un danger réel pour un bénéfice souvent illusoire.

Est-ce à dire qu'il ne faille rien faire pour supprimer ou raccourcir la période vraiment pénible, celle qui sépare l'ablation des tubes de la cicatrisation de la vessie? Je ne le pense pas, et je suis disposé à expérimenter la suture secondaire préconisée par mon collègue et ami Guiard.

La suture secondaire n'est pas seulement moins dangereuse que la suture primitive, à cause de l'organisation du trajet pariétal qui s'oppose à l'infiltration d'urine; son principal avantage est de répondre beaucoup mieux à l'indication clinique : en effet, le drainage hypogastrique ʼcure à la vessie un repos absolu que la sonde à de-e ne permet pas d'obtenir, et l'on connaît bien aujourd'hui l'influence remarquablement sédative de ce méat contre nature.

Ce repos absolu est toujours utile et assez souvent indispensable aux vessies calculeuses. La suture immédiate, qui l'en prive, restera donc contre-indiquée dans un bon nombre de cas, même si les progrès de la technique arrivent à rendre sa réussite certaine au point de vue opératoire.

REVUE DES JOURNAUX

PRESSE FRANÇAISE

Hopital Necker. — Clinique de M. le professeur Guyon. — 1° Cystalgies symptomatiques des lésions rénales et pyoné-phroses consécutives a des lésions vésicales. — Influence du traitement de la vessie sur les uretéro-pyélites (*Annales de gynécologie*, août 1890). — Dans cette leçon basée sur deux opérations de cystotomie chez des femmes, M. le professeur Guyon a eu surtout pour but d'attirer l'attention de ses auditeurs sur quelques points de diagnostic et de leur parler d'une manière générale de l'influence de l'état vésical sur l'état rénal et réciproquement. A ce point de vue, les deux opérées sont particulièrement intéressantes, car toutes deux présentent un état vésical et un état rénal douloureux. La première question qui se posait était de savoir si, chez ces deux malades, on avait affaire à une influence du rein sur la vessie ou de la vessie sur le rein ?

Première malade, opérée le 29 mars : urines purulentes, reins volumineux et douloureux ; crises vésicales très douloureuses ; en même temps, petite fièvre à oscillations, troubles dyspeptiques variés. Après examen, M. Guyon conclut à une influence de la vessie sur le rein. Aussitôt après l'intervention (cystotomie), les douleurs vésicales ont disparu et, du jour où la vessie a été ouverte, il n'y a plus eu une seule crise, En même temps, l'état rénal s'est considérablement amélioré : plus de reins douloureux, diminution aussi de leur volume.

Il a été facile de se rendre compte de l'influence de l'état vésical sur l'état rénal par l'étude de la sensibilité vésicale : cette dernière était excessive.

La pression de la vessie dans différents sens a déterminé une série de sensations douloureuses des plus vives. Avec l'explorateur à boule, la pression de cet instrument sur la paroi postérieure de la vessie occasionnait une très vive douleur. Tous les autres points de la vessie donnèrent le même résultat au contact de l'explorateur métallique coudé. Enfin quelques grammes de liquide en injection ont démontré de la douleur très vive à l'extension. Or, comme la vessie n'est pas sensible au contact et peu à la distension, on devait conclure à l'existence d'une cystite grave, *la sensibilité pathologique ne pouvant se superposer qu'à un état pathologique.* Cette opération sur la vessie a démontré que la pyonéphrose peut être modifiée de la manière la plus remarquable par un traitement vésical approprié. Il suffit souvent que la vessie soit au repos pour que le rein se vide parfaitement et M. Guyon ajoute à ce sujet. « Peut-être est-ce en assurant l'évacuation régulière de la vessie et par suite des uretères, que Bozemann a obtenu des succès dans le traitement des pyonéphroses, lorsqu'il faisait pendant des mois le cathétérisme des uretères par un fistule vésico-vaginale créée chirurgicalement.

Chez la deuxième malade, si après l'opération le rein n'a pas diminué de volume, la fièvre a disparu, les fonctions digestives se sont améliorées. Ces faits montrent qu'il faut réagir contre l'opinion de quelques-uns qui tendent à exagérer l'importance des réflexes réno-vésicaux et, en outre, que, loin de contre-indiquer une intervention vésicale, la lésion rénale la recommande activement.

Ces guérisons sont corroborées par l'observation d'un autre malade homme, qui, arrivé dans le service, il y a deux mois, avait une infiltration d'urine et une pyonéphrose à droite des plus volumineuses. Cette pyonéphrose a complètement disparu, quoiqu'on ne se soit occupé que du traitement de l'infiltration et de la rétention.

D'après ces observations, on peut tirer la conclusion que s'il est vrai que la vessie peut être influencée par le rein, les lésions inflammatoires de ce dernier organe sont généralement plutôt secondaires et ont une origine vésicale.

2° HYDROCÈLE ENKYSTÉE DU CORDON ; HERNIE CONCOMITANTE ; CURE RADICALE. — Le nommé P..., maçon, âgé de 50 ans, entre dans le service de M. le docteur Polaillon : il porte une volumineuse tumeur inguino-scrotale droite qui s'est beaucoup accrue, depuis quelque temps, sans aucun phénomène grave. Le commencement de la maladie date de trois ans. Le malade n'a jamais porté de bandage. Actuellement, la tumeur inguino-scrotale présente une forme particulière. Elle est du volume du poing. Elle part du niveau de l'orifice externe du canal inguinal et porte un premier étranglement assez net à peu près à 3 centimètres au-dessous ; puis la tumeur, s'élargissant de nouveau, forme une grosse masse piriforme, à grosse extrémité en bas, séparée elle-même du fond des bourses par un deuxième étranglement. La tumeur est, en quelque sorte, trilobée, formant trois étages distincts. A la palpation la partie supérieure de la tumeur est mollasse, pâteuse, sonore à la percussion, réductible, sans gargouillements marqués à travers l'orifice inguinal très dilaté. La portion médiane, la plus volumineuse, est résistante, tendue, irréductible à la pression, lisse, absolument mate. Elle n'est pas transparente. On ne peut arriver à délimiter les éléments du cordon. Enfin, au-dessus, le fond des bourses est occupé par le testicule, très reconnaissable, de volume normal, accessible de toutes parts : l'épididyme ne peut être localisé. Il n'y a pas de liquide dans la vaginale. Du côté opposé, tout est normal.

Cette observation offre le tableau anatomo-pathologique et clinique aussi complet que possible de l'hydrocèle enkystée du cordon chez l'adulte. Il faut aussi noter la coexistence très fréquente de la hernie.

La cure radicale a été pratiquée. La tumeur est incisée sur son grand diamètre, verticalement, à 2 centimètres au-dessus

de l'anneau inguinal, sur une largeur de 7 à 8 centimètres. Le
bistouri arrive sur le sac herniaire placé en dehors des éléments du cordon. Ce sac est infundibuliforme. Ouverture du
sac, réduction d'une petite hernie entéro-épiploïque non adhérente : décortication et incision du sac, après double ligature
au catgut placée aussi haut que possible dans le trajet inguinal.
Décortication de la paroi interne de la poche et excision d'une
longue portion verticale de la poche. Sutures profondes et superficielles au fil d'argent. Drains. Pansement de Lister. Glace.
Opium, diète lactée. Guérison du malade.

3° TAILLE PARARAPHÉALE, par M. le docteur CHAVERNAC (D'AIX)
(*Union médicale*, 13 septembre 1890). — L'observation publiée
par M. le docteur Chavernac a pour sujet un enfant de 14 ans
chez lequel un calcul vésical fut diagnostiqué. L'enfant souffrait depuis l'âge de 2 ans : symptômes ordinaires du calcul.
La taille fut regardée comme le seul procédé à employer. Le
4 avril 1890 le malade est endormi. La taille périnéale est pratiquée. Le bistouri ayant été placé sur le rebord gauche du cathéter
au bulbe, est enfoncé hardiment dans l'urèthre et arrive d'emblée dans la vessie. M. Chavernac le retire alors en relevant le
manche le long du conducteur et incise d'arrière en avant le
col de la vessie et un peu le diamètre antéro-postérieur de la
prostate sur le côté gauche de la ligne médiane. De longues
pinces à pansement introduites par la plaie ramenèrent le calcul, qui était à peu près rond et pesait 10 grammes ; il mesurait
2 centimètres et demi dans son plus grand diamètre. Le débridement du col vésical et une légère entaille de la prostate ont
donc suffi pour livrer passage à ce calcul volumineux.

Pour l'auteur, cette observation démontre que le procédé de
Bouisson ou taille pararaphéale est exempt des graves reproches
qu'on a de tout temps adressés à la taille médiane ; petit nombre d'instruments ; lésion peu possible des canaux éjaculateurs
puisque l'incision du col vésical faite sur le bord gauche de la
cannelure du cathéter laisse ces derniers de côté. Les grandes incisions sont évitées par la lithotritie périnéale quand le
calcul est volumineux.

4° LE MAL DE BRIGHT ET LES NÉPHRITES, par le docteur LAFITTE
(*Gaz. des hôpitaux*, 20 septembre). — Dans ce travail, M. le

docteur Laffitte s'est proposé d'exposer ses propres recherches sur un sujet si difficile et les quelques vues où ces recherches l'ont conduit. L'albuminurie, les œdèmes et l'urémie forment un syndrome caractéristique auquel on peut donner le nom de maladie de Bright, ce qui ne préjuge rien. Ce mal, ainsi entendu, est aigu, subaigu ou chronique. Il ne paraît jamais sans une altération des reins : c'est le seul point accepté pour tout le monde sans discussion, dans cette affection.

Le premier chapitre de ce travail s'occupe des effets des lésions rénales.

Les effets constants de la suppression brusque et complète des fonctions du rein ne rappellent guère le mal de Bright aigu qui surprend un homme en pleine santé et peut le tuer en moins d'une semaine. L'anurie calculeuse peut durer huit jours et le malade n'en être pas incommodé, mais l'urémie peut éclater dès les premières heures du mal de Bright aigu. D'un côté l'urémie est convulsive, une diarrhée abondante l'accompagne souvent ; là elle est hypothermique, sans convulsions, et la constipation est opiniâtre. Donc le mal de Bright ne résulte jamais de l'insuffisance urinaire aiguë ou chronique.

Étudiant les différents symptômes urémiques dans la fièvre typhoïde, les phlegmasies aiguës, l'auteur arrive aux conclusions suivantes :

La composition de l'urine ne dépend pas de l'état de l'épithélium du rein.

Les lésions inflammatoires ou dégénératives de cet épithélium n'empêchent point qu'il ne se trouve dans l'urine autant et plus de poisons, de sels, d'urée, de matières extractives, que dans l'état de santé. L'altération épithéliale la plus profonde n'entraîne, par elle-même, aucun accident mécanique, et il n'y a d'urémie rénale que lorsqu'un obstacle urémique rend les glomérules ou les tubes imperméables à l'urine. Le rein n'est insuffisant que par l'anurie mécanique : mais cette anurie ne détermine pas d'anasarque, ni d'hydropisies séreuses, et les accidents toxiques qu'elle suscite ne sont pas ceux du mal de Bright. Le mal de Bright, aigu ou chronique, n'est donc pas la conséquence d'une lésion rénale. Les lésions des reins en sont, au contraire, un effet tout comme l'anurie et les œdèmes. Le mal de Bright, qui marque sa trace dans les reins par une né-

nier Congrès international de médecine à Berlin. Dans ces améliorations, il *ne s'agit guère d'une invention, mais simplement de la technique.*

Donc, le champ de vision de nos instruments étant à peu près le même que celui du mégaloscope de M. Boisseau du Rocher, l'ample discussion de cet auteur sur la pénétrante supériorité de son appareil optique tombe d'elle-même.

Quant à la partie mécanique du mégaloscope décrit par M. Boisseau du Rocher, il m'est aisé de prouver que dans ses parties principales ce n'a jamais été qu'une reproduction de mon kystoscope. On n'a qu'à comparer le mégaloscope n° 2 (*fig.* 3) avec mon premier kystoscope pour se rendre compte *qu'il s'agit du même instrument.*

Le mégaloscope n° 1 se distingue davantage de mon kystoscope et cela principalement par son arrangement fort compliqué et par le plus grand calibre de la sonde. Je doute fort que cet instrument s'applique bien dans la pratique. Ne l'ayant jamais essayé, je crois pourtant avoir le droit d'en juger, car depuis des années j'ai songé moi-même à appliquer à mon instrument les mêmes constructions que M. Boisseau du Rocher a appliquées au sien; je les ai rejetées comme incommodes. En 1876 j'ai déjà appliqué un appareil optique mobile, que j'ai remplacé ensuite par un appareil stable; en 1886, au Congrès des naturalistes allemands, j'ai démontré un kystoscope dont l'ouverture était pratiquée dans le coude même de l'instrument (comme chez le mégaloscope n° 1), — combinaison que j'ai rejetée plus tard.

Lorsque M. Boisseau du Rocher se sera occupé davantage à l'application de la kystoscopie, il s'apercevra bientôt que des instruments si compliqués et si forts comme son mégaloscope n° 1 ne sont guère commodes pour examiner les malades.

La conclusion nécessaire de ce qui a été dit plus haut, est que le mégaloscope décrit par M. Boisseau du Rocher *ne doit pas être considéré comme un instrument original, mais au contraire comme une modification de mon kystoscope. Il s'appellera à l'avenir kystoscope de Nitze, modifié par Boisseau du Rocher.*

Je profite de l'occasion pour informer les collègues français qui ne connaissent pas les faits, que l'expression « kystoscope de Leiter », dont M. Boisseau du Rocher fait souvent usage, est absolument incorrecte. Pour prouver ça, il suffit de dire qu'il fallut à M. Leiter acheter mes brevets d'invention pour pouvoir fabriquer mon kystoscope.

Agréez, très honoré confrère, l'assurance de ma haute considération.

Berlin, au mois de septembre.

Dʳ MAX NITZE,
Privat docent.

REVUE D'UROLOGIE

1° Influence de la saccharine sur les réactions du glucose, par M. D. Torsellini. — Dans l'étude de l'influence de la saccharine sur la digestion et plus particulièrement sur l'action des ferments salivaire et pancréatique, l'auteur a constaté des faits contradictoires, qui lui ont fait penser que cette substance pourrait exercer une action sur le sucre ou sur les réactifs ordinaires. Pour éclaircir ce doute, il a fait une série d'essais sur les réactifs et les méthodes analytiques. Voici les résultats :

Réactif de Fehling. — (a) La solution de saccharine n'altère pas le réactif, même après l'action prolongée de la chaleur. (b) La saccharine a une tendance à empêcher l'action réductrice du glucose et par conséquent la formation de l'oxyde cuivreux ; la réaction diminue en même temps que la proportion de saccharine ajoutée au glucose augmente ; avec 5 centigrammes, la réaction est absolument négative. (c) En solution alcaline, la saccharine ne paralyse plus l'action du glucose sur le réactif. (d) L'action de la saccharine s'exerce plutôt sur le réactif que sur le glucose ; en effet, si, d'un côté, on obtient le précipité d'oxyde cuivreux en augmentant la proportion du réactif, de l'autre, on ne réussit pas à produire la réduction en augmentant la quantité de glucose.

Réactif de Trommer. — Mêmes résultats.

Procédé de Capezzuoli. — La réaction du glucose est absolument empêchée par la saccharine.

Méthode de Worm-Müller. — Réaction d'autant plus faible que la quantité de saccharine ajoutée au glucose est plus élevée.

Procédé de Böttger. — La recherche a été exécutée avec la liqueur d'Almen modifiée par Nylander. La saccharine agit, sur la solution de bismuth comme sur la solution cuprique, jusqu'à empêcher (à la dose de 3 centigr.) complètement la réaction du glucose.

Procédé de Mülder par l'indigo. — La réaction est aussi modifiée par la saccharine ; mais si elle rend plus lente la décoloration du liquide, elle favorise au contraire le retour de la coloration bleue. La saccharine contrarie donc l'action désoxydante du glucose et facilite la réoxydation de l'indigo.

Examen des urines diabétiques. — Afin de voir si, dans un liquide de composition très complexe, la saccharine produirait les mêmes effets, l'auteur a répété tous ses essais avec de l'urine diabétique additionnée de petites doses de saccharine. Il a obtenu des résultats identiques.

Procédé par la fermentation. — La saccharine nuit à l'action de la levure de bière. Deux tubes renferment les mêmes quantités de glucose et de levure ; un seul est additionné de saccharine. Ils sont placés sur le mercure et soumis à la température de 30° pendant quelques heures. Le tube sans addition a donné 14 cc. d'acide carbonique et le tube à saccharine renfermait tout au plus quelques bulles d'air.

Polarimétrie. — La saccharine ne modifie nullement le pouvoir rotatoire du glucose : une même solution de glucose a été examinée dans trois conditions différentes : 1° avec addition de 1 gramme de carbonate de soude ; 2° avec même addition, plus 50 centigr. de saccharine ; 3° avec même addition et 1 gramme de saccharine. L'examen de ces trois liquides au saccharimètre de Soleil et aux polarimètres de Laurent et de Hoppe-Seyler a donné des résultats identiques.

L'auteur conclut que l'on ne peut pas doser le glucose dans un liquide contenant de la saccharine (urine des diabétiques soumis au traitement par la saccharine), ni par les réactifs chimiques, ni par le procédé de la fermentation, mais seulement par l'examen polarimétrique (*Stazione agricole italiane* et l'*Orosi*, XIII, Luglio, 1890, 237).

2° SUR LE DOSAGE DE L'URÉE, par M. D. B. DOTT. — L'auteur préconise l'emploi de l'hypochlorite de chaux pour le dosage de l'urée, au lieu de l'hypobromite de soude, avec adjonction d'une petite quantité de solution de baryte, pour assurer l'absorption de l'acide carbonique, et d'un peu d'alcool méthylique, pour faire tomber la mousse et permettre une lecture facile. Comme appareil, il se sert du nitromètre. La solution d'hypochlorite est préparée par mélange d'une partie d'hypochlorite de chaux et trois parties d'eau et filtration. Il a comparé les deux réactifs et a obtenu des résultats exactement concordants. L'hypochlorite de chaux est plus facile à préparer, d'un maniement plus agréable, de conservation plus durable et il est aussi plus économique (*Pharmaceutical Journal*, March 29, 793).

3° LE SULFOCYANURE DE POTASSIUM ET L'ACIDE SUCCINIQUE, COMME RÉACTIF DE L'ALBUMINE DANS L'URINE, par M. ZOUCHLOS. — L'auteur recommande, comme réactif très certain et très sensible de l'albumine, le sulfocyanure de potassium avec l'acide acétique qu'il trouve préférable au ferrocyanure de potassium acétique. Le nouveau réactif est incolore et le ferrocyanure est coloré en jaune. Pour l'usage, on prépare un mélange de 10 cc. de solution de sulfocyanure, au dixième, avec 2 cc. d'acide acétique; ce mélange se conserve longtemps; ajouté à une urine albumineuse, il donne un trouble ou un précipité suivant la contenance en albumine.

L'acide succinique peut être employé de la même manière; et à l'état desséché il peut être facilement emporté par le médecin, comme réactif de poche, au lit du malade.

Zouchlos préconise aussi un mélange des deux réactifs renfermé dans des capsules gélatineuses. Le mélange du sulfocyanure de potassium et de l'acide succinique, exposé à l'air, attire l'humidité (*Pharmac. Centralhalle*, 1890, 353 et *Apotheker-Zeitung*, V, 14 juin 1890, 322).

4° RECHERCHE DU CHROME DANS L'URINE, par M. J.-E. GUNTZ. — Le chrome est employé à l'intérieur sous forme de bichromate de potasse dans le traitement de la syphilis. L'auteur le recherche dans l'urine par le procédé suivant : On évapore à siccité un litre d'urine additionnée de quelques gouttes de soude caustique, on incinère à l'aide de nitrate de potasse, et on soumet le résidu à la fusion, à l'aide de la soude et du même nitrate. On dissout dans l'eau, on acidule par l'acide acétique et on précipite par l'acétate de plomb. Le précipité bien lavé est dissous dans l'acide nitrique, la solution est traitée par l'étain métallique, et la liqueur filtrée est concentrée après addition d'acide sulfurique. On ajoute de la soude et du nitrate de potasse, on vapore à siccité et on fond de nouveau après addition de soude et de nitrate. La coloration jaunâtre du produit dénonce la présence du chrome. On fait dissoudre dans l'eau, on traite par l'ammoniaque, on chauffe, on filtre pour séparer le précipité, et on reconnaît le chrome par l'essai au chalumeau avec le sel de phosphore (*Therapeut. Monatshefte*, 1890, 237 et *Pharm. Zeitschrift für Russland*, XXIX, 1890, 410).

5° Recherche de très petites quantités de sang dans l'urine, par M. C. H. Wolff. — On précipite la matière colorante du sang en traitant l'urine, 30 à 60 cent. cubes, par un dixième de son volume d'une solution d'acétate de zinc à 3 p. 100 et on chauffe au bain-marie, pour réduire à un petit volume. On filtre et on lave le précipité. Ce dernier est redissous dans une petite quantité d'ammoniaque. La solution obtenue est placée dans un verre à réactifs et recouverte de benzine, pour éviter le contact de l'air, puis on ajoute deux gouttes de solution tartrique de sulfate ferreux (acide tartrique 1, sulfate ferreux 1, eau 10).

L'hématine se transforme en hématine réduite, et au moyen d'un petit spectroscope, on peut constater la bande d'absorption caractéristique dans la zone verte (*Der Fortschritt*, V, 1889, 179).

6° Sur les réactions de l'albumine, par M. Kowalewski. — L'auteur fait remarquer que l'acide métaphosphorique et le ferrocyanure de potassium additionné d'acide acétique perdent beaucoup de leur sensibilité quand le liquide à examiner a été auparavant saturé de sulfate de magnésie pour précipiter la globuline. Le précipité produit par ces acides est en effet soluble dans la solution de sulfate de magnésie. Cette solubilité disparaît lorsque les acides sont très concentrés (*Centralblatt für d. med. Wissenschaften*).

M. Boymond.

INDEX BIBLIOGRAPHIQUE

1889

Blennorrhagie. — *Affections gonorrhéiques chroniques de la muqueuse vaginale chez les prostituées*, par OBERLAENDER. (*Monats. f. prakt. Dermat.,* IX, n° 11.) — *Le gonococcus de Neisser dans ses rapports avec la médecine légale*, par OTTOLENGHI et RESKOOLTI. (*La Riforma medica*, 4 septembre.) — *Phlegmon péri-uréthral blennorrhagique*, par PESCION. (*Boll. d. cliniche*, mars.) — *Contribution à l'étude du traitement de la blennorrhagie chronique*, par KLEINER. (*Munch. med. Woch.*, p. 679, 1er octobre.) — *Traitement de la blennorrhagie chez la femme*, par SCHMITT. (*Revue méd. de l'Est*, n° 19, p. 577.) — *Péritonite suraiguë au cours d'une double pyosalpingite blennorrhagique latente*, par THIROLOIX. (*France méd.*, 28 novembre.) — *Der gonococcus von Neisser*, par SCHURNMANS-STEKHOVEN (*Arch. f. Derm. und Syph.* XXI, Heft 5 et 6.) — *La bulbite uréthrale*, par DAUNIC. Paris, juillet.

Fistule. — *Fistules urogénitales opérées* (33) *de 1886 à 1889 à la clinique de Breslau*, par BESDZIEK. (*Inaug. Diss. Breslau.*) — *Soixante cas de fistules vésico et recto-vaginales*, par MILTON. (*St-Thomas's Hosp. Reports*, p. 19.)

Prostate. — *Un cas de prostatite suppurée*, par E. ESTOR. (*Gaz. hebd. Montpellier*, n° 26.) — *Calcul de la prostate*, par OERSTER. (*Intern. Journ. of surg.*, octobre, p. 233.)

Rein. — *Contribution à la physiologie de la sécrétion rénale*, par A. SCHMIDT. (*Thèse inaugurale, Bonn.*) — *Sur le maintien d'une canule dans l'uretère d'un chien*, par LÉPINE. (*Arch. de méd. exp.*, n° 6, novembre.) — *Des dépôts microscopiques de l'urine comme indice diagnostique de la néphrite parenchymateuse*, par FEDE. (*Giorn. Assoc. dei natur. Naples*, I, 1 et 2.) — *Nos connaissances actuelles sur les reins dans les maladies infectieuses*, par RIBBERT. (*Deutsche med. Woch.*, n° 39, p. 805.) — *Les dernières recherches sur le mal de Bright*, par L. GREFFIER. (*France méd.*, 29 octobre.) — *Pathogénie et nature du mal de Bright*, par LE GENDRE. (*Union médicale*, 7 novembre.) — *Des classifications des néphrites*, par BARD. (*Province méd.*, 28 septembre.) — *Plusieurs cas de néphrite sans albumine*, par BILLAUX. (*Journ. sc. méd. Lille*, 20 décembre.) — *Étude des éruptions brightiques*, par CHARTIER. (*Thèse de Paris*, 5 décembre.) — *Hématurie persistante, guérison* par POPE. (*Lancet*, 28 décembre.) — *Mal de Bright, thrombus blanc du cœur, infarctus du poumon, urémie dyspnéique et granulie pulmonaire*, par SOUQUES. (*Bull. Soc. anat.*, 13 décembre, p. 631.) — *Rein congloméré*, par REY. (*Gaz. hebdom. Montpellier*, n° 24.) — *De l'endartérite chronique (du mal de Bright)*, par ARTHUR MEIGS. (*New-York med. Record*, p. 197, 24 août.) — *Hydronéphrose intermittente, établissement d'une fistule rénale*, par R. KŒHLER. (*Charité-Annalen*, XIV Jahrg., p. 596.) — *Hydronéphrose double chez un ataxique*, par PILLIET. (*Bull. Soc. anat.*, 20 décembre, p. 664.) — *L'action du zinc sur les reins*, par HELPUP. (*Deutsche med. Woch.*, n° 38, p. 782.) — *Recherches sur l'élimination de l'acide borique employé comme antiseptique; son influence délétère sur les reins*, par PLAUT. (*Dissertat.*

inaug. Vurzbourg.) — Note sur un cas d'adénome du rein, par Socquel. (Bull. Soc. anat., 6 décembre,p. 615.) — Adénomes multiples des reins, gestrite alcoolique, par A. Pilliet. (Ibid., 25 octobre, p. 540.) — Epithéliome du rein, généralisation, par G. Barrié. (Ibid., 22 novembre, p. 590.) — Abcès périnéphrique ayant envahi le rein droit, consécutivement à une chute, par Tison. (Ibid., 29 novembre, p. 606.) — Pyonéphrose et fistules rénales, diagnostic et traitement, par Tuffier. (Semaine méd., 18 décembre.) — Traitement de quelques formes de suppuration chronique du rein, par la ponction périnéale et le drainage, par Harrison. (Lancet, 7 décembre.) — Dégénérescence kystique des reins, par Loveland. (N. York med. Journ., p. 659, 15 juin.) — Rein kystique, cancer ano-rectal, par Second. (France méd., 17 septembre.) — De la néphrorraphie, par Second. (France méd., 21 septembre.) — Calcul du rein, par Mc Cosh. (Intern. Journ. of Surg., octobre, p. 235.) — Opérations sur les reins, par Herczel. (Wien. med. Presse, n° 42, p. 1641.) — De la chirurgie des reins, par Thornton. (Lancet, 30 novembre.) — Extirpation des reins, par Angerer. (Münch. med. Woch., 7 octobre, p. 696.)

Testicule. — Le traitement de l'hydrocèle par les injections d'acide phénique pur, par Heydenreich. (Semaine méd., 20 novembre.) — La cure radicale de l'hydrocèle, par A. d'Ambrosio. (La Riforma medica, 31 juillet.) — Sur un cas d'orchite tuberculeuse bilatérale traitée par la castration, suites immédiates et éloignées, par Albertin. (Province méd., 12 octobre.) — Étude critique du traitement de l'ectopie testiculaire inguinale, par Merlat. (Thèse Montpellier, novembre, n° 7.) — Des affections des vésicules séminales, par Horowitz. (Wiener. med. Presse, n° 33.) — Étude de la tuberculose primitive du testicule, par Wiessler. (Inaug. diss. Munich.) — Tératome du scrotum, par le Dentu. (La médecine moderne, 22 décembre.) — Lymphadénome du testicule, par C. Walther. (Bull. Soc. anat., 22 novembre, p. 602.) — Cancer du testicule droit, par Z. Spivacoff. (Ibid., 6 décembre, p. 621.) — Traitement des affections du testicule et du cordon, par Kohn. (Int. Cent. f. Phys. und Path. d. Harn, n° 5.) — Valeur des injections sous-cutanées de liqueur testiculaire (méthode de Brown-Séquard), par W. A. Hammond. (N. York med. Journ., p. 232, 31 août.) — L'histogénèse postfœtale du testicule de la souris jusqu'à la puberté, par Hermann. (Arch. für mikr. Anat. Band XXXIV; Heft 4.)

Urèthre. — Sur un cas de malformation de l'urèthre de l'homme, par Christiani. (Rev. méd. Suisse romande, mai.) — Examen et traitement endoscopiques des maladies de l'urèthre et de la vessie, par Burckhardt. (Beit. zur klin. Chir. von Bruns., V.) — Technique du cathétérisme de l'urèthre, par Guyon. (Bull. méd., 18 décembre.) — Un cas d'urèthrite papillomateuse, par F. Briggs. (Boston med. Journ., 24 octobre, p. 403.) — Traitement de l'urèthrite chronique par la sonde enduite de graisse, par Seadbck. (Arch. f. Derm. und Syph., Heft 2.) — Trois cas de prolapsus de l'urèthre chez la femme, par Södermark. (Hygiea, n° 5.) — Note sur un volumineux polype de l'urèthre chez la femme, par L. Dubar. (Bulletin médical du Nord, n° 14, p. 453.) — Sur un rétrécissement congénital de l'urèthre dans l'hypospadias, par Englisch. (Wien. med. Woch., n° 40.) — Traitement des rétrécissements de l'urèthre par l'électrolyse, par Boisseau du Rocher. (Gaz. méd. Paris, 9 novembre.) — Quatre années d'expériences sur le traitement des rétrécissements de l'urèthre, par l'électrolyse, 50 cas, par Bruce Clarke. (London med. Soc., 2 décembre.) — Traitement des rétrécissements uréthraux par les bougies à demeure, par Gueterbock. (Berlin. klin. Woch., p. 902, 14 octobre.) — La question de la cure radicale des rétrécissements profonds de l'urèthre, par Keyes. (N. York med. Record, 25 mai.) — Résumé de seize ans de pra-

tique dans l'opération de l'uréthrotomie avec dilatation, par OTIS. (*Arch. f. klin. Chir.*, XXXIX, 3.) — 1° *Uréthrotomie externe avec cathétérisme rétrograde pour fistules anciennes de l'urèthre;* 2° *Note sur un nouveau mode d'évacuation de l'urine, dans les cystotomies sus-pubiennes, au moyen d'un tube criblé*, par DEFONTAINE. (*Bull. Soc. de chir.*, XIV, p. 854.) — *Excision de la partie calleuse dans les rétrécissements traumatiques de l'urèthre et uréthrorraphie consécutive*, par WAHL. (*St.-Petersb. med. Woch.*, 7 décembre.) — *De la valeur thérapeutique de l'uréthrotomie*, par STREETER. (*Internat. Journ. of surgery*, octobre, p. 230.) — *Rupture traumatique complète de l'urèthre, uréthrotomie externe, guérison*, par COULHON. (*Gaz. des hôp.*, 19 novembre.) — *Fracture du pubis avec rupture de l'urèthre, taille sus-pubienne, cathétérisme rétrograde, guérison*, par RAFFA. (*Sperimentale*, octobre.) — *Uréthrotomie aseptique, dilatateur-enregistreur*, par GERSTER. (*N. York med. Journ.*, p. 683, 22 juin.) — *L'uréthrographe*, par STEWART. (*Ibid.*, p. 314, 21 septembre.) — *L'injecteur uréthral de Tommasoli modifié* par RAMAZOTTI. (*Giorn. ital. d. mal. vener.*. XXIV, 3.)

Urinaires (Voies). — *Quelques opérations exécutées sur les organes urinaires chez l'homme*, par F.'PARONA. (*Arch. di Ortoped.*, n°* 1 et 2.) — *De l'antisepsie des voies urinaires*, par DREYFOUS. (*Soc. méd. des hôp.*, 22 novembre.) — *Fistules urinaires, procédé pour reconnaitre le siège des fistules*, par LE FORT. (*Gaz. des hôp.*, 10 décembre.) — *Calculs urinaires par alimentation de chiens avec l'oxamide*, par EBSTEIN et NICOLAIER. (*Berlin. klin. Woch.*, n° 19, p. 433, 13 mai.)

Urine. — *De l'incontinence de l'urine chez les jeunes filles*, par H. MARION SIMS. (*Americ. Journ. of obst.*, septembre.) — *Urine filante*, par ALBERTONI. (*Arch. ital. de biol.*, XII, 3.) — *Sur un procédé de dosage de l'acide urique*, par ARTHAUD et BUTTE. (*C. R. Soc. biologie*, 9 novembre.) — *De quelques corps réducteurs des liqueurs cupro-potassiques dans les urines des oxycrasiques, notamment de l'aldéhyde et de la lactose*, par GAUBE. (*Ibid.*, 1er juin.) — *Erreurs auxquelles expose le dosage direct de la potasse dans l'urine sous forme de bitartrate de potasse*, par A. ROBIN. (*Ibid.*, 18 mai.) — *Recherches sur la mélanurie*, par POLLAK. (*Wien. med. Woch.*, n° 39.) — *Sur une forme exceptionnelle de cylindres urinaires dans une urine non albumineuse*, par V. HÖSSLIN. (*Münch. med. Woch.*, 5 novembre, p. 77.) — *Considérations sur la valeur diagnostique et pronostique de l'urobilinurie*, par HAYEM. (*Soc. méd. des hôp.*, 13 décembre.) — *Un cas d'indigurie*, par KAHLER. (*Prager med. Woch.*, n° 50, 1888.) — *Formation et démonstration de l'indirubine dans l'urine*, par ROBIN. (*Centralbl. f. klin. Med.*, n° 29.) — *Dosage du phosphore total de l'urine*, par CHAPPELLE. (*Lyon méd.*, 1er décembre.) — *De l'élimination du phénol par l'urine*, par REALE. (*2e Cong. Soc. ital. de méd. Rome*, 15 octobre.) — *La présence du sucre dans l'urine pendant la grossesse, l'accouchement et les suites de couches*, par NEY. (*Arch. für Gyn.* XXXV.) — *Recherches sur l'excrétion urinaire dans la paralysie agitante*, par MOSSÉ. (*Revue de médecine*, p. 583.) — *Sur la présence des diamines, nommées ptomaïnes, dans la cystinurie*, par HUDRONSKY. (*Zeitschrift f. Phys. Chemie*, XIII, p. 562.) — *La détermination quantitative de l'acide urique dans l'urine humaine*, par CAMERER. (*Zeits. f. Biologie*, p. 81.)

Vessie. — *Emploi de la créoline dans la cystite chez la femme*, par PARVIN. (*Med. News*, 30 novembre.) — *Pathogénie des calculs vésicaux*, par STERN. (*Inaug. Diss. Munich.*) — *Valeur de la cystoscopie de Nitze*, par GOLDSCHMIDT et ZUELZER. (*Berlin. klin. Woch.*, p. 906, 14 octobre.) — *De l'endoscopie uréthrale et vésicale*, par ÉMILE BURCKHARDT. (*Corresp.-Blatt f. schw. Aerzte*, p. 755, 15 décembre.) — *Extirpation d'une lame de couteau de* *la vessie*, par Lavista. (*Med. practica*, 23 octobre.) — *Concrétion urinaire de la vessie retirée par la litholapaxie*, par Chismore. (*N. York med. Journ.*, p. 658, 15 juin.) — *L'évacuateur parfait (calculs vésicaux)*, par Otis. (*Ibid.*, p. 197, 24 août.) — *Système d'irrigation continue et de drainage applicable à la suite de la kolpo-uretéro-cystotomie, ou d'autres opérations analogues*, par Bozemann. (*Ibid.*, p. 592, 1er juin.) — *De la lithotripsie dans les calculs encapsulés de la vessie et de ses résultats*, par Rixio. (*Therap. Monant.*, avril.) — *De la taille hypogastrique chez l'enfant*, par Gordon. (*Thèse de Paris*, 18 décembre.) — *Cas de taille hypogastrique*, par Banos. (*N. York med. Journ.*, p. 678, 22 juin.) — *Drainage capillaire de la vessie*, par G. R. Fowler. (*Ibid.*, p. 257, 7 septembre.) — *Drainage de la vessie après la taille sus-pubienne*, par Burckhardt. (*Cent. f. Chir.*, n° 42.) — *Quelques points de la pathologie des tumeurs de la vessie*, par Southam et Railton. (*Med. chronicle*, mai.) — *Résection partielle de la symphyse pour un cancer de la vessie*, par Helferich. (*Cent. f. Chir.*, n° 29.) — *Division cellulaire amitosique dans l'épithélium vésical de la salamandre*, par Flemming. (*Arch. f. mik. Anat.* Band XXXIV, Heft 4.)

OUVRAGES REÇUS AUX BUREAUX DU JOURNAL

De l'opération césarienne; méthodes et procédés d'exécution, par le Dr Berlin, de Nice (ouvrage couronné par l'Académie de médecine). O. Doin, 1890, Paris.

Uretrectomie totale per stenosi, par M. le Dr Cacioppoli, professeur à l'Université de Naples, 1890.

De l'hématome du scrotum, par M. le Dr Basil, de Nancy, 1890.

Le Rédacteur en chef Gérant : Dr DELEFOSSE

Paris. — Typ. Georges Chamerot, 19, rue des Saints-Pères. — 26491

ANNALES DES MALADIES

DES

ORGANES GÉNITO-URINAIRES

Novembre 1890.

MÉMOIRES ORIGINAUX

Des opérations palliatives chez les prostatiques,

Par M. le Dr E. VIGNARD

Ancien interne des hôpitaux.

AVANT-PROPOS

Dans un récent travail (1), nous avons essayé de montrer ce que l'on peut légitimement espérer des interventions sanglantes, ayant pour but la guérison radicale de l'hypertrophie de la prostate. Nous allons étudier aujourd'hui ce que l'on est en droit d'attendre des opérations dites *palliatives*, dont l'objectif plus modeste, sans prétendre au rétablissement de la miction spontanée, est de remédier à certains accidents, à certaines complications auxquels sont

---

(1) *De la Prostatotomie et de la Prostatectomie.* Th. doct. Paris, 1890.

sujets les prostatiques. Ces accidents et ces complications peuvent se résumer ainsi :

1° Rétention d'urine avec impossibilité absolue d'introduire la sonde jusque dans la vessie.

2° Difficultés du cathétérisme, alors que cependant l'évacnation régulière de la vessie est nécessaire.

3° Cystite intense que les méthodes ordinaires non sanglantes ne parviennent pas à soulager.

En présence de telles complications, un certain nombre de chirurgiens interviennent en ouvrant à l'urine une voie temporaire ou permanente, soit par l'hypogastre (*ponction avec canule à demeure ; cystotomie sus-pubienne*), soit par le périnée (*boutonnière périnéale*).

Or, quand on examine les opinions des différents chirurgiens sur l'opportunité de ces opérations, on est frappé de ce fait, c'est que tous sont unanimes à déclarer que l'intervention sanglante est indiquée seulement dans des cas exceptionnels, tandis que, si l'on passe de la théorie à la pratique, le mot exceptionnel ne semble pas avoir la même valeur pour tous.

M. le professeur Guyon restant d'accord avec lui-même, n'a opéré à notre connaissance que trois prostatiques, l'un pour des difficultés de cathétérisme, les deux autres pour des phénomènes graves de cystite. Personne ne sera tenté de nier que de sa part l'intervention soit vraiment exceptionnelle, étant donné le grand nombre de prostatiques auxquels il a donné ses soins.

A l'étranger par contre, le mot exceptionnel est sans doute beaucoup plus compréhensif : M. Harrison par exemple, dans un travail récent (1) qu'il a eu la courtoisie de nous communiquer, mentionne 35 opérations qu'il a faites à des prostatiques pour difficultés de cathétérisme ou pour cystite rebelle, et cela dans le cours d'une dizaine d'années environ.

_____

(1) *Medical press*, 25 juin 1890.

En France même; M. le professeur Poncet (de Lyon) a publié dernièrement (1889) un mémoire sur la *cystotomie sus-pubienne dans les rétentions d'urine d'origine prostatique*, et ne rapporte pas moins de six interventions personnelles dont la première remonte seulement au mois d'avril 1888.

On le voit, les chirurgiens sont loin de s'entendre sur la fréquence des indications opératoires. Nous avons donc pensé qu'il y aurait quelque intérêt à faire une étude comparative des résultats obtenus par les deux méthodes thérapeutiques, sanglante et non sanglante. Nous ne prétendons nullement opposer statistique à statistique, travail à coup sûr stérile, attendu qu'il existe un grand nombre de cas qu'on ne peut raisonnablement comparer ; nous voulons seulement grouper et opposer certains faits cliniquement semblables, où le mode de traitement a été différent ; nous voulons aussi soumettre à une critique rigoureuse les observations apportées comme des arguments en faveur de l'intervention sanglante, persuadé que cette critique établira d'une part la légitimité d'une opération palliative dans certains cas, mais aussi pourra modérer la fougue de certains opérateurs ou plutôt de ceux qui seraient tentés de les imiter.

Le problème, d'après nous, doit être étudié de la façon suivante :

Après un exposé aussi bref que possible, et d'ailleurs nécessaire, des principaux procédés opératoires, nous nous demanderons quelles sont les difficultés et la gravité des opérations palliatives chez les prostatiques. C'est là évidemment un point important à établir et qui devra influer sur la décision des chirurgiens.

Mais, à supposer que ces opérations soient bénignes et faciles à exécuter, faut-il encore prouver qu'elles donnent des résultats thérapeutiques supérieurs aux méthodes qu'elles prétendent remplacer. C'est ce que nous étudierons en passant en revue successivement :

L'intervention dans les rétentions d'urine avec impossibilité du cathétérisme.

L'intervention dans les cas de difficultés persistantes du cathétérisme.

Enfin l'intervention dans les cas de cystite grave.

De cette étude ressortira, nous le pensons, la part que l'on doit faire aux deux méthodes sanglante et non sanglante.

Restera enfin, dans le cas où une opération sera indiquée, le choix du procédé opératoire.

Mais disons-le de suite, bien que nous ayons mentionné parmi les opérations palliatives tentées de nos jours, la ponction hypogastrique suivie de canule à demeure, nous aurons ici en vue principalement deux opérations : la cystotomie sus-pubienne et la boutonnière périnéale. Nous n'ignorons pas cependant que le vieux procédé de Méry (1701) est encore en honneur auprès de certains chirurgiens (Dittel, Fehleisen, Deneffe) et M. le docteur Lalesque, dans un article récent (1), plaidait éloquemment sa cause pour certains cas urgents où le chirurgien ne possède sous la main qu'un trocart et une sonde. Mais dans la grande majorité des cas, quand il s'agit de créer à la vessie une ouverture sus-pubienne temporaire ou permanente, la ponction hypogastrique est inférieure à la cystotomie pour beaucoup de raisons dont les principales sont les suivantes :

Elle expose à la blessure du péritoine. L'infiltration urineuse a été notée un bon nombre de fois (8 sur 22 cas d'après le docteur Pouliot; th. doct. 1868).

Elle ne permet pas l'exploration de la vessie, ni une désinfection minutieuse de ses parois.

Pour ces raisons nous négligerons presque complètement dans le cours de ce travail la ponction hypogastrique suivie de canule à demeure.

Quant aux vieux procédés : ponction rectale de Fleurant, périnéale de Dionis, sous-pubienne de Voillemier, ils sont

_____

(1) *Annales des Maladies des organes génito-urinaires*. Mars 1890.

tombés justement dans l'oubli et nous les y laisserons. Il en sera de même du très ingénieux procédé d'un chirurgien anglais Howlett (obs. XXVI), qui ponctionne la vessie par le périnée en faisant passer son trocart entre le rectum et la prostate.

EXPOSÉ DES PROCÉDÉS OPÉRATOIRES

CYSTOTOMIE SUS-PUBIENNE.

Nous n'insisterons ici que sur les points de technique spéciaux à la cystotomie chez les prostatiques.

S'il s'agit d'un cas de rétention d'urine et que le cathétérisme ait été impossible à pratiquer, on n'a pas naturellement à se préoccuper de distendre la vessie, il n'est pas même besoin de la refouler en avant par l'emploi du ballon de Petersen, car d'elle-même la vessie très distendue, formant un globe saillant à l'hypogastre, s'applique fortement contre la paroi abdominale et repousse en haut le cul-de-sac péritonéal.

Dans tous les autres cas, où la vessie se vide spontanément ou à l'aide de la sonde, on procède comme pour une taille hypogastrique ordinaire : le ballon de Petersen est introduit dans le rectum et injecté, la vessie est distendue sans violence par une quantité suffisante de liquide.

Au point de vue de l'incision des parties molles prévésicales et de la vessie, les auteurs sont d'accord, en général, pour lui donner peu d'étendue. Selon le conseil de E. Bœckel, « on fera une petite incision de 5 à 6 centimètres sur la ligne blanche au-dessus du pubis et l'on pénétrera directement, sans dissection, jusqu'à la boule graisseuse prévésicale signalée par Guyon. On la relève avec l'index de la main gauche qui est ainsi prêt à glisser dans la boutonnière vésicale faite par le bistouri et à accrocher cet organe. Sans élargir l'ouverture, il faut d'abord explorer soigneusement la vessie et principalement le col et le bas-fond avec le doigt, pour se rendre compte de l'état et de la forme de la prostate, et de l'existence possible d'un calcul ou d'une tumeur. S'il n'y a pas à intervenir de ce chef, on se gardera bien d'agrandir l'incision vésicale, car plus elle est petite et plus vite elle se transformera en fistule, ce qui constitue provisoirement le but à atteindre. » Dans le cas contraire, Bœckel conseille naturellement d'agrandir immédiatement l'ouverture et de procéder à l'ablation du calcul ou de la tumeur.

Après nettoyage de la cavité vésicale, la plupart des opérateurs se contentent de réduire, s'il y a lieu, par quelques points de suture, l'ouverture de la vessie et l'ouverture des téguments. M. Poncet, suivant en cela le conseil donné par M. Guyon pour la fistulisation dans les cystites douloureuses en général, recommande « de réunir par de nombreux points de suture l'orifice cutané à l'orifice vésical. Il applique ordinairement 8 points de suture métallique, un point à chaque extrémité et 3 points sur chaque bord. L'affrontement doit être très exact. Malgré la profondeur relative des bords de la vessie, on peut obtenir facilement l'accolement avec la peau qui est très mobile et se laisse déprimer en doigt de gant. Les fils comprennent la peau, le bord interne du droit antérieur de chaque côté et le bord vésical. C'est là le meilleur moyen, avec l'antisepsie de rigueur, de s'opposer à l'infiltration d'urine. » Ajoutons que c'est là également un moyen de rendre la fistulisation durable si l'on ne tient pas à voir le trajet fistuleux tendre très promptement à se rétrécir.

Le traitement consécutif consiste, le plus souvent, à drainer la vessie avec un tube souple de volume et de disposition variables suivant les chirurgiens, et à pratiquer, s'il y a lieu, des lavages de la cavité vésicale. Au bout d'un certain nombre de jours, ou bien on laisse peu à peu guérir la fistule, ou bien on l'entretient en faisant porter au malade un appareil qui varie, pour ainsi dire, avec chaque opérateur. Le moyen le plus simple paraît être à Bœckel le clou d'étain employé par Sédillot : c'est une tige mousse, légèrement conique, recourbée en quart de cercle et munie à son extrémité d'une plaque obturatrice. Cet instrument, introduit dans la fistule, l'empêche de se fermer, et quand le malade sent le besoin d'uriner, il le retire pour le remplacer par une sonde en gomme. Rohmer emploie une canule en étain, analogue à une canule à trachéotomie, laquelle est maintenue dans la fistule à l'aide de collodion qui fait adhérer la plaque à la peau du ventre. Au niveau de l'orifice externe de la canule est adapté un bouton perforé sur lequel on peut fixer un tube de caoutchouc, que le malade conserve dans son pantalon et qu'il bouche en le pliant sous forme de nœud. Grâce à cet appareil, le malade pouvait conserver son urine pendant trois heures, sans que celle-ci filtrât le long de la canule. Thompson, à la région sus-pubienne de son opéré, « avait fixé une plaque d'argent, percée d'une ouverture, qui livrait passage à une sonde en gomme n° 33 de la filière française. Cette sonde ne dépassait, à l'extérieur, la plaque métallique que de 2 à 3 centimètres, tandis que, en dedans, elle s'inclinait en bas, et pénétrait de 6 à 8 centimètres dans la vessie, d'où elle drainait toute l'urine au fur et à mesure qu'elle y était apportée par les uretères. A la partie émergente du tube était attaché un urinal ordinaire, où s'emmagasinait facilement toute l'urine sans qu'une seule goutte se perdît.

« L'appareil fonctionna si merveilleusement que le malade put voyager et faire chaque jour trois ou quatre milles à pied. Une fois par jour, il retire et nettoie le tube et il lave la petite cavité qui remplace l'ancienne vessie. »

BOUTONNIÈRE PÉRINÉALE.

L'opération n'est autre chose qu'une uréthrotomie externe sur conducteur au niveau de la portion membraneuse

Thompson résume, ainsi qu'il suit, le manuel opératoire, dans ses leçons cliniques : « Le malade est placé dans la position de la taille latérale; l'incision est pratiquée, sur un cathéter conducteur cannelé, le long du raphé médian du périnée. L'index gauche étant introduit dans le rectum, on enfonce, le tranchant tourné en haut, un long et étroit bistouri à 15 ou 18 millimètres au-dessus de l'anus, jusqu'à ce que sa pointe vienne rencontrer la cannelure du conducteur dans la portion membraneuse de l'urèthre qui est incisée sur une longueur d'une douzaine de millimètres. On retire alors l'index gauche du rectum *et après l'avoir nettoyé et lavé* on le fait pénétrer dans l'urèthre le long du conducteur, jusqu'au col vésical; après quoi, le susdit conducteur est enlevé. Si, malgré une exploration très minutieuse, on n'a rien trouvé à extraire, une grosse sonde en caoutchouc vulcanisé ou un tube du calibre n° 18 ou 20 de la filière anglaise (n° 30 ou 32 de la filière française) est fixé à demeure au moyen de liens se rattachant à un bandage qui forme ceinture autour de la taille. Ce drainage doit être maintenu pendant sept, dix ou douze jours et même davantage, suivant les circonstances, surtout si le malade en éprouve un bien-être et un soulagement notables. » Le procédé de M. Harrison ressemble à celui de Thompson, à cela près que le premier fait en plus la prostatotomie, si l'état de la prostate est tel *qu'elle offre quelque obstacle au passage du doigt* ou du tube. En outre, au lieu d'une sonde en caoutchouc vulcanisé, il se sert d'abord d'un tube rigide qu'il maintient pendant sept à dix jours et auquel il substitue un tube souple avec l'artifice conseillé par M. Annandale et dont voici la description, telle qu'elle est donnée par ce dernier chirurgien : « Un cathéter en caoutchouc, de gros calibre, est coupé court, son extrémité arrondie introduite dans la vessie; l'autre, faisant saillie d'un demi-pouce hors de la plaie périnéale est adaptée à un tube de caoutchouc vulcanisé dur, long seulement d'un demi-pouce, lequel permet d'attacher solidement autour du cathéter, et sans diminuer son calibre, un fil de soie ou d'autre tissu muni de deux courtes brides ; par le moyen de ces brides, le cathéter est maintenu en place à la façon usuelle. A l'autre extrémité du tube en caoutchouc vulcanisé dur, on peut fixer une longueur convenable de tube en caoutchouc souple et, en plaçant un petit robinet sur ce dernier tube, la vessie peut être immédiatement vidée à volonté. »

Voici maintenant quelques procédés qui diffèrent plus ou moins des précédents, mais qui en somme ne sont que des variantes de la boutonnière périnéale. Whitehead (de Manchester), tout comme les chirurgiens ci-dessus nommés, introduit dans l'urèthre un cathéter cannelé et plonge son bistouri sur la ligne médiane du périnée jusqu'à la cannelure du cathéter ; puis, — et c'est là que le procédé diffère, — il agrandit l'incision de la peau en retirant le bistouri, de telle sorte qu'elle ait environ un pouce de longueur et qu'elle soit dirigée du raphé vers l'intervalle qui sépare l'anus de la tubérosité ischiatique gauche. Dirigée suivant le raphé du périnée, l'incision de la peau n'aurait pu avoir une si grande étendue, nécessaire pourtant, d'après Whitehead, si l'on veut que l'ouverture périnéale reste permanente, but que l'auteur se propose.

W. C. Wile (du Connecticut), dans un cas où l'hypertrophic de la prostate se compliquait d'un rétrécissement cicatriciel très étendu de l'urèthre (VIII), eut l'idée de sectionner transversalement l'urèthre au niveau du périnée, de le disséquer, puis de le suturer aux lèvres de la plaie cutanée, « transformant ainsi virtuellement l'homme en femme au point de vue de l'appareil urinaire ». Une fois rétabli, quand le malade voulait uriner, il prenait une sonde de femme, la mettait dans son méat artificiel et l'introduisait dans la vessie sans la moindre difficulté.

QUELLES SONT LES DIFFICULTÉS ET LA GRAVITÉ
DES OPÉRATIONS PALLIATIVES CHEZ LES PROSTATIQUES.

CYSTOTOMIE SUS-PUBIENNE.

Nous pensons qu'il n'est guère besoin d'insister sur la facilité d'exécution de la cystotomie sus-pubienne. Elle présente même chez le prostatique, en proie à une rétention d'urine complète, cette simplification que la vessie est déjà distendue par l'urine, et que, faisant une saillie notable à l'hypogastre, elle rend inutile l'emploi du ballon de Petersen. Dans les cas même où l'opérateur incise la vessie pour remédier à une cystite intense, ce fait qu'il s'agit d'un prostatique lui épargne le désagrément de rencontrer une vessie petite, contractée, difficile à distendre et par suite à atteindre par l'hypogastre, comme c'est le cas pour les cystites douloureuses vulgaires. On sait en effet que chez le prostatique la vessie, même très enflammée, reste toujours spacieuse, puisque la contractilité musculaire y est toujours plus ou moins affaiblie.

Nous ne voulons pas non plus nous appesantir sur le danger de l'infiltration urineuse après la cystotomie sus-pubienne; c'est là une complication qui, grâce aux perfectionnements sans cesse apportés au drainage de la vessie, n'aura bientôt plus qu'un intérêt historique. Pour notre part, bien que la taille hypogastrique soit devenue une opération commune dans le service de Necker, nous n'avons pas vu une seule fois cette complication pendant le temps que nous avons été l'interne de M. Guyon. Ajoutons que l'éventualité de cet accident sera moindre encore, si cela est possible, lorsqu'on aura pratiqué l'affrontement de la plaie vésicale et de la plaie cutanée, comme le conseille M. Guyon dans les cas de cystite douloureuse en général, comme l'a fait M. Poncet dans l'observation que nous rapportons (VI). Dans aucune de nos observations, cette complication n'a été notée d'ailleurs ; dans le cas de Richardson (IV), où le drain ne fut pas toléré par le malade, il se produisit, il est vrai, des menaces d'infiltration ; mais ces menaces disparurent promptement sous l'influence de lotions phéniquées.

En parcourant cependant les cas publiés de cystotomie sus-pubienne chez des prostatiques, nous trouvons 6 morts, mais la lecture attentive des observations montre, d'une façon évidente pour nous, que ces morts ne sont pas imputables à l'opération. Les deux malades de E. Bœckel (II-IX) ont été opérés tardivement, alors que leur état général était déplorable, et l'éminent chirurgien de Strasbourg, loin d'avoir été découragé par ces deux insuccès, recommande très vivement l'opération dans certains cas graves d'hypertrophie de la prostate. Quant aux malades de Buckston Browne ; l'un (XIX) est mort de consomption au bout de trois jours, il était âgé de 78 ans ; l'autre (XVII) était un vieillard de 83 ans qui mourut au bout de huit jours de bronchite et de consomption, sans qu'on puisse imputer légitimement cette terminaison fatale à l'opération en somme peu grave qu'il avait subie. Il en est de même enfin des deux opérés de M. Guyon, chez lesquels la cystotomie sus-pubienne a été faite pour ainsi dire *in extremis*, pour soulager, dans la mesure du possible, leur derniers moments (XXVII-XXVIII).

BOUTONNIÈRE PÉRINÉALE.

Il est question simplement ici de l'ouverture de l'urèthre membraneux sur conducteur ainsi que l'ont exécutée chez les prostatiques surtout Thompson et Harrison ; il est incontestable que c'est là une opération très facile, tous les chirurgiens doivent en convenir. Elle ne pourra s'appliquer d'ailleurs que dans les cas où l'on peut introduire un conducteur au moins jusque dans l'urèthre prostatique.

. D'autre part, la gravité opératoire de la boutonnière
périnéale paraît presque nulle : dans les observations que
nous rapportons, une seule mort est signalée (XIV) et
encore le patient avait-il été opéré dans un état de « complet anéantissement ». D'autre part, parmi les 35 prostatiques opérés par Harrison, avec ou sans division de la
prostate, ce chirurgien déclare qu'il connaît seulement
trois morts : l'une huit jours après l'opération, une autre
quatre semaines, et la troisième deux mois après. Dans ces
cas, ajoute-t-il, les patients, à en juger par l'état de leurs
reins, vécurent plus longtemps, et d'une façon plus con-
fortable qu'ils n'auraient pu le faire sans l'intervention.
Notons d'ailleurs que dans cette statistique de Harrison
sont comptés non seulement les cas d'incision périnéo-
uréthrale simple (environ 17), mais aussi les cas naturellement plus graves où un obstacle prostatique a été sectionné ou extirpé.

En résumé, deux points nous paraissent assez solidement
établis dans l'histoire des opérations palliatives : elles sont
d'exécution facile (1) et leur gravité n'est pas grande.

DISCUSSION DES RÉSULTATS THÉRAPEUTIQUES.

1° — RÉTENTION D'URINE COMPLÈTE AVEC IMPOSSIBILITÉ
D'INTRODUIRE LA SONDE

Tout chirurgien vraiment digne de ce nom et au courant
de tous les procédés de cathétérisme, nous concédera qu'il
est rare de ne pouvoir sonder un prostatique ; pour notre
part, pendant l'année que nous avons passée à l'hôpital
Necker, jamais cas de ce genre ne s'est présenté. Et pourtant chacun sait que cet hôpital est le rendez-vous des pro-

---

(1) Nous avons négligé à dessein de parler de l'opération ingénieuse mais difficile de W. C. Wille (VIII), faite pour un cas très spécial et d'ailleurs avec
succès.

statiques, porteurs de fausses routes où s'est égaré un médecin de la ville malheureux ou ignorant.

Il n'en est pas moins vrai que tout chirurgien, si habile, si compétent soit-il, peut se trouver en présence de malades chez lesquels il y a impossibilité absolue d'introduire une sonde, par suite de l'obstacle prostatique lui-même ou de fausses routes antérieures. Le fait est arrivé à E. Bœckel (II), à Rohmer de Nancy (III), au professeur Poncet de Lyon (VI), au professeur Deneffe de Bruxelles (VII), à Braun d'Iéna (V), tous chirurgiens qui ne sont pas les premiers venus, l'on voudra bien nous l'accorder. Enfin notre éminent maître lui-même, M. le professeur Guyon, avec son impartialité bien connue, a fait publier par ses internes deux cas où toutes les tentatives de cathétérisme avaient également échoué (A-B). Si de semblables échecs arrivent à des chirurgiens aussi habiles, aussi rompus à toutes les manœuvres du cathétérisme, l'on nous concédera aisément qu'ils peuvent arriver à d'autres, et il ne semblera pas oiseux de discuter quelle conduite tenir en pareil cas, attendu que tous les chirurgiens ne sont pas d'accord à ce sujet.

Il existe, il est vrai, un expédient aujourd'hui connu de tous, banal si je puis dire, qui permet d'évacuer la vessie et pare aux dangers les plus pressants, c'est la ponction capillaire supra-pubienne avec aspiration. C'est là une petite opération facile, que l'on peut répéter pendant un nombre considérable de jours, et grâce à laquelle on peut attendre, *le plus souvent sans danger pour le malade*, que le cathétérisme redevienne possible. Nous sommes convaincu que c'est là un fait acquis pour la grande majorité des chirurgiens, et nous n'y aurions même pas insisté si quelques détracteurs n'avaient paru, dans ces dernières années, rejeter un peu légèrement cette ressource, en somme précieuse dans la chirurgie des voies urinaires. Braun d'Iéna, par exemple, appelle l'attention sur la possibilité de l'inflammation du tissu conjonctif paravésical à la suite de la pénétration d'urine altérée dans le canal de ponction, inflamma-

tion qui se propage au péritoine et est suivie de mort, ainsi
qu'il a pu le constater dans un cas. Outre que c'est là un
accident fort rare, n'en déplaise à Braun, l'urine d'un prostatique n'est pas toujours contaminée, attendu que souvent
il s'agit d'une première attaque de rétention et que le cathétérisme, source ordinaire de l'infection, n'a jamais
encore été pratiqué. M. le professeur Poncet de Lyon,
encore plus hardi, s'il ne méconnaît pas en théorie l'utilité
des ponctions capillaires, semble les abandonner presque
complètement dans la pratique, si nous en jugeons par les
six opérations qu'il a faites en l'espace d'un an et demi, et
d'emblée il recourt à la cystotomie sus-pubienne (VI). C'est
là, nous l'affirmons, une exagération. Combien de fois en
effet l'emploi de l'appareil aspirateur n'a-t-il pas donné de
succès dans ces cas de rétention où le cathétérisme est momentanément impossible! Il n'est pour ainsi dire pas de
chirurgien s'occupant des maladies urinaires qui n'en ait
enregistré, et ces succès sont même si banals que leurs
auteurs ne croient pas nécessaire de les publier.

Mais il n'est pas de moyen thérapeutique qui n'ait ses
contre-indications, et nous avons reconnu assez hautement
les services rendus par les ponctions capillaires pour nous
permettre maintenant de limiter leur domaine. L'étude de
quelques faits est des plus instructives à cet égard. Dans
les deux observations (A) et (B) auxquelles nous avons fait
allusion plus haut, les tentatives de cathétérisme ayant
échoué, on évacua la vessie au moyen de ponctions capillaires répétées. Dans le premier cas recueilli par E. Monod,
le troisième jour, l'état général s'aggrave, la température
s'élève et le malade meurt le soir du quatrième jour. Dans
l'observation de M. Hache, les urines, claires d'abord,
deviennent troubles le deuxième jour, l'état général s'aggrave peu à peu et le malade meurt le sixième jour. Ces
faits datent de quelques années, à une époque où les interventions opératoires étaient encore peu nombreuses; la
cystotomie sus-pubienne en particulier n'avait pas atteint

ce degré de perfection que les chirurgiens, et au premier rang M. le professeur Guyon, y ont apportée de nos jours; enfin l'antisepsie urinaire était encore dans l'enfance. A l'heure actuelle, il n'est pas douteux que le chirurgien, abandonnant les ponctions capillaires jugées insuffisantes, eût ouvert à l'urine septique une voie large et permanente et drainé la vessie. C'est la conduite qu'ont suivie, à une époque plus rapprochée, Rohmer et Richardson (III-IV). Ces deux chirurgiens n'ont eu recours à l'opération, et c'est là ce qui en accroît la valeur, qu'après l'emploi de la ponction capillaire aspiratrice, répétée par le premier pendant trois jours, par le second pendant douze jours. Voyant le cathétérisme demeurer impossible et l'état général s'aggraver malgré cette évacuation régulière, mais intermittente de la vessie, ils ont fait la cystotomie et sauvé leur malade; ce sont là deux faits dont l'importance n'échappera à personne, deux faits parfaitement comparables aux deux précédents (A-B) et il ne paraît pas douteux que les deux malades eussent infailliblement succombé si on avait continué plus longtemps les ponctions capillaires.

Il peut donc se présenter des cas, très rares il est vrai, où les ponctions capillaires sont insuffisantes, où les prolonger plus longtemps devient dangereux pour le malade, où il faut se résoudre enfin à donner à l'urine une issue plus large et permanente, et si l'on demande à quel moment on doit intervenir, notre réponse est aisée : si les urines de claires deviennent troubles (B), ou mieux d'aseptiques deviennent septiques, si la température monte et que l'état général s'aggrave (A-B) (III-IV), il faut immédiatement laisser de côté la ponction capillaire et drainer la vessie, sans attendre que le malade s'infecte davantage.

Mais allons plus loin : doit-on, comme semblent le conseiller Braun et Poncet dans les cas de rétention où le cathétérisme est impossible, intervenir d'emblée par une uréthrotomie externe (V) ou un cystotomie sus-pubienne (VI), sans recourir d'abord aux ponctions capillaires aspiratrices? Un pareil conseil, donné ainsi d'une façon générale sans distinction, nous paraît injustifié, car il ne tient pas un compte suffisant des différents cas qui peuvent se présenter au chirurgien. Si l'on a devant soi un prostatique dont l'urine est aseptique, la température normale, dont aucun symptôme ne prouve l'infection microbienne, il est clair pour nous que ce malade réclame seulement l'évacuation intermittente de la vessie et que, jusqu'à nouvel ordre, les ponctions capillaires sont indiquées. Si au contraire les urines sont troubles ou purulentes, si l'élévation de la température et le mauvais état général prouvent un commencement ou un degré élevé d'infection, chez un tel malade une évacuation intermittente de la vessie suffira-t-elle? Nous ne le pensons pas : outre que la ponction capillaire ne permet pas de désinfecter la vessie, dans l'intervalle des ponctions l'urine s'accumulant dans le réservoir vésical, les microbes pulluleront tout à leur aise dans cette urine stagnante, sécréteront en abondance leurs produits toxiques et le malade s'infectera de plus en plus. N'est-ce pas ce qui a dû se passer dans les deux cas A et B?

Donc, nous le répétons, il y a malades et malades, ce que MM. Braun et Poncet n'ont pas fait ressortir. Aux unes dont l'urine est aseptique, l'organisme non contaminé, les ponctions capillaires avec évacuation intermittente de la vessie suffisent; aux autres dont l'urine est septique et l'organisme sur le point de s'infecter ou déjà infecté peut-être, ces mêmes ponctions capillaires sont insuffisantes, c'est le drainage permanent et large de la vessie qui est nécessaire.

2° — DIFFICULTÉS DU CATHÉTÉRISME.

Les difficultés du cathétérisme chez les prostatiques existent, cela est certain, que ces difficultés tiennent à des fausses routes antérieures ou à l'obstacle prostatique lui-même; mais il n'est pas moins certain qu'elles ont été très exagérées par quelques chirurgiens grands amateurs d'intervention active; c'est un point sur lequel nous avons insisté dans notre thèse suffisamment pour n'y pas revenir.

Un autre fait intéressant à noter, c'est que la sonde à demeure qui a rendu de nombreux services contre ces difficultés du cathétérisme, et qui en rend encore entre les mains de chirurgiens éclairés (C-D), est en train de devenir peu à peu, surtout à l'étranger, un mode de traitement démodé, un peu vieux jeu si l'on nous permet l'expression. Beaucoup d'auteurs en parlent à peine ou en parlent pour l'éliminer. Il est vrai que l'application d'une sonde à demeure n'est pas une opération brillante, et que, même suivie de succès, elle ne donnera pas matière à une intéressante publication, tandis qu'une série de prostatotomies, même suivies de résultats discutables, rendra presque célèbre l'heureux opérateur. Quant à nous qui, à l'école du professeur Guyon, avons pu constater les services que peut rendre au malade la sonde à demeure, nous déclarons que le procès de ce mode de traitement n'est pas encore instruit, et même que les faits manquent ou du moins sont insuffisants pour l'instruire. Loin de nous cependant la pensée de prétendre que la sonde à demeure est un moyen parfait; nous savons fort bien par exemple que, malgré toutes les précautions prises, elle détermine la suppuration de l'urèthre et risque d'infecter le malade; mais la fistule permanente sus-pubienne, que certains opérateurs ont proposée pour la remplacer, est-elle plus aseptique et peut-on raisonnablement l'opposer, au nom de l'antisepsie, à la sonde à demeure? Quoi qu'il en soit, si partisan que l'on se montre de cette ressource thérapeutique, il est un certain nombre de cas où la sonde à demeure doit être abandonnée :

1° Lorsqu'elle n'est pas tolérée par le malade.

2° Lorsqu'elle l'infecte visiblement.

3° Lorsqu'elle est impuissante à remédier aux difficultés du cathétérisme.

Dans des cas semblables, deux sortes d'opérations pallia-

tives ont été proposées : les unes ont eu simplement pour
but de supprimer l'urèthre au point de vue physiologique
en créant au-dessus du pubis une fistule permanente; nous
en citons deux exemples (X-XI), on en pourrait trouver
davantage; toujours est-il que, dans ces deux cas, les malades, au dire des auteurs, ont vécu longtemps avec leur
fistule dans un état de confort très satisfaisant. D'autres
chirurgiens, estimant qu'un cathétérisme facile est encore
préférable pour le malade à une fistule permanente, ont
cherché à supprimer, non pas le cathétérisme mais simplement ses difficultés. L'obstacle prostatique a été par eux
sectionné ou excisé, par la voie sus-pubienne (Guyon), par
la voie périnéale (Harrison); ou même sans division aucune
du tissu de la prostate, un gros tube à drainage a été introduit après uréthrotomie externe dans l'urèthre prostatique
et au niveau du col, puis laissé à demeure pendant plusieurs
jours (Harrison). L'insuccès thérapeutique a été complet
dans le cas de M. Guyon (1). Par contre, M. Harrison, dans
le récent travail que nous avons déjà cité (2), rapporte que
quatre malades purent se sonder sans difficulté après l'opération, succès que nous serions tenté d'attribuer principalement au séjour prolongé d'un drain volumineux au
niveau de l'obstacle prostatique, et à l'aplanissement progressif et plus ou moins durable de cet obstacle qui doit en
résulter. Peut-être même, dans certains cas malheureusement trop rares, pourrait-on espérer le rétablissement de
la miction spontanée ainsi que nous en avons cité quelques
exemples dans notre thèse.

Mais bornons-nous ici à constater, en nous plaçant sur
le terrain du traitement palliatif, que l'on peut obtenir de
certaines opérations un soulagement que la sonde à demeure est parfois impuissante à donner et que de toutes
ces opérations la boutonnière périnéale, avec maintien

(1) Voir observation XXII de notre thèse.
(2) *Medical Press*, 25 juin 1890.

d'un drain volumineux au niveau de l'obstacle prostatique, paraît donner les meilleurs résultats.

3° — CYSTITE CHEZ LES PROSTATIQUES.

Nous abordons ici la troisième classe de cas qui ont motivé une intervention sanglante de la part du chirurgien.

La cystite est sans contredit une complication fréquente dans l'hypertrophie de la prostate avec rétention ; comment en serait-il autrement alors que les malades sont eux-mêmes obligés de se sonder et que l'asepsie des sondes, malgré les recherches actives faites sous l'inspiration du professeur Guyon (1), est encore à l'étude. Le problème est, il est vrai, presque résolu en ce qui concerne les services d'hôpitaux, mais on n'a pas encore trouvé de moyen pratique pour les malades obligés de se sonder chez eux. De là résulte que la cystite des prostatiques est encore une complication à rechutes, les mêmes causes engendrant les mêmes effets. Guérissez un de ces malades d'une première atteinte de cystite, puis, une fois guéri, abandonnez-le à lui-même en lui prescrivant un cathétérisme régulier, des lavages boriqués, en lui recommandant la propreté la plus minutieuse. A moins que vous n'ayez affaire à un malade intelligent et, qui plus est, de la classe aisée, vous verrez bientôt votre homme revenir avec une récidive ; demandez-lui à voir sa sonde et il tirera de sa poche une vieille sonde enveloppée dans un linge d'aspect douteux et certainement loin d'être aseptique : vos recommandations seront demeurées lettre morte. Et c'est là un fait que l'on ne constate pas une fois par hasard, mais à chaque instant. Pendant le temps que nous étions interne à la consultation de l'hôpital

(1) *Recherches sur l'asepsie dans le cathétérisme*, par J. ALBARRAN. — *Annales des maladies des org. gén. urinaires.* Janvier 1890.

Necker, combien de prostatiques avons-nous vu venir à nous pour une vieille cystite qu'ils traînaient depuis des mois, des années, avec des alternatives de mieux et de pis! Nos prédécesseurs les avaient améliorés, nous-mêmes les avons soulagés, du moins pour la plupart, ainsi qu'en font foi nos observations; et pourtant il est plus que probable que nos successeurs les soigneront encore. En un mot, la cystite des prostatiques, comme l'a dit M. Guyon, n'est pas de celles que l'on guérit complètement ni définitivement.

Cette guérison complète et définitive, les opérations palliatives peuvent-elles la donner, ou tout au moins peut-on espérer une guérison durable d'une intervention qui consiste à créer une fistule urinaire permanente périnéale ou sus-pubienne?

Et il ne s'agit pas ici de ces cas exceptionnels et presque désespérés, où la thérapeutique non sanglante est impuissante à procurer un soulagement immédiat, où tous les chirurgiens sont d'accord pour intervenir par une cystotomie sus-pubienne ou par une boutonnière périnéale, comme l'a fait Thompson (XII-XIV), comme l'a fait M. Guyon (XXVII-XXVIII). Ce sont là pour ainsi dire des opérations d'urgence dont personne ne discute la nécessité.

Ce qu'il s'agit de rechercher, c'est si l'on peut ériger la création d'une fistule urinaire permanente en méthode générale de traitement pour les cystites des prostatiques auxquelles la thérapeutique non sanglante n'apporte qu'une amélioration temporaire.

Or, si nous nous plaçons au point de vue de l'infection, personne ne niera que le malade y reste tout aussi exposé avec une fistule que lorsqu'il était astreint à un cathétérisme régulier. Une désinfection minutieuse de la vessie a été faite, il est vrai, au moment de la cystotomie; pendant les quelques semaines que le malade reste en traitement, soumis à des pansements antiseptiques, ainsi qu'à la surveillance quotidienne du chirurgien, il peut demeurer encore aseptique; mais du jour où vous l'abandonnez à lui-même, avec un appareil plus ou moins perfectionné, ce serait une illusion de compter que sa fistule urinaire et sa vessie resteront aseptiques.

D'autre part, si nous envisageons seulement les phénomènes douloureux de la cystite, *a priori* on peut admettre que l'établissement d'une fistule vésicale sera suivie d'un soulagement *durable*. N'est-ce pas là un résultat d'observation presque vulgaire aujourd'hui pour les cystites douloureuses en général (1)? En ce qui concerne les prostatiques, nous rapportons quatre observations où cette guérison *durable* est indiquée, les opérés ayant été suivis, celui de Thompson (XIII) pendant plus de deux ans, ceux d'Annandale (XXI-XXII) seize et douze mois, celui de Whitehead (XXIV) quatre ans.

Tous les porteurs de fistules ne sont cependant pas aussi contents de leur sort que dans les quatre opérations précédentes. On peut voir actuellement dans le service de M. Guyon un prostatique taillé par M. Schwartz, il y a sept mois pour une cystite grave, porteur aujourd'hui d'une fistule sus-pubienne et d'un appareil récepteur volumineux et incommode. Bien qu'il ne souffre plus de la vessie, bien que son état général soit bon et que l'opération lui ait en somme rendu service, il réclame avec insistance qu'on le débarrasse et de sa fistule et de son appareil qui le gênent, dit-il, au point de lui rendre l'existence intolérable (XXIX).

En résumé, il faut distinguer avec soin dans le traitement opératoire de la cystite des prostatiques les résultats immédiats et les résultats éloignés.

Les résultats immédiats sont excellents : la vessie est désinfectée, mise au repos, le malade ne souffre plus et s'il n'est pas opéré *in extremis* sa santé générale se relève

____

1) *Des Cystites douloureuses et de leurs traitements.* — Hartmann (Th. Paris).

rapidement. Ce sont là des effets bien connus sur lesquels il n'est guère besoin d'insister.

Les résultats éloignés, ce sont les bénéfices que le malade peut retirer d'une fistule urinaire permanente : au point de vue de l'antisepsie vésicale, on peut dire sans crainte d'être contredit que les bénéfices sont nuls. Par contre, les phénomènes douloureux de la cystite ont pour quelques opérés disparu d'une façon durable ; mais encore faut-il qu'ils acceptent de vivre tout le reste de leur vie avec un appareil sus-pubien ou périnéal, ce qui n'est pas le cas de tous les malades, nous l'avons vu.

RÉSUMÉ DES INDICATIONS OPÉRATOIRES.

Les indications opératoires sont implicitement contenues dans le chapitre qui précède : elles découlent naturellement de la discussion et de la comparaison des résultats thérapeutiques. Néanmoins nous croyons nécessaire de les rappeler ici :

1° *Dans les cas de rétention d'urine avec impossibilité d'introduire une sonde*, les ponctions capillaires conviennent tant que l'urine est aseptique, qu'il n'y a pas de fièvre, que l'état général du malade n'indique pas l'infection. Elles doivent être abandonnées dans le cas contraire et céder la place à une intervention plus active qui donne à l'urine une issue large et permette de désinfecter soigneusement la vessie.

2° *Contre les difficultés persistantes du cathétérisme*, jusqu'à ce qu'on ait trouvé mieux, la sonde à demeure reste encore le moyen de choix, elle doit être employée en première ligne. Mais si la sonde n'est pas tolérée, si elle infecte le malade, si enfin ses résultats thérapeutiques sont nuls, on devra chercher dans une opération un remède plus efficace.

Il est certain que l'établissement d'une fistule sus-pubienne a permis quelquefois au malade de vivre dans un confort très satisfaisant. Mais comme il paraît prouvé qu'une boutonnière périnéale, avec ou sans prostatotomie et suivie du maintien prolongé d'un drain volumineux au niveau de l'obstacle prostatique, a pu dans quelques cas faire disparaître les difficultés du cathétérisme, et même rétablir la miction spontanée, cette seconde opération est indiquée de préférence.

3° Contre les cystites des prostatiques, la thérapeutique non sanglante sera presque toujours suffisante pour amener un soulagement immédiat.

Mais en présence de cystites douloureuses absolument rebelles aux méthodes ordinaires de traitement, fait exceptionnel, nous le répétons, on devra recourir à la cystotomie dont les bienfaits immédiats sont connus.

Enfin, en présence de cystites récidivantes, comme c'est le cas habituel chez les prostatiques qui se soignent mal, il faut savoir que dans quelques cas la création d'une fistule permanente sus-pubienne ou périnéale, *tout en ne mettant pas la vessie à l'abri de l'infection*, a fait disparaître d'une façon durable les phénomènes douloureux de la cystite.

CHOIX DU PROCÉDÉ OPÉRATOIRE

Quand on examine les opinions des différents chirurgiens qui ont exécuté des opérations palliatives chez les prostatiques, on est frappé de ce fait, c'est que les uns donnent absolument leurs préférences à la voie périnéale (Braun, Harrison, Annandale, Whitehead), les autres à la voie hypogastrique (Buckston Browne, Mac Guire). Thompson seul fait exception, car il a employé dans plusieurs cas de cystite douloureuse d'origine prostatique également l'ouverture périnéale et la sus-pubienne, mais sans poser nettement les indications de l'une ou de l'autre.

Les partisans exclusifs de la voie périnéale invoquent en

sa faveur les avantages suivants : 1° la vessie est mieux
drainée par cette méthode que par la voie hypogastrique,
« attendu que la situation élevée d'une ouverture supra-
pubienne fait que cette partie spéciale de la vessie qui a le
plus besoin de drainage, est plus éloignée que jamais du
bénéfice du traitement » (Whitehead) ; 2° Harrison affirme
avoir vu survenir une atrophie de la prostate dans des cas
où l'urèthre avait été seulement incisé pour laisser passer
un tube à drainage, sans qu'aucun dommage ait été infligé
à la prostate elle-même par section, ponction, ou quelque
autre opération. Chez 19 opérés, *avec ou sans prostatotomie*,
qu'il a pu suivre pendant au moins douze mois, cette atrophie aurait été plus ou moins évidente pour la majorité
d'entre eux et à un degré très marqué pour quelques-uns.
Ces faits ont à coup sûr un grand intérêt, et sans vouloir
insinuer le moins du monde que la bonne foi de Harrison
ait pu être surprise, il serait à souhaiter qu'une observation
si importante soit faite également par d'autres chirurgiens.

D'autre part, les partisans exclusifs de la cystotomie sus-
pubienne mettent en avant : 1° que si le malade est obligé
dans l'avenir au port d'une appareil, cet appareil sera beaucoup plus commodément placé, plus à portée de la main et
de la surveillance, à la région hypogastrique qu'à la région
périnéale, 2° que le drainage est aussi parfait par cette voie,
attendu que le plancher de la vessie, soulevé par l'hypertrophie de la prostate, se trouve de niveau avec le bord supérieur du pubis, et peut par conséquent se trouver exactement drainé par un tube qui rase la symphyse.

Quant à nous, sans contester d'ailleurs la valeur de quelques-uns de ces arguments, nous pensons que chaque opérateur a exagéré les avantages de son procédé de prédilection. Par exemple, malgré les affirmations que nous avons
citées, le drainage de la vessie n'est parfait ni par l'ouverture sus-pubienne, ni par l'ouverture périnéale. N'en déplaise aux partisans exclusifs de la première, le bas-fond
vésical, chez la plupart des prostatiques, n'est nullement au

...ment **au-dessous** du bord supérieur du

...ver **exactement** drainé par un tube qui

...ous nous en sommes assuré par maint

..., Les tubes-siphons de Périer-Guyon

...u drainage exact, mais leur emploi est

...sager et n'est plus en question lors de la

... Il **est** d'autre part facile de comprendre

... **par** lequel Harrison et Annandale rem-

...ide quelques jours après l'ouverture pé-

...nt **dans** la vessie au niveau du col, ne

... le bas-fond vésical qui est déclive par rap-

... conséquent ne peut exactement le drainer.

..., le **tube** rigide en forme d'S ou *perinal-*

... proposé **par** Watson (1), serait capable de

...ffice.

... en soit, notre opinion est que des considéra-

...ins aussi **importantes** doivent entrer en ligne

...ans le **choix** de l'opération ; que la cystotomie

..., pas **plus** que la boutonnière périnéale ne peut

...distinctement à **tous** les cas, mais que l'une et

...sentent **des** indications spéciales que nous allons

...l d'**intervenir dans** un cas de rétention d'urine avec

...lité **du** cathétérisme, de deux choses l'une : ou

...nde **est arrêtée** avant d'avoir pu franchir la portion

...neuse **et** atteindre l'urèthre prostatique, ou bien on

... introd**uire jusque dans** la portion prostatique du

... Dans le **premier** cas, la boutonnière périnéale est à

...r, car on serait obligé de la faire sans conducteur,

...tion difficile et hasardeuse, tandis qu'on peut si facile-

donner issue à l'urine par une ouverture sus-pubienne.

le second cas, la boutonnière périnéale devient, après

duction d'un conducteur, une opération facile et non

ment elle permet de donner issue à l'urine aussi bien

perative Treatment of the hypertrophied Prostate, **Watson**, 1889.

niveau, mais notablement au-dessous du bord supérieur du pubis et ne peut se trouver exactement drainé par un tube qui rase la symphyse : nous nous en sommes assuré par maint examen cadavérique, Les tubes-siphons de Périer-Guyon font, il est vrai, un drainage exact, mais leur emploi est nécessairement passager et n'est plus en question lors de la fistule permanente. Il est d'autre part facile de comprendre que le tube souple par lequel Harrison et Annandale remplacent le tube rigide quelques jours après l'ouverture périnéale, émergeant dans la vessie au niveau du col, ne plonge pas dans le bas-fond vésical qui est déclive par rapport au col et par conséquent ne peut exactement le drainer. Seul, peut-être, le tube rigide en forme d'S ou *perinal-drainage-tube*, proposé par Watson (1), serait capable de remplir cet office.

Quoi qu'il en soit, notre opinion est que des considérarations au moins aussi importantes doivent entrer en ligne de compte dans le choix de l'opération ; que la cystotomie sus-pubienne, pas plus que la boutonnière périnéale ne peut convenir indistinctement à tous les cas, mais que l'une et l'autre présentent des indications spéciales que nous allons définir.

S'agit-il d'intervenir dans un cas de rétention d'urine avec impossibilité du cathétérisme, de deux choses l'une : ou bien la sonde est arrêtée avant d'avoir pu franchir la portion membraneuse et atteindre l'urèthre prostatique, ou bien on peut l'introduire jusque dans la portion prostatique du canal. Dans le premier cas, la boutonnière périnéale est à rejeter, car on serait obligé de la faire sans conducteur, opération difficile et hasardeuse, tandis qu'on peut si facilement donner issue à l'urine par une ouverture sus-pubienne. Dans le second cas, la boutonnière périnéale devient, après introduction d'un conducteur, une opération facile et non seulement elle permet de donner issue à l'urine aussi bien

---

·(1) *Operative Treatment of the hypertrophied Prostate*, Watson, 1889.

qu'une cystotomie hypogastrique, mais elle permet de s'attaquer efficacement à l'obstacle prostatique par l'application prolongée d'un gros drain à son niveau, que cet obstacle ait d'ailleurs été sectionné ou non. Aussi est-elle, dans ce dernier cas, l'opération indiquée.

Les mêmes raisons doivent nous faire choisir la boutonnière périnéale, lorsqu'il s'agit de remédier simplement à des difficultés de cathétérisme relevant d'un obstacle prostatique.

Mais si l'urèthre n'est plus en cause, si l'indication principale est de traiter une vessie malade, en proie à une cystite rebelle, la cystotomie sus-pubienne est selon nous l'opération de choix, et cela pour les raisons suivantes :

1° Elle permet certainement mieux que la boutonnière périnéale d'explorer la vessie, de la désinfecter et de modifier ses parois s'il y a lieu.

2° Par une suture de l'ouverture vésicale à l'ouverture cutanée, il sera possible de ralentir la cicatrisation et de créer une fistule durable, ce qui est le but à rechercher.

3° Une vessie très douloureuse supportera aisément un drain hypogastrique, tandis qu'elle pourrait se montrer intolérante pour un drain périnéal, en contact avec une région très enflammée et très sensible à la distension, comme le col de la vessie (XX).

4° Enfin, puisqu'il s'agit ici d'une ouverture qui peut devenir permanente, le malade se trouvera mieux d'un appareil qu'il aura sous les yeux et sous la main, qu'il pourra enlever et réintroduire sans beaucoup de difficulté.

CONCLUSIONS

Les méthodes thérapeutiques non sanglantes suffisent au traitement de la grande majorité des prostatiques.

Cependant les opérations palliatives sont légitimes dans

un petit nombre de cas où les méthodes qui précèdent se sont montrées impuissantes :

1° Dans les cas de rétention d'urine où le cathétérisme est impossible, lorsque la septicité des urines rend les ponctions capillaires insuffisantes et commande de drainer largement la vessie.

2° Dans les cas où des difficultés persistantes de cathétérisme n'ont pas été améliorées par l'usage de la sonde à demeure.

3° Dans les cystites où les méthodes ordinaires employées avec persévérance ont échoué.

La boutonnière périnéale, avec ou sans division de l'obstacle prostatique, mais toujours avec maintien prolongé d'un drain volumineux au niveau de cet obstacle, est l'opération de choix, dans les deux premiers cas, à condition qu'il soit possible de la faire sur conducteur ; sinon on aura recours à la cystotomie sus-pubienne.

Cette dernière opération convient également aux cystites rebelles ; ses résultats immédiats sont excellents ; ses résultats éloignés, en cas de fistule permanente, sont discutables : les malades restent exposés à l'infection par le fait de leur fistule ; tous ne tolèrent pas l'appareil qu'ils doivent porter d'une façon permanente. Néanmoins, dans les cas où cette tolérance existe, on a vu les phénomènes douloureux de la cystite ne pas reparaître pendant un temps souvent fort long et les malades continuer à vivre dans un état de confort satisfaisant.

Opérations palliatives chez les prostatiques.

	INDICATIONS BIBLIOGRAPHIQUES.	DIAGNOSTIC.	TRAITEMENT.	RÉSULTAT.
I	SÉDILLOT. — Méd. Opér., t. II, p. 579.	Rétention d'urine avec accumulation de sang coagulé dans la vessie et impossibilité d'évacuer le réservoir vésical avec un cathéter.	Cystotomie sus-pubienne qui permet d'évacuer et de désinfecter la vessie. Drainage.	Guérison. Le malade conserve une canule hypogastrique.
II	E. BŒCKEL. — Gaz. méd. de Strasbourg, 1er août 1884, p. 97.	Rétention d'urine avec fausse route. Impossibilité d'introduire la sonde. État général grave, malgré ponction hypogastrique avec canule à demeure que le malade arrache du reste dans son délire.	Cystotomie sus-pubienne.	Mort.
III	ROHMER (Nancy). — Ann. des malad. des organes génito-urinaires, 1885, p. 31.	Rétention d'urine. Impossibilité de sonder le malade. Aggravation de l'état général malgré des ponctions hypogastriques répétées pendant trois jours.	Cystotomie sus-pubienne. Drainage.	Guérison. Le malade rend ses urines par une canule qu'il supporte très facilement.
IV	G. T. RICHARDSON. — Medical Record, 9 mars 1889.	Rétention d'urine. Cathétérisme impossible. Aggravation de l'eau du malade malgré des ponctions capillaires aspiratrices répétées pendant douze jours.	Cystotomie sus-pubienne. Le drain non supporté est supprimé.	Guérison. Malgré menaces d'infiltration urineuse due à l'absence de drain. La plaie se cicatrise, le malade recouvre la miction volontaire.

V	BRAUN (de Iéna). — Centralbl. f. Chirurgie, 14 nov. 1885.	Rétention d'urine. Fausse route rendant impossible le cathétérisme.	Uréthrotomie externe d'emblée. Drainage pendant seize jours avec un volumineux cathéter.	Guérison. Rétablissement de la miction volontaire pendant un an jusqu'à la mort du malade.
VI	POUCET (Lyon). — Mémoire sur la cystotomie sus-pubienne dans les rétentions d'urine d'origine prostatique, 1889.	Rétention d'urine complète datant de trois jours. Fausse route. Cathétérisme impossible. Etat général grave.	Cystotomie sus-pubienne d'emblée.	Guérison. Le malade quitte l'hôpital trois semaines après, émettant encore toute son urine par sa fistule.
VII	DENEFFE. — Académie de méd. de Bruxelles, séance du 25 janvier 1890. Annales des maladies des organes génito-urinaires, mai 1890.	Rétention d'urine. Cathétérisme impossible. Dix-sept ponctions hypogastriques avec un gros trocart en quinze jours, sans changement dans l'état du malade.	Canule à demeure après la dix-septième ponction hypogastrique (1).	Guérison. Rétablissement de la miction naturelle.
VIII	W. C. WILE (Connecticut). — Brit. med. J., 1886, t. II, p. 909.	Hypertrophie de la prostate. Rétention d'urine. Rétrécissements multiples et très étroits de l'urèthre dus à des cicatrices de fausses routes antérieures. Cathétérisme impossible.	Uréthrotomie externe, puis section transversale de l'urèthre en amont des rétrécissements et suture du bout postérieur à la peau du périnée.	Guérison. Le malade urine en s'introduisant une sonde de femme dans la vessie par son méat artificiel.
IX	E. BOECKEL, de Strasbourg. — Gaz. méd. 1er août 1884, p. 97.	Rétention d'urine. Cathétérisme difficile par suite de fausse route; sonde à demeure mal supportée.	Cystotomie sus-pubienne.	Mort six jours plus tard de pneumonie.
X	FORESTIER (de Seignelay). — Gaz. des hôpitaux, 1876, p. 748.	Rétention complète d'urine. Cathétérisme très difficile. Sonde à demeure mal supportée.	Ponction hypogastrique suivie de canule à demeure, bientôt remplacée par une sonde en caoutchouc.	Guérison. Le malade conserve sa sonde en caoutchouc à demeure, par laquelle il urine à volonté. Sa santé reste excellente.

(1) Bien que nous rejetions la ponction hypogastrique avec canule à demeure en tant que procédé opératoire insuffisant et dangereux, nous en rapportons cependant trois cas (VIII-X-XI), les résultats thérapeutiques étant comparables à ceux de la cystotomie sus-pubienne.

XVI	Id.	Cystite non améliorée par cathétérisme.	Id.	Guérison. Le malade retient son urine pendant six heures, il garde sa fistule.
XVII	BUCKTON BROWNE. — Brit. m. J., 15 mars 1890, p. 594.	Grande irritabilité vésicale. Le malade rend toutes ses urines par la sonde.	Id.	Mort de bronchite et consomption en huit jours.
XVIII	Id.	Grande irritabilité vésicale.	Id.	Guérison. La vessie fut soulagée par le repos et le drainage.
XIX	Id.	Rétention d'urine complète. Cystite? État général grave?	Id.	Mort en trois jours de consomption.
XX	HARRISON. — Medical Press, 25 juin 1890.	Cystite douloureuse. Cathétérisme toutes les heures nuit et jour; aucune amélioration malgré des modes de traitement variés.	Uréthrotomie externe. Drainage avec un tube volumineux d'abord rigide, puis souple; d'ailleurs mal supporté les premiers jours.	Guérison. Le malade revu six mois après urine naturellement pendant le jour; au moyen d'un cathéter pendant la nuit.
XXI	ANNANDALE: (Édimbourg). — Edimb. m. J., juin 1888, p. 1065.	Cystite intense non améliorée par un cathétérisme régulier, des lavages de la vessie et un traitement général.	Boutonnière périnéale suivie de drainage avec un tube souple en caoutchouc.	Résultat très satisfaisant. Le malade conserve d'ailleurs son tube périnéal par lequel il vide sa vessie. Revu seize mois après, il continue à aller bien.
XXII	Id.	Cystite intense non améliorée par différents traitements.	Boutonnière périnéale.	Résultat semblable au précédent. Le malade urinait douze mois après l'opération.

XXVIII	Id.	Cystite intense. Agitation excessive. Introduction de la sonde très pénible. Sonde à demeure impossible.	Cystotomie sus-pubienne.	Résultat immédiat excellent: les douleurs cessèrent, le calme revint. Mort néanmoins au bout de quelques semaines.
XXIX	OBS. PERS. — Service de M. Guyon, Hôp. Necker.	C. 67, ans. Ancien calculeux, prostatique. Cystite intense à partir de janvier 1890. Aucun traitement local n'est fait par le médecin ordinaire. L'état général s'aggrave.	Cystotomie sus-pubienne d'urgence par M. Schwartz en avril 1890. Drainage de la vessie pendant six semaines, difficilement supporté, puis sonde à demeure. La fistule sus-pubienne persistant, un appareil récepteur fut appliqué à l'hypogastre pour recevoir les urines.	Résultats immédiats: Disparition des phénomènes douloureux. Relèvement de l'état général. Résultats éloignés (novembre 1890): Le malade rend ses urines par une fistule sus-pubienne. Il vient à Necker demander qu'on le débarrasse de cette fistule et de son appareil sus-pubien qui lui rendent, dit-il, l'existence insupportable.

Quelques résultats du traitement palliatif non sanglant chez les prostatiques (1).

	INDICATIONS BIBLIOGRAPHIQUES.	DIAGNOSTIC.	TRAITEMENT.	RÉSULTAT.
A	E. MONOD. — *Société anatomique*, Paris 1879.	Rétention d'urine complète. Cathétérisme impossible.	Ponctions capillaires suspubiennes répétées.	Mort au bout de quatre jours.
B	M. HACHE. — 1863. *Musée Civiale*, n° 124.	Rétention d'urine complète. Cathétérisme impossible.	Ponctions capillaires suspubiennes répétées pendant six jours.	Mort. L'urine d'abord claire, sans dépôt, était devenue purulente au bout de deux jours et fortement chargée de sang.
C	PERSONNELLE. — *Hôpital Necker*.	A. 70 ans. Rétention d'urine complète. Fausse route antérieure. Vessie remplie d'urine et de sang coagulé.	Évacuation de la vessie avec une grosse sonde évacuatrice. Sonde à demeure.	Guérison. Le malade quitte l'hôpital au bout de trois semaines, pouvant aisément se sonder.
D	Id.	M. 68 ans. Rétention d'urine complète. Fausse route antérieure. Cathétérisme possible avec une sonde à béquille.	Sonde à demeure pendant trois jours, puis cathétérisme régulier.	Guérison. En moins de quinze jours, le malade se sonde lui-même.
E	Id.	TH. 74 ans. Cystite intense : besoin d'uriner toutes les heures.	Deux lavages au nitrate d'argent 1/500.	Amélioration très notable.
F	Id.	B. 79 ans. Cystite très intense : obligé d'uriner toutes les demi-heures.	Lavages boriqués deux fois la semaine.	Deux mois après, le malade pouvait garder son urine deux ou trois heures.
	Id.	R. 66 ans. Cystite : pisse toutes les dix minutes.	Cathétérisme régulier et lavages boriqués.	Amélioration rapide : le malade garde son urine pendant trois ou quatre heures.

H	Id.	TR. 64 ans. Obligé de se sonder toutes les heures nuit et jour. État général grave.	Lavages boriqués, et au nitrate d'argent, d'abord à la consultation puis dans les salles d'hôpital.	Non amélioré par le traitement intermittent de la consultation. Rapidement amélioré par le traitement régulier auquel il est soumis dans les salles.
I	Id.	MOR. 66 ans. Cystite douloureuse. Cathétérisme extrêmement pénible, nécessaire cinq à six fois la nuit, huit à dix fois le jour.	Lavages au nitrate d'argent 1/500 puis au 1/300.	Le malade non soulagé par le traitement intermittent de la consultation est rapidement amélioré à l'hôpital. Il peut garder son urine trois heures.
J	Ir.	LER. 68 ans. Cystite : besoin d'uriner presque toutes les demi-heures.	Lavages boriqués, puis au nitrate d'argent 1/300.	Guérison. Au bout de deux mois, le malade urine le jour deux ou trois fois, la nuit une fois.
K	Id.	W. 72 ans. Cystite douloureuse avec état général grave et infection rénale déjà très avancée.	Lavages. Instillations.	Aucun soulagement. Mort au milieu de souffrances extrêmes dix-sept jours après son entrée à l'hôpital.
L	Id.	GA. 80 ans. Cystite intense.	Lavages boriqués puis au nitrate d'argent 1/500, faits d'une façon intermittente à la consultation.	Amélioration nulle.
M	Id.	TROT. 80 ans. Cystite intense. État général médiocre.	Lavages boriqués faits d'une façon insuffisante par le malade.	Amélioration nulle.
N	Id.	ROEM. 65 ans. Cystite avec calculs chez un prostatique.	Lithotritie par M. Guyon.	Guérison de la cystite.
O	Id.	PL. 66 ans. Cystite avec calculs chez un prostatique. Besoins d'uriner tous les quarts d'heure. Douleurs atroces.	Lithotritie par M. Guyon après désinfection de la vessie.	Amélioration très notable de la cystite. Un mois après, le malade pouvait garder son urine pendant deux heures.

(1) Ces résultats nous ont servi, au cours de ce travail, de points de comparaison avec les résultats des interventions sanglantes.

Électrolyse et rétrécissements de l'urèthre,

Par M. Paul DELAGENIÈRE

Interne des hôpitaux, aide d'anatomie à la Faculté.

Dans ces dernières années, sous l'impulsion de recherches scientifiques nombreuses, on s'est adressé à l'électrolyse pour combattre les affections chirurgicales les plus diverses. Les voies urinaires n'ont pas échappé à ces études, et la prostate hypertrophiée aussi bien que l'urèthre rétréci ont été attaqués par l'électricité.

Laissant absolument de côté l'historique de cette question, nous étudierons seulement ici les quelques résultats obtenus dans le service de M. le professeur Guyon par ce mode du traitement pour les rétrécissements de l'urèthre.

M. Guyon, désirant expérimenter la méthode électrolytique, voulut bien nous charger de faire des recherches dans son service : mais en raison de l'inexpérience que nous avions de l'emploi de l'électricité, M. le docteur Danion nous aida de ses conseils, et suivit plus d'un an dans le service de Necker les malades qui ont été traités par l'électrolyse. Nous tenons à le remercier ici de l'assistance qu'il a bien voulu nous prêter et des observations qu'il nous a remises.

Nous avons employé, pour combattre les rétrécissements, deux méthodes bien distinctes :

L'électrolyse linéaire de Jardin.

L'électrolyse lente de Newman de New-York.

Électrolyse linéaire. — Nous nous sommes servis de l'instrument de M. Fort qui est la simplification de celui de Jardin. Tandis que l'instrument de Jardin se composait d'un uréthrotome analogue à celui de Maisonneuve, l'instrument de M. Fort est d'une seule pièce, et la lame est ′ ′ée au point de jonction de la bougie conductrice avec le corps de l'instrument. L'instrument employé par nous correspondait à une lame n° 20.

Avant chaque séance, l'appareil était stérilisé et l'urèthre soigneusement lavé. Enfin, au moment de l'introduction, la bougie conductrice était passée dans une solution de sublimé à 1/1000, puis graissée avec de l'huile phéniquée au 15°.

Ces précautions prises, la lame était amenée au contact du rétrécissement contre lequel on l'appuyait légèrement. Le pôle négatif était mis en communication avec l'instrument.

Les malades que nous avons soumis à ce traitement sont au nombre de cinq. Nous eûmes soin de prendre une série ayant des rétrécissements durs et étroits. Tous les cinq possédaient deux rétrécissements, l'un pénien, l'autre au niveau du bulbe. Ces rétrécissements, sauf chez un malade, étaient longs. Le plus étroit que nous ayons attaqué laissait passer un n° 8, le plus large un n° 14. Bref, nous avons choisi des cas entièrement analogues à ceux qui, après avoir été réfractaires à la dilatation, sont soumis à l'uréthrotomie dans le service de Necker.

En n'attaquant que ce genre de rétrécissements, nous avons éprouvé une résistance fort marquée. Aussi avons-nous été obligés, lorsque le courant avait été maintenu pendant cinq à sept minutes, d'augmenter graduellement sa force. C'est ainsi que nous nous sommes peu à peu élevés jusqu'à 50 milliampères pendant cinq minutes, sur un malade ayant un rétrécissement annulaire ; sur nos quatre autres malades, nous avons employé une intensité de 20 milliampères chez deux, de 40 et 45 milliampères sur les deux derniers.

Nous n'avons pu franchir que deux fois sur cinq. Chez les deux malades franchis, nous avons employé une intensité de 40 et 50 milliampères pendant douze minutes chez l'un, et de 35 milliampères pendant sept minutes puis de 40 milliampères pendant cinq minutes chez l'autre.

de l'électrolyse ne pouvait être utilisé dans de meilleures conditions, en l'employant d'une autre manière, nous avons dès lors cherché dans l'application de la méthode électrolytique lente ce que nous n'avions pu obtenir par la méthode rapide.

C'est surtout à des cas non justiciables de la dilatation et qui conduisent à l'uréthrotomie interne que nous nous sommes adressés, considérant que dans les cas où la dilatation fournit les résultats voulus, ni l'uréthrotomie ni ses succédanés n'ont de véritables indications.

Électrolyse lente. — Cette méthode, dite de Newman, a été expérimentée sur 12 malades. Si le nombre des sujets traités est petit, le nombre des séances et le temps employé furent considérables. Si nous donnions le chiffre des séances au lieu de celui des malades soignés, nous arriverions au chiffre de 188 séances. C'est en effet une des nécessités de ce mode de traitement que le fréquent retour à l'emploi de l'électricité qu'on ne peut utiliser qu'à très faibles intensités pour rester dans l'esprit de la méthode. Il faut avoir pour but exclusif de chercher à modifier les tissus et d'opérer de telle manière qu'on ne puisse à aucun degré aboutir à leur destruction. D'après le propagateur de la méthode, de faibles courants galvaniques auraient une influence modificatrice sur les tissus. Newman prétend agir, non en détruisant les rétrécissements, mais en les rendant plus élastiques, plus souples, et partant plus dilatables. Pour obtenir ce résultat, il emploie de faibles intensités qu'il augmente un peu lorsque le rétrécissement résiste aux premières séances.

Tous les chirurgiens savent que la pression purement mécanique exercée sur un rétrécissement modifie sa consistance. Il n'est pas besoin de rapporter les démonstrations fournies depuis longtemps par Hunter et Dupuytren. Afin de n'agir que par la seule action du courant, et pour éviter autant que possible d'exercer cette pression, nous nous sommes servis, non pas des sondes de Newman qui

sont des instruments rigides à grande courbure, mais
d'un appareil imaginé par M. Danion. Cet instrument est
formé d'une sonde souple ordinaire n° 10-11, traversée
par un fil de fer assez flexible portant à son extrémité uréthrale un pas de vis auquel on peut adapter une série
d'olives. Enfin, pour agir d'une façon plus certaine sur le
point rétréci, à l'olive munie d'un pas de vis à son extrémité peut s'adapter une bougie conductrice.

L'intensité employée a été en général de 3 à 5 milliampères. Dans quelques cas, mais très rarement, elle a été
portée jusqu'à 10 milliampères. Nous voulions, nous le
répétons, éviter toute action caustique, et n'agir que par la
modification seule du tissu du rétrécissement.

La durée des applications a été assez variable. Les séances n'ont été en général que de huit à douze minutes, et
lorsque, au bout de ce temps, on ne pouvait passer avec
une olive donnée, on reprenait le numéro inférieur.

Enfin les séances étaient espacées de quatre à cinq jours,
au minimum, et, afin d'éviter une irritation quelconque de
l'urèthre, les applications ont été d'autant plus espacées que
l'on avait dû agir avec une intensité plus forte et pendant
un temps plus long. C'est ainsi que nous avons eu quelquefois des intervalles de huit à dix jours.

Nous avons toujours placé dans l'urèthre le pôle négatif,
et chez un malade où le pôle positif avait été employé par
erreur, le patient accusa une douleur assez vive, et il y eut
un léger écoulement de sang. Enfin, en retirant l'olive, on
la sentit frotter contre la muqueuse uréthrale qui semblait
être devenue rugueuse.

Nos recherches, ainsi que nous l'avons dit, ont porté sur
12 malades traités uniquement par la méthode de Newman,
et sur un treizième traité d'abord par l'électrolyse linéaire
qui avait échoué.

Sur ces 13 malades, porteurs tous, sauf 2, de rétrécissements longs et durs, 10 ont pu être dilatés par cette méthode. Chez 6, nous avons pu passer l'olive 20 (notre nu-

méro maximum); sur 4, nous n'avons été que jusqu'aux
n°° 16 ou 18, parce que les malades ne sont plus revenus
après quatre à sept séances, se trouvant améliorés.

Nous avons échoué sur 3 malades. Chez l'un, nous ne
pûmes dépasser le n° 15, atteint à la vingtième séance, et,
malgré quatre séances ultérieures, il nous fallut reprendre
le n° 14.

Le deuxième fut dilaté jusqu'au n° 17 après huit séances. Il redescendit à 15, malgré des séances assez espacées
au reste. Ce n'est qu'en rapprochant les séances et en augmentant un peu l'intensité des courants qu'on put le ramener à 17 (dix-neuvième séance) et 18 (vingt-troisième
séance).

Enfin le troisième a été soigné pendant 8 mois, mais d'une
façon interrompue. Comme il était obligé de s'absenter de
Paris pendant un mois toutes les six semaines environ, pendant son séjour à Paris on pouvait atteindre la bougie 17
ou 18, mais à son retour on devait reprendre le n° 13
ou 14.

D'une façon générale, on peut donc dire que la dilatation est presque toujours, sinon toujours possible avec la
méthode de Newman. Mais c'est un traitement extrêmement lent. Sa durée moyenne à été de trois mois et demi
et pour deux malades elle a été de huit et de neuf mois.

L'électrolyse n'a jamais été douloureuse, sauf chez 2,
celui traité d'abord par l'électrolyse linéaire et un autre,
névropathe, ayant un rétrécissement traumatique.

L'écoulement du sang aussi est exceptionnel, puisque
nous ne l'avons noté que chez 2 malades, et encore dans
quelques séances seulement. Il n'y avait pas d'écoulement
sanguin, mais une simple goutte de sang teintant la houle
olivaire. Si nous récapitulions l'ensemble des séances de
tous les malades, on ne l'observerait même pas une fois sur
vingt séances.

En général, les malades accusaient une très légère sensation de brûlure au moment où l'on franchissait l'anneau

linéaire. Nous sommes donc à même de discuter les conclusions de Newman.

Pour lui, cette méthode donne des résultats excellents, bien supérieurs à ceux obtenus par les traitements ordinaires : dilatatation, divulsion, uréthrotomie. En outre, elle mettrait à l'abri de toute récidive, grâce à l'absorption du rétrécissement.

Cette absorption, cette modification du rétrécissement ne semble pas exister. Nos malades, aussi bien que ceux de Newman, ont pu être dilatés; mais cette dilatation, selon nous, peut être rattachée à deux causes : la cautérisation déterminée par le passage du courant électrique, et la pression exercée par la boule olivaire au niveau du rétrécissement.

Au premier abord, il semblerait possible que la faiblesse du courant mît à l'abri de l'action caustique de l'électricité. Mais la cautérisation, bien que faible, existe. Dans les applications que nous avons faites, la douleur insignifiante s'est toujours manifestée. Elle augmentait à mesure que les séances d'électrolyse se répétaient.

En outre, après les applications, le talon de la boule ramenait des mucosités et des débris d'apparence épithéliale. Ces phénomènes étaient surtout accentués quand l'intensité se rapprochait de 10 milliampères et que la séance avait plus duré.

Quand un rétrécissement revenait sur lui-même, il fallait augmenter l'intensité du courant pour arrêter sa rétraction. Autrement dit, il fallait faire une cautérisation plus énergique.

Enfin, la consistance plus grande du rétrécissement, après l'application de l'électrolyse, milite en faveur de notre manière de voir. La brûlure déterminée par la boule olivaire a amené là encore la formation d'un peu de tissu fibreux, et si les accidents observés ont été moindres que ceux de l'électrolyse linéaire, c'est que la cautérisation était ici superficielle et non profonde comme elle l'est probablement dans le premier cas.

Le rôle de la pression sur le rétrécissement dans la méthode de Newman ne doit pas être négligé. Quelles que soient les précautions avec lesquelles on opère, on appuie toujours un peu sur la bride uréthrale. Notre instrument était flexible, mais son élasticité pour être mise en jeu demandait cependant l'emploi d'une certaine force, si petite qu'elle soit. Que penser alors de l'instrument de Newman, instrument rigide et puissant? N'est-ce pas seulement du cathétérisme appuyé qu'il a fait? Puisque ces résultats sont si différents des nôtres, ne peut-on pas supposer que ses succès sont dus en grande partie à cette pression, alors que nos échecs viennent surtout de ce que nous l'avons supprimé autant que possible. Newman n'indique pas l'intensité qu'il emploie. Elle est faible, mais il ne précise pas. L'absence de récidive chez ses malades tient peut-être, comme le dit M. Keyes, à l'absence d'une action électrolytique, et peut-être aussi, ajouterons-nous, à la nature des rétrécissements qu'il a soignés.

Nous n'avons donc obtenu de l'électrolyse, sous quelque forme que nous l'ayons employée, que des résultats insuffisants. L'électrolyse lente de même que l'électrolyse rapide appliquée aux cas réfractaires à la dilatation n'ont fourni que des améliorations passagères, plus ou moins accusées suivant le procédé employé, mais qui, dans aucun cas, n'ont mis à l'abri de la récidive. Pour l'une et l'autre méthode, le retour des accidents ou, pour mieux dire, la reconstitution du rétrécissement ne s'est jamais fait attendre. Il ne nous semble donc pas que l'on soit en droit d'attendre de l'électricité une action particulière permettant de traiter ou de guérir, dans de meilleures conditions que par les méthodes employées actuellement, les coarctations uréthrales. Ce n'est pas que des progrès de cette thérapeutique ne soient encore très nécessaires. Chacun sait que, quand un rétrécissement est bien constitué, la récidive reste encore la règle, quelle que soit la nature de l'intervention. Nous avions espéré trouver dans l'électrolyse un agent

capable, non pas seulement de faire la voie au jet de l'urine
ou à des instruments, mais de modifier le tissu pathologique
qui constitue les strictures. Nous étions autorisés à cette es-
pérance par des publications très affirmatives. Nous regrettons que les observations minutieuses auxquelles nous nous
sommes livrés nous obligent à y renoncer ou tout au moins
à attendre que de nouveaux perfectionnements fournissent
d'autres résultats. Nous n'avons d'ailleurs eu d'autre but que
de fournir une contribution à cette partie de la thérapeutique uréthrale et de permettre de l'utiliser en fournissant
avec précision les renseignements nécessaires pour juger de
ses effets dans des cas bien déterminés.

REVUE DES JOURNAUX

PRESSE FRANÇAISE

1° CONTRIBUTION A L'HISTOLOGIE DES RÉTRÉCISSEMENTS BLENNORRHA-
GIQUES DE L'URÈTHRE. — ÉTAT DE L'URÈTHRE TROIS JOURS APRÈS L'URÉ-
THROTOMIE INTERNE, par L. BARABAN (*Rev. méd. de l'Est*, 1er octobre). — L'état de l'épithélium dans les urèthres rétrécis est
en général vaguement indiqué par les auteurs ; cependant il y
change nettement de type, devenant pavimenteux stratifié
comme l'épiderme. Cette modification, déjà figurée par Dittel,
a été surtout mise en évidence par Neelsen qui l'attribua aux
troubles de nutrition déterminés par l'induration cicatricielle
des couches sous-épithéliales.

M. Baraban croit l'opinion de Neelsen trop exclusive, vu
qu'elle néglige des facteurs importants : action directe des gonocoques sur les cellules épithéliales, influence des traitements
employés, durée des maladies antérieures. Il s'appuie pour cela

sur l'étude qu'il a faite du canal d'un individu mort trois jours
après l'uréthrotomie interne ; ce canal, rétréci seulement sur
un point, était tapissé dans toute son 'étendue par un épithélium pavimenteux stratifié, avec pigmentation dans les couches
profondes et cellules dentelées dans les couches moyennes.

L'attention de l'auteur s'est portée en outre sur les phénomènes consécutifs au passage de l'uréthrotome. Du côté de
l'épithélium, ces phénomènes sont assez curieux : la plaie étant
tapissée par une couche de fibrine qui la recouvre comme d'un
vernis protecteur, on voit l'épithélium des bords de la section
s'insinuer dans l'épaisseur de cette fibrine ou s'étaler à la surface en gagnant graduellement le centre ; au fur et à mesure
qu'il progresse, la fibrine sous-jacente disparaît et l'épithélium
se trouve appliqué sur les faisceaux conjonctifs divisés. Ceux-
ci sont recouverts avant d'avoir réagi : la plaie, au moins sur
les bords, ne devient pas granuleuse ; elle ne donnera donc pas
de tissu cicatriciel rétractile. Ce mode de cicatrisation peut expliquer dans une certaine mesure pourquoi les résultats éloignés de l'uréthrotomie interne ne sont pas toujours les mêmes.
Tous les rétrécissements, et celui-ci en était la preuve, ne
répondent pas au signalement donné par Brissaud et Segond ;
tous n'ont pas une paroi supérieure composée presque exclusivement de tissu élastique, dilatable par conséquent. Si l'uréthrotomie incise un tissu normal et si le mode de cicatrisation
ne comporte pas le bourgeonnement de ce tissu, le nouveau
canal restera définitivement acquis : il ne se rétractera pas. Si
au contraire la lame porte sur un tissu en voie de rétraction cicatricielle et encore plus ou moins enflammé, il est évident
que le rétrécissement reparaîtra dans un avenir plus ou moins
éloigné. Au cas particulier, la paroi dorsale du canal était
totalement sclérosée au niveau du rétrécissement, mais l'inflammation y paraissait de plus fraîche date que dans les autres
points ; ce fait, d'après l'auteur, justifierait ceux qui pratiquent
de bonne heure l'uréthrotomie, avant l'envahissement de toute
la circonférence du rétrécissement par du tissu rétractile.

2° REMARQUES A PROPOS DE LA GUÉRISON D'UN CAS D'IMPUISSANCE
DATANT DE TROIS ANS, par M. le docteur BLOCQ (*Mercredi médical*,
29 octobre). — L'impuissance, c'est-à-dire un état caractérisé

par l'incapacité d'accomplir le coït, diffère de l'anaphrodisie qui est constituée par l'absence de désirs vénériens et de la stéri- lité, qui consiste en l'incapacité de procréer. L'impuissance peut être secondaire, mais M. Blocq s'est surtout occupé de l'impuissance qu'on pourrait appeler *essentielle* ou primitive, qui est le seul trouble capital apparaissant, sans cause évidente, chez des individus jeunes, bien conformés et en excellente santé.

Après quelques considérations générales sur le fonctionne- ment de l'appareil génital et la relation d'une observation dans laquelle le malade, un jeune homme de 27 ans, n'accuse abso- lument que son impuissance et ses pertes, notre confrère pense qu'il est logique de distinguer dans cette impuissance primitive que l'on ne peut attribuer qu'à une altération dynamique des centres nerveux, deux formes, l'une psychique, l'autre spinale, répondant à l'altération dynamique de l'un ou l'autre centre, bien que la connexion des deux groupes fasse supposer qu'ils puissent être intéressés simultanément. Dans le premier cas, l'appareil préposé au commandement, dans le second, celui qui est chargé de l'exécution, n'agirait pas. Dans l'impuissance psychique, selon cette conception, l'inhibition du centre gé- nésique cortical est réalisée par l'idée d'impuissance elle-même, par des émotions diverses, etc.

Ces cas ne sont pas rares, et se rapportent à ce qui est attri- bué aux « effets moraux chez les sujets impressionnables ».

Dans l'impuissance spinale, le centre médullaire n'agit pas, malgré les incitations du groupe cortical.

Ces considérations théoriques permettent de différencier cli- niquement l'impuissance de l'un et l'autre genre : il suffira pour cela d'un examen attentif et très complet du malade, après lequel on se rendra compte qu'il n'existe pas la moindre alté- ration des organes génitaux et aucun indice de maladies ner- veuses ou autres.

M. Blocq établit le diagnostic suivant pour reconnaître le- quel des deux centres nerveux génésiques est dynamiquement affecté. Dans le cas d'impuissance psychique, on constate des érections, mais provoquées le plus souvent par des influences autres que celles qui les suscitent à l'état normal : de plus, il n'y a pas de spermatorrhée : enfin les réflexes bulbo-caverneux seraient conservés ou exagérés.

Dans le cas d'impuissance d'origine spinale, il n'existerait
jamais d'érections : les rêves érotiques ne s'accompagneraient
pas non plus d'érection, il y a de la spermatorrhée : enfin les
réflexes bulbo-caverneux seraient diminués ou abolis.

Dans les cas d'origine spinale, le traitement devra consister
à mettre en œuvre les moyens qui peuvent solliciter le centre
spinal atteint, indirectement à l'aide du centre cortical par la
suggestion et directement par la suspension.

Dans les autres cas, comme on ne connaît pas actuellement
de procédés thérapeutiques qui soient aptes à inciter directement le centre génital cortical, qui est en défaut dans un cas
de ce genre, on n'a guère le moyen d'intervenir qu'en essayant
par des sollicitations de l'appareil spinal d'agir indirectement
sur l'écorce à laquelle il est lié.

3° NOTE SUR LES APONÉVROSES DU PÉRINÉE ET DU BASSIN, par M. le
docteur ROGIE (*Journal des sciences médicales de Lille*, 12, 14,
26 septembre et 30 octobre). — Cette note, accompagnée de
nombreuses figures schématiques, a pour but de redresser
quelques points dans les descriptions classiques du périnée ou
d'y ajouter quelques détails, surtout en ce qui concerne les aponévroses pelviennes. (Nous donnons les trois figures du travail.)

Les parties intra-pelviennes des muscles obturateurs internes et pyramidaux considérées dans leur ensemble forment une sorte de cylindre (interrompu en avant et en arrière)
dont le bord supérieur répond à peu près au détroit supérieur
du bassin et l'inférieur à l'arcus tendineus et à la bandelette
spinoso-sacrée. C'est là que vient s'appuyer l'ouverture d'un
entonnoir musculaire formé par les releveurs et les ischio-coc-
cygiens. On a donc ainsi une vaste paroi cylindro-conique
présentant une échancrure antérieure au niveau du pubis, et
une échancrure postérieure au niveau de la région sacro-
coccygienne. Cette paroi est revêtue sur toute l'étendue de
sa face interne par une aponévrose ou annexe musculaire à
laquelle, pour se conformer à la doctrine de Denonvilliers,
l'auteur propose de donner le nom d'aponévrose pelvienne
anatomique.

Par analogie, la cavité limitée par cette aponévrose sera désignée sous le nom de cavité pelvienne anatomique.

Une expansion fibreuse se détachant de l'aponévrose pelvienne anatomique pour aller se perdre sur les faces latérales de

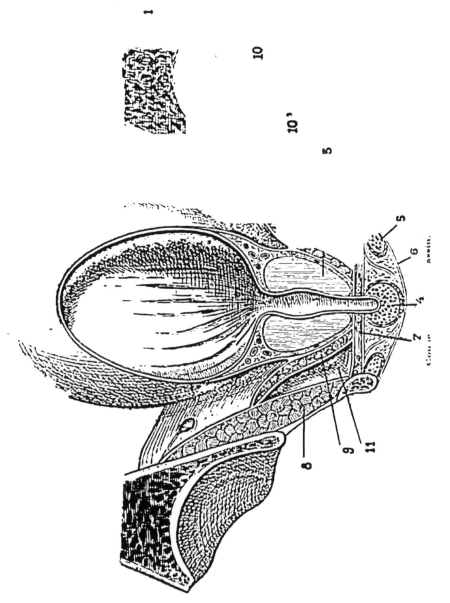

la vessie et du rectum, divise la cavité correspondante en deux
étages : 1° à l'inférieur, on pourra donner le nom de prostato-

ampullaire parce qu'il comprend la loge prostatique en avant et l'ampoule rectale en arrière séparées l'une de l'autre par une cloi-

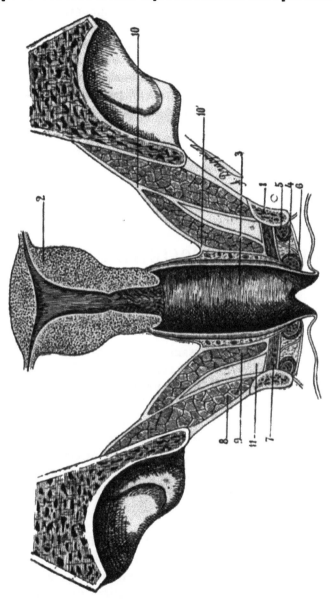

son frontale dite aponévrose prostato-péritonéale de Denon-villers.

2° Le supérieur n'est autre que la cavité pelvienne chirurgicale limitée par la lame fibreuse que l'on met à nu en enlevant le péritoine et que M. Rogie nomme aponévrose pelvienne chirurgicale.

La cavité pelvienne chirurgicale comprend elle-même l'espace pelvi-rectal supérieur de Richet avec son tissu cellulaire et les parties les plus inférieures de la séreuse péritonéale.

Chez la femme, les aponévroses du périnée et du bassin présentent la plus grande analogie avec les formations correspondantes chez l'homme.

Dr DELEFOSSE.

REVUE DES SOCIÉTÉS SAVANTES

I° Académie de médecine.

TRAITEMENT DES RÉTRÉCISSEMENTS TRAUMATIQUES DU CANAL DE L'URÈTHRE, par le docteur HORTELOUP (30 septembre 1890). — Au mois de février 1884, M. Horteloup recevait dans son service un jeune garçon de 19 ans atteint d'un rétrécissement traumatique infranchissable de l'urèthre; par le palper de la région périnéale, on constatait un noyau induré de plus de 3 centimètres. La résection totale de la portion rétrécie du canal est pratiquée; onze jours après, on introduisait sans difficulté une bougie Béniqué n° 27 et, un mois plus tard, le n° 50. Depuis cette époque, c'est-à-dire depuis six ans et demi, la guérison s'est maintenue parfaite.

La résection du canal de l'urèthre, dit M. Horteloup, n'est pas une opération difficile, et, depuis l'antisepsie, elle n'offre pas plus de danger que l'uréthrotomie externe. Le chirurgien ne devrait craindre la formation d'une gouttière uréthrale que s'il était forcé de remonter jusqu'à la portion spongieuse, laquelle est presque toujours respectée dans les traumatismes. Quant à repousser la résection parce qu'elle ne met pas plus à l'abri de la récidive que les autres procédés, les documents manquent totalement pour établir cette comparaison. Quoi qu'il en soit, M. Horteloup ne propose nullement cette opération contre tous les rétrécissements de l'urèthre : il la préconise seulement contre ceux qui sont d'origine traumatique et pour lesquels la récidive est malheureusement la règle.

II° Société de chirurgie.

AUTOPLASTIE DANS LE TRAITEMENT DES FISTULES URINAIRES GRAVES, par le docteur DELORME (8 octobre 1890). — A la suite d'une chute à califourchon survenue en 1872, un malade est atteint de rétrécissement traumatique de l'urèthre, lequel se complique de fistule urinaires graves. Depuis cette époque, il a subi deux fois l'électrolyse, deux fois l'uréthrotomie externe, deux fois la divulsion et une fois l'uréthrotomie interne. En 1888, M. Delorme le voit et décide de combiner l'uréthrotomie externe et l'autoplastie. Le lambeau taillé est triangulaire ; une boutonnière pratiquée en avant de la prostate permet à l'urine de s'échapper sans passer par le canal restauré. L'opération a lieu le 30 mars 1889, mais le lambeau se mortifie et le contact de l'urine fait échouer la réunion.

M. Horteloup, chargé de présenter un rapport sur ce cas, se demande s'il ne vaudrait pas mieux, en pareille occurrence, dériver l'urine au moyen d'un siphon hypogastrique et tailler deux lambeaux latéraux au lieu d'un seul lambeau médian triangulaire, car il n'y a pas d'exemple d'autoplastie pratiquée dans ces conditions qui ait donné de bons résultats. La résection du rétrécissement et des tissus voisins lui semble préférable. La réunion des deux bouts de l'urèthre par la suture après la résection est bien difficile si cette dernière a été un peu étendue.

III° Société de médecine de Paris.

DEUX CAS DE LITHOTRITIE CHEZ LA FEMME, par le docteur DUBUC (12 juillet 1890). — La première malade est une femme de 44 ans, chez laquelle, à la suite d'une hystérectomie abdominale, une sonde à demeure a déterminé quinze mois auparavant une cystite intense. Bientôt, les symptômes caractéristiques d'un calcul vésical se manifestent : celui-ci, constitué par du phosphate ammoniaco-magnésien, mesure 3 centimètres et demi dans son plus grand diamètre. La lithotritie sous chloroforme dure quarante minutes ; elle est pratiquée avec toutes les précautions antiseptiques habituelles et l'évacuation des débris se fait par les grands lavages à la seringue et l'aspirateur. Suites opératoires normales. Cependant, le neuvième jour, une séance de vérification a lieu et on trouve encore un fragment du volume d'une noisette : il est broyé et évacué. Depuis lors (18 février 1889), la guérison s'est maintenue parfaite.

Chez la deuxième malade, au lieu d'un calcul phosphatique comme chez la précédente, il y avait deux calculs uriques dont un extrêmement dur. Cette femme de 64 ans, qui rendait autrefois de petits graviers rougeâtres, a ses symptômes de pierre depuis quatre ans : il existe en même temps une cystite des plus intenses que ne calme pas le repos. Malgré le chloroforme, la vessie rejette en grande partie les 50 grammes de liquide qu'on a pu péniblement y injecter, de façon que la lithotritie a lieu presque à sec. Un premier calcul de 2 centimètres environ est facilement broyé ; mais un autre, mesurant plus de 4 centimètres, est très difficile à saisir et surtout à faire éclater. Néanmoins la lithotritie s'effectue, avec cette particularité que l'aspiration est à peu près impraticable : à chaque pression de la poire en caoutchouc, une partie du liquide s'échappe de la vessie entre la sonde et la paroi uréthrale et bientôt l'appareil se trouve presque vide. En dépit de cet incident, au bout d'une heure, la vessie était complètement débarrassée de ses plus gros fragments ; car, les jours suivants, l'opéréc, absolument apyrétique d'ailleurs, rendit en urinant de nombreux débris assez volumineux et très durs. Levée le huitième jour, cette femme est sortie le vingtième et, depuis son opération (11 avril 1890), est restée parfaitement bien portante.

M. Dubuc fait suivre ces deux observations de quelques réflexions sur la rareté des calculs vésicaux chez la femme, en s'appuyant surtout sur les statistiques de Leroy d'Étiolles et de Thompson. Il relève aussi un fait sur lequel le professeur Guyon a souvent insisté : à savoir que, si l'introduction des instruments de broiement et d'évacuation est très facile chez la femme, par contre, la préhension du calcul et des fragments est rendue plus difficile par l'étendue, le peu de résistance et l'irrégularité du champ opératoire. Quoi qu'il en soit, on a toutes chances de succès complet : 1° si l'on agit dans un milieu bien aseptique ; 2° si l'on ne produit aucune lésion opératoire ni dans la vessie, ni dans l'urèthre ; 3° si l'on débarrasse la vessie aussi totalement que possible en une séance.

IV° Société de médecine pratique.

TAILLE HYPOGASTRIQUE CHEZ UN VIEILLARD DE 87 ANS (QUATORZE CALCULS PESANT 100 GRAMMES), par le docteur H. PICARD (3 juillet 1890). — Le malade, malgré son âge et de fréquentes intermittences du cœur, supporta parfaitement une heure de chloroforme sans malaise consécutif. En dépit de deux hernies inguinales énormes, l'opération permit d'extraire sans difficulté 14 calculs (l'un mesurait 4 centimètres sur 5) pesant ensemble 100 grammes. La plaie, liée en masse sans suture de la vessie, était complètement cicatrisée le neuvième jour, et pas une goutte du liquide injecté ce jour-là dans la vessie par l'urèthre ne refluait par l'hypogastre. La sonde uréthrale fut donc supprimée, comme l'avaient été les tubes-siphons le cinquième jour. Seulement, plusieurs fois par jour, on sondait le malade et on lavait sa vessie. Le 11° jour, il se leva avec un pansement convenablement maintenu par un bandage de corps ; il put même se promener et bientôt sortir.

A la fin de la troisième semaine, un accident fit répandre sur le scrotum de ce malade une fiole de solution forte d'acide phénique. Il en résulta un énorme phlegmon, accompagné d'un délire des plus violents, au milieu duquel la mort survint quatre semaines après l'opération.

V° Société anatomo-clinique de Lille.

NÉPHROTOMIE, par le docteur GUERMONPREZ (11 juin 1890). — La malade, âgée de 40 ans, avait eu depuis quelque temps une série de crises d'anurie complète, variant de 2 à 16 jours ; en raison de son extrême obésité, l'exploration du rein n'était possible que dans la position genu-pectorale. On sentait ainsi dans

la région rénale gauche une tumeur mamelonnée, du volume
d'une tête d'adulte. On diagnostiqua une hydronéphrose, due
probablement à l'oblitération de l'uretère gauche par un calcul
et l'intervention fut résolue. La néphrotomie eut lieu par la
voie lombaire : l'urine du rein dilaté fut évacuée ; mais la malade, déjà très déprimée avant l'opération, succomba le troisième jour.

A l'autopsie, on constata : 1° l'absence du rein droit, 2° la dilatation énorme du rein et du bassinet gauches et l'oblitération
de l'uretère de ce côté par un volumineux calcul.

VI° Société d'anatomie et de physiologie de Bordeaux.

Tuberculose génito-urinaire généralisée, par M. Dubuc
(30 juin 1890). — Un homme de 40 ans, mort de tuberculose
pulmonaire, n'avait jamais présenté pendant la vie le moindre
trouble fonctionnel du côté des organes génito-urinaires et cependant, à l'autopsie, ceux-ci (vessie, vésicules séminales,
prostate, testicule, rein) étaient littéralement farcis de granulations tuberculeuses et de tubercules crus.

Ce malade, ne présentant aucun antécédent tuberculeux ni
même suspect, avait été marié à une femme morte de tuberculose, ce qui pourrait faire supposer qu'on se trouve ici en
présence d'un cas dû à la contagion.

M. Pousson fait remarquer que, sur les pièces présentées, les
tubercules de la vessie sont tous situés sur la voûte de l'organe
et non dans le trigone, comme d'habitude, ce qui tendrait à
prouver que l'infection n'est pas secondaire aux lésions du rein
mais a été plutôt produite par une poussée de granulie aiguë
dans tous les organes génito-urinaires.

VII° Société de médecine et de chirurgie de Bordeaux.

Analyse de cinq cas de lithotritie, par le docteur Pousson
(20 juin 1890). — Le travail de M. Pousson débute par un très
intéressant exposé parallèle des modifications récentes de la
taille et de la lithotritie. Il montre cette dernière radicalement
transformée dans ses principes et ses applications par Bigelow

et la taille sus-pubienne restaurée par les perfectionnements de Petersen. Puis, il nous fait assister à la lutte de rivalité qu'on a voulu établir, en Allemagne surtout, entre ces deux opérations, qui cependant présentent l'une et l'autre leurs indications bien spéciales à chacune d'elles. Il va sans dire que, chemin faisant, M. Pousson réfute victorieusement les accusations calomnieuses lancées au delà du Rhin contre la lithotritie, notamment la prétendue fréquence des récidives calculeuses après les opérations de broiement, l'impuissance supposée de ces dernières vis-à-vis des calculs un peu volumineux, et enfin la soi-disant impossibilité d'astreindre la lithotritie aux règles d'asepsie, sur lesquelles repose aujourd'hui la chirurgie. L'extrême bénignité de l'opération correctement exécutée, établie d'après les statistiques de Guyon et de Thompson, figure au premier rang des arguments que met en ligne le chirurgien de Bordeaux.

Enfin, il passe à l'analyse détaillée et comparée de ses cinq cas de lithotritie, que nous regrettons de ne pouvoir reproduire ici à cause de leur développement. Chacun d'eux porte son enseignement particulier, et M. Pousson a su en tirer des déductions aussi intéressantes· au point de vue purement scientifique qu'au point de vue réellement pratique.

VIII° Société clinique de Londres.

RÉTENTION D'URINE CAUSÉE PAR UN KYSTE HYDATIQUE, par le docteur FAIRBANK (30 mai 1890). — Un homme de 63 ans avait eu à plusieurs reprises des rétentions d'urine, et finalement tout cathétérisme devint impossible. On ponctionna par le rectum ce que l'on supposait être la vessie distendue, mais on ne retira que 130 grammes environ de liquide opalescent. Immédiatement après cette ponction, on put introduire une sonde par l'urèthre et obtenir une notable quantité d'urine de coloration foncée. Une seconde tumeur, qu'on sentait sous la paroi abdominale dans la fosse iliaque gauche, fut également vidée par ponction aspiratrice : c'était un kyste hydatique. Six mois après l'urine du malade contenait des hydatides. Examiné de nouveau dix ans après ces incidents, le malade ne présentait plus trace de son kyste de la fosse iliaque, ni de celui qui s'était interposé entre la vessie et le rectum.

M. BENNETT fait remarquer que ces cas sont rares, bien que les auteurs mentionnent les kystes hydatiques parmi les causes de la rétention d'urine. Il a observé un malade d'une cinquantaine d'années, qui semblait avoir de la distention vésicale mais dont le globe hypogastrique ne disparaissait pas complètement à la suite du cathétérisme. Une ponction pratiquée par le rectum donna issue à 1 500 grammes de liquide incolore et transparent, analogue à celui des kystes hydatiques et d'une densité de 1 006. La tumeur ne s'affaissant pas, on institua un drainage par le rectum à l'aide d'un tube qu'on laissa en place pendant une semaine. L'écoulement dura six mois, puis cessa. M. Bennett ajoute que, dans un cas de ce genre, la mort survint par compression des uretères et que dans un autre le kyste s'ouvrit par le rectum.

Dr ROBERT JAMIN.

CORRESPONDANCE

MONSIEUR LE RÉDACTEUR ET TRÈS HONORÉ CONFRÈRE,

De retour de voyage, je trouve, dans les *Annales*, une lettre de M. Nitze; voulez-vous me permettre d'y répondre quelques mots?

En disant que l'*endoscopie mégaloscopique* existe depuis 1876, M. Nitze introduit entre les termes *endoscopie* et *mégaloscopie* une confusion qu'il importe de rectifier. Pour comprendre quelle erreur il commet, il suffit de lire ce que j'ai écrit dans les *Annales* de Février 1890; j'ai donné là en outre toutes les indications bibliographiques nécessaires. Or, la lettre de M. Nitze, dégagée de toute rhétorique, dit textuellement que ce n'est qu'au mois d'août dernier, lors du dernier congrès de Berlin, qu'il a modifié son système optique, et que c'est de cette façon qu'il est parvenu à donner un angle de 110°

à 120°. Je suis fâché de dire à M. Nitze qu'en changeant le foyer des lentilles de son cystoscope, il a fait un instrument nouveau. Telle est la conclusion qui ressort nettement de la lettre même de M. Nitze pour tout homme qui connaît tant soit peu l'optique et désintéressé.

Donc, de son propre aveu, M. Nitze, avant le congrès de Berlin 1890, n'avait pas le système mégaloscopique; j'ai dit, et je répète que le système optique mégaloscopique était inconnu avant la communication que j'ai faite à l'Académie en 1885.

Quant aux prétentions de M. Nitze pour la partie mécanique, elles sont encore plus singulières. Je crois pourtant avoir expliqué assez clairement qu'avec mes cystoscopes l'on peut faire et renouveler le lavage avec l'instrument même, et que c'est impossible avec celui de M. Nitze. Or, quoi qu'il puisse dire, l'expérience prouve qu'il n'y a pas d'examen cystoscopique possible sans cela, à cause des hémorrhagies soit primitives, soit secondaires.

Enfin M. Nitze avouera que je ne puis pas prendre au sérieux une revendication pour des projets qu'il aurait conçus, et qu'il n'a pas exécutés.

La conclusion nécessaire de ce qui précède est que M. Nitze ne peut pas raisonnablement avoir la prétention de faire sien un système optique qu'il n'a réussi à faire que longtemps après la description que j'en ai donnée (1885), pas plus qu'il ne peut prétendre que deux instruments dont la technique opératoire est aussi dissemblable, soient les mêmes. Je n'ai nullement modifié l'endoscope de Nitze, j'en ai fait un autre.

Que M. Nitze ne s'effraie pas non plus du calibre de l'instrument; une fabrication plus soignée m'a permis de le réduire au n° 25 de la filière.

J'ajouterai que l'objectif de M. Nitze est collé avec un mastic qui ne résiste pas à une température supérieure à 35° à 40°; c'est-à-dire qu'il se ramollit à la chaleur de la main. Le mien est collé avec un mastic qui résiste à 150°. Le mégaloscope peut donc être porté à l'étuve, être aseptisé, ce qui est impossible avec le cystoscope de M. Nitze. C'est là un avantage précieux pour tout médecin soucieux de la vie de ses malades.

Veuillez agréer, monsieur le rédacteur, l'assurance des sentiments distingués de votre très reconnaissant

Dʳ BOISSEAU DU ROCHER.

INDEX BIBLIOGRAPHIQUE

1890

Addison (mal d'). — *Maladie d'Addison sans pigmentation*, par Cornil. (*Lancet*, 3 mai.) — *Un cas de maladie d'Addison (avec autopsie)*, par W. Watson. (*Jour. of amer. med. Assoc.*, 19 avril, p. 573.) — *Note sur les rapports qui existent entre les lésions des capsules surrénales et la maladie d'Addison (un cas de tuberculose ayant détruit la totalité des capsules surrénales sans qu'il y ait aucun signe de maladie d'Addison)*, par L. Cazalati. (*La Riforma medica*, 21 avril.) — *Un cas de maladie d'Addison*, par Ver. (*Journ. of cutan. dis.*, février, p. 68.) — *De la maladie d'Addison*, par Le rivas. (*Thèse de Paris*, 17 juillet.)

Albumine. — *L'action de la résorcine sur le blanc d'œuf*, par J. Aimam. (*Arch. f. pathol. Anat.*, CXXIX.) — *Sur l'influence de quelques narcotiques sur le dédoublement de l'albumine*, par Ken Tahouti. (*Ibid.*, CXX, 1.) — *Sur le chromogène protéique donnant la réaction du brome, qui se forme par la décomposition des matières albuminoïdes*, par R. Stadelman. (*Zeitschr. f. Biol.*, XXVI, p. 491.) — *Ce que devient l'albumine alimentaire dans l'organisme*, par Fick. (*Münch. med. Woch.*, 7 janvier.) — *De la décomposition de l'albumine des aliments dans l'organisme*, par Fick. (*Sitzberichte d. phys. med. Ges. Würzburg*, n° 1.)

Albuminurie. — *Des conditions de développement de l'albuminurie*, par Laxo. (*Wiener klin. Woch.*, 12 juin.) — *De l'albuminurie puerpérale*, par Mme Bera (*Thèse de Paris*, 17 juillet.) — *L'albuminurie*, par M. H. Senator. 2e édition. (*Berlin*.) — *De l'albuminurie intermittente non cyclique chez les gens bien portants*, par Bertrand. (*Thèse de Paris*, 24 juillet.) — *Sur les proportions de matières protéiques, survenant dans l'urine, dans les diverses formes d'albuminurie*, par Paton (*Brit. med. Journ.*, 26 juillet.) — *De l'albuminurie et de la néphrite interstitielle sénile*, par Cabrely (*Thèse de Bordeaux*, 23 juin.) — *Deux leçons sur l'albuminurie*, par Goodhart. (*Brit. med. Journ.*, 17 mai.)

Blennorragie. — *Le gonocoque*, par Roux (*Province méd.*, 20 mars.) — *Le diplocoque de Neisser dans les abcès blennorragiques péri-urétraux*, par Pellizari (*Giorn. ital. d. mal. vener.*, XXV, 2.) — *Sur la valeur étiologique du gonocoque de Neisser dans la blennorragie*, par Levi (*Ibid.*) — *Blennorragie et arthropathie blennorragique*, par Mauriac. (*Soc. franç. de dermat.*, 20 avril.) — *Arthrite blennorragique, recherches bactériologiques, résultat négatif*, par Roux. (*Province méd.*, 12 juillet.) — *Arthrite blennorragique, symptômes médullaires consécutifs*, par Yarochevski. (*Med. Obosrenie*, n° 1.) *Forme insidieuse grave de l'ophtalmie blennorragique*, par Trousseau. (*Soc. franç. d'opht.*, 5 mai.) — *Deux cas de vaginite blennorragique vraie*, par Aubert. (*Lyon. méd.*, p. 49, 11 mai.) — *Sur la salpingite blennorragique*, par Thibault. (*Thèse de Paris*, 21 juillet.) — *L'hydarthrose blennorragique et son traitement*, par Duplay (*Bull. méd.*, 2 juillet.) — *Traitement de l'endométrite cervicale blennorragique*, par Barduzi. (*Giorn. ital. delle mal. vener.*, mars.) — *La créoline dans la blennorragie*, par La Rosa. (*Racco-*

glitore med., nᵒ 9.) — *Traitement ultra-abortif de la blennorragie*, par DIDAY. (*Lyon. méd.*, 25 mai.) — *Contribution au traitement de la blennorragie*, par ORY. (*Revue de clinique et de thérap.*, nᵒ 11, p. 353.) — *Méthode d'antisepsie dans le traitement de l'urétrite récente antérieure*, par WHITE. (*Med. News*, 14 juin.) — *De la nature infectieuse de la blennorragie*, par RAYNAUD. (*Journ. des mal. cutan.*, février.) — *De la blennorragie latente chronique chez l'homme*, par FINGER (*Wiener med. Woch.*, 25 janvier.) — *Des urétrites chroniques blennorragiques*, par BAZY. (*Progrès médical*, 4 janvier.) — *De la blennorragie chez la femme*, par SAENGER. (*Ann. de gynéc.*, février.) — *Traitement de la gonorrhée par le salol*, par LANE. (*Lancet*, 22 mars.) — *Traitement de l'urétrite blennorragique par le salol*, par OIRAUD. (*Thèse de Paris*, 9 janvier.) — *De la monarthrite blennorragique chez la femme*, par AUVERGNIOT. (*Thèse de Paris*, 13 mars.) — *Traitement de l'arthrite blennorragique par le cataplasme de Trousseau*, par MIROPOLSLY. (*Thèse de Paris*, 17 avril.) — *Traitement de l'endométrite cervicale blennorragique*, par BARDUZZI. (*Giorn. mal. vener.*, XXV, 1.)

Génitaux (Org.) — *Sur le développement des organes génitaux externes et de l'anus*, par RETTERER. (*Soc. de biol.*, 24 mai.) — *Séborrhée du gland*, par MARROW. (*Journ. of cutan. dis.*, p. 140, avril.) — *Impuissance et stérilité masculine*, par LÉOP. CASPER. (*Munich.*) — *Phimosis inflammatoire*, par DUCASTEL. (*Gaz. des hôp.*, 24 juillet.) — *Sur les malformations des organes génitaux de la femme*, par FRANK. (*Zeit. f. Geburts.*, XVIII, 2). — *Anomalies des organes génitaux externes chez une femme de 21 ans*, par D'HOTMANN DE VILLIERS (*Arch. de tocol.*, mai.) — *De l'hydrocèle de la femme*, par WECHSELMANN. (*Arch. f. klin. Chir.*, XL, 3.) — *Lipome de la grande lèvre chez une femme de 40 ans*, par CARTER. (*Trans. obst. soc. London*, XXXII, 1.) — *Un cas de cloaque embryonnaire chez une femme adulte*, par G. SPINELLI. (*Rivista clinica e terapeutica*, nᵒ 4, p. 176.) — *Sur des accidents peu connus du phimosis congénital*, par BERGER (*Thèse de Paris*, 22 janvier). — *Sur une espèce de balanoposthite, la balano-posthite contagieuse*, par BATAILLE et BERDAL (*Soc. biologie*, 30 novembre 1890.) — *Symphyse balano-prépuliale* par BOFFARD. (*Dauphiné médic.*, 1ᵉʳ janvier.) — *Du traitement de la bartholinite*, par DORTE. (*Thèse Montpellier*, nᵒ 13.) — *Luxation de la verge à la suite d'une plaie du scrotum*, par MALINAWSKY. (*Saint-Pétersbourg.*) — *Des anomalies de développement des organes génitaux chez le fœtus, notes sur le développement de l'hymen*, par SCHAEFFER. (*Arch. f. Gynaek.*, XXXVII, 2.) — *Un cas d'arrêt de développement des organes génitaux chez la femme*, par WARNEK. (*Zeitschr. für Geb. und Gyn.*, XVII, 2.) — *Kraurosis de la vulve*, par OHMANN-DUMESNIL. (*Monats. f. prakt. Dermat.*, X, 7.) — *Fibrome des petites lèvres*, par H.-L. COLLYER. (*Amer. journ. of obst.*, décembre.) — *Des prolapsus génitaux, variétés, pathogénie, traitement* par CHAPUT. (*Semaine méd.*, 8 janvier.)

Prostate. — *Choix des cathéters et instruments pour l'hypertrophie prostatique*, par HARRISSON. (*Brit. med. Journ.*, 17 mai.) — *Ischurie dans un cas d'hypertrophie de la prostate, cautérisation thermo-galvanique, guérison*, par ROTH. (*Boll. de cliniche*, janvier.) — *La prostate, son hypertrophie*, par GRIFFITHS. (*Journ. of anat.*, janvier.) — *Pathologie et traitement de l'hypertrophie prostatique*, par ROTH. (*Cagliari*, 1889.) — *De la prostatotomie et de la prostatectomie*, par VIONARD. (*Thèse de Paris*, 12 mars.) — *Prostatectomie hypogastrique*, par RAFFA. (*Sperimentale*, octobre 1889.) — *De la prostatectomie sus-pubienne*, par MC GILL. (*Int. Cent. f. Phys. u. Path. d. Harn. u. Sexualorg.*, nᵒ 5, 1889.)

Rein. — *De la fonction rénale*, par BERGERET-JEANNET. (*Thèse de Paris*, 12 juin.) — *De la néphrite pneumonique*, par CAUSSADE. (*Thèse de Paris*,

26 juillet.) — *Quelques considérations sur trois cas de néphrite*, par G. BASSI. (*Rivista clinica e terapeutica*, n° 6, p. 281.) — *Encéphalite et mal de Bright*, par VÉNE. (*Lyon méd.*, 1er juin.) — *Attitudes cataleptiques chez un brightique délirant*, par BRISSAUD et LAMY. (*Gaz. hebd. de méd.*, 3 août.) — *Cicatrices rénales brightiques et cicatrices expérimentales*, par BASSI. (*Soc. méd. chir. Modène*, 25 avril.) — *Traitement du mal de Bright chronique*, par SENATOR. (*Wiener med. Blätt.*, n° 18.) — *Traitement de la maladie de Bright chronique*, par LÉPINE. (*Semaine méd.*, 30 juillet.) — *Des reins palpables* (mobiles), par L. KUTTNER. (*Berlin. klin. Woch.*, 14 avril.) — *Sur un cas d'insuffisance rénale*, par LÉPINE. (*Lyon méd.*, 11 mai.) — *De l'insuffisance rénale et de son traitement*, par DUJARDIN-BEAUMETZ. (*Bull. méd.*, 28 mai.) — *De l'urémie et de l'état du cœur dans la néphrite compliquant le cancer de l'utérus*, par Mlle WARCHAVSKAIA. (*Thèse de Paris*, 16 juillet.) — *Symptômes et traitement du rein tuberculeux*, par GUILLAUD. (*Thèse de Lyon*, n° 523.) — *L'épithéliome rénal*, par LANCEREAUX. (*Union médicale*, 25 février.) — *Épithélioma du rein, infection, mort. Le ballottement et l'hématurie comme signes diagnostiques*, par J. ALBARRAN. (*Bull. Soc. anat.*, 21 février, p. 111.) — *Ganglion sus-claviculaire gauche dans un cas de cancer de la capsule surrénale avec propagation au canal thoracique et lymphangite pulmonaire généralisée*, par TROISIER. (*Soc. méd. des hôp.*, 28 mars.) — *Recherches expérimentales et critiques sur la toxicité de la substance des capsules surrénales*, par ALEZAIS et ARNAUD. (*Marseille méd.*, n°s 1, 2 et 4.) — *Rein unique*, par BIRMINGHAM. (*Dublin Journ. of med. sc.*, juillet.) — *La chirurgie des reins*, par THORNSTON. (In-8°, *Londres*.) — *Sur les plaies du rein*, par HERTZOG. (*Münch. med. Woch.*, 18 mars.) — *Greffe de l'uretère à la peau du flanc pratiqué chez une femme qui avait de l'anurie depuis plusieurs jours*, par LE DENTU. (*Rev. de chir.*, 1889, p. 932.) — *Rein flottant et néphorraphie*, par TERRILLON. (*Bull. gén. de thérap.*, 15 mai.) — *Des incisions du parenchyme rénal, leur réunion par première intention*, par TUFFIER. (*Gaz. hebd. de méd.*, 26 avril.) — *La capsule adipeuse du rein au point de vue chirurgical*, par TUFFIER. (*Rev. de chir.*, mai.) — *Calcul rénal, noyau formé par un corps étranger, pointe d'épingle*, par FRANKS. (*Brit. med. Journ.*, 5 juillet.) — *Fibrolipome de la capsule adipeuse du rein*, par EISELSBERG. (*Wiener klin. Woch.*, 5 juin.) — *Sur un cas de fibrolipome de la capsule cellulo-adipeuse du rein qui a nécessité la laparotomie et la néphrectomie*, par THIRIAR. (*Rev. de chir.*, 1889, p. 936.) — *Observations de néphrolithotomie*, par KEETLEY. (*Brit. med. Journ.*, p. 147, juillet.) — *De la réunion immédiate du rein dans la néphrolithotomie*, par LE DENTU. (*Rev. de chir.*, 1889, p. 935.)

Le Rédacteur en chef Gérant : Dr DELEFOSSE.

Paris. — Typ. Georges Chamerot, 19, rue des Saints-Pères. — 26591.

ANNALES DES MALADIES

DES

ORGANES GÉNITO-URINAIRES

Décembre 1890.

MÉMOIRES ORIGINAUX

Hôpital Necker. — M. le professeur Guyon.

CLINIQUE DES MALADIES DES VOIES URINAIRES

Du nombre des séances dans la lithotritie.

Leçon recueillie par M. ARNOULD
Interne du service.

Vous seriez sans doute surpris de semblable question, si les faits sur lesquels j'attire fréquemment votre attention ne vous en avaient fait comprendre la très légitime opportunité. La pratique démontre en effet, lorsqu'elle s'étend à un grand nombre de cas, que si dans la majorité, je dirai même dans la grande majorité, la lithotritie doit être faite en une seule fois, il en est où ni le broiement ni l'évacuation ne peuvent être sûrement complets et parachevés si l'on prend pour règle la pratique si justement recommandée par Bigelow.

Aucune objection ne peut être faite au **principe de l'évacuation immédiate et totale.** J'en suis pour **ma part le partisan** convaincu et je me constituerais son **défenseur ardent** s'il était mis en discussion. Mais s'il est **vrai que c'est grâce** à l'adoption de la séance unique que **la lithotritie a réalisé** les progrès qui l'ont mise hors pair, s'il est aujourd'hui certain que, quoi qu'il advienne, on ne pourra plus **tenter de la** remplacer par la taille, il est exact que l'unicité de la **séance** ne peut donner à tous les malades les garanties si **remarquables** qui en ont fait le succès.

Il n'est donc pas sans intérêt de rechercher, en **descendant** sur le terrain clinique, quelles sont les **conditions qui** obligent à déroger à ce principe et quelles **sont alors les** règles auxquelles il convient de se **conformer afin d'obtenir** et le broiement complet et l'évacuation **totale. Je dis le** broiement et l'évacuation car ce sont là les **deux nécessités** fondamentales de toute lithotritie. Mais l'acte **essentiel est** à coup sûr le broiement. C'est de la façon **dont il est conduit,** de son parfait achèvement, que dépend l'évacuation. Aujourd'hui comme autrefois je formule ma **pensée en** disant : L'évacuation c'est le broiement. Aussi n'ai-je **point** accepté la dénomination nouvelle de « litholapaxie ». **Elle** peut donner le change en faisant trop espérer de l'**aspiration** et ne plus assez compter sur le broiement. C'est **bien** la lithotritie que vous avez à faire et qu'il faut faire.

De toutes les conditions qui peuvent **rendre difficile ou** laborieux un broiement parfait, la principale est l'**état douloureux** de la vessie. A un certain degré et **dans certaines** conditions la sensibilité de la vessie peut être **une contre-**indication à l'emploi de la lithotritie, et j'ai **cherché à démontrer** que c'était celle dont les opérateurs **devaient le** plus tenir compte. C'est, bien entendu, de la **sensibilité** pathologique et non de la sensibilité normale **qu'il s'agit.** Or la sensibilité pathologique n'existe que **lorsqu'il y a** cystite ; l'inflammation vive, habituelle ou **prolongée de la** muqueuse vésicale en est le générateur.

Beaucoup de calculeux se présentent au chirurgien dans cette condition et ce sont en général des calculeux phosphatiques. Ce sont enfin presque toujours des prostatiques atteints de rétention complète et depuis plus ou moins longtemps soumis à l'usage de la sonde.

S'il est de règle que le calculeux urique qui n'a pas été sondé conserve une vessie aseptique et non enflammée malgré la présence de corps étrangers multiples, volumineux, durs, voire même irréguliers, il en est tout autrement chez les malades auxquels je fais allusion. Chez eux l'état aseptique ne saurait durer. Ils le conservent aussi longtemps qu'ils sont entre les mains du chirurgien, ils ont bientôt commis une infraction qui détermine la contamination de la vessie lorsqu'ils sont livrés à eux-mêmes.

Nous avons donc affaire à des sujets dont la vessie est irrégulière du fait des modifications consécutives à l'hypertrophie de la prostate et qui de plus est infectée. Aussi, aux irrégularités anatomiques définitivement acquises se joignent des modifications physiologiques; elles sont sous la dépendance des contractions irrégulières qu'entraîne la sensibilité pathologique. La cystite est en effet la conséquence forcée des contaminations dues au cathétérisme et, pour peu qu'elle ait d'intensité, elle devient la cause de déformations nouvelles, dont le degré et la durée sont en raison même de la sensibilité à laquelle elle a donné naissance. Contrairement aux modifications anatomiques, ces modifications physiologiques ne sont pas permanentes. Mais elles peuvent être portées à ce point que dans des vessies un peu vastes, comme le sont en général les vessies des prostatiques, elles arrivent à dissimuler ou à empêcher d'atteindre, non seulement des fragments ou de petits calculs, mais des pierres volumineuses.

Il m'est notamment arrivé chez un malade que j'opérais il y a trois ans dans ces conditions et qui après une séance prolongée avait fourni une quantité considérable de fragments, de retrouver à une seconde séance un calcul de

4 centimètres de diamètre que je n'avais pas senti. Je croyais en effet n'avoir plus à faire qu'une vérification et je fus conduit en réalité à une nouvelle lithotritic puis à une vérification qui fut négative. Le malade, qui est de ceux dont on peut espérer l'emploi régulier des soins nécessaires, est resté parfaitement guéri.

Ce qui m'a permis dans la seconde séance de rencontrer de suite, de broyer aisément en totalité un calcul qui m'avait échappé à la première, c'est que dans l'intervalle la cystite s'était grandement améliorée et que par cela même la sensibilité s'était en grande partie éteinte.

On ne saurait donc conclure de faits semblables, pas plus que des récidives cependant fréquentes dans ces cas et dont nous vous parlerons tout à l'heure, que la taille fournirait des résultats supérieurs à ceux de la lithotritie. Cette opération peut et doit dans ces cas, comme lorsqu'il s'agit de calculs uriques opérés dans des vessies saines, donner la guérison. Et lorsque l'on se rend compte des conditions dans lesquelles on l'obtient, l'hésitation serait difficile à comprendre, j'allais dire à admettre.

Examinez par exemple le vieillard auquel je viens de pratiquer devant vous une vérification. Vous me l'avez vu opérer samedi dernier, il y a trois jours ; dès le soir même il se levait et le lendemain aurait réclamé sa sortie si je n'avais exigé qu'il vînt aujourd'hui se soumettre à une vérification.

Les sujets dont nous nous occupons ont en effet une tolérance des plus remarquables pour les manœuvres intravésicales. La remarque n'est point nouvelle, mais il n'est pas inutile de la rappeler. Et, bien que les faits de cette nature soient connus de tous, je vous citerai un malade de 70 ans que je viens de traiter en dehors de l'hôpital et qui a subi en vingt jours sept séances qui n'ont pas plus apporté de trouble dans sa santé que les cathétérismes journaliers auxquels il est soumis depuis plusieurs années.

Si les conditions anatomiques et physiologiques qu'offre

la vessie de ces malades sont peu favorables à l'application
de la lithotritie rapide, les conditions d'accoutumance
toute particulière qu'ils présentent, favorisent par contre
la répétition des manœuvres. Il est donc naturel que l'on
soit conduit, en présence de semblables constatations, à formuler pour ces cas des règles particulières.

Au point de vue de la lithotritie je range, pour ma part,
les prostatiques atteints de rétention habituelle et dont la
vessie infectée offre une sensibilité prononcée, dans une
catégorie particulière. A mon avis, ces malades doivent être
soumis à plus d'une séance, sous peine d'être imparfaitement
guéris. Il est d'autant plus nécessaire de s'en référer pour
eux à une règle fixe et bien définie que l'on pourrait être
aisément trompé.

Chose fort remarquable, que tous les chirurgiens qui ont
fait des lithotrities à séances répétées ont observée et
que j'ai pour ma part bien souvent constatée et signalée, la
cystite s'améliore au fur et à mesure que la vessie est débarrassée de ses calculs. L'amélioration est le plus souvent
rapide et, sans être complète, peut tellement transformer la
situation que le malade se croit guéri et ne se fait pas faute
de le déclarer. Il reste bien un peu de trouble de l'urine,
mais cela est si peu de chose et il y est si habitué qu'il n'y
attache aucune importance. Si le chirurgien partage la
croyance de son malade, l'un et l'autre risquent fort de ne
pas tarder à bientôt se revoir et à reconnaître ensemble
qu'ils ont dû faire erreur.

Mais s'il faut accepter en règle que les malades dont nous
parlons ont besoin de plus d'une séance, il importe cependant de faire des catégories. Il suffit d'en établir trois pour
satisfaire aux besoins de la pratique.

Dans la première se rangent les malades dont la vessie,
bien qu'infectée et atteinte de cystite, est peu douloureuse
et peu déformée. Dans la seconde, ceux qui, tout en ayant
une vessie présentant ces conditions, ont des calculs très
volumineux ou très nombreux.

un nombre excessif de fragments, puisse laisser un

il n'est plus question de manœuvres nouvelles. C'(
broiement en deux actes mais en une seule séan(
seule modification à apporter dans les cas dont nou
occupons est la remise de la vérification à quelques
de date. Le motif qui nous amène à cette dérogat
notre pratique ordinaire est la nécessité de laisser la
se reposer assez complètement pour qu'elle puisse se
sans la moindre résistance à des manœuvres bien dé
tratives. On peut donc à la rigueur accepter que ce
lades sont guéris en une séance. Cela est d'autan
admissible que la seconde est souvent négative.

Il n'en est plus de même pour les sujets de la tro
catégorie et il n'en est pas toujours ainsi pour ceu:
nous venons de parler.

De nouvelles séances s'imposent en effet toutes l
que l'on a trouvé des fragments avec le lithotriteur,
en a extrait avec l'aspirateur. La lithotritic me
urait sans un grand préjudice oublier l'un de
les plus tutélaires de la lithotritie ancienne.
s que les recherches ne devaient prendre fi
que l'on était arrivé à une séance blanche, c'est-

...ise en action de manœuvres facilement et régulière-
...it exécutées, mais restées totalement infructueuses.
...iviale, qui a tant fait pour la lithotritie, y a particulièrement insisté; ce n'était qu'à ce prix que les opérés étaient
déclarés guéris.

Il n'est pas besoin d'insister pour faire apprécier l'importance de ce précepte. Mais il est aisé de comprendre qu'avec
le *modus faciendi* actuel il ait pu être un peu perdu de vue.
Aussi bien cependant, au cours de la vérification immédiate
qui termine une lithotritie en une séance, que dans les
vérifications ultérieures, il importe que nous l'acceptions
pour guide. Ce n'est que lorsque le contrôle s'ajoute au
contrôle que toute chose importante peut être menée sûrement à bien.

C'est pour cela que toutes les fois qu'une perquisition
minutieuse et méthodique peut être contrariée par le mauvais vouloir de la vessie, la nécessité d'une séance ultérieure
doit être acceptée. Et c'est parce qu'il en est sûrement et
infailliblement ainsi chez les sujets de notre troisième catégorie que je suis arrivé à poser en règle la répétition obligatoire des séances.

Ce n'est pas seulement l'observation de ce qui se passe
pendant la première séance qui amène à cette conviction.
Pour peu qu'on se rende un compte exact de ce qui advient
les jours suivants, on comprend aisément qu'on ne puisse
s'en référer à une autre ligne de conduite.

L'évacuation dans ces cas est en effet *successive*. J'emploie bien souvent cette expression, qui rend compte de
faits qui méritent d'être qualifiés pour ne pas passer inaperçus.

Quel que soit le soin que l'on ait pris pendant l'évacuation
faite au cours de la séance, quelles que soient l'abondance
des lavages, la répétition et la minutie méthodique de l'aspiration et la beauté de la récolte, on est surpris de voir
s'échapper chaque jour de nouveaux fragments. Devenue
en quelque sorte avare, la vessie, nouvel Achéron, ne

lâche qu'à regret sa proie. De ses lacunes, de ses plis, les fragments ne se détachent que graduellement. Et l'on peut ainsi voir expulser de grandes quantités de débris que l'on avait été impuissant à extraire.

On se ferait illusion si l'on pensait que l'aspiration a entièrement résolu le problème de l'évacuation totale. L'affirmation est cependant permise, mais à certaines conditions. Il faut que les manœuvres aient été méthodiques et que la vessie se soit laissé déplisser. Les expériences nous ont démontré, lorsque nous les avons poursuivies in vitro avec M. Desnos, que la sphère de l'action aspiratrice est limitée à un rayon assez court. Elle ne s'exerce que dans quelques centimètres. Croire qu'il suffise de se placer au centre de la vessie et d'y faire appel aux fragments est une erreur. Il est nécessaire, et tous les jours j'en donne la démonstration au cours des séances, de conduire l'extrémité du tube évacuateur dans toutes les régions de la vessie; de le placer là où on a broyé. C'est une des raisons qui doivent faire préférer les tubes coudés de la forme des lithotriteurs; on peut avec ces instruments atteindre aisément les différents points qu'il importe de minutieusement explorer, ce à quoi l'on ne parvient que fort imparfaitement avec un tube droit.

La vérification avec l'aspirateur est de trop grande importance pour que je n'aie pas cru devoir brièvement indiquer les conditions qui assurent le succès des manœuvres qu'il nous permet d'exécuter. Et c'est parce que la régularité de ces manœuvres peut être rendue illusoire par une vessie qui ne se laisse pas complètement ouvrir, qui empêche par ses contractions irrégulières l'aspiration des fragments, comme elle peut empêcher leur broiement complet, que j'insiste sur la nécessité de la répétition des séances. Grâce à elles, us le voyez chaque jour, les difficultés du début s'amnissent, les causes qui pouvaient amener à l'échec d'une ération incomplète disparaissent.

C'est si bien par l'atténuation de la sensibilité que chaque

nissent les difficultés qui pouvaient rendre incomplète
l'évacuation et le broiement, qu'il devient facile dans les
séances ultérieures d'agir sans anesthésie alors qu'il eût été
impossible de manœuvrer tout d'abord sans le secours de
la chloroformisation la plus complète.

Le chloroforme est, tout le démontre, une garantie pour
l'opérateur et pour le malade. Sans lui la lithotritie rapide
serait restée impossible, et cela eût été regrettable. Vous
savez les résultats que l'on en peut espérer, puisque dans
notre dernière leçon je vous montrais que toutes les
lithotrities (je ne parle pas des séances, mais des sujets)
pratiquées l'an dernier dans nos salles avaient été suivies de
guérisons. Et ce n'est pas seulement la léthalité qui est
devenue presque nulle, la morbidité, elle aussi, a été pour
ainsi dire supprimée depuis que nous soumettons nos malades aux séances prolongées. Mais si le chloroforme est
indispensable pour ce genre d'intervention, on peut aisément s'en passer pour les séances répétées. Il faut cependant reconnaître que les malades en ont si bien apprécié
les bienfaits qu'ils le réclament et que nous le leur refusons
rarement.

Mais lorsqu'il s'agit de séances complémentaires j'ai pris
l'habitude de le faire administrer sans dépasser la première
période. Je chloroformise comme les accoucheurs, et nous
voyons un malade, avec lequel nous avons causé pendant les
manœuvres, qui a pu même donner des signes de souffrance,
ne pas avoir la notion de ce qui vient de se passer. J'en
suis arrivé à préférer ce « chloroforme à la reine » à la
cocaïne.

Injectée même à hautes doses (j'ai souvent employé
50 grammes de solution au 20ᵉ) la cocaïne ne donne pas de
résultats certains; elle peut de plus déterminer des accidents. Aussi, après en avoir abaissé les doses, ai-je renoncé
à son usage pour la lithotritic. Il est d'ailleurs difficile
d'apprécier son action puisque, ainsi que je viens de le
faire remarquer, la sensibilité vésicale s'est à l'avance atté-

nuée jusqu'à disparaître avec l'amélioration de la cystite.

Quoi qu'il en soit, je crois vous l'avoir démontré, il est des calculeux qui ne peuvent être entièrement débarrassés en une séance et l'on ferait une erreur de pratique en se comportant à leur égard comme on peut si heureusement le faire pour ceux qui offrent les conditions voulues pour assurer les succès si brillants de la lithotritie rapide. Il serait permis de dire, si l'on ne s'attachait à faire la sélection des cas, comme il faut toujours le faire en clinique, que la lithotritie en une séance deviendrait fatalement une cause puissante de récidives. Avec elle comme avec beaucoup d'autres opérations pratiquées à l'heure actuelle sur une beaucoup trop grande échelle, on aurait des succès opératoires mais peu de succès thérapeutiques.

Pour obtenir ces succès thérapeutiques dans les cas dont nous nous occupons, c'est-à-dire pour ne pas aboutir à la récidive plus ou moins prochaine, il ne suffit même pas d'avoir opéré dans les conditions que nous venons d'indiquer.

Il ne faut pas oublier que c'est l'état de la vessie qui est chez les calculeux phosphatiques la cause de la production des calculs, c'est sous son influence que les urines se modifient dans leur composition et leur réaction et que les sels phosphatiques, mélangés aux sécrétions, forment les agglomérats qui deviennent le noyau des calculs. Traiter complètement la cystite à la suite de la lithotritie est donc chose indispensable. On y arrive et souvent assez rapidement; l'extraction des calculs peut même presque suffire dans un assez bon nombre de cas. Mais on n'aura rien fait si l'on ne maintient pas la vessie aseptique et, ainsi que je vous le disais, il y a un instant, rien n'est plus difficile à obtenir de la majorité des malades que l'ensemble des précautions nécessaires pour arriver à ce résultat.

Cela est cependant faisable. Les précautions à prendre sont en définitive simples, car il n'est pas nécessaire d'arriver à une stérilisation absolue du milieu vésical. Aussi ai-je plusieurs malades qui, après avoir été récidivistes, ont complètement cessé de l'être depuis plusieurs années. Ce que je leur recommande spécialement, c'est de maintenir leur urine à l'état acide. Pour y parvenir les médications sont certainement utiles. Les balsamiques, les tisanes de lavage, les eaux minérales de même nature et certaines précautions de régime, telles que l'abstention de mets épicés, d'asperges, de bière, de liqueurs, sont fort utiles. Mais c'est surtout au bon entretien de la vessie qu'il faut veiller.

Des sondages avec un instrument bien lavé au sublimé à 1 p. 100 et à l'acide borique à 4 p. 100, soigneusement enveloppé dans de la gaze phéniquée empaquetée dans un makintosh, graissé à l'huile phéniquée à 1/15 ou à la vaseline salolée à 1/5, des lavages bien faits et répétés deux fois par jour avec l'acide borique à 4 p. 100 sont avant tout nécessaires. Pour peu que les urines se troublent ou que leur acidité s'affaiblisse, on a recours en outre aux lavages au nitrate d'argent 1/500, répétés tous les deux jours et même plus souvent jusqu'à clarification des urines et retour à l'acidité. Enfin, si de bons résultats ne sont pas obtenus, il faut recommander de grands lavages avec aspiration.

Il est des cas où cette dernière précaution est indispensable. Quelques calculeux phosphatiques font de la gravelle rénale et ne peuvent, lorsque leurs graviers descendent dans la vessie, en obtenir l'expulsion. Ils ne sont le plus souvent avertis ni par une colique néphrétique ni par des douleurs vésicales. Le trouble des urines est encore l'indice le plus significatif. Une aspiration peut en pareil cas être véritablement préservatrice. Un de mes anciens élèves, M. Guiard, a pu ainsi éviter toute récidive depuis trois ans à un malade que j'avais dû lithotritier trois fois antérieurement. Il lui arrive fréquemment d'extraire ainsi de petits graviers. Ces manœuvres sont si faciles et si simples que le malade reprend le jour même toutes ses habitudes.

Je ne puis trop insister, car on ne fait qu'exprimer la vérité en disant que la récidive est inévitable en dehors de ces conditions. Et ce n'est pas seulement à la suite de la lithotritic, c'est tout aussi bien après la taille. J'en ai eu plusieurs exemples, entre autres celui d'un de mes confrères que j'ai taillé deux fois en six mois et qui, à la seconde taille, avait tout autant de calculs qu'à la première. La rapidité de la néoformation peut en effet être extrême si le milieu vésical n'est pas modifié.

J'ai prié M. Arnould, l'un de mes externes, de relever au point de vue des récidives un certain nombre de mes opérations. Sur 392 opérés de ces dernières années, il y en a eu 76 qui avaient été lithotritiés antérieurement. Sur ces 76, 49 avaient la vessie malade et étaient à peu près tous phosphatiques (46). Chez les phosphatiques le délai de récidive ne dépasse guère un an, il en est qui reviennent après six, huit ou neuf mois; quelques-uns atteignent cependant deux ou trois ans. Chez les calculeux uriques à vessie saine où nous trouvons 27 cas, nous avons au contraire une très longue échéance. Le délai minimum est de trois ans, la généralité atteint quatre, cinq et six ans, quelques-uns huit et neuf ans. Je pourrais ajouter à ces chiffres nombre de malades que j'ai opérés depuis un temps plus long encore et que je revois indemnes. Mais le contraste est assez frappant pour établir l'influence prépondérante de l'état de la vessie. Sans étudier aujourd'hui la question de la récidive, nous pouvons dire qu'il en est une qui reconnaît des causes locales et l'autre des causes générales. A l'une le traitement chirurgical, à l'autre le traitement médical, le traitement de la diathèse urique, contre lequel nous avons d'autant plus d'action que nous savons convaincre nos patients de l'importance prépondérante de la sobriété.

Le traitement chirurgical ou local n'est autre que celui dont je viens de vous exposer les grandes lignes. Il a une importance non seulement curatrice mais préventive. Il n'est pas douteux que la lithotritic, faite avec toutes les précautions nécessaires pour en assurer l'asepsie, peut beau-

coup influer sur les récidives. Non seulement chez les calculeux à vessie malade, mais chez ceux qui se confient à
nous avec une vessie saine. Aussi ai-je l'intention de consacrer un de nos prochains entretiens à l'étude des conditions
qui permettent d'obtenir une asepsie réelle pendant les
diverses manœuvres qu'exige la lithotritic. L'observance
de ces règles ne sert pas seulement à assurer le succès opératoire, elle contribue à obtenir le résultat thérapeutique.

REVUE CLINIQUE

Néphrite aiguë du rein droit et prostatite aiguë sup-purée, provoquées par des séances de cathété-risme métallique non aseptique,

Par M. le Dr Dubuc
Ancien interne des hôpitaux.

Les recherches bactériologiques, relatives à l'appareil
uninaire, quoique encore incomplètes, ont déjà répandu
beaucoup de clarté sur la genèse des accidents graves qu'on
observe parfois à la suite de l'intervention chirurgicale dans
les affections de cet appareil et dont l'explication jusqu'ici,
il faut le reconnaître, n'avait guère été satisfaisante. Elles
ont démontré qu'il fallait les attribuer à certains microbes
pathogènes agissant directement ou rendus nuisibles par
leurs produits de sécrétion.

Il en est résulté pour le chirurgien l'obligation de ne
passer à l'action qu'après s'être assuré que ses instruments
sont rigoureusement aseptiques. C'est à l'inobservance de
cette règle de conduite qu'il m'a semblé devoir attribuer les

accidents sérieux de néphrite aiguë et de prostatite suppurée, survenus consécutivement au cathétérisme, dans l'observation qu'on va lire.

Le malade âgé de 39 ans, un peu pâle, doué d'embonpoint, marié, sans enfants, avait eu une blennorrhagie à
l'âge de 24 ans et plus tard une fluxion de poitrine.

Préoccupé plus que de raison de troubles sans gravité
qu'il ressentait du côté de l'appareil génito-urinaire : cuis-
sons peu accentuées vers le col vésical, déformation insignifiante du jet de l'urine sans diminution de son calibre
ni difficulté de l'émission, rapidité trop grande de l'éjacula-
tion qui se produisait avant que l'intromission fût complète, il s'en va consulter un confrère qui diagnostique un
rétrécissement de l'urèthre et entreprend une série de
séances de dilatation avec les cathéters Béniqué.

En huit séances, on arrive ainsi du n° 37 (17 filière-
Charrière) au n° 50 (25 filière Charrière).

J'ai acquis ultérieurement la certitude qu'il n'y avait pas
en réalité de rétrécissement ; c'était sans doute un état spasmodique de la région membraneuse qui avait donné lieu à
l'erreur de diagnostic.

Quoi qu'il en soit, la dernière séance de dilatation ayant
eu lieu le 29 septembre (1888), le malade ressent le lendemain de la courbature qu'il attribue à un refroidissement;
cet état persiste le 1er octobre.

Le 2 octobre, il est pris d'un frisson bien caractérisé,
suivi d'une chaleur intense, sans transpiration appréciable.
il accuse en même temps de la douleur dans la région du
rein droit.

M. Schwartz, qui, je n'ai pas besoin de le dire, était resté
étranger à la première partie du traitement, est alors appelé
auprès de lui. Ayant reconnu l'existence d'une néphrite du
rein droit, il fait appliquer des ventouses scarifiées sur la
région lombaire droite, puis de larges cataplasmes, après
onction préalable avec un liniment chloroformé; il prescrit
du sulfate de quinine à l'intérieur.

Notre distingué confrère ayant été obligé de s'absenter pour un voyage à l'étranger, je suis mandé à mon tour auprès du patient quelques jours après son départ; je le vois pour la première fois le 9 octobre 1888.

Il n'a pas quitté le lit depuis son frisson du début.

Il se plaint à moi d'une grande difficulté à uriner; il a la sensation d'un obstacle au col de la vessie; il a uriné vingt fois environ dans les dernières vingt-quatre heures, rendant une assez petite quantité d'urine à chaque fois; on en a conservé un demi-litre environ, ce qui me permet de constater qu'elle est limpide.

Il existe, en outre, une sensation très pénible de pesanteur à l'anus avec irradiation douloureuse vers la fesse droite; la position assise ne peut être conservée à cause de l'accroissement de la douleur que je viens de signaler. La température est de 39°,4, pouls 68.

Inappétence; l'alimentation consiste en lait et potages. Le toucher rectal est très douloureux; le sphincter est serré. La prostate présente une augmentation de volume considérable; elle atteint la grosseur d'une orange; elle est globuleuse, tendue; la pression y détermine une vive douleur; je n'y sens pas de fluctuation; je ne perçois pas non plus de battements artériels à sa surface. Elle est manifestement le siège d'une inflammation phlegmoneuse.

Voulant m'assurer de la façon dont la vessie se vide, j'y introduis une sonde-béquille en gomme n° 14 qui ramène seulement trois cuillerées à bouche environ d'urine limpide. Je constate qu'il n'existe pas de rétrécissement; la sonde n'a été arrêtée un instant que dans la région prostatique.

Je prescris des cataplasmes laudanisés sur le bas-ventre et sur le périnée, des suppositoires morphinés et belladonés, du sulfate de quinine à l'intérieur.

Je ne crois pas nécessaire de relater dans leur détail les phénomènes qui se sont produits les jours suivants, et qui, d'ailleurs, n'ont pas sensiblement différé de ceux que je viens d'énumérer.

Le 12 octobre, ayant constaté que la vessie se vide mal, j'introduis de nouveau la sonde-béquille après que le malade vient d'uriner; je retire 400 grammes d'urine limpide, d'une couleur rouge vif.

Le doigt introduit dans le rectum y perçoit nettement une élévation de la température; la prostate reste volumineuse, tendue, douloureuse à la pression; il me semble qu'à droite le phlegmon a de la tendance à franchir les limites de la loge prostatique; du reste, le malade accuse des irradiations douloureuses de plus en plus accentuées vers la fesse droite. On sent à la surface du lobe droit des points où la résistance à la pression est moindre.

Dans la matinée, la température est de 37°, pouls 84; le soir, il existe de la fièvre, et, vers la fin de la nuit, il se produit un peu de transpiration.

La nuit du 12 au 13 octobre a été particulièrement mauvaise, sans sommeil, malgré l'usage du chloral. L'émission de l'urine n'a pu se faire qu'au prix d'efforts considérables.

Le 13, le malade étant placé en travers, le siège sur le bord de son lit, dans la position de la taille, je sens vers la partie inférieure du lobe droit de la prostate une surface nettement ramollie, au-dessus de laquelle je perçois les battements d'un rameau artériel transversalement dirigé. La pulpe de mon indicateur gauche étant en contact avec la surface ramollie, je glisse le long de la face palmaire un bistouri de Blandin à lame protégée. Lorsqu'il a atteint l'extrémité du doigt, je dégage 2 centimètres de la lame et je l'enfonce dans le point ramolli. Immédiatement du pus brunâtre assez bien lié s'écoule au dehors, le long de mon doigt; je presse sur le lobe prostatique pour vider entièrement la cavité de l'abcès. La quantité totale du pus peut être évaluée à une cuillerée à bouche; l'écoulement sanguin est insignifiant.

Le malade, qui accuse un soulagement immédiat, est replacé dans son lit. Continuer les cataplasmes.

Le soir, il y a diminution notable de la douleur sur le

fondement et cessation de l'irradiation douloureuse vers la fesse droite.

La difficulté à uriner ayant persisté, je pratique le cathétérisme avec une sonde à béquille de gomme et retire 500 grammes environ d'urine rouge orangé.

Le doigt introduit dans le rectum revient chargé de pus, après pression sur le lobe droit de la prostate. Pouls 90, température 37°,4.

Les jours suivants la gêne sur le rectum diminue progressivement.

A partir du 16 octobre, le malade n'a plus besoin d'être sondé.

L'abcès prostatique semble cicatrisé, le doigt introduit dans le rectum ne ramène plus aucune trace de pus, après avoir comprimé le lobe droit.

L'organe pourtant reste encore augmenté notablement de volume ; je fais administrer matin et soir un grand lavement d'eau à la température de 45° centigrades dans le but de hâter la résolution de l'engorgement inflammatoire ; le malade commence à pouvoir prendre dans son lit la position assise, quoiqu'elle lui semble encore gênante ; température 36°.

Il convient de signaler que, malgré l'amélioration progressive de l'inflammation prostatique, malgré le peu d'élévation de la température, constaté le matin, l'état général est loin d'être satisfaisant. Les nuits se passent sans sommeil, au milieu d'une très grande agitation.

C'est qu'en effet l'inflammation rénale, masquée, mais non éteinte pendant l'évolution du phlegmon prostatique, redevient à son tour prédominante.

L'urine limpide fournit un précipité albumineux peu considérable, mais très net. L'analyse pratiquée le 29 octobre par M. Dalmon révèle que le poids de l'albumine est de 37 centigrammes par litre ; il y a seulement 12^{gr},5 d'urée ; le microscope ne fait voir qu'un nombre insignifiant de leucocytes.

Le malade accuse de la douleur au niveau de la région lombaire droite, douleur qui avait déjà existé au début des accidents; il m'est impossible de constater l'augmentation de volume du rein correspondant, ce qui n'a rien de surprenant, étant donné l'état d'embonpoint très prononcé.

Je fais appliquer sur la région douloureuse des ventouses sèches qui seront renouvelées.

L'alimentation consiste en lait; tisane de stigmates de maïs; petites doses de bromhydrate de quinine.

A la fin d'octobre, l'état reste médiocre, bien qu'il n'existe pas de fièvre; l'appétit fait toujours défaut; le lait constitne la base de l'alimentation; le malade y ajoute, sur mon conseil, un peu de champagne coupé d'eau d'Evian, dans le but de combattre l'état nauséeux dont il se plaint.

Le précipité albumineux est devenu insignifiant.

La prostate a diminué progressivement de volume; elle n'est plus, depuis longtemps déjà, le siège d'aucune douleur; l'émission de l'urine se fait avec la plus grande facilité.

Le 3 novembre je trouve le malade avec une température de 38°,2, pouls 96.

Il me raconte que, depuis trois jours, il a été pris de lièvre, principalement dans la soirée; il avait auparavant fait deux jours de suite une courte sortie, en dehors de son domicile.

Il accuse un point douloureux au niveau de la pointe de l'omoplate gauche et, en cet endroit, j'entends quelques râles sous-crépitants qui cèdent, ainsi que la douleur, à une application de ventouses sèches.

Il accuse en outre de la douleur de la région lombaire droite et du flanc droit; la palpation abdominale me révèle la présence d'une masse dure, douloureuse à la pression, fuyant sous la main, au-dessous du rebord costal droit, dont elle est séparée par un zone de sonorité.

En plaçant la main droite sous la région lombaire correspondante et en imprimant avec le médius un mouvement brusque de refoulement, la main gauche placée en avant perçoit une sensation de choc très net (ballottement de Guyon) : j'en conclus que la masse est constituée par le rein droit augmenté de volume et porté en avant. Je fais appliquer de nombreuses ventouses sèches sur tout le flanc, suivies d'un large cataplasme laudanisé ; 50 centigrammes de bromhydrate de quinine en deux doses.

L'urine, de couleur foncée, fournit un léger précipité albumineux.

Du 3 au 7 novembre, l'état demeure tel que je viens de l'indiquer, la fièvre se manifestant particulièrement le soir, durant toute la nuit, accompagnée de transpiration et de sensation d'étouffement.

Le 7 novembre, le docteur Schwartz, rentré de son voyage, voit le malade avec moi ; nous trouvons le matin température 37°,2, la veille au soir le thermomètre marquait 38°,9. La nuit a été agitée, sans sommeil, avec transpiration abondante.

Je ne rencontre pas, au-dessous du rebord costal droit, la masse dure constituée par le rein, que j'avais constatée trois jours auparavant. Le malade accuse toujours de la sensibilité rénale droite.

Nous examinons la prostate qui est tout à fait diminuée de volume ; les contours n'en sont plus nets, ce qui n'a rien de surprenant, puisqu'il a existé de la périprostatite pendant la période inflammatoire.

Nous en concluons qu'il persiste de la néphrite à droite et rien autre chose.

A partir de cette date, le malade a été suivi par M. Schwartz ; la guérison a été lente à obtenir, puisque, à la fin de décembre, il commençait à peine à sortir de sa chambre.

Il m'a fait sa première visite le 24 janvier 1889 ; il était alors entièrement rétabli.

Ayant eu la curiosité d'examiner la prostate, je l'ai trouvée très petite, atrophiée. On sentait pourtant que le lobe droit était un peu plus gros que le gauche.

Le rapport de causalité entre la dernière séance de cathétérisme métallique et l'apparition des accidents que j'ai signalés dans le cours de l'observation ne saurait, suivant
moi, laisser place au moindre doute.

On doit admettre que le cathéter a transporté dans
l'urèthre et dans la vessie l'agent pathogène, qui devait être,
dans le cas présent, la bactérie infectieuse décrite par Clado,
Albarran et Hallé.

Cette bactérie semble avoir laissé la vessie à peu près
indemne pour remonter d'emblée jusqu'au rein droit par
l'intermédiaire de l'uretère correspondant; son action sur
la prostate, pour n'avoir pas été constatée tout d'abord, n'en
a pas moins dû exister simultanément. Le docteur Schwartz,
qui avait été appelé dès le début des accidents, avait diagnostiqué une néphrite du rein droit; c'est qu'en effet à ce
moment-là l'inflammation prostatique ne se révélait encore
par aucun trouble significatif. Lorsque j'ai vu le malade, au
contraire, les symptômes prostatiques étaient tellement prédominants qu'eux seuls ont tout d'abord attiré mon attention.

Ce n'a été qu'après l'ouverture et la guérison de l'abcès
prostatique qu'il m'a fallu reconnaître, en raison des caractères présentés par les phénomènes tant généraux que locaux, que l'inflammation rénale poursuivait sa marche. Sa
persistance a été la véritable cause de cette longue durée
de trois mois qu'ont mis les accidents à évoluer.

Un double enseignement ressort de ce fait : c'est que
d'une part, on ne doit pas se contenter d'un diagnostic par
à peu près; ici, en effet, il n'existait pas trace d'un rétrécissement véritable, de sorte que les séances de cathétérisme
et leurs conséquences funestes auraient pu être évitées.

D'autre part, lorsqu'une intervention directe et reconnue nécessaire, on doit se servir d'instruments rendus au
préalable aseptiques, chose aisée lorsqu'il s'agit, comme
dans le cas présent, de cathéters métalliques, qu'il a
suffi de soumettre au flambage, immédiatement avant
leur emploi.

REVUE CRITIQUE

M. Baseil. — *De l'hématome du scrotum (hématocèle parié-tale des auteurs.* (Thèse de Nancy, 1890.)

Cette thèse, sur un sujet peu connu ou plutôt peu étudié, a été faite d'après les inspirations de M. le professeur Heydenreich. Très intéressante aussi bien par le texte que par les nombreuses figures originales qu'elle contient, elle mérite d'être lue avec attention.

Je me contenterai de citer les conclusions de l'auteur, conclusions qui résument d'ailleurs parfaitement les idées soutenues dans ce travail.

L'hématome du scrotum est une affection qui, malgré sa fréquence, n'avait pas encore attiré spécialement l'attention des chirurgiens.

Il consiste dans un épanchement plus ou moins considérable de sang qui se fait, en dehors de la cavité vaginale, dans le tissu cellulaire des bassins, soit entre la vaginale et la fibreuse (partie inférieure du cordon : hématome périvaginal), soit dans la cloison, soit dans le tissu cellulaire sous-dartoïque (entre la peau et la fibreuse). Cette dernière forme est de beaucoup la plus fréquente et se localise probablement dans une cavité séreuse virtuelle qui se trouve dans le tissu cellulaire sous-dartoïque.

Le sang se trouvera, soit à l'état diffus, soit à l'état collecté.

La cause la plus ordinaire se rencontre dans le traumatisme des bourses.

Les symptômes de l'hématome du scrotum sont de la

cadrement du méat urinaire; 3° l'hymen. Si l'on examine
avec attention le méat urinaire d'une petite fille ou d'une
jeune fille vierge, en attirant en bas l'hymen, on voit très
nettement le prolongement supérieur de cette membrane
entourer l'orifice externe de l'urèthre par un véritable anneau qui forme la boucle supérieure, très réduite, d'un
8 de chiffre dont l'hymen figurerait l'énorme boucle inférieure. Ce 8 est surmonté par une mince bandelette verticale, la bride masculine, qui part du méat et se perd dans le
tiers supérieur du vestibule. On peut dire qu'il existe chez
la femme un hymen uréthral, qui peut, comme l'hymen vaginal, donner lieu à l'imperforation du méat urinaire et
offrir exceptionnellement, comme ce dernier, une structure
érectile. L'auteur pense que les considérations précédentes
peuvent jeter un certain jour sur la pathogénie des tumeurs
vasculaires du méat urinaire : l'anatomie pathologique
semble démontrer qu'il y a là simplement apparition anormale du tissu érectile dans une région qui est destinée à son
développement chez l'homme, mais qui, chez la femme, en
est dépourvu. Les efforts de la miction contribuent, sans
doute, à la pédiculisation des tumeurs. Le traitement le
plus simple de ces tumeurs consiste dans leur excision suivie de cautérisation au thermo-cautère, après badigeonnage
à la cocaïne. En cas d'hémorrhagie, on s'en rendrait facilement maître par une suture au catgut.

Un article très intéressant à consulter est relatif aux malformations des organes génitaux. M. le docteur Pozzi y
développe les idées personnelles qu'il a déjà émises sur
ce sujet dans des travaux antérieurs. Il regarde comme
capitale, pour l'intelligence des malformations, la distinction qu'il a établie entre le vagin mullérien et son antichambre vestibulaire.

Ce chapitre est suivi d'un autre très important sur l'her-
maphrodisme. La presse médicale a fait un accueil très
sympathique à ce livre qui a entre autres qualités le grand
mérite d'être français; car depuis déjà quelques années les

principaux ouvrages de gynécologie parce en France étaient des traductions de livres publiés à l'étranger.

Bocquillon-Limousin, pharmacien. — *Formulaire des médicaments nouveaux*. (J.-B. Baillière, 1891.)

Ce petit livre réunit et étudie, avec toutes les indications pratiques qu'elles comportent, les acquisitions modernes de la thérapeutique. J'en extrairai ce qui est relatif aux voies urinaires, et d'un usage non constant.

L'*actinomeris hélianthoïdes* est employé contre la cystite chronique et les calculs à la dose de 8 grammes par litre en infusion, 500 grammes par jour ; à la dose de 4 à 6 grammes dans les vingt-quatre heures, sous forme de teinture éthérée.

L'*anémone pulsatilla* atténue les douleurs dans l'orchite blennorrhagique, à la dose de 2 gouttes toutes les deux heures.

Ballota suaveolens. — Contre la gravelle. On le mélange avec du citron et du miel.

Baume de Gurjun. — Contre les sécrétions purulentes de la vessie. — Doses de 2 à 4 grammes. Capsules, bols.

Bétol, préconisé contre la cystite, le catarrhe vésical. — Dose de 30 à 40 centigrammes.

Canutillo. — Est prescrit avec succès contre la blennorrhagie. Doses : extrait fluide, 10 grammes par jour pendant trois jours.

Jacaranda lancifoliata. — Employé contre les catarrhes purulents des organes génito-urinaires sans causer jamais d'effet nuisible. Il diminue considérablement les douleurs et arrête l'écoulement de la blennorrhagie : dans le cas d'écoulement persistant, on fait usage avec succès de l'extrait fluide en injections. Doses : à l'intérieur, extrait fluide, de 20 à 30 gouttes par jour. En injections : 10 gouttes d'extrait fluide pour 30 grammes d'eau.

Lycopodium clavatum. — Possède une action spéciale sur les voies urinaires, combat efficacement la rétention spasmodique d'urine chez les enfants et le catarrhe de la

adultes. — Doses : à l'intérieur, teinture un
⁚e de 10 à 60 gouttes, 2 à 3 fois par jour.

neus. — Employé dans les affections
⁚t contre la pierre et la cystite cal-
⁚s en infusion par litre d'eau.

⁚réparé avec l'extrait aqueux
⁚e l'eau distillée, 20 grammes
⁚ntigrammes d'extrait.

⁚emède populaire au Brésil contre la
⁚ préparée avec 20 centigrammes de
⁚mmes d'eau pour une dose ; — en prendre

Dʳ DELEFOSSE.

Faits récents de néphrectomie.

M. KOLACZEK a fait une communication sur la néphrectomie pour pyonéphrose à une société silésienne, et la
Deutsche med. Wochenschrift vient de la publier *in extenso.*

La statistique de Gross montrait qu'en 1885 la mortalité
de la néphrectomie était de 44 p. 100, d'après un relevé de
233 cas, et les autopsies prouvaient que ce chiffre élevé
tenait surtout à l'état de l'autre rein, souvent malade ou
absent sans que le chirurgien s'en doutât, ou bien ce rein
paraissait sain à l'œil nu, mais Fränkel a insisté sur des
lésions dégénératives que le microscope révélait dans l'épithélium. On a d'abord pensé que c'était là une conséquence
d'une action délétère des substances antiseptiques, mais
Israël, Schede, ont fait voir que l'on peut en observer autant
après une néphrectomie simplement aseptique et dès ors
il semble probable qu'il s'agit de modifications cellulaires
dues à des troubles circulatoires. Enfin, dans d'autres circonstances, le malade succombe à une anurie qu'aucune

lésion rénale n'explique et qui semble bien due à un réflexe vaso-constricteur.

D'autre part, dans la statistique de Gross, la mortalité s'élevait à 61, 7 p. 100 quand on s'attaquait aux tumeurs. C'est qu'on intervenait pour des néoplasmes devenus inopérables, on a ainsi restreint peu à peu les indications de la néphrectomie pour tumeurs. De même, d'ailleurs, pour les pyonéphroses. Depuis que Küster a publié 8 succès fournis par la néphrotomie dans 14 cas, on s'est de plus en plus rallié à la pratique de la néphrectomie secondaire, réservée aux cas ou après la néphrotomie persiste une fistule intarissable. Cette doctrine est nettement celle de Guyon, qui espère même qu'on en viendra de moins en moins à cette néphrectomie secondaire. La néphrotomie est d'autant plus indiquée dans ces cas que, malgré les essais de Pawlik par le cathétérisme des uretères chez la femme, d'A. Iversen par l'examen direct des uretères après taille hypogastrique, le diagnostic de l'état de l'autre rein reste toujours des plus aléatoires.

Grâce à cette prudence croissante dans les indications, la mortalité de la néphrectomie a considérablement diminué : elle est de 28 p. 100 sur 167 cas publiés depuis le mémoire de Gross, y compris les deux personnels à M. Kolaczek.

Voici le résumé de ces deux observations : c'est d'abord celle d'une jeune servante de 21 ans, dont la pyonéphrose résultait d'une blennorrhagie. Le 2 juin 1887 elle subit avec succès la néphrotomie et en retira une amélioration considérable des phénomènes fébriles et dysuriques. Mais une fistule persista, causant quelques accidents de rétention, en sorte que, le 18 juillet 1888, on en vint à la néphrectomie lombaire, dont les suites furent heureuses.

L'autre fait concerne un homme de 51 ans, chez qui les accidents étaient d'origine calculeuse. La première atteinte de lithiase avait à peu près vingt-cinq ans de date ; les symptômes de pyonéphrose avaient débuté en novembre 1886, et en janvier 1887 la néphrotomie fut pratiquée, une fistule persista, autour de laquelle eurent lieu quelques poussées phlegmoneuses, en sorte que le 12 septembre 1889, le rein malade fut extirpé. Le rétablissement fut prompt.

Dans ces deux cas, la néphrotomie avait fourni la preuve que l'autre rein était sain. A partir du jour, en effet, où la région lombaire fut ouverte, la dérivation des urines fut complète et l'urine fournie par la miction après passage par la vessie devint tout à fait normale. Pour diagnostiquer l'état de l'autre rein, la néphrotomie préliminaire est donc ce que nous avons de mieux ; elle est même plus démonstrative que la taille hypogastrique préalable préconisée par Iversen. D'autre part, la néphrectomie secondaire est une opération assez bénigne, qui ne donne que 9, 3 p. 100 de mortalité. Enfin, chez les deux malades de M. Kolaczek, il n'y avait aucun scrupule à sacrifier les reins fistuleux, privés de tout pouvoir sécréteur, car aucune trace d'urine n'était mélangée au pus.

Ainsi, M. Kolaczek conseille une thérapeutique conservatrice, on n'en viendra à la néphrectomie qu'après échec de la néphrotomie. C'est dans la même pensée, pour conserver au malade le plus de rein possible, que M. KUMMEL a étudié récemment la *néphrectomie partielle* devant la Société médicale de Hambourg.

Les recherches expérimentales de Tuffier ont montré qu'il est possible de pratiquer chez le chien des néphrectomies partielles successives, au fur et à mesure desquelles la partie restante de parenchyme rénal subit l'hypertrophie compensatrice. Si bien qu'on peut parvenir à enlever des fragments dont les poids additionnés forment un total supérieur au poids total primitif des deux reins. D'autre part, Tuffier a encore fait voir qu'il suffit à l'homme, pour vivre, d'avoir de 1/3 à 1/4 du parenchyme rénal que normalement il possède. Le reste est là par une sorte de précaution.

Puisque la néphrectomie partielle est possible, la partie restante du rein opéré restant apte à fonctionner, nous devons nous adresser à elle chez l'homme quand elle nous semblera anatomiquement réalisable, surtout quand les renseignements précis nous feront défaut sur l'état du rein opposé.

Déjà un fait de néphrectomie partielle par traumatisme a été publié par Herczel, d'après une opération faite en 1887 par Czerny. C'est d'un abcès qu'il s'agit dans le cas de M. Kummel, relatif à une femme de 41 ans, malade depuis un an, atteinte d'une tuméfaction du rein droit. Après incision, il fut évident qu'on était en présence d'un abcès calculeux. Les parois de cet abcès furent excisées en partie, en partie grattées à la curette; puis la plaie fut suturée en partie. Au total, un tiers environ du rein avait été enlevé. Le moignon fut suturé à la paroi et la guérison eut lieu par granulation, sans que jamais une goutte d'urine eût passé par la plaie. Pendant vingt-quatre heures il y eut encore une pyurie abondante, mais dès le lendemain elle diminua et, au bout de huit jours, il n'en fut plus question.

Une autre fois, M. Kümmel a opéré de même un homme de 48 ans, chez lequel la substance rénale était si molle et si friable qu'elle se rompait sous le catgut. Il fallut donc renoncer à la suture et s'en tenir au tamponnement iodoformé. Là encore le malade guérit, sans qu'il se soit écoulé d'urine par la plaie.

De ces faits on peut encore tirer un enseignement, car ils prouvent que par la compression on obtient aisément l'hémostase des incisions du rein. Comme d'autre part ces incisions ne tendent pas à laisser des fistules, ce qui est le défaut des incisions du bassinet, on conçoit que le bord convexe du rein doive devenir la voie de choix pour la néphrolithotomie (1).

---

(1) KOLACZEK, Zür Frage der Nierenexstirpation. Deutsche med. Woch., 17 juillet 1890. n° 29, p. 625.

KUEMMEL, Partielle Resection einer Niere, communication faite le 25 février 1890 a la Société médicale de Hambourg et publiée in extenso dans Deutsche med. Woch., 19 juin, n° 25, p. 552.

KUEMMEL, Zür Frage der partiellen Nierenexstirpation. Centr. f. Chir., 3 mai 1890, n° 18, p. 330.

Pour les incisions chirurgicales du rein, voyez dans la Gazette hebdomadaire de médecin et de chirurgie, 1890, n° 17, p. 197, le travail de TUFFIER.

REVUE DES JOURNAUX

PRESSE ANGLO-AMÉRICAINE

1° Traitement antiseptique de l'uréthrite antérieure récente, par le docteur W. White. — Posant en principe que l'origine bactérienne de la blennorrhagie est surabondamment prouvée par le microscope et les expériences d'une part, la clinique et la thérapeutique d'autre part, l'auteur a étudié toutes les substances antiseptiques préconisées jusqu'ici pour le traitement local de l'uréthrite. Il les range en trois catégories.

1° Celles dont l'action, suffisamment microbicide, est trop irritante pour la muqueuse uréthrale enflammée : par exemple, le nitrate d'argent, l'acide phénique, le chlorure de zinc, la teinture d'iode, le permanganate de potasse, l'acide salicylique, la créosote, etc.

2° Celles qui ne possèdent pas une action antiseptique assez énergique pour faire disparaître tous les micro-organismes d'un écoulement ; tels sont la résorcine, la thalline, la quinine, le sulfate et l'acétate de zinc, les eaux sulfureuses, le tannin, l'alun, l'eau naphtolée, le sulfate de cadmium.

3° Celles qui, tout en étant insuffisamment antiseptiques comme les précédentes, sont de plus insolubles et forment des concrétions irritantes dans le canal : iodoforme, calomel, sous-nitrate de bismuth, oxyde de zinc, etc.

M. White fait remarquer que, dans cette énumération, il n'a pas compris les cinq substances qui ont été le plus employées en raison de leur réelle efficacité, à savoir : le sublimé, le sulfo-phénate de zinc, l'acide borique, l'eau oxygénée et le salicylate de bismuth.

Quoi qu'il en soit, le traitement antiseptique local de l'uré-

thrite n'a pas donné jusqu'à présent les résultats qu'on en at-
tendait à cause de 1° certaines particularités anatomo-physiolo-
giques de l'urèthre de l'homme ; 2° la difficulté de trouver un
antiseptique local suffisamment énergique sans être irritant;
3° l'intermittence malheureusement inévitable des applications
antiseptiques ; 4° la non-combinaison d'une médication interne
avec le traitement local.

Pour l'auteur, il est absolument nécessaire, tout en variant
la composition des injections microbicides, de rendre l'urine
aseptique et même antiseptique. Aussi, sur 53 cas d'uréthrite
antérieure blennorrhagique, s'est-il très bien trouvé de prescrire à ses malades l'usage quotidien de six à huit capsules
contenant chacune : salol, 25 centigrammes ; cubèbe (oléo-ré-
sine), 30 centigrammes ; baume de copahu, 60 centigrammes;
pepsine, 5 à 10 centigrammes (*Philadelph. medical News*,
14 juin 1890).

2° CALCUL URETÉRAL ; URÉTÉROTOMIE ; GUÉRISON, par le docteur CA-
BOT. — Chez un homme de 40 ans, certains symptômes, assez mal
définis d'ailleurs, font penser à une obstruction de l'uretère
gauche par un gravier. L'état général s'aggravant, on se décide
à intervenir chirurgicalement. On incise le long du bord externe
du carré lombaire, de la douzième côte à la crête iliaque :
l'extrémité inférieure du rein seule peut être aperçue. Une
aiguille exploratrice promenée dans le bassinet ne constate rien
d'anormal ; mais, en descendant dans l'uretère, elle rencontre
à 5 centimètres environ un corps dur. L'uretère est attiré dans
la plaie avec un crochet mousse ; on l'incise longitudinalement
et on en extrait un petit gravier rugueux, formé de phosphate
et de carbonate et pesant 15 centigrammes. La plaie urétérale
ne fut pas suturée ; on se contenta, après avoir cathétérisé
l'uretère vers la vessie et vers le rein et s'être assuré ainsi qu'il
n'y avait pas d'autre calcul, de suturer les angles de la plaie
abdominale en y laissant deux tubes à drainage.

Les suites opératoires furent parfaites ; la cicatrisation était
complète au bout de trois à quatre semaines et il n'y avait pas
de fistule. L'urine est redevenue normale et l'opéré est actuellement en excellente santé (*Boston med. and surg. Journ.*,
11 sept. 1890).

3° DE LA LITHOTRITIE CHEZ LES JEUNES GARÇONS, par le docteur W. WHITE. — Cet article constitue un chaleureux plaidoyer du chirurgien américain en faveur de la litholapaxie chez les enfants mâles; car cette opération, dit-il, est facile à pratiquer, fournit une très faible mortalité, est suivie d'une prompte guérison et évite tout danger d'émasculation. L'auteur insiste sur les précautions et la douceur qu'exigent chez l'enfant le broiement et l'évacuation des calculs; la pierre doit être très finement pulvérisée avant d'être aspirée, et il faut se garder d'employer des instruments trop volumineux. D'ordinaire, l'urèthre des garçons admet des lithotriteurs et des sondes évacuatrices du calibre 16 (filière Charrière); et, si l'on éprouve quelque difficulté dans leur introduction, elle provient presque toujours du méat qu'il suffit d'inciser. Repos au lit, diète lactée, stérilisation de l'urine par l'acide borique ou le salol pris à l'intérieur avant et après l'intervention, précautions antiseptiques minutieuses pendant l'opération, telles sont les autres recommandations que formule M. White.

La seule contre-indication de la litholapaxie chez les jeunes garçons ne serait que la dureté ou le volume extraordinaires de la pierre : dans ce cas, c'est à la taille sus-pubienne qu'il faut avoir recours (*Philad. med. News*, 17 mai 1890).

4° HYPERTROPHIE DE LA PROSTATE; MODIFICATION A L'OPÉRATION DE MAC GUIRE, par le docteur ROBERT MORRIS. — Chez un homme de 60 ans, atteint d'hypertrophie prostatique et n'urinant plus depuis quelques années que par la sonde, les cathétérismes deviennent de plus en plus difficiles et pénibles. M. Morris décide de lui établir une fistule permanente à l'hypogastre. La cystotomie sus-pubienne est donc pratiquée et permet de constater qu'il n'existe pas de calcul vésical, complication cependant assez commune chez les individus qui vident incomplètement leur vessie. En outre, le toucher intra-vésical montre un lobe prostatique moyen considérablement hypertrophié. « S'il avait été quelque peu pédiculé, dit l'auteur, je l'aurais énucléé et, laissant la fistule abdominale temporairement ouverte, j'aurais attendu que l'urine reprît sa voie naturelle par l'urèthre, c'est-à-dire quelques semaines. »

Mais, cette condition n'existant pas, il faut créer ici un

urèthre sus-pubien. Pour cela, M. Hunter Mac Guire fait ses
sutures de telle manière que l'orifice cutané de sa fistule soit
situé beaucoup plus haut que l'orifice vésical ; il en résulte un
trajet oblique en haut et en avant, de 6 à 7 centimètres de
long, mais dont les parois sont constituées par du tissu cicatriciel et, par suite, inerte. Voici comment procède M. Morris :

L'incision abdominale primitive de 10 centimètres est prolongée de 5 centimètres, mais en ne sectionnant cette fois que
la peau. Puis, de chaque côté il taille un lambeau, long de
8 centimètres et large de 1, ne comprenant que la peau et le
tissu cellulo-graisseux sous-cutané. Les extrémités de chacun
de ces deux lambeaux ne sont pas détachées, et leur bord libre
est suturé aux lèvres de la plaie vésicale avec du catgut fin,
chacun de son côté. La vessie, en reprenant sa place dans la
cavité abdominale, entraîne avec elle ces deux lambeaux, qui
s'adossent face à face en formant ainsi une sorte de trajet
uréthral souple, puisqu'il est cutané. Pansement iodoformé.
drainage maintenu quarante-huit heures, etc.

Quatre semaines après l'opération, le malade se levait, toutes
les plaies abdominales s'étant réunies par première intention :
l'urèthre cutané existe, souple et circulaire. L'opéré peut, à
volonté, retenir ou expulser son urine, qu'il conduit par un
tube de verre en guise de verge, appliqué contre son méat sus-
pubien. Quand il veut uriner, il fait un effort d'expulsion très
modéré et rien ne coule par l'urèthre pénien (*New-York. med.
Journ.*, 19 juillet 1890).

5° HÉMATURIES GRAVES : NÉPHRECTOMIE ; GUÉRISON, par le docteur
TILDEN BROWN. — Une femme de 26 ans, ayant eu de nombreux
goutteux dans sa famille, est prise presque subitement, quelques mois après un second accouchement, de douleurs extrêmement violentes qui, partant du rein droit, irradient dans la
région antérieure de la cuisse sous l'arcade crurale ; en même
temps, hématuries très abondantes et fièvre intense. Après
avoir duré cinq jours, ces phénomènes cessent presque aussi
soudainement qu'ils sont apparus. Six mois plus tard, deuxième
crise semblable à la première, survenue à la suite d'un effort :
on est obligé de sonder la malade avec un cathéter rigide à
cause des nombreux et volumineux caillots sanguins qui ob-

struent le col vésical. A ce moment, on fait le diagnostic de
calcul rénal et, après quelques jours de traitement, les symptômes disparaissent presque subitement. Une troisième crise
éclate quatorze mois après la seconde : cette fois, les douleurs
sont encore plus violentes et continues, de même que les hématuries. La région rénale est sensible à la pression aussi bien
en avant qu'en arrière, mais on ne constate aucune augmentation de volume du rein. Le même diagnostic que précédemment est de nouveau porté et, comme aucune médication
n'arrive à soulager la malade, on se décide à intervenir et à
pratiquer la néphrotomie. Pas de calcul dans le rein. Enfin la
néphrectomie s'impose comme seul moyen d'enrayer l'hématurie, devenue réellement inquiétante en raison de son abondance et surtout de sa persistance. Suites opératoires normales,
malgré l'épuisement extrême de la malade qui a perdu précédemment une quantité énorme de sang ; enfin, elle guérit parfaitement.

A l'examen, le rein enlevé ne semblait atteint que de pyélite
chronique avec production de tissu jeune ; mais la cause première de cette pyélite hémorrhagique était sans doute un calcul
qui a probablement échappé aux recherches, perdu au milieu
des nombreux et volumineux caillots que la malade rendait de
emps en temps. (*Medical Record* de New-York, 16 août 1890).

6° TRAITEMENT DE LA CYSTITE PAR LE SALOL, par le docteur ABBOT.
— L'auteur se borne à relater dans tous leurs détails (sauf
cependant en ce qui concerne la cause exacte et par conséquent la nature de la maladie) trois observations de femmes
ayant été rapidement guéries de cystites rebelles par l'usage
quotidien de 2 à 3 grammes de salol continué pendant plusieurs
jours (*Boston med. and surgical Journ.*, 17 juillet 1890).

7° EXEMPLES D'AFFECTIONS VÉSICALES RARES CHEZ LA FEMME, par
le docteur STRONG. — Sous ce titre, M. Strong publie plusieurs
observations intéressantes. La première est celle d'une femme
de 38 ans, excessivement anémiée par des hématuries qu'on
croyait causées par une tumeur maligne de la vessie. Il s'agissait seulement de petites touffes de villosités qui furent enlevées, à l'aide de la curette, après dilatation de l'urèthre. Cette

opération a été pratiquée en 1881 et, depuis lors, il n'y a jamais
eu de récidive.

Dans le second cas, il s'agit d'une jeune fille de 22 ans, qui
depuis cinq années urinait toutes les demi-heures, la nuit
comme le jour, malgré tous les traitements essayés. L'examen
endoscopique de la vessie montre que cet organe est indemne
de toute inflammation, mais il existe une uréthrite chronique
intense. Des applications locales, plusieurs fois répétées, de
solution forte de nitrate d'argent, à dose presque caustique,
amènent une amélioration considérable. La guérison est ache-
vée par des injections dilatatrices de la vessie, qui depuis
longtemps avait perdu la faculté de se distendre : cette guérison a persisté depuis 1883.

La troisième observation est celle d'une femme de 37 ans,
chez laquelle survenaient de temps en temps des accès passa-
gers de rétention, très bizarres d'allure, et que l'on ne pouvait
attribuer qu'à l'état névropathique de la malade. Les cathétérismes, nécessités par ces rétentions, finirent à la longue par
déterminer une cystite qui n'existait pas primitivement. La
dilatation forcée de l'urèthre, tout en permettant l'exploration
digitale de la vessie, parvint à deux reprises à faire cesser pendant plusieurs mois les accidents de rétention. Finalement, il
se déclara une tumeur maligne de la vulve, qui débuta autour
du méat urinaire. Les tissus pathologiques furent enlevés, mais
leur nature histologique ne laissait aucun doute sur la probabilité d'une récidive.

Enfin, dans la quatrième observation, il s'agit d'une femme
dont l'urèthre était tapissé de petites villosités depuis le col
vésical, où se trouvait une fissure, jusqu'au méat, où l'on voyait
une sorte de caroncule tuméfiée. Le traitement fut le même
que pour la malade de la deuxième observation et eut le même
résultat heureux (*Boston med. and surg. Journ.*, 17 juillet 1890).

                                        Dr R. JAMIN.

PRESSE ALLEMANDE

1° FIBRO-SARCOME DE LA CAPSULE DU REIN, par C. HEYDER (*Arch. f. Gynäk.*, 1890, t. XXXVIII, p. 301).—Chez une femme de 37 ans, une tumeur abdominale ressemblait soit à une tumeur solide de l'ovaire, soit à une tumeur rétro-péritonéale. Elle fut abordée par la laparotomie et il fut constaté qu'elle était rénale. Néphrectomie, guérison. L'examen anatomique démontra que le rein proprement dit était sain, et que c'était un fibro-sarcome de la capsule.

A ce propos l'auteur fait une courte étude d'ensemble des tumeurs de la capsule fibreuse du rein.

2° TUBERCULOSE RÉNALE (*Ueber Nierentuberkulose*), par JAMES ISRAEL (*Deutsche med. Woch.*, 31 juillet 1890, p. 684).—Pendant longtemps on a admis sans conteste que la tuberculose urinaire était ascendante, que le rein se prenait en dernier. D'après 9 autopsies, Steinthal (de Genève) a montré que souvent la marche inverse était réelle, que souvent on voyait les lésions, maxima dans le rein, descendre plus ou moins bas en devenant au fur et à mesure plus jeunes. Israël décrit aujourd'hui 3 autopsies qu'il interprète de même. Il en conclut, en pratique, que la néphrectomie peut fort bien être indiquée comme opération radicale et il en relate deux observations personnelles dont une heureuse. Dans ce dernier cas, chez une femme, il faut noter des douleurs vésicales réflexes qui, n'étaient les résultats négatifs du toucher vésical et de la cystoscopie, en auraient aisément imposé pour de la cystite tuberculeuse.

3° REIN FLOTTANT (*Der Einfluss der Kleidung auf die Entstehung der Wanderniere der Frauen*), par F. VON KORANYI (*Berl. kl. Woch.*, 4 août 1890, n° 31, p. 702). — L'équilibre est tel lorsque les femmes portent des talons élevés, que la courbure lombaire s'exagère considérablement; et l'effet s'accroît encore lorsque les vêtements féminins portés sur les hanches sont lourds. Les études expérimentales de l'auteur le conduisent à penser que dans ces attitudes la ptose rénale est favorisée. Or il paraît

qu'en Hongrie la mode des talons hauts, des « tournures et
bouffants » sévit toujours, et les femmes que Koranyi a soi-
gnées pour rein flottant y sacrifiaient toutes. Il faudrait voir si
à Paris — où la mode actuelle est l'antipode — le rein flottant
est moins fréquent depuis quelques années.

4° RUPTURE VÉSICALE. TAILLE INTRA-PÉRITONÉALE (*Beitrag zur
Harnblasenchirurgie*), par H. SCHRAMM (*Wien. med. Woch.*,
16 août 1890, n° 33, p. 1413). — Les observations de guérison
de rupture vésicale à la suite de la laparotomie et de la suture
ne sont pas très fréquentes ; ce qui est plus rare encore, c'est
le succès quand l'intervention est tardive. Or ici le sujet, garçon
de 9 ans, ne fut opéré qu'à la cinquantième heure, après avoir
été écrasé par une voiture. La rupture intra-péritonéale avait
2 centimètres et demi de long ; suture ; sonde à demeure pendant 5 jours ; guérison.

La réussite de la suture dans ce cas engagea Schramm à
faire de parti pris la taille transpéritonéale par la méthode de
Rydygier chez un tuberculeux de 47 ans dont la pierre, vieille
de 2 ans, avait été déjà une fois attaquée sans succès par la lithotritie et causait des accidents sérieux de cystite. Schramm
pensa qu'il fallait guérir cet homme en quelques jours, et la suture intra-péritonéale (procédé de Lembert) lui sembla répondre à cette indication. Il obtint en effet la guérison complète en douze jours.

5° CALCULS VÉSICAUX (*Hundert Blasensteinoperationen*), par
DITTEL (*Wien. klin. Woch.*, 1890, n°° 5 à 12, d'après *Centr. f.
Chir.*, p. 625). — Dittel publie sa sixième centaine de calculs
vésicaux, comprenant 70 litholapaxies, 22 tailles hypogastriques
et 8 tailles médianes. Des 70 litholapaxies, 4 ont été suivies de
mort et, abstraction faite d'un décès par cœur gras et d'un par
néphrite, il reste 3 p. 100 de mortalité.

Parmi les complications, on compte 14 hypertrophies notables, 16 grosses, 23 très grosses. Dans les deux morts directement opératoires, la cause est dans des accidents septiques
dus à des blessures de la prostate volumineuse.

Il faut distinguer la récidive et l'oubli d'un fragment dans
la vessie. Dans les relevés de Dittel on note 9 récidives, dont 5

après la litholapaxie. C'est là un inconvénient de la litholapaxie, mais la compensation se trouve dans la rapidité de la guérison.

Les 23 tailles hypogastriques ont donné 5 morts, non directement opératoires, il est vrai. Dittel est opposé à la suture vésicale qu'il a tentée dans 4 cas où il ne trouve pas qu'elle ait abrégé la durée du traitement.

6° Litholapaxie (*Vier Blasensteinzertrümmerungen von vier operirten Aerzten selbst mitgetheilt*), par Fürstenheim (*Berl. klin. Woch.*, 25 août 1890, n° 34, p. 776). — On sait qu'en Allemagne des chirurgiens en renom prétendent que depuis l'avènement de l'antisepsie le progrès consiste à détrôner la lithotritie par la taille. M. Fürstenheim a déjà protesté contre cette doctrine radicale et aujourd'hui il publie quatre observations, parmi les nombreuses lithotrities qu'il a pratiquées, dont tout l'intérêt réside dans ce fait qu'elles ont trait à des médecins, narrateurs de leurs propres sensations. En quelques jours leur rétablissement a été complet, les suites ayant été des plus simples.

7° Corps étranger de la vessie (*Ein Seltener Fremdkörper in der Harnblase*), par Hildebrandt (*Münch. med. Woch.*, 24 juin 1890, p. 441). — Un homme de 65 ans, sondé par un médecin pour des accidents prostatiques, reçut le conseil de se sonder lui-même et, pour ne pas acheter une sonde, il employa tout simplement un drain de 1 centimètre de diamètre. Il passa fort bien, mais à la seconde fois le tube fut avalé par la vessie et il y resta un mois et demi de temps, pendant lequel le malade fut sondé par un médecin, qui finalement diagnostiqua un calcul vésical. Hildebrandt fit la taille latérale et en retira le drain, long de 30 centimètres.

8° Incontinence d'urine chez la femme (*Die Behandlung der Enuresis durch Dehnung der Blasen-Schliemuskulatur*), par M. Saenger (*Arch. f. Gynäk.*, 1890, t. XXXVIII, p. 324). — Sænger conseille une sorte de massage de l'urèthre et du sphincter avec une sonde de femme bien aseptique. La sonde une fois introduite, on la fait mouvoir en bas, puis des deux côtés, de façon à bien sentir la résistance élastique des fibres musculaires. On exerce ainsi une sorte de dilatation, mais on a soin de ne pas triompher définitivement du sphincter, que l'on excite en somme. C'est donc, malgré le titre du mémoire, une sorte de massage plutôt qu'une dilatation, et Sänger établit d'ailleurs un parallèle avec le massage par la méthode de Thure Brandt.

9° Uréthrocèle chez la femme, par Heyder (*Arch. f. Gynäk.* 1890, t. XXXVIII, p. 313). — L'uréthrocèle chez la femme n'était guère connue en Allemagne, et la seule observation allemande connue est un fait de G. Simon relaté par Winckel. Heyder publie donc un cas recueilli dans le service de Sänger et il résume les descriptions données, en France surtout, par S. Duplay et ses élèves Piedpremier et Brinon. Sänger a pratiqué la résection de la poche suivie de suture des lèvres de la plaie, et a obtenu un succès. Heyder insiste surtout, en terminant, sur la théorie pathogénique de Sänger. Pour cet auteur, il faut incriminer une déchirure transversale partielle de la musculeuse uréthrale, sous l'influence de l'accouchement, le travail ayant été long.

10° Traitement de la blennorrhagie de la femme par les courants continus (*Die Behandlung des frischen Trippers beim Weibe mit dem constanten Strom*), par L. Prochownick (*Münch. med. Woch.*, 8 juillet 1890, n° 27, 467). — L'auteur a soumis quatre femmes aux courants continus (jusqu'à 120 milliampères, séances de 8 à 10 minutes) pour les traiter d'une blennorrhagie aiguë, principalement utérine et il a constaté d'excellents effets qu'explique bien l'action microbicide des courants continus.

11° Endoscopie uréthrale (*Ein neuer Konduktor zur Endoscopie der Pars posterior urethræ*), par F. Lœwenhardt (*Centr. f. Chir.*, 16 août 1890, n° 33, p. 617). — Une des difficultés de l'endoscopie uréthrale consiste dans la nécessité, quand on veut examiner l'urèthre postérieur, de pratiquer le cathétérisme avec un instrument rectiligne et rigide. Lœwenhardt a donc eu l'idée de munir le tube endoscopique d'un mandrin conducteur souple. L'extrémité du tube une fois dans l'urèthre postérieur, on retire le mandrin. On a, en somme, pratiqué sans danger le cathétérisme rectiligne. Les figures annexées au texte font comprendre la disposition instrumentale.

A. Broca.

PRESSE ITALIENNE

1° LE DIPLOCOQUE DE NEISSER DANS LES ABCÈS BLENNORRHAGIQUES
PÉRI-URÉTHRAUX. — *Il diplococco di Neisser negli ascessi blennor-
ragici peri-uretrali*. — Professeur CELSO PELLIZZARI (*Giorn. ital.
delle malattie veneree e di pelle*, 1890, fasc. II). — Sans vouloir
mettre en doute le rôle des microcoques pyogènes vulgaires
dans la production de certains phlegmons péri-uréthraux, l'auteur croit que les petits abcès qui ont leur point de départ dans
les glandules de la muqueuse uréthrale, sont souvent produits
par le seul agent de la blennorrhagie. Il donne à l'appui de cette
hypothèse trois observations, où les recherches bactériologiques
sont exposées avec le plus grand soin.

OBS. I. — P. S..., 28 ans, 1re blennorrhagie en décembre 1888
avec petit abcès à l'angle péno-scrotal. Entre à la clinique le
6 février 1890 avec une blennorrhagie de dix jours et une tuméfaction grosse comme une cerise, profonde, sans signe de
fluctuation, située encore au niveau de l'angle péno-scrotal,
ouverture de l'abcès. On n'y trouve que le *micrococcus gonorrhex*
seul ; les tubes de gélatine ensemencés avec le pus restent stériles, ce qui dénote l'absence de microcoques pyogènes vulgaires.

OBS. II. — P. V..., 30 ans, blennorrhagie datant de 15 jours,
polyfolliculite suppurée péri-uréthrale, se traduisant par trois
petits abcès vers la partie médiane de la verge. Les cultures
sur gélatine, agar-agar et sérum de sang de bœuf restent stériles. Le pus ne contient que des gonocoques.

OBS. III. — P. B..., 20 ans, uréthrite, abcès péri-uréthral et
orchite. Les cultures sur plaques de gélatine et sur sérum,
faites avec le pus de l'abcès, restèrent stériles.

L'auteur conclut de ces recherches que le gonocoque se propageant dans les glandes péri-uréthrales, peut y déterminer de
petits abcès, sans le secours des microcoques vulgaires de la
suppuration.

2° LA CRÉOLINE DANS LA BLENNORRHAGIE, LA ROSA G. (*Raccoglitore medico*, n° 9, 1890). — L'auteur étudie avec une scrupu-

PRESSE ITALIENNE

1° LE DIPLOCOQUE DE NEISSER DANS LES ....
PÉRI-URÉTHRAUX. — *Il diplococco di Neisser negli ....
ragici peri-uretrali.* — Professeur CELSO PELLIZZARI. ....
delle malattie veneree e di pelle, 1890, fasc. II — ....
mettre en doute le rôle des microcoques ....
dans la production de certains phlegmon péri-ur..........
teur croit que les petits abcès qui ont leur poin...........
les glandules de la muqueuse uréthrale ....
par le seul agent de la blennorhagie. Il ....
hypothèse trois observations, où les rech...................
sont exposées avec le plus grand soin.

Obs. I. — P. S...., 28 ans. 1ᵉ blennorr........
avec petit abcès à l'angle péno............
6 février 1890 avec une blennorrha..........
méfaction grosse comme une ....
fluctuation, située encore au ....ement
ouverture de l'abcès. U................. que le
...ul ; les tubes de géla.................. présence de
es, ce qui dénote l'au................. péritonéal,
...res. les petits kystes

...bs. II. — P. V...., 1.................
...folliculite sup........
s abcès ....
— Gélatine ....
L.. p.......
....

...ILITÉ ET LA FÉCONDATION
..agni, part. I, n° 8, 1890). —
...r les causes de la stérilité,
s conditions qui favorisent ou
...écanique. Une endométrite, une
...aste fibrome sous-muqueux doivent
...yer avec quelques chances de succès
...ue. Il faut, en outre, que la trompe soit
...ve soit faite au moment de l'ovulation.
tique doit être, après son émission, con-
...re de 37°. Il est alors porté au moyen d'une
...vers le col, jusque dans l'utérus. Pour e...
...refluer, l'auteur emploie tantôt une l...

leuse exactitude l'action de la créoline dans 18 cas de blennorrhagie. Il examine journellement la·sécrétion urétbrale au
point de vue bactériologique. Il arrive à cette conclusion que
la créoline est un antiseptique très actif et bien préférable aux
solutions de bichlorure et d'acide phénique dans le traitement
de la blennorrhagie. Il l'emploie en injections, à la dose de
1 p. 1 000 chez l'homme, et de 1 p. 100 chez la femme.

3° SYPHILIDES ET TUMEURS, G. NIPPI (*Giornale internazionale d.
scienze mediche*, mars 1890). — Ce travail contient la relation
clinique de deux cas où le diagnostic fut quelque temps douteux, entre une lésion syphilitique et une tumeur. L'un de ces
cas a trait à un homme de 30 ans, ayant eu à 19 ans une blennorrhagie et à 20 ans un chancre du gland sans accidents ultérieurs ; cet homme présenta une hydrocèle double d'où l'on tira
par une ponction un litre d'un liquide citrin. Le scrotum était
augmenté de volume, la vaginale épaissie et le testicule lobé,
induré, à droite. Le testicule gauche était moins hypertrophié.
Une incision antiseptique de la vaginale droite ayant permis
de constater les caractères du testicule syphilitique, on pratiqua la cure radicale de l'hydrocèle, et on se contenta de faire
une ponction à gauche, tout en instituant immédiatement un
traitement spécifique énergique. En peu de temps, le testicule
redevient normal. Mais, à gauche, l'épanchement s'étant reproduit, il fallut refaire une ponction suivie d'une injection
iodée.

4° CONTRIBUTION A L'ÉTUDE DES TUMEURS SOLIDES DU CORDON SPER-
MATIQUE, docteur P. AVOLEDO (*Il Morgagni*, part. I, n° 8, 1890). —
Le cas étudié par l'auteur appartient à la première classe des
tumeurs de l'appareil génital mâle, selon la classification de
Monod et Terrillon : cette classe est constituée par les tumeurs
formées aux dépens des trois feuillets du blastoderme.

C. D..., 23 ans, est porteur d'une tumeur probablement congénitale de la bourse gauche, pour laquelle un médecin lui aurait
fait une ponction à l'âge de 4 ans. Il en serait alors sorti quelques grammes d'un liquide clair qui se serait reproduit peu de
jours après. Au moment où le malade entre dans le service, la
bourse gauche présente une forme ovale et mesure 20 centi-

mètres de longueur sur 15 de circonférence. Au-dessus du testicule situé en arrière et en bas, se trouve un corps solide, du
volume d'un gros œuf, résistant, indolore, au milieu d'une zone
liquide. Une ponction pratiquée au-dessous de la tumeur solide donne issue à 40 grammes d'un liquide citrin qui se reproduit au bout de trois jours. Une incision longitudinale met à
nu une tumeur solide du volume d'une grosse noix, sans rapport avec le testicule, mais réunie au cordon par du tissu
conjonctif; cette tumeur solide était surmontée de trois petits
kystes contenant un liquide jaunâtre, filant.

La paroi externe des petits kystes était indurée; la paroi
interne était tapissée d'un épithélium pavimenteux; le liquide
contenait des traces d'albumine, et pas de spermatozoïdes.

La tumeur solide avait sa paroi externe lisse, parcourue par
quelques petites veines. La paroi interne était formée d'un
chorion et d'un épiderme avec de nombreuses glandes sébacées;
elle renfermait un contenu solide, jaunâtre, purement sébacé,
sans inclusion d'autres éléments.

Pour l'auteur, la tumeur solide aurait son origine dans un
fragment du feuillet externe, peut-être inclus primitivement
dans l'abdomen, mais ayant émigré en même temps que le
testicule et étant resté sur le trajet du cordon. La présence de
cette tumeur ayant empêché l'oblitération du sac péritonéal,
quelques portions de ce dernier ont pu donner les petits kystes
qui accompagnaient la tumeur solide.

5° LES MALADIES DE L'UTÉRUS, LA STÉRILITÉ ET LA FÉCONDATION
MÉCANIQUE, docteur V. CICCONE (*Il Morgagni*, part. I, n° 8, 1890). —
Après quelques considérations sur les causes de la stérilité,
l'auteur précise longuement les conditions qui favorisent ou
empêchent la fécondation mécanique. Une endométrite, une
hypersécrétion acide, un vaste fibrome sous-muqueux doivent
être traités, avant d'essayer avec quelques chances de succès
la fécondation mécanique. Il faut, en outre, que la trompe soit
libre, et que la tentative soit faite au moment de l'ovulation.

Le liquide spermatique doit être, après son émission, conservé à la température de 37°. Il est alors porté au moyen d'une
sonde spéciale, à travers le col, jusque dans l'utérus. Pour empêcher le liquide de refluer, l'auteur emploie tantôt une légère

couche de collodion, tantôt une serre-fine appliquée sur le col.

L'auteur donne ensuite huit observations de fécondation mécanique, pratiquée pour causes diverses : rétroflexion, endométrite, leucorrhée, etc. Dans 6 cas, la fécondation réussit; mais dans 4 des sujets suivis, il y eut avortement à trois ou cinq mois, pour raisons diverses indépendantes de l'affection utérine.

6° SUR UN CALCUL DE L'OURAQUE. DE GENNARO (*Tip. De Angelis*), Naples, 1890. — Dans cet opuscule, l'auteur raconte brièvement l'histoire d'un individu qui, après un écoulement muco-purulent de l'ombilic ayant duré quelques jours, vit sortir de l'ouverture béante un calcul gros comme un haricot, ce qui mit fin à ses souffrances.

Ce calcul était formé d'urate de soude, et de phosphate de chaux et de magnésie. L'ouraque étant un diverticulum de la vessie, l'auteur pense que le calcul ne peut être dû qu'à la fermentation ammoniacale de l'urine stagnante dans une sinuosité de l'ouraque béant, fermentation amenée elle-même par un catarrhe de la muqueuse de l'ouraque.

7° DES FIBROMES DE L'OVAIRE ET DES ORGANES MASCULINS HOMOLOGUES, G. SANGALLI (*Gazetta medica Lombarda*, 5 juillet 1890). —Après quelques considérations sur l'homologie physiologique du testicule et de l'ovaire, l'auteur donne trois observations résumées de fibromes de l'ovaire, toutes trois chez des femmes adultes et du côté droit; dans une quatrième observation, il a trouvé un volumineux fibrome kystique qui, chez une femme enceinte, fut une cause de dystocie et détermina la mort de la mère et de l'enfant.

Il compare la structure fibreuse de ces tumeurs ovariques à celle de deux tumeurs, l'une du testicule et l'autre de l'épididyme, qu'il a pu observer chez deux adultes. Il rappelle également ment leur analogie, au point de vue histologique, avec certaines excroissances villeuses de l'épididyme, et certains corps libres à vaginale, possédant également une structure fibreuse.

SUR UN CAS TRÈS RARE DE COMPLÈTE DESTRUCTION DE LA PEAU A VERGE ET DE TROIS CENTIMÈTRES DU CANAL DE L'URÈTRE QUE

LA PORTION SPONGIEUSE. URÉTHRORRHAPHIE SPÉCIALE. ANAPLASTIE. GUÉRISON, par le professeur TOMMASO DE AMICIS (*Giorn. ital. d. malatt. veneree e della pelle.*, fascic. II, 1890. — Dans cet important mémoire, l'auteur rapporte l'histoire clinique d'un homme de 25 ans, robuste, marié, qui contracta une blennorrhagie le 25 mai 1888. Sans avoir rien fait pour la guérir, il eut un rapport avec sa femme légitime le 20 avril, à la suite duquel il ressentit une douleur intense à la partie inférieure de la verge, près du scrotum. Le jour suivant, il vit apparaître à ce niveau une tumeur grosse comme un œuf de pigeon, dure, douloureuse, apportant une gêne considérable à la miction. L'incision de cette tumeur, pratiquée au bout de trois jours, donna issue à de l'urine mélangée à des détritus. L'urine continuant à sortir par cette ouverture, il se produisit très rapidement une nécrose de la peau avec sphacèle de l'urèthre spongieux.

Le 27 mai, le malade entre dans le service, la peau de la verge est complètement détruite, depuis le pubis jusqu'au sillon balano-préputial, tant à la face inférieure qu'à la face supérieure, laissant à découvert les corps caverneux. En outre le canal de l'urèthre est lui-même détruit sur une longueur de 3 centimètres et demi, au tiers postérieur de l'urèthre pénien. Le malade est présenté à la clinique comme un exemple rare de rupture spontanée de l'urèthre à la suite d'excès vénériens au cours d'une blennorrhagie cordée.

On place une sonde à demeure et on traite les portions sphacélées en voie de bourgeonnement par la glycérine iodoformée. L'intervention chirurgicale devait avoir un double but : 1° rétablir la portion de l'urèthre détruite; 2° recouvrir de peau la verge. L'opération est pratiquée le 25 juillet.

1er temps. On décolle de chaque côté de la solution de continuité de l'urèthre les parties revêtues d'épithélium, de façon à obtenir deux lambeaux latéraux qui, pris avec des pinces, sont retournés et suturés ensemble sur la ligne médiane, par leurs bords cruentés : c'est ainsi que fut reformé le canal de l'urèthre; la partie restaurée avait sa surface interne revêtue d'un épithélium. De plus le canal était assez large pour laisser passer un cathéter n° 8 Charrière.

2e temps. On libère la verge des adhérences qu'elle a contractées avec le pubis.

3e temps. Pour réparer la surface cutanée de la verge, on fait une incision transversale de la peau du scrotum, au niveau de la racine de la verge, et une autre parallèle à la première, sur le scrotum même, à une distance de la première double de la longueur de la surface de la verge à recouvrir. On libère le lambeau scrotal des tissus sous-jacents, tout en respectant l'adhérence des parties latérales. On l'amène sous la verge; là on fait une incision sur chaque moitié latérale du lambeau, de manière à former deux ailes qui se rejoignent à la partie supérieure de la verge, où on les suture. On opère ensuite une traction sur la partie inférieure de la peau du scrotum, pour l'amener à recouvrir la surface laissée libre par la prise du lambeau destiné à recouvrir la verge. On place deux tubes à drainage dans les parties latérales.

La suppuration fut très faible et la cicatrisation se fit bien. Le canal dilaté admettait le 15 septembre le n° 20 Charrière.

Le malade est revu en avril 1889; la guérison s'est maintenue.

9° Uréthrectomie totale pour rétrécissement, professeur G. Cacciopoli (Naples) (Gl'Incurabili, anno V, 1890). — Ce mémoire contient l'histoire clinique d'un homme de 51 ans qui, quinze ans auparavant, avait contracté une blennorrhagie dont il guérit; quatre ans après, il en eut une seconde qui passa à l'état chronique. Plusieurs mois après, rétention complète d'urine, avec gonflement du scrotum et de la verge. Il se traita lui-même, si bien qu'il se produisit deux fistules, l'une à la racine de la verge, l'autre au périnée. Ces fistules guérirent vite; il fut alors traité par la dilatation progressive; la guérison se maintint cinq ans, puis les symptômes de rétrécissement reparurent, et il entra à la clinique avec le diagnostic de rétrécissement d'origine blennorrhagique, cystite chronique et fièvre urineuse à forme chronique.

Cathétérisme impossible. L'auteur essaye l'uréthrotomie externe; après l'incision médiane et l'hémostase, il ne peut trouver l'urèthre au milieu d'un tissu dur, fibreux. Par la pression exercée sur l'hypogastre, on ne parvient pas à faire sourdre la moindre goutte d'urine. L'auteur pratique alors la résection des tissus fibreux sur une longueur d'environ 3 cen-

timètres, ce qui lui permet de trouver les deux bouts de
l'urèthre, qu'il suture avec quatre points de catgut. La suture
ne comprend pas la muqueuse. Drainage de l'angle inférieur
de la plaie. Lavages vésicaux. Vingt-deux jours après l'opération, le malade sort guéri.

L'auteur continue par des considérations sur l'uréthrectomie
et l'uréthrotomie externe dans les cas de rétrécissement
infranchissable, et termine par un index bibliographique.

Dr E. LEGRAIN.

REVUE D'UROLOGIE

1° SUR LES CORPS RÉDUCTEURS DE L'URINE (*acide glycuronique*),
par M. H. H. ASHDOWN. — L'ingestion de certains composés
chimiques a pour effet de provoquer l'apparition, dans l'urine,
de quelques corps réduisant les oxydes métalliques à l'ébullition, en présence des alcalis. Une grande confusion est résultée
de la difficulté de préciser la présence et la nature de ces corps.
et elle a toujours été un obstacle au diagnostic sûr de la glycosurie. L'auteur résume les travaux entrepris depuis quelques
années pour jeter un peu de lumière sur cette question.

Musculus et Mering, les premiers en 1875, constatèrent la
présence d'une substance réductrice dans l'urine, après l'administration du chloral et du croton chloral. Jaffé, après avoir
étudié cette substance en 1878, lui donne le nom d'*acide urochloralique*. Il la retrouve aussi après l'ingestion de l'orthonitro-
toluol et la reconnaît comme de l'uronitrotoluol. Wiedemann
l'avait trouvée en 1877, dans l'urine de chiens auxquels on avait
fait prendre du camphre. Schmiedeberg et Meyer la préparé-
rent à l'état de pureté et en firent l'analyse. Ils la nommèrent

acide glycuronique et lui assignèrent la formule $C^6H^{10}O^7$; de plus ils démontrèrent son identité avec l'acide urochloralique.

Après eux, d'autres observateurs constatèrent la présence de l'acide glycuronique après l'ingestion du bromobenzol, du nitrobenzol, du phénétol, de plusieurs dérivés de la quinine, du phénol, du benzol, de l'indol, de la morphine et du chloroforme. A l'état de pureté, l'acide glycuronique n'est pas cristallisé mais sous forme de granules amorphes et blancs, à l'état anhydre $C^6H^9O^6$, il est constitué par des cristaux aciculaires très déliés et incolores. Il est très soluble dans l'eau, moins dans l'alcool absolu, très peu soluble dans l'éther.

Les solutions de cet acide ne sont pas stables ; elles se maintiennent mieux dans un milieu acide que dans un milieu alcalin. Dans l'urine, il paraît devoir exister à l'état de combinaison avec l'urée ; mais il est difficile de préciser si c'est sous forme d'acide uroglycuronique ou de glycuronate d'urée. Cependant, la première forme paraît plus probable. Il forme des combinaisons stables avec le plomb et mieux encore avec le baryum. Il précipite les sels de cuivre en présence d'un alcali et donne un précipité de sous-oxyde, par l'ébullition avec les liqueurs de Trommer et de Fehling. Il agit de même avec les sels de bismuth, de mercure et d'argent. A l'état de pureté, son pouvoir rotatoire est de 35° à droite, soit la moitié de celui du glucose; mais plusieurs de ses combinaisons présentent une déviation lévogyre. Il ne fermente pas avec la levure de bière, comme le fait le glucose.

Schmiedeberg et Mayer ont donné le meilleur procédé de préparation de l'acide glycuronique. On évapore en consistance sirupeuse une grande quantité d'urine et on fait digérer à une douce chaleur ou au bain-marie avec un excès d'hydrate de baryte humide. On épuise le résidu par l'alcool absolu qui ne dissout pas cet acide de même que d'autres constituants urinaires. On traite ce résidu par une grande quantité d'eau et on filtre. On ajoute de nouveau de la baryte, on filtre et on évapore au bain-marie. La combinaison barytique, amorphe et poreuse est lavée à l'eau, sur un filtre, et décomposée par l'acide sulfurique. On redissout dans l'eau, on évapore et on dessèche dans le vide, au-dessus de l'acide sulfurique pour obtenir les cristaux de l'acide anhydre.

L'auteur a trouvé que l'opération est facilitée par la décoloration préalable de l'urine au moyen du charbon animal. Ce procédé ne peut pas être appliqué au dosage. Pour la détermination de ce corps, il est urgent de l'obtenir à l'état de pureté, opération longue et ennuyeuse. L'examen polarimétrique ne peut être effectué qu'avec un corps pur. La fermentation seule permettra de reconnaître cet acide en présence du glucose. Cette fermentation doit s'effectuer sur le mercure au moyen de la levure de bière allemande sèche et lavée à l'eau distillée pour enlever toutes les bulles d'air.

Ashdown a fait des essais avec la morphine, le chloroforme, le curare et l'éther. La conclusion de ses observations est que ces substances déterminent la présence de l'acide glycuronique dans l'urine, mais non celle du glucose (*Pharmaceutical Journal*, February 1, 1890, 606).

2° RÉACTIONS DES DIVERS ANTIPYRÉTIQUES RÉVÉLANT LEUR PRÉSENCE DANS L'URINE, par M. SCHWEISSINGER.

	L'URINE ÉTANT ADDITIONNÉE DE 1 goutte de perchlorure de fer.	L'URINE ÉTANT ADDITIONNÉE DE 1 goutte d'acide sulfurique concentrée.
Acide phénique. . .	Bleu.	Jaune pâle.
— salicylique.. .	Bleu violet.	Incolore.
Résorcine.	Bleu.	Jaune brun.
Kaïrine.	Brun foncé sale.	Rouge brun.
Antipyrine	Rouge brun.	Incolore.
Thalline.	Vert.	Vert.

Ces réactions sont plus nettes en agitant préalablement l'urine avec l'éther, évaporant celui-ci et traitant le résidu par le perchlorure de fer ou par l'acide sulfurique concentré (*Bollettino farmaceutico*, XXIX, Gennaio 1890, 14, d'après *Pharm. Centralhalle*).

M. BOYMOND.

TABLE DES MATIÈRES

CONTENUES DANS LE TOME HUITIÈME (

———

TABLE DES AUTEURS

———

Mémoires originaux.

Revue clinique.

Revue critique.

Revue des journaux.

Pages.

Revue des sociétés savantes.

Académie de médecine de Bruxelles.

Académie de médecine d'Irlande.

Revue d'urologie.

————————

NOTA

Les différentes Revues ont été faites :
  Thèses et Presse française, par M. le Dr Delefosse.
  Presse anglaise, par M. le Dr R. Jamin.
  Presse allemande, par M. le Dr Broca.
  Presse italienne, par M. le Dr Legrain.
  Revue des Sociétés savantes, par M. le Dr R. Jamin.
  Revue d'urologie, par M. Boymond, pharmacien.

Le Rédacteur en chef Gérant : D' **DELEFOSSE.**

Paris - Typ. Georges Chamerot, 19, rue des Saints Pères — 2684.